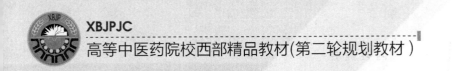

XBJPJC

高等中医药院校西部精品教材(第二轮规划教材)

中西医临床儿科学

(第2版)

(供中西医临床医学及相关专业使用)

主　编　熊　磊　常　克

副主编　唐　彦　杨　昆　冯振娥　史正刚

编　者　(以姓氏笔画为序)

尹蔚萍 (云南中医药大学)　　　　史正刚 (甘肃中医药大学)

冉志玲 (西南医科大学)　　　　　冯振娥 (宁夏医科大学)

向　红 (成都中医药大学)　　　　孙香娟 (成都中医药大学)

杨　昆 (成都中医药大学)　　　　杨若俊 (云南中医药大学)

吴丽萍 (甘肃中医药大学)　　　　张　玲 (陕西中医药大学)

陈　竹 (贵州中医药大学)　　　　陈柏君 (云南中医药大学)

罗世杰 (陕西中医药大学)　　　　周　盈 (新疆医科大学)

徐　寅 (云南中医药大学)　　　　唐　彦 (云南中医药大学)

常　克 (成都中医药大学)　　　　梁文旺 (广西中医药大学)

熊　磊 (云南中医药大学)

中国健康传媒集团

中国医药科技出版社

内 容 提 要

本教材为"高等中医药院校西部精品教材（第二轮规划教材）"之一，系根据本套教材的编写指导思想和原则要求，结合专业培养目标和本课程的教学目标、内容与任务要求编写而成。全书分为总论，各论两部分。总论部分介绍了儿科学发展改革及现状，阐述了中西医儿科学基础；各论部分较系统地介绍了儿科常见病、多发病的中西医诊疗方法。本教材突出西医和中医的基本理论与临床实践相结合，强调逻辑性、科学性、普及性、实用性，并以中西医各自的优势为着眼点，辨证与辨病有机结合，启发临床思维。

本教材为书网融合教材，即纸质教材有机融合电子教材，教学配套资源（PPT、微课、视频等），题库系统，数字化教学服务（在线教学、在线作业、在线考试）。

本教材主要供中西医临床医学及相关专业使用，也可作为基层医务工作者、青年教师的主要参考书。

图书在版编目（CIP）数据

中西医临床儿科学/熊磊，常克主编 . —2 版 . —北京：中国医药科技出版社，2019.7

高等中医药院校西部精品教材（第二轮规划教材）

ISBN 978 - 7 - 5214 - 0991 - 8

Ⅰ. ①中…　Ⅱ. ①熊…　②常…　Ⅲ. ①小儿疾病 - 中西医结合疗法 - 中医学院 - 教材

Ⅳ. ①R720.5

中国版本图书馆 CIP 数据核字（2019）第 112196 号

美术编辑　陈君杞

版式设计　友全图文

出版　**中国健康传媒集团**｜中国医药科技出版社

地址　北京市海淀区文慧园北路甲 22 号

邮编　100082

电话　发行：010 - 62227427　邮购：010 - 62236938

网址　www.cmstp.com

规格　889×1194mm $^1/_{16}$

印张　25

字数　539 千字

初版　2012 年 7 月第 1 版

版次　2019 年 7 月第 2 版

印次　2019 年 7 月第 1 次印刷

印刷　北京市密东印刷有限公司

经销　全国各地新华书店

书号　ISBN 978 - 7 - 5214 - 0991 - 8

定价　**65.00** 元

获取新书信息、投稿、为图书纠错，请扫码联系我们。

数字化教材编委会

主　　编　熊　磊　常　克
副 主 编　唐　彦　杨　昆　冯振娥　史正刚
编　　者　（以姓氏笔画为序）

尹蔚萍（云南中医药大学）

史正刚（甘肃中医药大学）

冉志玲（西南医科大学）

冯振娥（宁夏医科大学）

向　红（成都中医药大学）

孙香娟（成都中医药大学）

杨　昆（成都中医药大学）

杨若俊（云南中医药大学）

吴丽萍（甘肃中医药大学）

张　玲（陕西中医药大学）

陈　竹（贵州中医药大学）

陈柏君（云南中医药大学）

罗世杰（陕西中医药大学）

周　盈（新疆医科大学）

徐　寅（云南中医药大学）

唐　彦（云南中医药大学）

常　克（成都中医药大学）

梁文旺（广西中医药大学）

熊　磊（云南中医药大学）

出版说明

　　"高等中医药院校西部精品教材"自 2012 年由中国医药科技出版社陆续出版以来得到了各院校的广泛好评。为了更新知识、优化教材品种，使教材更好地服务于院校教学，同时为了更好地贯彻落实《国家中长期教育改革发展规划纲要（2010—2020 年）》和《中医药发展战略规划纲要（2016—2030年）》等文件精神，培养传承中医药文明，具备行业优势的复合型、创新型高等中医药院校中西医临床医学专业人才，在教育部、国家药品监督管理局的领导下，在上一版教材的基础上，中国医药科技出版社组织修订编写了"高等中医药院校西部精品教材（第二轮规划教材）"。

　　本轮教材建设，旨在适应学科发展的新要求，进一步提升教材质量，更好地满足教学需求。本轮教材吸取了目前高等中医药教育发展成果，体现了中西医临床医学的新进展、新方法、新标准；旨在构建具有西部特色、符合医药高等教育人才培养要求的教材建设模式，形成"政府指导、院校联办、出版社协办"的教材编写机制，最终打造我国高等中医药院校中西医临床专业核心教材、精品教材。

　　本轮教材包含 18 门，其中 14 门教材为新修订教材（第 2 版），主要特点如下。

一、顺应当前教育改革形式，突出西部特色

　　教育改革，关键是更新教育理念，核心是改革人才培养体制，目的是提高人才培养水平。教材建设是高校教育的基础建设，发挥着提高人才培养质量的基础性作用。教材建设应以服务人才培养为目标，以提高教材质量为核心，以创新教材建设的体制机制为突破口，以实施教材精品战略、加强教材分类指导、完善教材评价选用制度为着力点。为适应不同类型高等学校教学需要，需编写、出版不同风格和特色的教材。西部地区作为国家"西部大开发"战略要地，对创新型、复合型、知识技能型人才的需求更加旺盛和迫切。本轮教材是具有西部行业特色的规划教材，有利于培养高素质应用型、复合型、创新型人才，是西部高等医药院校教育教学改革的体现，是贯彻落实《国家中长期教育改革发展规划纲要（2010—2020 年）》的体现。

二、树立精品意识，强化实践技能培养，体现中医药院校学科发展特色

　　本轮教材建设对课程体系进行科学设计，整体优化；对上版教材中不合理的内容框架进行适当调整；内容（含法律法规、临床标准及相关学科知识、方法与技术等）上吐故纳新，实现了基础学科与专业学科紧密衔接，主干课程与相关课程合理配置的目标。编写内容注重突出西部中医药院校特色，适当融入中医药文化及知识，满足复合型人才培养的需要。

　　参与教材编写的专家以科学严谨的治学精神和认真负责的工作态度，以建设有特色的、教师易用、

学生易学、教学互动、真正引领教学实践和改革的精品教材为目标，严把编写各个环节，确保教材建设质量。

三、坚持"三基、五性、三特定"的原则，与执业标准有机结合

本轮教材修订编写将培养高等中医药院校应用型、复合型中西医临床医学专业人才必需的基本知识、基本理论、基本技能作为教材建设的主体框架，将体现教材的思想性、科学性、先进性、启发性、适用性作为教材建设的灵魂，并在教材内容上设立"要点导航"模块对其加以明确，使"三基、五性、三特定"有机融合，相互渗透，贯穿教材编写始终，并且与《国家执业医师资格考试考试大纲》紧密衔接，避免理论与实践脱节、教学与实际工作脱节。

四、书网融合，使教与学更便捷、更轻松

本轮教材为书网融合教材，即纸质教材与数字教材、配套教学资源、题库系统、数字化教学服务有机融合。通过"一书一码"的强关联，为读者提供全免费增值服务。按教材封底的提示激活教材后，读者可通过电脑、手机阅读电子教材和配套课程资源（PPT等），并可在线进行同步练习，实时反馈答案和解析。同时，读者也可以直接扫描书中二维码，阅读与教材内容关联的课程资源（"扫码学一学"，轻松学习PPT课件；"扫码练一练"，随时做题检测学习效果），从而丰富学习体验，使学习更便捷。教师可通过电脑在线创建课程，与学生互动，开展布置和批改作业、在线组织考试、讨论与答疑等教学活动，学生通过电脑、手机均可实现在线作业、在线考试，提升学习效率，使教与学更轻松。

本轮教材的编写修订，得到了全国知名专家的精心指导和各有关院校领导与编者的大力支持，在此一并表示衷心感谢！希望以教材建设为核心，为高等医药院校搭建长期的教学交流平台，对医药人才培养和教育教学改革产生积极的推动作用。同时精品教材的建设工作漫长而艰巨，希望各院校师生在教学过程中，及时提出宝贵的意见和建议，以便不断修订完善，更好地为中医药教育事业的发展服务！

中国医药科技出版社
2019 年 3 月

高等中医药院校西部精品教材（第二轮规划教材）
建设指导委员会

贺丰杰（陕西中医药大学附属医院）

袁维真（贵州中医药大学）

曹永芬（贵州中医药大学）

常　克（成都中医药大学）

谢春光（成都中医药大学）

谭龙旺（陕西中医药大学）

樊效鸿（成都中医药大学）

戴恩来（甘肃中医药大学）

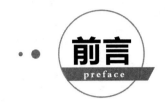

前言
preface

　　遵循《教育部关于"十二五"普通高等教育本科教材建设的若干意见》的精神，根据高等中医药院校西部精品教材（中西医临床医学专业）建设方案的基本要求，由西部高等医药教材建设指导委员会及中国医药科技出版社组织西部高等中医药院校17位从事中西医临床教学的专家和一线教师编写了西部精品教材《中西医临床儿科学》，供高等医药院校中西医临床专业使用。

　　为确保教材的连续性、科学性、实用性，本教材在总结上版教材经验的基础上，吸纳了各院校在中西医结合临床儿科教学、教改方面的经验和成果，并充分听取了国内专家的意见。在编写过程中，本着"传承创新，与时俱进，体系完整，特色鲜明，学以致用"的原则，遵循"精理论、重实践、强技能、求创新"的总体思想，坚持学科定位意识和精品意识。以公认度高、基础性强、实用性佳等为前提，对教材的整体结构和编排顺序做了较大调整，妥当地处理了部分教材内容编排不尽合理的缺憾。既注重基本知识、基本理论、基本技能的传授，又注重知识点、创新点、执业点的结合，使教材内容更为系统、科学、合理，为学生专业知识、临床能力、整体素质协调发展创造条件。

　　本教材的最大特点在于，突出西医和中医的基本理论与临床实践相结合，强调逻辑性、科学性、普及性、实用性，并以中西医各自的优势为着眼点，辨证与辨病有机结合，启发临床思维。教材分为总论、各论及附录，共14章68节。第1章主要对儿科学发展沿革及现状进行系统梳理。第2章为中西医儿科学基础，提出了中西医儿科结合的临床思路与切入点，对掌握各论临床病证的中西诊疗有很好的启迪作用。第3~14章为各论，分西医临床导论、中医临证通论和中西医诊疗优势三个部分展开论述。第一部分力求讲清西医，第二部分旨在讲精中医，第三部分着重进行中西医诊疗特点和各自优势的对照比较，为临证合理选择施治方案提供了依据。本教材增加了新生儿败血症等内容。每个病的病机阐释和辨证治疗用图表表述，更为清晰直观，易学易记。每章节后有复习思考题，一些特殊重点疾病附有病案，旨在帮助学习者领会和掌握，提高临床思维能力。

　　本教材自出版以来受到了广泛欢迎。为了进一步提升教材质量，使教材更好地服务于教学，我们在上一版教材的基础上进行了修订。本次修订重在适应学科发展和专业要求，紧密对接国家执业医师资格考试，对原版的不足之处进行了删减、补充和完善，对教材中存在的文字错误进行了勘误。为适应教学改革需求，建设书网融合教材，修订版增加了数字化资源，包括PPT、习题、视频、微课。数字化资源与教材同期出版，使用者可通过扫描书中二维码或者登陆平台的方式获取数字资源。

　　本教材力图彰显精品教材的品质，中医严谨，西医规范，衷中参西，融会贯通，于学生有自学的空间，于教师有发挥的余地，于临床好用实用。对深化课程内容改革，提高人才培养质量将有所裨益。

　　在教材编写过程中，主编、副主编、编委及秘书殚精竭力，所在院校给予了大力支持，西南医科大学马君蓉教授审阅了部分章节，新增编写人员参与了数字资源的制作，在此一并致以诚挚的敬意和谢意！同时感谢上版《中西医临床儿科学》教材的全体编写人员为本教材编写所奠定的良好基础，期冀各院校师生和同道在使用本教材过程中提出建议和意见，以便不断改进和完善，成为名符其实的精品和经典教材。

编　者

2019 年 3 月

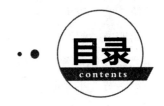

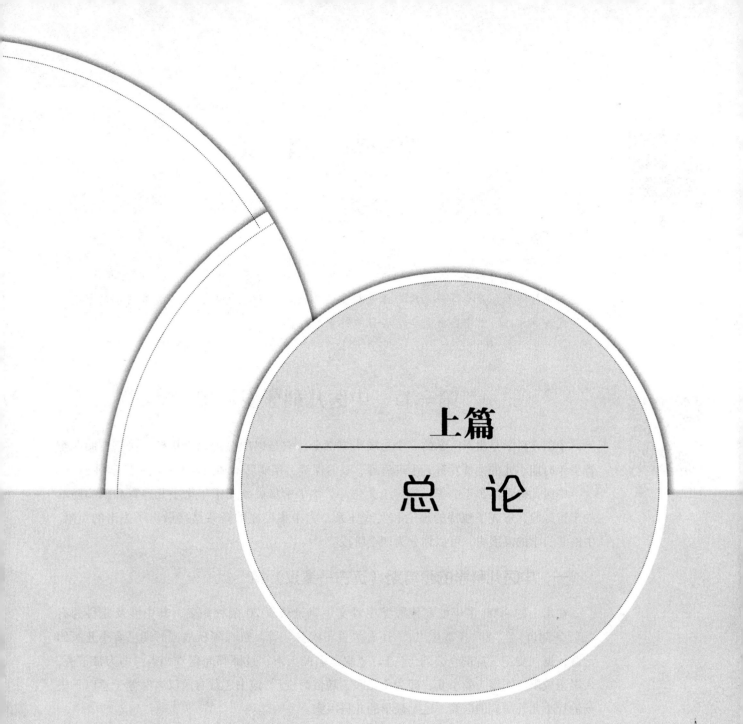

上篇

总　论

扫码"学一学"

第一章 绪 论

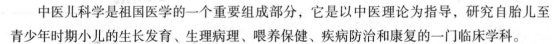

> 🖝 **要点导航**
>
> 本章主要讲解中医儿科学和西医儿科学的形成与发展，并阐明各自的特点与优势。要求掌握钱乙、万全等医家对中医儿科学的贡献，熟悉历代著名儿科医家的学术思想和代表著作，了解中西医儿科学各自的特点与优势。

扫码"看一看"

第一节 中医儿科学发展史

中医儿科学是祖国医学的一个重要组成部分，它是以中医理论为指导，研究自胎儿至青少年时期小儿的生长发育、生理病理、喂养保健、疾病防治和康复的一门临床学科。

中医儿科学渊源于中华民族传统文化，荟萃了中华民族几千年来小儿养育和疾病防治的丰富经验，形成了独特的理论和实践体系，为中华民族的繁荣昌盛做出了杰出的贡献。中医儿科学的发展史，可以划分为四个阶段。

一、中医儿科学的孕育期（远古—秦汉）

在出土的 4000 多年前商代殷墟甲骨文中就记载了 20 余种病名，其中涉及儿科的有"龋"（龋齿）、"蛊"（寄生虫），还有"贞子疾首"等。远在春秋战国时期已有小儿医的记载，据《史记·扁鹊仓公列传》曰："扁鹊名闻天下，过邯郸闻赵贵妇人，即为带下医，入秦至咸阳，闻秦人爱小儿，即为小儿医，随俗为变。"该书还载有西汉名医淳于意以下气汤治疗小儿气鬲病的医案，这是最早的儿科医案。

《内经》建立的中医学体系有效地指导了中医儿科临床，同时该书还有不少关于小儿生理和儿科疾病的病因、病理、诊法、预后和针刺疗法等方面的论述。如《灵枢·逆顺肥瘦篇》指出婴儿的生理特点是："肉脆、血少、气弱"。《内经》中还有不少关于儿科疾病诊断及预后的论述。如《素问·通评虚实论》中说："乳子病热，脉悬小者，何如？岐伯曰：手足温则生，寒则死。乳子中风热，喘鸣肩息者，脉何如？岐伯曰：喘鸣肩息者，脉实大也，缓则生，急则死。"《灵枢·论疾诊尺篇》亦载有"婴儿病，其头毛皆逆上者必死，耳间青脉起者掣痛"。《汉书·艺文志》载有《妇人婴儿方》十九卷。这些是最早的婴儿病、婴儿方的记录。东汉末年张仲景《伤寒杂病论》以六经辨证治疗外感病、以脏腑辨证论治杂病，对后世儿科学辨证论治体系的形成产生了重要的影响。

二、中医儿科学的萌芽期（南北—隋唐）

南北朝时期，我国已有医学教育。北魏孝武帝（532—557）实行孝治政策，提倡"医优而仕"，促进了医学的发展。南北朝时期已有专门的儿科分科。太医署内设医博士教授生徒，开设五门专科（体疗、疮肿、少小、耳目口齿、角法），少小即为五科之一，这是我国最早的医学分科和医学教育制度。这一时期的医学著作，医家惯于内、妇、儿合著一册，分门论述。如隋·巢元方《诸病源候论》是我国第一部病源证候学专著，其中儿科列有六卷、255 候，对小儿保育、证候、病源论述颇详，为儿科学的发展奠定了基础。唐·孙思邈《备急千金要方》首列妇人少小婴孺诸病之前，并将小儿病分门别类论述，有序列、初生、惊痫、客忤、伤寒、咳嗽、癖结腹痛、痈疽瘰疬、杂病等九门，列方 325 首。《千金翼方》又载方 75 首，两书共列方近 400 首，这是我国最早的小儿杂病著作。公元 752 年，王焘《外台秘要》将小儿诸疾分为八十六门，载方 400 余首，这是中医儿科中载方最多的一部著作。

我国现存儿科专著，以《颅囟经》为最早。全书分为上、下两卷，呼三岁以下小儿为"纯阳"。首论脉法、证候及治法与成人之不同，次论受病之本与治疗之术。下卷论火丹证治 15 种，叙述尤详。后论杂病 16 种，尽皆简明扼要。书中共列方 39 首，如香连丸之类。《颅囟经》我国最早的一部理法方药具备的儿科专著。

三、中医儿科学的成立期（宋—元）

宋代著名的儿科医家钱乙，专业儿科 40 多年，宗《颅囟经》之旨，善疗婴孺诸疾，其学术经验经他的门人阎孝忠（亦作季忠）编辑，撰成《小儿药证直诀》，全书共分三卷，上卷论脉法、证治 81 条；中卷汇集验案 23 则；下卷列方 118 首。首先重视望诊与切脉。以面部、目内五色和浮、沉、弦、缓、细、促六种脉象判断疾病的部位和预后。其次，该书创立了小儿疾病从五脏辨证的证治原则，提出肝常有余，有泻无补，肾常不足，有补无泻的论点。对于痘疮、水痘、麻疹等几种发疹性传染病，已能区别，并指出痘疹是一种天行疾病，在治疗上宜清凉解毒。同时认为急慢惊风为阴阳异证，急惊属阳、热、实，在治疗中宜凉泻，慢惊属阴、寒、虚，治宜温补，成为后世治疗惊风所遵循的准则。钱氏指出了惊风与痫证的区别，澄清了宋代以前惊、痫混称的局面。由于钱乙在儿科方面的卓越贡献，被后世奉为儿科之圣。从钱氏之后，中医儿科已成为一门具有独立理论系统的学科。

北宋时期，天花、麻疹等时行疾病流行，董汲所著《小儿斑疹备急方论》问世，这是最早的痘疹专著。

南宋初年（1150 年）刘昉编撰的《幼幼新书》收集了前贤的小儿方论、家传和民间秘方，汇成一书，合为四十卷，内容极为丰富，为宋代最大的一部儿科巨著。其最突出的是，首次最早记载了小儿虎口三关察看指纹的方法。南宋无撰氏姓名的《小儿卫生总微论方》，初刻于太医局，保卫其生，总括精微，以名其书，因其制方论著，详慎精密，故又名《保幼大全》。全书共 20 卷，凡论百余条，对小儿初生至成童诸疾，无不悉备。其突出的特点表现如下。①在《幼幼新书》提出察看指纹的基础上，记载了小儿虎口三关十一种指纹的形态，以察疾病之浅深。②论述多种小儿先天畸形为胎内十二证，如骈拇、六指、缺唇、独肾、侏儒、肢废等。当时并能对六指施行切除术，对缺唇施行修补术，并指出"千载之后，必有治今人不治之病者"。③认识到小儿脐风和成人的破伤风是同一种病。④创造了外治敷罨疗法，为儿科用药开辟了一条新的给药途径。南宋陈文中《小儿痘疹方论》，首论痘疹受病之源，次论痘疹治疗之法，主张痘疹宜于温补，形成与钱乙主张治痘宜凉的论点对照，自此治疗痘疮即有寒温两派。陈氏还著《小儿病源方论》四卷，从保育方法上强调小儿受病之源及重在预防的理论。

元代儿科名家曾世荣著《活幼心书》三卷，上卷活幼心证，把诊察疾病的方法和病源、病理、证候用诗歌形式表述，便于学者记诵，中卷活幼心论，详细描述了小儿疾病的病因、证候与治疗原则，下卷活幼心方，载方255首，分膏、丹、丸、散、汤、饮、金饼等七种剂型，便于小儿服用，这是一本剂型最全的儿科医书。朱丹溪所著《幼科全书》，他用"胸高气粗肺炎"来描写肺炎的症状，现代所称"肺炎"一词实源于此。

四、中医儿科学的成熟期（明—清）

明、清时代，儿科学的发展进入昌盛成熟阶段，儿科医家辈出不穷，其主要进展可分为下列几方面。

（一）儿科学系统理论不断完善

从钱乙创立了五脏辨证学说以来，儿科学已经形成了一门具有独立理论系统的专科。但在理论体系上还不完善，如在治疗上，仅局限于脏腑辨证或六经辨证，到了清代，由于温病学派的兴起，对热性病用卫气营血及三焦辨证的理论作指导，成为后世诊治温热病的准绳，从而充实了中医儿科热病体系，丰富了辨证论治的内容。温病学家叶天士《幼科要略》指出："襁褓小儿，体属纯阳，所患热病最多"。并认为"若因口鼻病，未必恰在足太阳经矣。大凡吸入之邪，首先犯肺"。又指出"肺病失治，逆传心包，幼科多不知者"。录春温、风温、夏热、秋燥、冬寒等证的治疗法则与方药，并附临床医案于各病之后。选方平正，论述精详。此后宗钱氏五脏辨证及叶氏卫气营血与三焦辨证的原则，使中医儿科成为一门理论体系比较系统完整的学科。吴鞠通著《温病条辨·解儿难》提出"稚阳未充，稚阴未长"的观点，概括了小儿的生理特点，使儿科理论更加日臻完善。

（二）发明种痘术

天花病是从东汉建武南征时传入我国的，所以当时称为"虏疮"。宋元以后天花流行，儿科医家对痘疮的诊断和治疗积累了丰富的经验。自1368—1840年的400多年间，儿科出版专书200余种，其中痘疹专著就占120种之多。最早的是董汲《小儿斑疹备急方论》和陈文中《小儿痘疹方论》。后万密斋宗仲阳与文中治痘之长，经过自己的临证心得，著《痘疹世医心法》，为后世治痘之准绳。翁仲仁《痘疮金镜录》三卷，他的方术成为后世治痘所宗。明、清对于痘疮的研究是从治疗和预防两方面着手的，并且更侧重于预防。所以明清时代我国首先提出用种痘方法预防天花。如阴有澜《种痘方》、郭子章《博集稀痘方论》等不下百余种。1653年（顺治十年），《三冈识略》首先记载安徽安庆张氏三世用痘浆染衣，使小儿穿着，可发轻症，以预防天花。后张琰在《种痘新书》中记载："余祖承聂元吾光生之教，种痘箕裘，已经数代"。聂元吾先生是17世纪初年人，故种痘术盛行于16世纪。后传至俄罗斯、朝鲜、日本及欧洲、非洲等各国。受其启示，1796年琴纳发明牛痘接种法，较中国种痘术晚100多年。

（三）麻科专书

金元以前的儿科书籍皆详于痘而略于麻。后因天花有了预防方法，而麻疹流行更加猖獗，故医家重视对麻疹的研究。吕坤所撰《麻科》一卷，专论麻疹之源和治法，此为麻痘两病分证之始。马之骐《疹科纂要》专论麻疹的证治及变化与兼证的治法，后附有痘疹与斑疹的证治。方贤《奇效良方》中引石壁经论疮疹歌曰："舌上有如粟米样，定知三日发交瘥"。这是古人对麻疹口腔黏膜斑的最早记载，较英国人科泼立克要早700多年。明清时代对麻疹的观察更加详细，王肯堂《幼科证治准绳》卷六指出麻疹与幼儿急疹的鉴别诊断方法。对于麻疹的预防，《保婴经验方》《保幼大全》均记载用脐带烧灰乳汁调服预防，这是古人用被动免疫法预防麻疹之始。在药物预防方面，《青申镇探》提出以紫草根煎水防治。对于麻疹的传染性，吕坤《麻疹拾遗》说：麻疹之发，多在天行病气传染，沿门履巷，遍地相传。谢玉琼《麻科活人全书》四卷108条，对于麻疹的发病证候，治疗规律，合并症，后遗症无不详备。朱丹山《麻证集成》指出疹前疹后的变证，妇人与小儿出疹用药之不同点，麻疹时的食物，药品禁忌。扬州叶霖《痧疹辑要》中提出用免疫接种法预防麻疹，这可谓麻疹疫苗接种的思想基础。

（四）推拿疗法

明、清医家另开门径，采用推拿治病，以后即有推拿专书问世。如龚云林《小儿推拿方脉活婴秘旨》，周于蕃的《小儿推拿秘诀》。至清代，熊应雄《推拿广意》三卷，上卷论列小儿各种诊法与各种推拿手法，并附图注释，中卷小儿常见疾病16门，下卷载方188首，以药物与手法结合治疗小儿疾病。张振鉴《厘正按摩要术》四卷，首论各种疗法，并增胸腹按诊，次论按摩、捏、揉、推、运等28法，且附图及取穴解说，后列24种儿科常见疾病的按摩疗法，并配合内服药或外用药治疗以补充单纯按摩推拿之不足。

（五）小儿内科方面的成就

在明代的儿科医著中，首推薛铠所著《保婴撮要》。全书20卷，对幼科诸疾证治最详。并在《圣惠方》"若用汤药，宜疗乳母"思想的启发下，提出"大抵保婴之法，未病则调治其母，既病则审治婴儿，亦必兼治其母为善"之说，他认为"未食之儿，全资母乳，其感通之速，故母病子病，母安子安，由此言之，诊尤儿病者，不可不察其母矣，但疗其母，子病自愈"。这一理论，给儿科在用药途径上又开辟了一条新路。书成，其子薛己于1555年又以自己的经验附于名门之后，并加以校正，刊行于世。万密斋，祖传三代儿科名医，有"万氏儿科"之称。著有《育婴家秘》《幼科发挥》《片玉心书》。创立了"育婴四法"的儿童保健和"三有余四不足"的生理病理学说，在儿科重症惊风中特别增加了"惊风后余症"各种证治，这是中医学的一大进步。1695年夏禹铸《幼科铁镜》问世，全书分上下二卷，在儿科诊法中，首推望诊。强调审察苗窍的重要性。改造了小儿灯火疗法，用以治疗小儿脐风有一定疗效。吴谦《幼科心法要诀》，广泛收集了清代以前有关儿科论著，由国家组织集体编辑，内容丰富，为儿科临床较好的参考书。陈飞霞著有《幼幼集成》，共6卷。其特点为：①主张看指纹察疾病，歌曰："浮沉分表里，红紫辨寒热，淡滞定虚实，三关测轻重"。②创立了小儿"金粟丹"，其疗效确有独到之处。③烧灯火疗法用于小儿急救，以补内服药之不及。④提出新的惊风分类法"误搐、类搐、非搐"。

明清后期，随着西医学传入我国，儿科界有人提出宜中西医和参。何炳元《新纂儿科诊断学》中除传统中医内容外，还引入检验一项，用于检查口腔、温度、阴器等的变化。

历代儿科医著见表1-1。

表1-1　历代儿科医著简表

书名	作者	年代（公元，年）
诸病源候论	巢元方	隋（616）
颅囟经	不祥待考	唐末
备急千金要方	孙思邈	唐（682）
小儿药证直诀	钱乙	宋（1119）
小儿斑疹备急方论	董汲	宋（1093）
幼幼新书	刘昉	南宋（1150）
小儿卫生总微论方	太医局	南宋（1156）
小儿病源方论	陈文中	南宋（1251）
活幼心书	曾世荣	元（1330）
保婴撮要	薛铠	明（1505）
婴童百问	鲁伯嗣	明（1505）
育婴家秘	万全	明（1541）
片玉心书	万全	明（1578）
幼科发挥	万全	明（1579）
博集稀痘方论	郭子章	明（1577）
小儿推拿方脉活婴秘旨	龚云林	明（1604）
小儿推拿秘诀	周于藩	明（1605）
景岳全书·小儿则	张介宾	明（1639）
幼科金针	秦景明	明（1641）
痧科纂要	马之骐	明
幼科铁镜	夏禹铸	清（1695）
种痘新书	张琰	清（1741）
幼科心法要诀	吴谦	清（1742）
麻科活人全书	谢玉琼	清（1748）
幼科要略	叶桂	清（1764）
幼幼集成	陈飞霞	清（1750）
幼科要略	叶天士	清（1764）
温病条辨·解儿难	吴鞠通	清（1811）
麻症集成	朱载扬	清（1879）
保幼儿易知录	王柳堂	清（1903）
保赤新书	恽代樵	民国（1924）
儿科诊断学	何廉臣	民国（1925）
儿科萃精	陈守真	民国（1929）

五、中医儿科学发展的新时期（中华人民共和国成立后）

新中国成立后，国家成立了专门的组织机构，中医儿科学也进入了快速发展的新时期。20世纪50年代开始了中医中等及高等教育，特别是第一批中医院校的建立，开始了中医学包括儿科在内的本科教育，从而推进了中医教育的发展进程。20世纪70年代开始中医儿科学硕士研究生教育，80年代开始中医儿科学博士生教育。21世纪初有了中医学博士后。大批高级人才的培养，使中医儿科队伍的素质不断提高，成为学科发展的有力保证。

在新的发展时期，国家投入大量人力、物力，组织有关人员编写了不同层次的中医儿科教材，整理出版了历代儿科名著，挖掘了一大批对临床具有理论指导和实践应用价值的资料，出版了大批中医儿科学术著作。如《实用中医儿科学》集古今中医儿科之大成，不仅运用多学科知识整理继承了古代儿科精华，还与现代医学相结合，紧密结合临床，具有非常好的实用价值。汪受传主编的《中医药学高级丛书——中医儿科学》，介绍了中医儿科学科研究方法，全面反映了现代儿科临床进展。这些学术著作，不仅比较系统、完整地反映了中医儿科学的进展，而且符合现代医疗、科研、教学的需要，推动了学科进步。

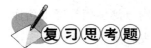 **复习思考题**

1. 中医儿科学是如何形成的？
2. 简述钱乙的学术思想。
3. 简述万全的学术思想。

第二节　西医儿科学的历史发展及优势

一、儿科学的范畴

西医儿科学是研究自胎儿至青少年时期生长发育、身心健康和疾病防治规律的学科。按照研究的重点和内容，可分为发育儿科学、预防儿科学和临床儿科学三部分。其中发育儿科学研究儿童生长发育的有关问题，包括体格生长、神经心理发育和认知能力的发展规律、心理性疾病的预防、社会行为障碍等主要内容；预防儿科学是儿科学与预防医学的交叉学科，主要研究儿童及青少年时期各种器质性和心理情绪疾病的预防，以儿童保健学最具特色，临床儿科学主要研究各种疾病的临床诊治规律，按照不同的系统和重点，可分为新生儿、呼吸、消化、心血管、血液、神经、肾脏、内分泌、感染、急救等分支专业，目前已派生出新的边缘性的学科，如胎儿医学、围生医学、新生儿学和青春期医学等。

二、儿科学的历史发展

西医儿科学的发展经历了一个充满认知、探索和革新的过程，在遗传学、保健学、营养学、感染疾病学领域的研究显示出独特的发展历程。

西医儿科学的萌芽在中世纪前，以著名的《希波克拉底文集》为代表，最早对儿童的生长发育特点和部分新生儿疾病进行了描述，但是内容零散，儿童疾病仍隶属于内科或产科的范畴，没有形成独立的儿科学体系。

随着社会的进步和医学的发展，儿童时期特殊的健康保健需求、患病方式和种类以及疾病的防治方法逐渐引起了人们的重视。1802年，法国巴黎建成了世界上第一家儿童专科医院，专门为2~13岁的儿童提供医疗服务。这所医院由此成为现代儿科学的摇篮，激励了一大批世界各地的学者致力于成为儿科专业医生，极大地促成了儿科学在世界各地的蓬勃发展。1896年，美国人Holt出版了第一部较为完整的西方儿科学教科书——《儿科学》，从此改变了儿科隶属于产科和内科的历史。

19世纪至20世纪末，传染病和营养缺乏病是儿童死亡的主要病因，免疫学和公共卫生学的研究和开展，减少了痢疾、百日咳、麻疹等1岁以内儿童常见传染病的发病率。在婴幼儿喂养和营养方面，母乳喂养得到大力提倡，饮食配方得到重视。20世纪开始，儿科学开始向成熟过渡，开展了儿童保健咨询、定期健康检查，婴幼儿人工喂养、小儿营养性疾病、婴幼儿腹泻、体液与电解质平衡等方面的研究有了进一步的发展。20世纪中叶后，免疫学的发展和各种疫苗的研制成功，预防接种的普遍开展，使儿童常见传染病的发生率得到显著控制。抗生素和激素的合理运用，明显减少了儿童感染性疾病的发病率和死亡率。与此同时，新生儿疾病、血液病、遗传代谢性疾病、免疫性疾病、内分泌疾病等疑难病症成为儿科界的研究重点，逐渐形成了分支专业。二战后，儿童生长发育规律方面的研究取得突破性的进展，发育儿科学和预防儿科学成为儿科学体系的组成部分，儿童的心理卫生保健得到重视。1990年9月，纽约首届世界儿童问题首脑会议通过《儿童生存、保护和发展世界宣言》和《执行20世纪九十年代儿童生存、保护和发展世界宣言行动计划》，提出降低儿童和孕产妇的死亡率、保证营养和卫生环境健康以及儿童接受教育率等目标，儿童的生存、保护和发展受到国际重视。

19世纪西方医学开始传入我国，许多西方国家来我国开办诊所和医院。至20世纪40年代医院开始设立儿科。1942年，国内首家儿童医院——北平私立儿童医院建成。1943年，我国现代儿科学奠基人诸福棠教授主持编写了国内第一部大型儿科学参考书《实用儿科学》，这是国内最早的一部西医儿科学著作，成为我国儿科学的标志性成就。

新中国成立后，党和政府非常关心儿童医疗卫生事业，先后制定了多项法律法规，在城乡各地建立和完善了各级儿科医疗保健机构，进行儿童的生长发育监测、先天性遗传性疾病的筛查、免疫预防接种，以及其他儿童常见病、多发病的诊治等，使儿童常见传染病发病率大幅下降，婴儿死亡率逐年下降，以肺炎、腹泻、营养性贫血和佝偻病为代表的我国常见儿童疾病的预防和诊治都取得了令人瞩目的成绩。

三、西医儿科学的优势

西医儿科学根植于西方文化，伴随着西方工业革命的发展而产生，并与近代自然科学的发展息息相关。随着现代科学技术的进步和发展，医学已由传统经验阶段进入了实验医学阶段，运用实验分析的方法，引进现代的物理、化学检测方法，尤其是影像技术的应用、分子生物工程学、生物医药、基因组学和蛋白质组学的研究以及器官移植、克隆技术等高科技医疗手段的产生，使得西医儿科学在对生命的认识、疾病的诊断、治疗和预防，特别是在急、危、重症的治疗等方面有很大的优势。

（一）解剖结构的直观化

西医儿科学包含了很多基础学科的内容，如胚胎学、解剖学、生理学、生物化学、病理学、药理学、遗传学、免疫学、微生物学、营养学、心理学等。这些基础学科帮助人们从微观层面更准确地认识了小儿特殊的生理、病理特点。深刻地揭示了小儿时期患病的特点和独特的临床表现，为防病、治病提供了可靠的理论依据。

（二）诊断技术的现代化

在诊断技术方面，充分利用现代科学技术的先进手段，X 线、CT、MRI、B 超等影像学检查，使疾病的病性、病位更加明确，大大提高了诊疗水平。对感染性疾病的诊断，可利用酶联免疫吸附测定检测血清中的特异抗体，DNA 探针及 DNA 体外扩增技术在基因水平上对病原菌作出快速、敏感和特异的诊断。活组织检查可以确定局部组织器官的病理损害，明确肿瘤性质，帮助药物治疗和判断预后。分子影像学又从生理、生化水平显像从而达到认识疾病、阐明病变组织生物过程变化、病变细胞基因表达、代谢活性高低、病变细胞是否存活以及细胞内生物活动的状态等目的，为临床早期诊断、治疗和疾病的研究提供分子水平信息。

（三）用药途径的直接化

西医儿科学着重针对疾病本身，采用药物或手术治疗，针对性强，靶点明确，显效迅速，易于接受。治疗对策可分为对因、对症、支持治疗等多种，既可直接针对病原，消除致病因素，亦可直接补充人体所需的热量、营养、水盐电解质等物质，纠正偏倚和不足，维持体内代谢平衡。对于脏器功能不全者，如呼吸衰竭、肾衰竭尿毒症、肝衰竭者等，除用药物治疗外，更重要的是可予呼吸机辅助呼吸、血液透析清除血液中的毒素、脏器移植等来维持患儿的生命。在用药上，剂型丰富，有片剂、胶囊、糖浆、水剂、冲剂、混悬液等，在外形和口感上更易于让儿童接受。给药途径多样化，可口服、肌肉注射、静脉注射或滴注、雾化吸入等，根据患儿年龄、疾病种类和严重程度可灵活选择给药方式。

（四）危重急救的速效化

儿童疾病具有起病急、变化快的特点，许多疾病过程中可能出现急、危、重症情况，需要在短时间内做出准确的判断并给予正确的处理措施。西医儿科学形成了急救分支专业，对常见急危重症的处理有了规范和临床路径。特别是一些特殊途径用药和特殊药物的应用，能使药物快速进入人体内，在短时间内达到有效血药浓度，迅速发挥治疗作用，在抢救危、重、急症方面具有无可比拟的优势。如过敏性休克若不及时处理，常可危及生命，肾上腺素的应用可立竿见影；重症哮喘出现严重的呼吸困难，甚至窒息等危重状态，以速效的糖皮质激素和支气管扩张药联合雾化吸入，可迅速有效的缓解呼吸困难；肺炎合并心衰时，心脏负荷增加，心肌功能受损，心排血量减少，静脉给予强心利尿扩血管治疗常可转危为安；川崎病高热不退予以丙球冲击治疗可迅速退热；血小板减少性紫癜血小板急剧下降出现危象，用激素和丙球冲击治疗便可使血小板快速升高。

（五）预防保健的规范化

按小儿各个年龄阶段的特点，预防保健的重点各有侧重。胎儿期注重产前检查、宫内发育监测等，可预防先天畸形、遗传代谢病、早产及出生低体重等；高危新生儿给予急救复苏和重症监护措施，主要防治产伤、窒息、溶血、出血和感染等；婴幼儿定期规范化进行生长发育监测以及预防接种，避免营养缺乏性疾病和传染病。特别是儿童的计划免疫，针对某些传染病采取有目的、有计划的预防接种程序，使机体产生特异性免疫力，大大地控制了传染病的发生和流行，有力地保障了儿童的身心健康。

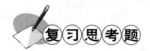

复习思考题

简述西医儿科学的优势。

第三节　中西医儿科临床结合的切入点

中西医结合一直是学界争议的热点与焦点，因此本节的内容主要供借鉴和讨论。

一、病证结合，辨病辨证

西医重诊断，中医重辨证。在西医诊断确立后，根据疾病的发生发展及并发症等，进行中医辨证论治。这是目前最常用的一种中西医病证结合模式。如小儿肺炎诊断明确后，中医常从风热闭肺、痰热闭肺、热毒闭肺，心阳虚衰、邪陷厥阴等方面进行辨证施治。

二、病因结合，审因求治

西医病名一旦确立，大多数疾病的病因就十分清楚。如急性扁桃体炎，多数都是溶血性链球菌感染为主，在确立治法时一般是以对溶血性链球菌有效的方药，如银翘散等即是针对此菌群的有效方药。如扁桃体化脓性炎症考虑金黄色葡萄球菌感染时又常用牛蒡柑橘汤、五味消毒饮等方。如溶血性链球菌感染导致猩红热时选清瘟败毒饮效佳。

三、病机结合，阻截病势

在明确发病机制的基础上，对各环节予以阻断便可以消除症状、改善体征、纠正异常指标、防治并发症，甚至治愈疾病。如血小板减少性紫癜其血小板减少之机理，是由于损害血小板的抗体产生于脾，血小板的破坏发生于脾，西医对血小板减少性紫癜的终极治疗是切脾。西医之脾与中医之脾虽说是两个概念，但如果发生脾肿大中医则视之为积块、瘀块、大瘀血。虽无切除之术，却有破除之法。可用消瘀破气，活血逐瘀之法治疗，与西医截断和干预发病机制的方法异曲同工，是中西医结合的重要切入点之一。

四、机理互释，凭变立法

西医发病究其根本是病理的改变，中医称为"有诸内必形之于诸外"。如支气管肺炎属于小叶性肺炎，临床表现热、咳、痰、喘的证候特点，这是因为病理呈支气管与肺泡渗出，阻碍肺的气体交换的缘故。中医辨证为肺宣降失司，气机闭塞。治疗重在开宣肺气。而大叶性肺炎临床表现出恶寒高热、咳嗽、胸痛，咯铁锈色痰等证候，是因其病理有分渗出期、红色肝变期、灰色肝变期、消散期。中医常认为其病机为痰热壅肺，热盛血壅，热蒸肉腐，由此而立解毒、凉血、化瘀、滋阴等阶段性治法，以彻底修复其病理改变。又如难治性肾炎、肾病患者，久服糖皮质激素及细胞毒性药物而不效者，其病理改变多有肾小球系膜细胞增生增殖，基底膜增殖增厚，肾小球节段样改变等，最终出现肾小球硬化、玻璃样变等转归。如果病理改变不恢复，则临床上出现的蛋白尿、血尿则很难消失。通常中医把这些病理变化看作湿毒胶固或痰瘀互结的病机，予以解毒渗湿，消痰破瘀等治疗可获良效。

五、方药互补，衷中参西

西药中药合理配合使用，可以协同增效。如细菌感染性疾病，以抗生素抗菌，用中药解毒；发热时以中药退热，惊厥时用西药止惊；哮喘发作时用西药雾化，缓解时以中药培补肺脾肾；肾炎用青霉素清除病灶，以中药利尿消肿止血；白血病以西药化疗，中药扶正；脑炎时以西药抗感染脱水，脑炎后用中药康复等。

（常 克）

扫码"练一练"

第二章 儿科学基础

要点导航

　　本章是学习中西医儿科学的基础，主要讲解小儿年龄分期及生长发育，生理、病理、病因特点，喂养保健，诊法治法概要以及液体疗法等。要求掌握小儿年龄分期与小儿生长发育规律、小儿各项生理常数及其临床意义、生理病理特点、纯阳学说、稚阴稚阳学说的含义及其对临床的指导意义、喂养方法与添加辅食的原则、望诊的内容、液体疗法的要点及其适应证、正常体液平衡；熟悉小儿闻诊、问诊、切诊、中西医结合儿科病历书写方法及儿科体格检查特点、治疗原则及用药特点、小儿水和电解质代谢紊乱、中医儿科常用内治法则及其适应证；了解小儿神经精神发育的规律及心理行为发展的规律、营养需要及保健原则、儿科常用溶液。

第一节　年龄分期与生长发育

扫码"学一学"

一、小儿年龄分期

　　现代将 18 岁以内作为儿科诊治及研究对象，从生命开始的胚胎期到长大成人，无论是形体形态还是生理功能、病理变化等，都存在极大差异。生长发育是小儿与成人的基本区别点，贯穿于儿童时期的始终，但又表现出一定的阶段性。为了更好地评价小儿的生长发育，适时开展儿童保健和防治疾病等工作，根据小儿的解剖生理、病理、心理及对外界的反应等方面不同的特点，将小儿分为七个年龄段。各年龄分期特点，各期之间既有区别又有联系，应以整体动态观进行医疗和保健。

　　（一）古代小儿年龄分期

　　我国古代医家很早就认识到小儿不同年龄阶段在形体、生理、病理特点方面的差别，对小儿年龄划分亦有较多的论述，如《灵枢·卫气失常》篇中提出："十八已上为少，六岁已上为小"；宋代《小儿卫生总微论方》则提出："以今时言之，当以十四岁以下为小儿治"；《寿世保元·儿科总论》对年龄分期划分做了较为详细的记载："夫小儿半周岁为婴儿，三四岁为孩儿，五六岁为小儿，七八岁龆龀，九岁为童子，十岁为稚孩"等，对后世适时、适期、施教、施治具有一定意义。

　　（二）现代小儿年龄分期

　　1. 胎儿期　从精子和卵子结合受孕到小儿出生断脐，称为胎儿期。

　　（1）临床上又将整个妊娠过程分为 3 个时期。①妊娠早期：从形成受精卵至不满 12 周胎儿，各器官在此期末基本成形，并可分辨出外生殖器。②妊娠中期：自 13 周至未满 28

周胎儿，各器官在此期内迅速成长，功能逐渐成熟，胎龄 28 周时肺泡结构基本完善，已具气体交换的功能，故常以妊娠 28 周定为胎儿有无自然生存能力的界限。③妊娠晚期：自满 28 周至婴儿出生，此期胎儿以肌肉发育和脂肪积累为主，体重迅速增加，为出生准备物质基础。

（2）胎儿期的特点如下。①是人体最稚嫩时期；②生长发育迅速，营养完全依赖母体；③胎儿生长发育正常与否主要取决于孕妇的营养、健康状况、工作环境、疾病用药、理化及遗传因素等；④此期的疾病主要为先天性畸形和遗传性疾病，必须根据胎儿及各妊娠期的特点，制定相应的孕期保健措施，以保障胎儿正常发育。

2. 新生儿期 自出生后脐带结扎起到生后满 28 天止，为新生儿期。出生不满 7 天的阶段称新生儿早期。新生儿期的特点是：①婴儿出生后要经历和适应内外环境剧烈变化，面临生存考验；②形体结构和生理功能稚嫩，生理调节和适应环境能力差，易被病邪侵袭；③保健重点：加强护理。如合理喂养、保暖、预防感染等，降低其发病率和死亡率。

围生期：国内普遍采用的定义是：指胎龄满 28 周（体重≥1000g）至生后 7 天，包括妊娠晚期、分娩过程和新生儿早期，是小儿经历巨大变化、生命经受最大危险的时期。围生期死亡率很高，做好围生期保健意义重大。

3. 婴儿期 从出生 28 天后到满 1 周岁为婴儿期，又称乳儿期。该期特点为：①是小儿出生后生长发育最为迅速的时期，对营养素和能量的需要相对较大；②消化功能不够完善，容易发生消化紊乱和营养不良；③免疫力弱，易感染疾病；④主要保健措施：合理喂养，开展计划免疫，重视卫生习惯的培养，预防感染。

4. 幼儿期 1 周岁至满 3 周岁称为幼儿期。此期的特点为：①形体生长减慢；②消化功能逐渐增强；③智能发育快，语言和交往能力增强；④活动范围增大，识别能力不足，意外伤害及感染的概率高；⑤保健措施：与婴儿期相同，并加强安全卫生教育。

5. 学龄前期 3 周岁至 6~7 周岁称学龄前期。此期的特点：①体格生长进度较慢；②神经、精神发育更完善，记忆力强，好奇好问，理解模仿力强，具有高度可塑性；③与外界环境接触更广，易发生传染病和各种意外；④保健措施：开展学前期教育，培养良好的道德品质和卫生习惯，开展安全教育。

6. 学龄期 从 6~7 岁到 12~14 岁青春期来临，称为学龄期，也称为儿童期。此期的特点：①体格生长稳步增长，智能发育更加成熟，除生殖系统以外的其他器官，发育到本期末已接近成人水平；②抗病能力增强，发病率降低；③保健措施：因势利导，重视教育，注意德、智、体全面发展。

7. 青春期 从第二性征出现到生殖功能基本发育成熟、身高停止增长的时期称为青春期，女孩一般从 11~12 岁到 17~18 岁，男孩从 13~14 岁到 18~20 岁，个体差异较大，也有种族差异。此期的特点是：①体格发育迅速、突然增快；②生殖系统迅速发育，第二性征日益明显；③神经、内分泌的调节不够稳定，多受外界环境的影响，常可引起心理、行为、精神方面的波动；④保健措施：注意青春期生理、心理、性知识教育，培养优良的道德品质，保证身心健康。

二、生长发育

生长发育是小儿时期特有的生理现象，也是不同于成人的基本特点；"生长"是指小儿形体的增长，可以用测量方法表示其量的变化；"发育"表示多种功能的演进式成熟，为质的改变；生长和发育两者紧密联系在一起，不可分割，生长中孕育着发育，而发育中又包含着生长。

（一）生长发育规律

1. 生长发育具有连续性，又有阶段性快慢不同的变化 从受精卵到长大成人，处于生长发育的动态变化过程中，但各年龄阶段生长发育的速度又有快慢之不同，如体重和身长在出生的第一年出现第一个生长高峰，第二年以后生长速度逐渐减慢，至青春期生长速度又加快，出现第二个高峰。

2. 各系统器官发育不平衡 各系统发育快慢不同，各有先后，如脑发育先快后慢，淋巴系统先快后慢，再减退，生殖系统先慢后快。

3. 生长发育的一般规律 ①由上到下：如动作发育规律是先抬头后抬胸，再会坐、立、行。②由近到远：如功能发育从臂到手、从腿到脚的活动。③由粗到细：如手持物品先用全掌到手指拾物。④由低级到高级：如先会看、听来感觉和认识事物，再发展到有记忆、思维分析和判断。⑤由简单到复杂：如先会画直线后会画圆圈。

4. 生长发育的个体差异性 小儿生长发育按一定规律发展，由于在一定范围内受到遗传、性别、营养、教养、环境等因素影响，因而存在较大的个体差异。

（二）影响生长发育的因素

1. 遗传因素 包括性别、种族、家族等。

2. 环境因素 包括营养、疾病、孕母情况、生活环境等。

遗传决定了生长发育的潜力，这种潜力又受到诸多环境因素的作用与影响，两方面共同作用的结果，决定了每一个体的生长发育水平。

（三）体格生长

衡量体格生长的常用指标有体重、身高（长）、坐高（顶臀长）、头围、胸围、上臂围和皮下脂肪等。

1. 体重 是反映和衡量小儿体格生长和营养状况的重要指标，也是西医学计算用药剂量、热量及输液量的依据。我国2005年九市城区调查结果显示，出生体重男婴平均为3.33±0.39kg，女婴平均为3.24±0.39kg；小儿出生后体重的增长不是匀速的，出生后3~4天内出现暂时性体重下降或称生理性体重下降，下降范围为体重的3%~9%，至出生后第7~10天内应恢复到出生时体重，此后体重迅速增长，至3个月龄时婴儿体重约为出生时2倍，第一年里前3个月体重的增加值约等于后9个月的体重增加值，至12月龄时婴儿体重约为出生时体重3倍（10kg），呈现人生的第一个体重增长高峰，2岁时约为12kg，2岁至青春期前体重增长减慢，年均增长约2kg，进入青春期后，体格生长又复加快，体重每年增4~5kg，出现第二个体重增长高峰期，持续2~3年。在临床应用时可按以下公式粗略估计体重：

1~6个月体重（kg）＝出生时体重（3kg）＋0.7×月龄

7~12个月体重（kg）＝7kg＋（月龄－6）×0.5

2岁至青春前期（kg）＝年龄×2＋8

正常小儿体重存在着个体差异，按公式计算的体重与实际测量的体重如果波动在±10%范围内应属正常，如体重增长过快应注意有无肥胖症、巨人症，如体重低于标准15%时，应考虑营养不良、慢性消耗性疾病及内分泌疾病等，测量体重时间应在清晨空腹排空大小便之后，只穿背心和短裤。

2. 身高（长）　身长是反映骨骼发育的重要指标之一，是指头顶到足底的全身长度。身长的增长规律与体重相似，也出现婴儿期和青春期2个生长高峰；出生时身长平均为50cm，前3个月身长增长11~13 cm，约等于后9个月的身长增加值，1岁时婴儿身长约为75 cm（第一年里增长约25 cm），呈现人生的第一个身高增长高峰，第二年身长增长速度减慢，2岁时身长约达87 cm，2岁以后身高每年增长6~7 cm。2岁到青春期的身长的估算公式为：身长（cm）＝75＋7×年龄。身高在进入青春早期时出现第二次增长高峰，整个青春期身高增长男性约为28 cm，女性约为25 cm。测量方法：3岁以下采用卧位，3岁以上采用立位测量，立位与仰卧位，测量值相差1~2cm；测量时要求枕部、肩胛骨、臀部、足跟均紧贴量板身长计或壁墙，连成一直线。身长低于正常标准30%以上时，应考虑侏儒症、营养不良、先天性甲状腺功能减退症。

测量上部量（从头顶到耻骨联合上缘）和下部量（从耻骨联合上缘到足底）及两者的比例，可以了解头、脊柱和下肢各部增长情况，出生后第一年头部生长最快，脊柱次之，至青春期时下肢增长最快，所以初生婴儿上部量大于下部量，随着下肢长骨的增长，上部量与下部量比值不断缩小，至12岁时上下部量相等，12岁以后下部量大于上部量。

3. 坐高　是由头顶到坐骨结节的高度，3岁以内儿童取仰卧位测量，称为顶臀长。坐高增长代表头颅和脊柱的生长，由于下肢增长速度随年龄增加而加快，坐高占身高的百分数则随年龄而下降，由出生时的0.67降到14岁时的0.53。

4. 指距　是两上肢水平伸展时两中指尖的距离，代表上肢长骨的生长，正常人指距值略小于身高值，如指距值大于身高值1~2cm，则有长骨生长异常的可能性。

5. 头围　用软尺经双眉上缘、枕骨结节绕头一周的长度即为头围。头围与脑的发育密切相关，胎儿期脑发育居全身各系统领先地位，因此，出生时头围较大，平均约34cm，生后前6个月增加8cm，后半年增长4cm，第二年内又增加2cm，故2岁时头围48cm，5岁时头围50cm，15岁时头围接近成年人，为54~58cm，头围过小常提示脑发育不良，头围过大或增长过速则常提示脑积水。

6. 胸围　经两侧乳头下缘和肩胛骨下方绕胸一周的长度为胸围。出生时胸围平均32cm，1岁以内胸围小于头围，1岁~1岁半时头围和胸围相等，此后胸围逐渐大于头围，1岁至青春期胸围超过头围的厘米数约等于小儿岁数减1，佝偻病及营养不良者则胸围较小。

7. 上臂围　沿肩峰与尺骨鹰嘴连线中点的水平绕上臂一周长度为上臂围。它代表上臂肌肉、骨骼、皮下脂肪和皮肤发育水平，反映小儿的营养状况，1岁以内上臂围增长迅速，1~5岁期间增长缓慢，测量上臂围可以了解5岁以内小儿的营养状况，>13.5cm为营养良好，12.5~13.5cm为营养中等，<12.5cm为营养不良。

8. 囟门　后囟在出生时部分已闭合，如未闭合于6~8周闭合。前囟的宽度（对边中点连线长度），在出生时为1.0~2.0cm，此后随颅骨发育而增大，6个月后逐渐缩小，12~18个月时闭合；前囟检查对儿科临床很重要，早闭或过小见于小头畸形；迟闭或过大见于佝偻病、先天性甲状腺功能减退症（呆小病）、颅内压持续增高的疾病；前囟饱满常提示颅内压增高，见于脑积水、脑炎、脑膜炎、脑肿瘤等疾病；而凹陷则见于极度消瘦或脱水病儿。

9. 牙齿　人生有两副牙齿：即乳牙和恒牙。生后4~10个月乳牙开始萌出，12个月尚未萌出者为乳牙萌出延迟，最晚2岁半出齐（20颗），7岁开始脱落换为恒牙，17~30岁恒牙出齐，共 28 ～ 32 颗，2 岁以内乳牙数目大约可用以下公式计算：牙齿数 = 月龄 - 4（或6）。出牙过晚多见于佝偻病、营养不良、甲状腺功能减退症、先天愚型等。

10. 呼吸 年龄愈小呼吸愈快，1 ～ 3 个月 45 ～ 40 次/分钟，4 ～ 6 个月约 40 ～ 35 次/分，6 ～ 12 个月 35 ～ 30 次/分，1 ～ 3 岁 30 ～ 25 次/分，3 ～ 7 岁为 25 ～ 20 次/分，7 ～ 14 岁 20 ～ 18 次/分。

11. 脉搏 年龄愈小脉搏愈快，新生儿 ～ 1 岁 160 ～ 120 次/分，1 ～ 3 岁 120 ～ 100 次/分，3 ～ 5 岁 110 ～ 90 次/分，5 ～ 7 岁 100 ～ 80 次/分，7 ～ 12 岁 90 ～ 70 次/分。

12. 血压 年龄愈小血压愈低，一般收缩压低于 9.9 ～ 10.7kPa（75 ～ 80mmHg），不超过 16.0kPa（120mmHg），舒张压不超过 10.7kPa（80mmHg），舒张压约为收缩压的 1/2 ～ 2/3，1 岁以上小儿收缩压可用以下公式计算：收缩压（kPa）= 10.7 + 0.27 × 年龄，或收缩压（mmHg）= 80 + 2 × 年龄。

（四）小儿神经、精神发育

1. 神经发育 胎儿期神经系统的发育先于其他系统，脑重出生时约 370g（占体重的 10% ～ 12%），1 岁时 900g，7 岁时已接近成人脑重（约 1500g，占其体重 3%），出生时大脑的沟回已全部存在，但皮质较薄、裂沟较浅，新生儿神经细胞数目与成人相同，但神经纤维短而少，出生后脑的重量增加主要是由于神经细胞体积增大和树突增多、加长以及神经髓鞘的形成和发育。3 岁时脑细胞分化基本完成，8 岁时与成人近似，神经髓鞘 4 岁以前形成不完全，故婴儿期对外界刺激引起的神经冲动传导缓慢，且易于泛化，易使其疲劳而进入睡眠状态，出生时大脑皮质较薄，而大脑皮质下中枢发育已较成熟，故初生婴儿的活动主要由皮质下中枢调节，表现为动作多而缓慢，如蠕动样，肌张力高，以后脑实质不断增长、成熟，运动转由大脑皮质中枢调节，对皮质下中枢的抑制作用也增强。

脊髓发育在出生时已基本成熟，重 2 ～ 6g，到 2 岁时已接近成人，成人时重量增加 4 ～ 6 倍，小儿脊髓相对比成人长，新生儿脊髓下端位于第二腰椎下缘，4 岁时上移至第一腰椎，故对婴幼儿做腰椎穿刺的部位应偏低，避免损伤脊髓。

小儿出生时即具有觅食、吸吮、吞咽、拥抱、握持等一些先天性反射，而其中有些先天性无条件反射如：吸吮、握持、拥抱等反射应随年龄增长而消失，一些在出生时不明显或不稳定的反射，随着年龄增长逐渐完善，如新生儿和婴儿肌腱反射较弱，腹壁反射和提睾反射也不易引出，到 1 岁时才稳定，出生后后天性的条件反射逐渐出现，如出生后 9 ～ 14 天时出现第一个条件反射：即母亲抱起小儿呈哺乳姿势时可引起吸吮动作，生后 2 个月起可形成视、触、听、味觉等条件反射；3 ～ 4 个月以内的婴儿，因四肢的屈肌肌张力高，一般克尼格征、布鲁津斯基征可呈阳性，为正常现象。巴宾斯基征为病理反射，但 2 岁以内的小儿可呈阳性，无临床意义。

2. 感知觉发育 可归纳为：新生儿除痛、听、嗅觉不敏感外，其他已发育良好。

（1）视觉 新生儿已有视觉感应功能，瞳孔有对光反应，但眼球运动不协调，视觉只有在 15 ～ 20cm 距离处最清晰，2 个月能注视物体，3 个月出现头眼协调运动，可追寻活动的人或玩具，4 ～ 5 个月开始能认母亲，并能初步分辨颜色。

（2）嗅觉 新生儿嗅觉发育已基本成熟，出生后对各种气味逐渐敏感。

（3）味觉 新生儿味觉发育已很完善，对甜与酸等不同味道可产生不同的反应；4 ～ 5 个月对食物的微小改变已很敏感，为味觉发育的关键时期，此时应适时添加各类辅食。

（4）听觉 出生时由于中耳有未充盈空气，并有部分羊水潴溜，妨碍声音的传导，故听觉不敏感；生后 3~7 日听觉已相当良好；3~4 个月时头可转向声源（定向反应）；6 个月时对母亲的语言有明显反应；1 岁时听懂自己的名字。2 岁后能区别不同声音，4 岁听觉发育完善。

（5）皮肤感觉的发育　皮肤感觉包括触觉、痛觉、温觉和深感觉。触觉是引起某些反射的基础，新生儿某些部位的触觉已很敏感，如口周、前额、手掌、足底等处，可引起寻乳、吮乳等不同反应；7 个月有定位能力。出生时对温度感觉就很灵敏，尤其对冷的反应，3 个月时已能区别 31.5℃ 与 33℃ 的水温差别；新生儿时痛觉反应迟钝，2 个月后对痛刺激示有痛苦表情，2~3 岁时能通过接触区分物体的软、硬、冷、热等属性，5 岁时能分辨体积相同的物体。

3. 动作发育　小儿动作发育与神经肌肉的发育有密切关系，教养、营养及锻炼对运动功能的发育起促进作用。动作发育可分大运动（包括平衡）和细运动两大类。

（1）大运动　如小儿抬头、翻身、坐、爬、站、走、跑、跳等，一般小儿 3 个月俯卧时可以抬头，6~7 个月能独自坐稳，8~9 个月会爬，1 岁能行走，2 岁会跳，3 岁能快跑。

（2）细运动　手指的精细动作，新生儿两手紧握，3~4 个月时握持反射消失，可自行玩手、握物，6~7 个月时出现换手、捏、敲等探索性动作，9~10 个月时食指和拇指可以捏起细小的东西，1 岁时可以用笔在纸上乱画，2~3 岁时会用筷子，并能解开衣扣，4 岁后能自己穿衣服、剪纸、绘画及书写等。

4. 语言发育　语言是表达思想和意识的一种形式，与智能关系密切，是儿童全面发育的标志；语言发育要经过发音、理解和表达三个阶段，同时亦必须具备正常的语言中枢，正常的听觉和发音器官，不断与人类社会经常的联系，这三个条件缺一不可，语言发育的顺序可归纳为：1 哭，2 静，3 会笑，4 咿，5 呀，6 爸妈，7 模，8 仿，9 会意，1 岁能叫爸和妈；先会用名词，而后才会用动词、代词、形容词、介词，从会讲单词到复杂句。4 岁时能清楚表达自己的意思，6 岁时说话完全流利，句法基本正确。

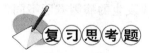

复习思考题

1. 简述小儿年龄分期及各期特点。
2. 简述小儿生长发育的一般规律。
3. 简述小儿体格生长常用指标的意义。

第二节　生理、病理、病因特点

一、现代医学对小儿特点的认识

（一）解剖特点

小儿从出生到成人，在外观形态上不断变化，如：身长、体重、头、胸、腹、臂围的增长，各部分比例的变化，颅骨囟门的闭合，乳、恒牙的更替，骨化中心的出现等；内脏器官如：心、肝、脾、肾等大小、位置以及神经、肌肉、皮肤、淋巴等系统亦随年龄的增长而变化。

扫码"学一学"

（二）生理、生化特点

各系统器官功能也随着年龄的增长而逐渐成熟，因此不同年龄的小儿有不同的生理、生化正常数值，如：心率、呼吸、血压、血常规、体液成分等。小儿新陈代谢旺盛，对营养需求相对较高，而小儿肾功能、消化能力较差，故比成人容易发生水电解质紊乱及消化系统疾病。

（三）病理特点

不同年龄阶段机体对病原体的反应也不同，如同是肺炎链球菌感染，婴幼儿多表现为支气管肺炎，年长儿或成人则表现为大叶性肺炎；婴幼儿缺乏维生素 D 时表现为佝偻病及婴儿手足搐搦症，成人则发生骨质软化症。

（四）免疫特点

小儿皮肤、黏膜娇嫩，屏障功能差，淋巴系统发育未成熟，因此某些致病力不强的微生物也可引起小儿感染，母体 IgM 不能通过胎盘，故新生儿 IgM 量少而易患革兰阴性菌感染，婴幼儿期 IgA 及 SIgA 均不足故易患消化道、呼吸道感染，新生儿可通过胎盘得到母体 IgG，故生后 6 个月内患某些疾病的机会较少（如麻疹、白喉等），而 6 个月后由于从母体获得的抗体日渐减少，而自身的免疫抗体尚未产生，故此时易患各种传染病。

（五）临床表现特点

小儿病情发生、发展较快，且临床表现往往不典型，变化多端，病情易于变化，必须密切观察才能妥善处理。

（六）诊断特点

小儿常不能自诉病情或不能完整准确地表达病情，体格检查时往往哭闹不配合，常靠家属代诉，病情资料可靠性差别很大。因此，临床上必须注意四诊合参，结合实验室检查，详细分析才能做出正确诊断；另外，不同年龄段小儿疾病的种类、临床表现均有其特点，如半岁前不患麻疹，3 岁前很少患风湿热，再如小儿惊厥在各年龄段发生的病因有所不同等，临床需综合考虑。

（七）治疗特点

小儿生长发育不成熟，机体的免疫调节、应变代偿能力差，病情发展快，变化大，易发生合并症，故应及时、尽早治疗，以免延误而发生它变；另外，小儿病因较为单纯，组织器官再生及修复能力强，只要治疗及时得当，疾病恢复亦快。

（八）预防特点

疾病预防在儿科有重要作用，我国实行计划免疫后，小儿很多传染病得到了有效控制；孕期必要的产前咨询、诊断、防治，减少了先天性、遗传性疾病的发生；儿童保健工作的开展和普及，显著降低了营养性贫血、佝偻病、腹泻、肺炎等疾病的发生率和死亡率。因此，加强小儿时期的疾病预防，不仅可增强小儿体质，而且可及时发现和治疗一些潜在的疾病，从而保证儿童健康成长。

二、祖国医学对小儿生理、病因、病理特点的认识

（一）生理特点

1. 脏腑娇嫩，形气未充　脏腑，即五脏六腑；娇嫩，即娇气、稚嫩；形，为有形之物，

是指形体结构，即五脏六腑、四肢、百骸、筋肉、骨骼、精血、津液等；气，是指生理功能活动，如肺气、脾气等；充，即充盛、充实。这一生理特点说明小儿时期，机体各系统器官的形态发育和生理功能都是不成熟和不完善的，尤以肺、脾、肾三脏更为突出，对此，古代医家早有认识，清代吴鞠通在总结前人的基础上，将这种生理现象归纳为"稚阴未长""稚阳未充"，即："稚阴稚阳"学说。这里"阴"一般是指体内精血、津液等生命物质基础，"阳"是指体内脏腑的各种生理功能活动，因此"稚阴稚阳"更充分说明了小儿无论在物质基础上或生理功能上，都是幼稚和不完善的。

2. 生机蓬勃，发育迅速　这是小儿另一个生理特点，这与上述的特点是一个问题的两个方面，正因为脏腑娇嫩，形气未充，其中潜藏着无限的生机，所以在生长发育过程中，从体格到功能上才不断向成熟完善方面发展，年龄越小，生长发育的速度越快。古代医家对这一生理特点亦早有认识，唐末宋初成书的《颅囟经》首次把小儿这种生理现象概括为"纯阳"，"凡孩子三岁以下呼为纯阳，元气未散"；所谓"纯阳"并非指有阳无阴或阴虚阳亢，而是指小儿在生长发育过程中表现为生机旺盛，发育迅速的状态，恰如旭日之初升，草木之方萌，蒸蒸日上，欣欣向荣。

综上所述，"稚阴稚阳"、"纯阳"是小儿生理特点的两个方面，二者相互关联，正因为小儿稚嫩、不完善、不充足，才需不断地向着成熟和完善的方向发展，小儿不断地生长发育的动态过程正说明小儿仍处在脏腑娇嫩、形气未充的状态，这是有别于成人之处。

（二）病因特点

小儿疾病病因以外感、伤食、先天因素及意外事故居多，情志、养育方法方式偏差和其他因素致病也值得注意。

1. 外感致病　小儿易于感受风、寒、暑、湿、燥、火六淫之邪与疫疠之气而致病。主要与小儿脏腑娇嫩，形气未充，为"稚阴稚阳"之体有关，因肺脏娇嫩，肺常不足，卫外不固，加之寒温不知自调，使六淫之邪容易侵入。

2. 饮食因素　小儿快速的生长发育需要充足、丰富、全面的营养物质，而小儿"脾常不足"及饮食不知自调、自控，故较成人更易于为乳食所伤。小儿智力未开，缺乏卫生知识，饮食不洁或误食一些被污染的食物，引发肠胃疾病，也是常见原因。

3. 先天因素　包括遗传因素和胎育因素。父母的基因缺陷可导致小儿先天畸形、生理缺陷或代谢异常等。妇女受孕以后，不注意养胎护胎，都可能损伤胎儿而为病。

4. 意外因素　由于小儿认知、自控、自理能力的不足，没有或者缺乏对周围环境安全状况的识别和判断能力，容易受到意外伤害，因此必须加强监护。

5. 养育因素及情志因素　不正确的养育观念、养育环境、方式、方法，导致儿童心理行为偏差。如偏激、走极端、以自我为中心等不良性格形成，甚至发展为精神行为异常。另外小儿心智未全，七情太过，亦会导致小儿情感障碍，甚或引起脏腑功能失调而衍变他疾。

6. 其他因素　环境及食品污染，对胎儿和儿童的伤害应引起广泛的重视。另外，医源性损害，亦不容忽视。

（三）病理特点

1. 发病容易、传变迅速　这一病理特点的生理基础是脏腑娇嫩、形气未充。发病容易，主要是指小儿容易感染病邪而发病，脏腑娇嫩，体质和功能脆弱，抗病能力差，加之小儿情智幼稚、寒温、饮食不能自调，在外易感于六淫，在内易伤于饮食，年龄越小越容易发病。

传变迅速，是指小儿在疾病过程中容易发生转化，变化多端，其主要表现为"易虚易实""易寒易热"。"易虚易实"，是说小儿一旦得病则邪气易实，正气易虚，实证可迅速转化为虚证，虚证也可转化为实证或者出现虚实并见，错综复杂的证候；如初为感冒，可转为肺炎喘嗽，出现咳嗽、气促、鼻翕、涕泪俱无等肺气闭塞之实象，若失治、误治则可迅速出现面色苍白、唇绀肢冷、呼吸浅促、脉象微弱疾数等正虚邪陷，心阳虚衰，气滞血瘀，虚中有实之象；又如小儿泄泻，初为外感时邪或内伤乳食之实证，若泄泻不止或失治、误治，则常易迅速出现液脱阴伤或阴竭阳脱之危候。"易寒易热"，是指在疾病过程中由于"稚阴未长"，故易呈阴伤阳亢，表现为热的证候，又由于"稚阳未充"，机体脆弱，尚有容易阳虚衰脱的一面而出现阴寒之证；如患风寒外束之寒证，邪可郁而化热，热极生风，出现高热抽搐等风火相扇的热证，而急惊风患儿在高热抽搐，风火相扇，实热内闭的同时，可因正不胜邪，出现面色苍白、汗出肢冷、脉微欲绝等阴盛阳衰的危候。

2. 脏气清灵，易于康复　小儿在疾病发生、发展转归的过程中，因其生机蓬勃，活力充沛，脏气清灵，反应敏捷的"纯阳"本质，加之小儿病因单纯，受情志因素的干扰和影响相对较少，所以若能及时、正确诊治，护理得宜，疾病就容易很快康复。正如张景岳《小儿则》云："其脏气清灵，随拨随应，但能确得其本而撮取之，则一药可愈。"

（四）反映和体现小儿生理、病理特点的几种常见临床现象

1. 脾常不足　脾为后天之本，主运化水谷精微，为气血生化之源，小儿生长发育迅速，对营养精微物质需求较成人相对较多，但小儿脾胃薄弱，且不知饮食自节，稍有不慎即损伤脾胃引起运化功能失常，出现呕吐、积滞、泄泻、厌食等病证，小儿这种生理、病理特点被概括为"脾常不足"。

2. 肺常不足　肺主一身之气，外合皮毛、腠理，小儿肺脏娇嫩则卫外不固而为外邪所侵，影响肺的正常生理功能，易发生感冒、咳嗽、哮喘、肺炎等肺部疾病，"肺常不足"是对这一生理、病理特点的概括。另外"脾常不足"则生化气血受之影响，肺气无以充养，这也是"肺常不足"的又一原因。

3. 肾常虚　肾为先天之本，肾中元阴、元阳为生命之根本，关系到人的禀赋体质与成长，各脏之阴取之于肾阴的滋润，各脏之阳赖于肾阳之温养。小儿的生长发育，抗病能力，亦有赖于肾脏的功能，而小儿正值生长发育之时，但又属"稚阴稚阳"之体，肾气未盛、气血未充，如先天不足或后天失养，则易患解颅、五迟、五软等病证，或患病以后易出现肾气虚衰而发生哮喘、水肿、遗尿等病证，"肾常虚"是对这一生理病理现象的概括。另外，小儿"脾常不足"，不能充养先天之精，这也是"肾常虚"的又一原因。

4. 肝常有余　是指小儿少阳生发之气如草木方萌，欣欣向荣，生长旺盛，而另一方面却易受惊恐或患病以后邪从热化，引动肝风发生惊厥、抽搐等有余的症状，"肝常有余"就是对这一生理病理特点的概括。

5. 心常有余　一方面表现为小儿初生，心气旺盛，生机蓬勃，而另一方面又表现为心的生理功能未健全未完善，一经患病则易心火旺盛，出现烦躁、惊乱、啼哭无常，甚则神志不清、昏迷等症状，"心常有余"就是对这一生理病理现象的概括。

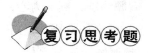

复习思考题

如何理解小儿生理、病理特点？

第三节　诊法概要

扫码"学一学"

一、中医儿科四诊概要

由于小儿的生理、病理特点，生长发育和病情反应与成人有别，婴儿不会言语，有时年龄较大的小儿也不能正确诉说病情，加之小儿多惧怕就医而常常啼哭叫扰等，故历代儿科医家把望诊列为四诊之首。认为"小儿病于内，必形于外"，《幼科铁镜·十传》中亦指出：小儿"以望面色、审苗窍为主"。

（一）望诊

望诊包括整体望诊（望神色、望形态）和局部望诊（审苗窍、辨斑疹、察二便、看指纹）。

1. 整体望诊　包括神、色、形、态四部分。

（1）望神　"神"有广义和狭义之分。广义的神是指人体生命活动的外在表现；狭义的神则是指人的精神意识和思维活动。望诊时必须通过对小儿目光、神态、意识、表情、动态、语言反应等方面综合观察，才能了解五脏精气盛衰和病情轻重及预后。"神"反映了人体内脏功能，也体现了人的生命活力，故凡精神振作、二目有神、表情活泼、面色红润、呼吸调匀、反应敏捷均为气血调和，神气充沛的表现，或虽有病也多轻而易愈；反之精神萎靡、二目无神、面色晦暗、表情呆滞、呼吸不匀、反应迟钝均为有病的表现，且病情较重。

（2）望色　主要是望面部的色泽，即面部的颜色和光泽。颜色分红、白、黄、赤、黑五种；光泽指皮肤的荣润与枯槁。《灵枢·邪气脏腑病形》中说"十二经脉，三百六十五络，其血气皆上于面而走空窍"，而小儿面部皮肤薄嫩，气血盈亏，色泽变化易于显露，故通过望面色可以了解脏腑气血的盛衰以及邪气之所在。正常的面色应为红润光泽略微带黄，或肤色较白、白里透红，面部望诊中主要观察五色主病和五部配五脏。

五色主病：①面呈白色多为寒证、虚证、吐泻、疳证。②面呈红色多为热证，新生儿面色嫩红或小儿面色白里透红为正常肤色。③面呈黄色多为虚证或有湿，可见于疳证、积滞、虫证；如面色萎黄、形体消瘦或腹部膨大者，为脾胃功能失调，常见于疳证；如面黄无华、咬牙、腹痛或伴面部白斑者，常为肠道寄生虫病；如生后不久出现黄疸为胎黄。④面呈青色多为寒证、疼痛、瘀证、惊痫；大凡小儿面呈青色，病情均较重，必须加强观察。⑤面呈黑色多为寒证、疼痛、惊痫或内有水湿停饮；若小儿肤色黑红润泽，体强无病是先天肾气充沛的表现。

五部配五脏：根据小儿面部不同部位出现的各种色泽变化，结合所属脏腑来推断病变的部位与性质，就是五部配五脏的望诊方法。五部指左腮、右腮、额上、鼻部、颏部，五部与五脏的关系最早见于《小儿药证直诀·面上证》："左腮为肝，右腮为肺，额上为心，鼻为脾，颏为肾"；《证治准绳·幼科》中对这些部位的色泽变化用五行学说作解释，提出"左颊属肝，东方之位，春见微青者平，深青者病，白色者绝""右颊属肺，西方之位居右，秋见微白者平，深白者病，赤色者绝""额上属心，南方之位，火性炎上，故居上，夏见微赤者平，深色者病，黑色者绝""鼻上属脾，中央之位，故居中而四季见，微黄者平，深者病，青色者绝""下颏属肾，北方之位，水性润下，故居下，冬见微黑者平，深黑者病，黄色者绝"。

（3）望形体　主要包括头囟、躯体、四肢、肌肤、毛发、指（趾）甲等，检查时应按顺序观察。凡毛发润泽、皮肤柔韧、肌肉丰满、筋骨强健、神态灵活者，属胎禀充足，营养良好，是身体健康的表现；如筋骨软弱、肌瘦形瘠、皮肤干枯、毛发萎黄、发育落后者，为先天不足或病态的表现；如方头发少、囟门迟闭、枕秃、鸡胸、漏斗胸、串珠肋、肋缘外翻、膝内翻、膝外翻、镯状手等，见于佝偻病；头大颌缩、前囟宽大、头缝裂开、眼球下垂（又称落日征）见于解颅；前囟及眼眶凹陷、皮肤干燥者为脱水征象。

（4）望姿态　不同的疾病可见不同的姿态。如小儿喜伏卧者多为乳食内积；喜蜷卧者多为内寒或腹痛；翻滚不安、呼叫哭吵、两手捧腹多为腹痛；法洛四联症多有蹲踞症状。

2. 局部望诊　包括审苗窍、辨斑疹、察二便、看指纹。

（1）审苗窍　苗窍是指舌、目、鼻、口、耳及前后二阴，苗窍与脏腑关系密切，舌为心之苗，肝开窍于目，肺开窍于鼻，脾开窍于口，肾开窍于耳及二阴，脏腑有病每能从苗窍中反映出来。

①舌象：包括望舌体、舌质、舌苔，正常的小儿舌象应为舌体柔软、淡红润泽、伸缩活动自如、舌面有一层干湿适中的薄白苔。

舌体：应注意舌体的形状和动态；如舌体肿大、色泽青紫见于气滞血瘀或中毒；舌体肿大、板硬麻木、转动不灵、甚则肿塞满口、舌色深红为木舌，多为心脾二经积热；如舌上溃疡称之为心疳（舌疳），是心火上炎的表现；若舌体不能伸出唇外，转动伸缩不灵，语言不清，称为连舌，为舌系带过短所致；舌伸出唇外来，来回拌动，掉转不灵，多为大病之后心气不足之象或属于智力低下；舌吐唇外，缓缓收回，称吐舌，常为心经有热所致。

舌质：正常舌质淡红。如舌起粗大红刺、状如杨梅者多为丹痧的舌象；若舌尖边红者多为风热外束；如舌质淡白为气血虚亏；舌质绛红，舌有红刺为温热病邪入营血；舌质红少苔，甚则无苔而干，为阴虚火旺；舌质紫黯或紫红为气血瘀滞。

舌苔：小儿正常舌苔为薄白苔，新生儿舌红无苔和乳婴儿的乳白苔均属正常舌苔。此外，小儿因食物、药物的颜色染上者为染苔，不属病苔，应注意鉴别。舌苔色白为寒，色黄为热，腻苔多为湿浊、痰饮、食积；热性病而见剥苔多为阴伤津亏所致；舌苔花剥经久不愈，状如"地图"多为胃之气阴不足所致；若舌苔厚腻垢浊不化，伴便秘腹胀者为宿食内滞中焦，气机阻塞，这种舌苔也称"霉酱苔"。

②目：健康小儿黑睛圆大，神采奕奕为肝肾气血充沛之象；反之目无光彩、两目无神或闭目不视均为病态表现；若见瞳孔缩小、不等或散大而无反应者病必危重。由于五脏精气皆上注于目，故观察时还应注意眼眶、眼睑、眼球、巩膜、结膜的变化。

③口：主要观察唇、颊、牙、龈、咽、喉核的形色、润泽之变化。若唇色樱红为暴泄

伤阴；口唇干燥为伤津之征；齿龈红肿多属胃火上冲；牙齿逾期不出多为肾气不足；婴儿牙龈有白色斑块，影响吮乳者俗称板牙。若满口白屑，状如鹅口者，为鹅口疮；若二颊黏膜有针尖大小的白色小点，周围红晕者为麻疹黏膜斑；咽红发热为外感风热；咽红、乳蛾肿大者，为外感风热或肺胃之火上炎；若乳蛾红肿，有黄白色脓点多属风热化火、毒热蕴结；咽痛微红，有灰白色假膜不易拭去为白喉之症；若咽部红肿，咽腭处有疱疹见于疱疹性咽峡炎。

④鼻：主要观察鼻形和鼻内分泌物的变化。小儿如长期流浊涕、气味腥秽为肺经有伏热（鼻旁窦炎）；鼻翼扇动伴呼吸急促为肺气郁闭，见于肺炎喘嗽；鼻衄多为肺经郁热、迫血妄行所致；麻疹患儿鼻准部出现疹点，为麻疹向外透发，是顺证的表现；乳婴儿鼻塞不通，若无其他症状，常为鼻痂或异物堵塞。

⑤耳：察耳的外形是判断小儿体质强弱的一个标志。小儿耳壳丰厚、颜色红润是先天肾气充沛健康的表现；反之则属肾气不足或体质较差，如早产儿耳壳软而紧贴两颞，耳舟不清；耳内疼痛、流脓，为肝胆火盛，如聤耳；耳背络脉隐现，耳尖发凉，兼壮热多泪常为麻疹之先兆；以耳垂为中心弥漫肿胀则是痄腮的表现。

⑥二阴：男孩阴囊不紧不松是肾气充沛的表现；若阴囊松弛多为体虚或发热；阴囊时肿时复，啼哭肿大加甚，是疝气的表现；阴囊、阴茎均肿常为肾炎水肿的表现；女孩前阴红赤而湿，多属下焦湿热；潮湿瘙痒须注意蛲虫病；小儿肛门潮湿、红痛，多属尿布皮炎；大便坚硬带鲜血常为肛裂；便后直肠脱出多属中气虚亏，见于脱肛。

（2）辨斑疹 凡形态大小不一、不高于皮肤、压之不褪色者称之为斑；形小如粟米、高出皮面、压之褪色者称之为疹；按其形态有斑疹、疱疹、细疹、风团、白痦等不同名称。

①细疹：细小状如麻粒，呈红色。多见于麻疹、奶麻、风疹、丹痧等病证。亦可见于一些药物过敏者。

②疱疹：形态大小不一，高出皮面，中有液体。色白晶莹为水痘；若内有脓液多为脓疱疮。

③斑：色红较艳者多为热毒炽盛，病在营血；若欲出不出、隐隐不显或斑色紫暗、面色苍白、肢冷脉细为气不摄血、血溢脉外，可见于败血症、弥散性血管内凝血、紫癜等病证。

④风团：皮肤出现局限性水肿，如云团样，抓痕明显，此起彼伏，反复发生，见于荨麻疹，因风邪客肌，血分有热所致。

（3）察二便 新生儿及较小乳儿大便可呈糊状，一日三次左右，正常小儿的大便应色黄而干湿适中。如大便稀薄夹有白色乳凝块多为内伤乳食；大便赤白黏冻为湿热积滞，常见于痢疾；乳幼儿大便呈果酱样，伴阵发性哭闹者常为肠套叠；大便呈灰白色者见于胆道闭锁；初生儿大便呈暗绿色或赤褐色，黏稠无臭，为胎粪，一般多在出生后 24 小时内排出；母乳喂养儿大便呈金黄色略带酸臭；牛乳喂养儿大便呈淡黄色，质较硬，这些均属正常粪便。

正常小儿的小便为淡黄色。如小便色黄伴皮肤黄疸者多为湿热浸淫，见于黄疸；小便色红或呈茶褐色者为血尿之征；小便清长或夜间遗尿多为肾气亏虚、下元不固；尿浑浊如米泔水，为脾胃虚弱，饮食不调所致，常见于疳证。

3. 看指纹 指纹是指虎口直到食指内侧的桡侧浅静脉，可分为风、气、命三关，第一节为风关，第二节为气关，第三节为命关。看指纹是3岁以内小儿用以代替脉诊的一种辅助诊治法，用来辨别乳婴儿疾病的病因、性质以及估计预后等。诊察时用手指轻轻从小儿食指的命关推向风关，使指纹容易显露，观察指纹应将小儿抱向光亮处，以便于观察指纹的变化。

正常小儿的指纹应为淡紫隐隐不显于风关之上。若发生疾病，指纹的浮沉、色泽、部位等可随之发生变化。《幼幼集成》对小儿患病后指纹的变化用浮沉分表里，红紫辨寒热，淡滞定虚实，三关测轻重作为概括。

浮沉分表里：浮主表，沉主里。疾病在表时指纹浮而显露，病邪在里则指纹沉而不易显露。

红紫辨寒热：红主寒，紫主热。指纹色泽鲜红为感受风寒，淡红不露为虚寒；暗紫色为邪热郁滞；紫黑色为热邪深重，闭郁血络证属危重。

淡滞定虚实：淡主虚，滞为实。滞指涩滞不活、推之不畅之意。色淡是气血不足；淡青为体虚有风；淡紫为体虚有热；指纹郁滞是病邪稽留、营卫阻遏，常因痰湿、食滞、邪热郁结所致。

三关测轻重：指纹现于风关是病邪初入，证尚轻浅；达于气关为疾病进一步深入加重，是病邪方盛之时；达于命关则表示疾病危重。

（二）闻诊

闻诊是运用听觉和嗅觉来诊断疾病的方法，包括听小儿的啼哭、语言、咳嗽、呼吸及嗅气味等方面。

1. 听啼哭声 是小儿的一种语言，可以通过辨别啼哭声的频率、节律、强度、持续时间、出现时间及伴随出现的表情、神态等变化了解小儿的需求、病痛和不适。正常小儿哭声较洪亮而长，并有泪液；因饥饿而啼哭者，哭声多绵长无力或口作吮乳之状；突然大哭，声高而急，忽缓忽急，时作时止，多为腹痛；如哭声嘶哑，呼吸不利，多为咽喉水肿；如新生儿尖声哭叫，应注意颅内出血；另外小儿因饥饿、口渴、针刺、虫咬、困睡或尿粪潮湿均可引起不适而啼哭，当需要满足或痛苦解除后哭声亦随之停止。

2. 听语言声 正常小儿语言以清晰响亮为佳。如果语声嘶哑，多为咽喉疾患；如高声尖呼，常为剧痛；谵语狂言为邪热入营。

3. 听咳嗽声 咳声畅利，痰易咯出为轻；如咳声清扬而流清涕为外感风寒；咳声重浊、痰稠色黄为外感风热；咳嗽连声并有鸡鸣样回声，为顿咳之象；咳声嘶哑如犬吠声，常见于喉炎和白喉。

4. 听呼吸声 主要辨别呼吸声的强弱、频率、节律、呼气相吸气相长短以及呼吸时是否伴随有异声等。如呼吸急促、喉间哮鸣、呼气延长见于哮喘；如呼吸微弱、吸气如哭泣状，多为呼吸衰竭征兆；如肺闻及固定的中小水泡音者，多为肺炎喘嗽；如见吸气性鸡鸣声，可见于先天性喉喘鸣、喉炎、低钙性喉痉挛、异物等疾患。

5. 嗅气味 包括嗅口气、排泄物、呕吐物及身上散发的气味等。如口气酸腐秽臭，多为乳食内积；口中有酸苹果气味多为酮症酸中毒；口中氨味见于水毒内闭、浊阴上泛；尿和汗液有尿臭味者，多为苯丙酮尿症。

（三）问诊

1. 问年龄、性别 许多儿科疾病与年龄、性别密切相关。详细询问患儿的性别及确切年龄对诊断疾病及治疗用药都具有重要意义；如硬肿症、脐风、胎黄见于新生儿；口疮、夜啼又以乳婴儿为多；遗尿则发生在3岁以上小儿；风湿热发病年龄以7~14岁多见，3岁以下罕见；麻疹、风疹大多发生在6个月以上的婴幼儿；急性肾小球肾炎男性多见；而幼年型类风湿病女性发病率较男性略高。

2. 问寒热　主要询问小儿有否发热，发热的程度、时间、热型以及是否伴有汗、无汗、恶寒、恶风等情况，以此来判断疾病的表里、寒热、虚实。

3. 问头身、胸腹　通过询问身体不同部分的不适感觉及其变化以此帮助诊治疾病。

4. 问汗　小儿肌肤嫩薄，较成人容易出汗，一般不属于病态，如果在安静的状态下，全身或局部无故出汗过多，甚至大汗淋漓者，则为异常，问汗应注意问汗出部位、时间、汗量及伴随症状。

5. 问饮食　询问饮食状况，如喂养的方法、方式、种类、质量、时间及嗜好等，借以了解小儿的生长发育状态及疾病根源。

6. 问睡眠　包括睡眠时间、有无龁齿、惊叫啼哭等。正常小儿睡眠以安静为佳，年龄越小睡眠时间越长，如小儿烦躁、少睡、盗汗、发稀可见于佝偻病，夜卧不安、肛门瘙痒多为蛲虫病，高热患儿出现嗜睡或昏睡者，多为邪陷心包或痰蒙清窍。

7. 问二便　主要询问大小便的次数、质、量、颜色等。

8. 其他病史

（1）个人史　包括出生史、喂养史、生长发育史及预防接种史等：①母亲妊娠史：母亲孕期健康、饮食、营养状况，妊娠期患过何种疾病，是否有子宫出血、妊娠高血压、子痫等并发症，曾接受过哪些检查和治疗，是否接触化学毒物、电离辐射等。②母亲分娩史：是否足月产或过期产，胎次、产次、分娩情况。③出生后情况：出生体重，有无窒息、青紫、苍白、出血、惊厥、昏迷、畸形等，有无黄疸，黄疸持续时间。④喂养史：对婴儿应详细询问其喂养方式，何时添加辅食，何时断奶及断奶后的饮食情况；对年长儿应详细询问其饮食情况，有无偏食等。⑤生长发育史：体格生长，语言、智力、动作的发育情况。⑥预防接种史：预防接种种类、时间及反应。

（2）既往史　包括既往健康状况、既往患病史、食物、药物过敏史等。

（3）家族史　了解家庭中有无遗传性、过敏性或急慢性传染病；如有传染病患者，还应了解与患儿接触密切与否。父母是否近亲结婚，母亲各次分娩情况、同胞的健康情况（死亡者应问清死亡原因及年龄）。家庭成员健康状况，家庭经济情况、居住环境等。

（四）切诊

包括切脉和按诊两方面。

1. 切脉　小儿脉诊较成人简单，这与小儿疾病较单纯并少七情影响有关。

（1）健康小儿脉象：健康小儿脉象平和，较成人软而稍数，年龄越小，脉搏越快。

（2）小儿寸口脉位甚短，切脉时常采用一指定三关的方法。即医者用食指或拇指同时按压寸、关、尺三部，并取轻、中、重三种不同指力来体会脉的变化，时间一般不少于1分钟，以入睡及安静时诊脉最为准确。

（3）实足年龄2~3岁以下的婴幼儿可以不诊脉，可用看指纹代替。

（4）小儿脉法，主要有浮、沉、迟、数、有力、无力这六种基本脉象以辨别疾病的表、里、寒、热、虚、实。

2. 按诊　包括按压和触摸头颅、囟门、颈腋、胸腹、四肢、皮肤等。

（1）按头囟　主要检查囟门的大小、凹陷或隆起，颅缝的大小等。正常小儿前囟在12～18个月内关闭；如过早闭合见于小头畸形等；如囟门逾期不闭，则为肾气不足，发育欠佳的表现，多见于佝偻病等；颅缝重叠、囟门凹陷（又称"囟陷"）可见于泄泻失水阴伤；囟门高隆（又称"囟填"）伴呕吐、壮热者，为肝风内动之征；囟门逾期不合，囟门宽大，头缝开解则为解颅。

（2）按颈、腋、腹股沟　颈项、腋下、腹股沟等处有许多小结节，质软不粘连是正常状态，若结节肿大伴发热、压痛则为痰毒；如病程迁延，结节大小不等，连珠成串，质地较硬，推之不易活动者，则为瘰疬。

（3）按胸腹、四肢　胸骨高突为"鸡胸"；脊柱高突，按之不痛为"龟背"；胸胁触及串珠、二肋外翻见于佝偻病；如左胁肋下按之有痞块，属脾之肿大，右胁肋下按之有痞块，明显增大，则属肝之肿大。小儿腹部柔软温和，按之不胀、不痛为正常之象；如腹胀形瘦，腹部青筋显露，多为疳证；脐周腹痛，按之有条索状包块，按之痛减者，多属蛔虫证。

【五脏辨证】

古代儿科医家很重视五脏证治，主要通过四诊收集的证候，按五脏所主加以分析、归纳，对临床辨证有一定帮助（表2-1）；其法首先见于钱乙的《小儿药证直诀》，以后张洁古、万密斋、王肯堂等各有所补充。

表2-1　五脏辨证纲要表

五脏	所生	本病	色诊	脉象	辨证	性能表现
肝	风	大叫，日直视，呵欠，颈项强直，四肢抽搐	青	弦	实：日直视，大叫，颈项强急抽搐有力咬牙，多呵欠，徐徐瘛疭 虚： 热：壮热引饮，喘闷，口中气热，目内青，直视，身反折强直，手乱动	常有余
心	惊热	惊悸，大热，哭叫，口渴引饮，手足动摇，神乱不安	赤	数	实：发热，烦渴，哭叫喜仰卧，惊搐 虚：卧而悸动不安 热：壮热，心胸热，口中气热，欲就冷，目上窜，目内赤，合面而睡，咬牙，欲言不能	为火为热
脾	困	体重，困倦多睡，不思饮食，泄泻	黄	迟	实：困倦思睡，身热饮水，泄泻黄赤 虚：呕吐，泄泻白色，睡露睛 热：目内黄，尿黄	常不足
肺	喘	喷嚏，流涕，鼻塞，咳嗽，短气喘急，呼吸不利，哽气或长出气，闷乱	白	浮	实：喘而气盛，咳嗽，胸满闷乱，渴不喜饮，鼻塞流涕，喷嚏 虚：哽气长出气，喘而少气，皮毛干燥，唇色白 热：喘急，呼吸不利，鼻干或衄血，手掐眉目鼻面 虚热：唇露红色	娇嫩
肾	虚寒	目无睛光，畏亮，足胫寒，逆冷	黑	沉	虚：面浮灰暗或一，尿清长不禁（惟疮疹肾实则变黑陷）	常虚

【中西医结合儿科病历特点】

一、问诊内容

（一）一般项目

包括姓名、年龄（采用实际年龄，新生儿记录天数、小时，婴儿记录月数，1 岁以上记录几岁几月）、性别、民族、出生地点、常住地址、入院时间、病史采集时间、病史陈述者、可靠程度、发病节气、父母或抚养人姓名、职业、年龄、文化程度、家庭住址及电话或其他联系方式。

（二）主诉

患者就诊时主要症状、体征及持续时间。要求重点突出，高度概括、简明扼要（尽量不超过 20 个字）。

（三）现病史

是病历的重要部分。围绕主诉系统记录患者从发病到就诊前疾病的发生、发展、变化和诊治经过。内容应包括下述几项。

（1）起病情况、发病时间地点、起病缓急、前驱症状、可能的病因和诱因。

（2）主要症状、特点及演变情况。要准确具体地描述每一个症状的发生、发展及其变化。

（3）伴随症状。描述伴随症状的有关情况。

（4）有鉴别意义的有关症状，也要询问并记录。

（5）结合中医"十问"记录目前情况。

（6）诊治情况。如果入院前经过诊治，应按时间顺序记录与本病有关的重要检查结果及所接受过的主要治疗方法（药物治疗应记录药物名称，用量用法等）及其使用时间、效果。诊断名称应加引号。

（7）如果两种或两种以上疾病同时发病，应分段记录。

（四）既往史

系统全面记录既往健康状况，防止遗漏。包括以下内容。

1. 既往健康情况。

2. 既往患病史　注意详细询问患过何种疾病、患病时间、治疗结果，尤其强调了解传染病史；了解有无药物或食物过敏史并应详细记录，避免再次发生。另外还应询问有无手术史、外伤、中毒及输血史等。

（五）个人史

根据不同年龄阶段详细记录以下内容。

1. 母亲妊娠史　母亲孕期健康、饮食、营养状况、妊娠期患过哪种疾病（如早期有无风疹、巨细胞病毒感染等），是否有子宫出血、妊娠期高血压疾病、子痫等并发症，曾经接受过那些检查和治疗，是否接触化学毒物、电离辐射等。

2. 母亲分娩史　是否足月产或过期产（以周计算），胎次、产次、分娩情况（产程、是否难产，是否手术助产或剖腹产）。

3. 出生后情况　出生体重，有无窒息、青紫、苍白、出血、惊厥、昏迷、畸形等，有无黄疸，黄疸持续时间。

4. 喂养史　对婴儿应详细记录其喂养方式（母乳喂养、人工喂养，或混合喂养），何时添加辅食，何时断奶及断奶后的饮食情况；对年长儿应详细记录其饮食情况，有无偏食等。

5. 生长发育史　体格生长，语言、智力、动作的发育情况。

6. 预防接种史　预防接种种类、时间及反应。

（六）家族史

了解家庭中有无遗传性、过敏性或急慢性传染病；如有传染病患者，还应了解与患儿接触密切与否。父母是否近亲结婚，母亲各次分娩情况、同胞的健康情况（死亡者应问清死亡原因及年龄）。家庭成员健康状况、家庭经济情况、居住环境等。

二、体格检查

（一）一般测量

包括：体温、呼吸、脉搏、血压、身长、体重、头围、胸围等（小儿各年龄期的正常值参见附录）。

（二）整体状况

包括望神、色、形、态，声音，气味，舌象，脉象，指纹。

1. 望神　包括神志、精神状况、表情等。

2. 望色　包括面容、色泽、病容等。

3. 望形　包括发育、营养、体型、体质等。

4. 望态　包括体位、姿势、步态等。

5. 声音　语言清晰度，语言强弱如前轻后重、低微，异常声音如咳嗽、呃逆、嗳气、哮鸣、呻吟等。

6. 气味　是否正常、有无特殊气味等。

7. 舌象　各种脉象（儿科六种基本病理脉象为浮、沉、迟、数、有力、无力）。

8. 指纹　3岁以下小儿可以看指纹代替诊脉。主要察指纹的浮沉、长短、颜色、畅滞。

（三）皮肤、黏膜及淋巴结

1. 皮肤、黏膜　包括色泽、纹理、弹性、皮下组织及脂肪厚度、有无水肿、温度、汗液、斑疹、白㾦、疮疡、瘢痕、肿物、腧穴异常征、血管征、蜘蛛痣、色素沉着斑、毛发有无异常等，并明确记录其部位、大小及程度。也要记录皮肤划痕症。

2. 淋巴结　检查浅表淋巴结大小、数目、活动度、质地、有无粘连压痛等，尤其注意颈部、耳后、枕部、腋窝、腹股沟等处。正常时这些部位可扪及单个质软的淋巴结，黄豆大小，活动度好，无压痛。

（四）头面部

1. 头部　有无畸形、其形状大小，必要时测量头围；前囟大小及紧张度，有无凹陷或隆起；颅缝宽度，有无开裂或重叠；小婴儿要注意有无枕秃和颅骨软化、血肿或颅骨缺损。

2. 面部 有无特殊面容、眼距大小、鼻梁高低、双耳位置及形状等。

3. 眼 眉毛（有无脱落）、睫毛（有无倒睫）、眼睑（有无水肿、下垂、闭合异常）、眼球（活动情况、下垂、震颤、斜视、凸出）、结膜（充血、水肿、出血、分泌物、滤泡）、巩膜（黄染、充血、出血）、角膜（浑浊、瘢痕、反射）、瞳神（大小，两侧是否等大、等圆，得神、失神、神呆）、对光反应等。

4. 耳 耳郭形状，外耳道是否通畅、有无分泌物、局部红肿及外耳牵拉痛；乳突有无压痛，听力情况等。若怀疑有中耳炎时应用耳镜检查鼓膜情况。

5. 鼻 观察鼻形，注意有无鼻翼扇动，鼻腔分泌物及通气情况，鼻旁窦有无压痛及嗅觉情况等。

6. 口腔 口唇（颜色、疱疹、皲裂、溃疡）、牙齿、残根、并注明其位置，齿龈（色泽、肿胀、溢浓、出血等）口腔黏膜有无发疹、出血、溃疡、黏膜斑、口疮、腮腺开口处有无红肿及分泌物，扁桃体（大小及有无充血和分泌物、假膜）、咽部有无充血、溃疡、滤泡增生、咽后壁脓肿，悬雍垂是否居中等。

（五）颈项

是否对称，有无抵抗强直、压痛、肿块，活动是否受限。颈动脉有无异常搏动及杂音。颈静脉有无怒张，有无肝颈静脉回流征。气管位置是否居中。有无瘿瘤（如有，应描述其形态、硬度、压痛、有无结节、震颤及杂音）。

（六）胸部

1. 胸廓 是否对称，有无畸形、局部隆起、凹陷（如鸡胸、漏斗胸、肋骨串珠，肋膈沟、肋缘外翻等佝偻病的体征），有否压痛，有无水肿、皮下气肿、肿块，静脉有无怒张及回流异常。乳房大小，有无红肿、压痛、结节、肿块等。

2. 肺脏 呼吸类型、活动度（两侧对比是否对称）、呼吸速度和特征、肋间隙（增宽、变窄、隆起或凹陷）；有无三凹征（即胸骨上窝、肋间隙和剑突下在吸气时向内凹陷）。语颤、摩擦音、皮下气肿、捻发音。叩诊音（清音、浊音、鼓音、实音，异常者应注明部位）。肺肝浊音界、肺下界、呼吸时肺下缘动度。呼吸音的性质（肺泡音、支气管肺泡音、管状性呼吸音）、强度（减弱、增度、消失），有无干湿啰音，语言传导有无异常。有无胸膜摩擦音、哮鸣音。

3. 心脏 观察心前区是否隆起，心尖冲动强弱和搏动范围（正常小儿搏动范围在$2\sim3\text{cm}^2$之内，肥胖婴儿不易看到心尖冲动），有无摩擦感或震颤（部位、时间和强度）。心脏左右浊音界（表2-2）。心脏搏动的节律、频率、心音强弱、分裂、肺动脉瓣区第二音的比较，奔马律等。（小婴儿第一心音与第二心音响度几乎相等；小儿时期肺动脉瓣区第二音比主动脉瓣区第二音响，有时可出现吸气性第二心音分裂）。有无心脏杂音及杂音的部位、性质、心动期间的传导方向、何处最响、强度。心包摩擦音、心律不齐时，应比较心率和脉率（学龄前期及学龄儿童常于肺动脉瓣区或心尖部听到生理性收缩期杂音或窦性心律不齐）。

表 2 - 2 各年龄小儿心界

年龄	左界	右界
<1 岁	左乳线外 1~2cm	沿右胸骨旁线
2~5 岁	左乳线外 1cm	右胸骨旁线与胸骨线之间
5~12 岁	左乳线上或乳线内 0.5~1cm	接近右胸骨线
>12 岁	左乳线内 0.5~1cm	右胸骨线

胸骨旁线为胸骨线与乳线之间的中点线，3 岁以内小儿一般只叩心脏左右界。

（七）血管

1. 动脉 桡动脉的频率、节律（规则、不规则），有无奇脉及肱动脉有无枪击音。

2. 周围血管征 毛细血管搏动征，射枪声，水冲脉，动脉异常搏动，Duroziez 征（杜罗征）。

（八）腹部

1. 视诊 对称、大小、膨隆、凹陷、呼吸运动、皮疹、色素、条纹、瘢痕、体毛、脐疝、静脉曲张与血流方向、胃肠蠕动波、腹围测量（有腹腔积液或腹部包块时）。新生儿应注意脐部有无分泌物、出血、炎症等。

2. 触诊 腹部柔软或紧张，有无压痛、反跳痛（压痛部位及其程度，拒按或喜按）。

3. 叩诊 可采用直接叩诊或间接叩诊法。包括有无移动性浊音、包块（部位、大小、形状、软硬度、压痛、移动度等）。

4. 听诊 鼓音，有无移动性浊音。肠鸣音，有无气过水声，血管杂音及其部位、性质等。

5. 肝脏 大小、质地、边缘钝或锐、压痛。表面光滑与否，有无结节。肝浊音界。如有肝肿大，应图示。正常婴幼儿肝脏可在肋缘下 1~2cm 处扪及，柔软无压痛，6~7 岁后不应再触及。

6. 胆囊 可否触及、大小、形态、压痛。

7. 脾脏 大小、硬度、压痛、表面光滑度及边缘钝或锐。脾浊音界。如有脾肿大，应图示（婴儿期正常偶可触及脾脏边缘）。

8. 肾脏 大小、硬度、叩击痛、移动度。

9. 膀胱 可否触及、上界，输尿管压痛点。

（九）二阴及排泄物

1. 二阴 根据需要进行检查。

2. 排泄物 包括痰液、呕吐物、大小便、汗液等。

（十）脊柱、四肢

1. 脊柱 有无畸形、强直、叩压痛，运动度是否受限，两侧肌肉有无压痛、紧张。

2. 四肢 肌力、肌张力、有无外伤、骨折、肌萎缩。关节有无红肿、疼痛、压痛、积液、脱臼，活动度，有无畸形（如膝内翻或膝外翻，手镯、脚镯样变、脊柱侧弯等），下肢有关无水肿，指（趾）有无杵状指、多指（趾）畸形、指甲形状、色泽、荣枯等。

（十一）神经系统

1. 一般检查 观察小儿的神志、精神状态、面部表情、反应灵敏度、动作、语言能力、有无异常行为。

2. 感觉 痛觉、温觉、触觉、音叉振动觉及关节位置觉。

3. 运动 肌肉有无紧张及萎缩，有无瘫痪（部位和程度，系弛缓性或痉挛性），有无不正常的动作，共济运动及步态如何。

4. 神经反射

（1）浅反射 腹壁反射、跖反射、提睾反射及肛门反射（新生儿和小婴儿提睾反射、腹壁反射较弱或不能引出）。

（2）深反射 肱二、三头肌反射，桡骨膜反射、膝腱反射及跟腱反射（新生儿和小婴儿期跟腱反射亢进，并可出现踝阵挛）。

（3）新生儿反射 新生儿特有的反射，如觅食、吸吮、牵拉、握持、拥抱、踏步反射等是否存在。

（4）病理反射 常做的有 Babinski、Chaddok、Opponheim、Gordon、Hoffman 征等（＜2 岁小儿 Babinski 征可呈阳性，如一侧阳性、一侧阴性则有临床意义）。

（5）脑膜刺激征 颈部有无抵抗、Kernig 征和 Brudzinski 征是否阳性（生后头几个月 Kernig 征和 Brudzinski 征可呈阳性）。

（十二）专科检查

按各专科特点进行书写。

（十三）实验室检查

采集病史时已获得的本院及院外的重要检查结果。

三、辨病辨证依据

汇集四诊资料，运用中医临床辨证思维方法，得出辨病辨证依据。

四、西医诊断依据

从病史、症状、体征和实验室检查等几方面总结出主要疾病的诊断依据。

五、入院诊断

1. 中医诊断 疾病诊断（包括主要疾病和其他疾病）；证候诊断（包括相兼证候）。

2. 西医诊断 包括主要疾病和其他疾病。

3. 中西医结合诊断 采用西医病名中医证型相结合的办法，如急性上呼吸道感染——风热型。

六、诊疗计划

1. 进一步诊治所需做的检查。

2. 治疗方案——突出中西医结合特点。

3. 继续观察要点。

4. 调护。

七、签名

各级医师签名，书写病历时间（年、月、日、时、分）。

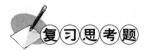

复习思考题

1. 如何望指纹诊病？
2. 什么是五色主病？

第四节　小儿体液平衡的特点和液体疗法

一、小儿液体平衡的特点

体液是人体的重要组成部分，保持其生理平衡是维持生命的重要条件。体液中水、电解质、酸碱度、渗透压等的平衡依赖于内分泌、肺，特别是肾脏等系统的正常调节功能。小儿处于生长发育阶段，代谢旺盛，对水和电解质的需求相对较多，而调节水、电解质和酸碱平衡机制尚未发育完善，体液平衡极易受疾病和外界环境影响而发生紊乱。由于这些生理特点，水、电解质和酸碱平衡紊乱在儿科临床中极为常见。

（一）体液的总量和分布

体液分布于血浆、间质间隙和细胞内，前两者合称为细胞外液。年龄愈小，体液总量相对愈多，主要是间质液的比例较高，而血浆和细胞内液量的比例与成人相近。不同年龄的体液分布（占体重的百分比）见表 2-3。

表 2-3　不同年龄的体液分布（占体重的百分比）

年龄	总量	血浆	间质液	细胞内液
足月新生儿	78	6	37	35
1 岁	70	5	25	40
2~14 岁	65	5	20	40
成人	55~60	5	10~15	40~45

（二）体液的电解质组成

细胞内液和细胞外液的电解质组成有显著差别。细胞外液的电解质成分能通过血浆精确地测定。正常血浆阳离子主要为 Na^+、K^+、Ca^{2+} 和 Mg^{2+}，其中 Na^+ 含量占该区阳离子总量的90%以上，对维持细胞外液的渗透压起主要作用。血浆主要阴离子为 Cl^-、HCO_3^- 和蛋白质，这3种阴离子的总电荷与总阴离子电位差称为未确定阴离子（undetermined anion，UA），主要由无机硫和无机磷、有机酸如乳酸、酮体等组成。组织间液的电解质组成除 Ca^{2+} 含量较血浆低一半外，其余电解质组成与血浆相同。细胞内液的电解质测定较为困难，且不同的组织间有很大的差异。细胞内液阳离子以 K^+、Ca^{2+}、Mg^{2+} 和 Na^+ 为主，其中 K^+

占78%。阴离子以蛋白质、HCO_3^-、HPO_4^{2-}和Cl^-等离子为主。

（三）儿童水代谢特点

健康小儿尽管每天的水和电解质摄入量有很大的波动，但体内液体和电解质的含量保持相当的稳定，即水的摄入量大致等于排泄量。

1. 水的生理需要量　水的需要量与新陈代谢、摄入热量、食物性质、经肾排出溶质量、不显性失水、活动量及环境温度有关。儿童水的需要量大，交换率快，其主要原因为小儿生长发育快；活动量大、机体新陈代谢旺盛；摄入热量、蛋白质和经肾排出的溶质量均较高；体表面积相对大、呼吸频率快，使不显性失水较成人多。细胞组织增长时需积蓄水分也可增加水的摄入，但以每天计算，其量是很少的。按体重计算，年龄愈小，每日需水量愈多。不同年龄小儿每日所需水量见表2-4。

表2-4　小儿每日水的需要量

年龄	每日需水量（ml/kg）
~1岁	120~160
1~3岁	100~140
4~9岁	70~110
10~14岁	50~90

2. 水的排出　机体主要通过肾（尿）途径排出水分，其次为经皮肤和肺的不显性失水和消化道（粪）排水，另有极少量的水贮存体内供新生组织增长。正常情况下，水通过皮肤和肺的蒸发，即不显性失水，主要用于调节体温。每天人体产生热量的1/4左右是通过皮肤和肺蒸发水分而丧失的，且往往是失去纯水，不含电解质。小婴儿尤其是新生儿和早产儿要特别重视不显性失水量，新生儿成熟度愈低、体表面积愈大、呼吸频率愈快、体温及环境温度愈高、环境的水蒸气压愈小以及活动量愈大，不显性失水量就愈多。不显性失水量不受体内水分多少的影响，即使长期不进水，机体也会动用组织氧化产生和组织中本身含有的水分来抵偿，故在供给水分时应将其考虑在常规补液的总量内。不同年龄小儿的不显性失水量见表2-5。

表2-5　不同年龄小儿的不显性失水量

不同年龄或体重	不显性失水量［ml/（kg·d）］
早产儿或足月新生儿	
750~1000g	82
1001~1250g	56
1251~1500g	46
>1500g	26
婴儿	19~24
幼儿	14~17
儿童	12~14

小儿排泄水的速度较成人快，年龄愈小，出入量相对愈多。婴儿每日水的交换量为细胞外液量的1/2，而成人仅为1/7，故婴儿体内水的交换率比成人快3~4倍。因婴儿对缺水的耐受力差，在病理情况下如进水不足同时又有水分继续丢失时，由于肾脏的浓缩功能

有限，将比成人更易脱水。

3. 水平衡的调节 肾脏是唯一能通过其调节来控制细胞外液容量与成分的重要器官。蛋白质的代谢产物尿素、盐类（主要为钠盐）是肾脏主要的溶质负荷，必须有足够的尿量使其排出。肾脏水的排出与抗利尿激素（ADH）分泌及肾小管上皮细胞对 ADH 的反应性有密切关系。正常引起 ADH 分泌的血浆渗透压阈值为 280mOsm/L，血浆渗透压变化 1% ～ 2% 即可影响 ADH 的分泌。当液体丢失达总量的 8% 或以上时，ADH 分泌即显著增加，严重脱水使 ADH 增加呈指数变化。

小儿的体液调节功能相对不成熟。正常情况下水分排出的多少主要靠肾脏的浓缩和稀释功能调节。肾功能正常时，水分摄入多，尿量就多；水分入量少或有额外的体液丢失（如大量出汗、呕吐、腹泻）而液体补充不足时，机体即通过调节肾功能，以提高尿比重、减少尿量的方式来排泄体内的代谢废物，最终使水的丢失减少。小儿年龄愈小，肾脏的浓缩和稀释功能愈不成熟。新生儿和婴幼儿由于肾小管重吸收功能发育尚不够完善，其最大的浓缩能力只能使尿液渗透压浓缩到约 700 mOsm/L（比重 1.020），在排出 1 mmol 溶质时需带出 1.0 ～ 2.0ml 水；而成人的浓缩能力可使渗透压达到 1400 mOsm/L（比重 1.035），只需 0.7ml 水即可排出 1 mmol 溶质，因此小儿在排泄同等量溶质时所需水量较成人为多，尿量相对较多。当入水量不足或失水量增加时，易超过肾脏浓缩能力的限度，发生代谢产物滞留和高渗性脱水。另一方面，正常成人可使尿液稀释到 50 ～ 100mOsm/L（相对密度 1.003），新生儿出生一周后肾脏稀释能力虽可达成人水平，但由于肾小球滤过率低，水的排泄速度较慢，若摄入水量过多又易致水肿和低钠血症。年龄愈小，肾脏排钠、排酸、产氨能力也愈差，因而也容易发生高钠血症和酸中毒。

二、水、电解质和酸碱平衡紊乱

（一）脱水

指水分摄入不足或丢失过多引起的体液总量尤其是细胞外液量的减少。脱水时除丢失水外，尚有钠、钾和其他电解质的丢失，酸碱物质亦受到影响。

1. 脱水程度 脱水的程度常以丢失液体量占体重的百分比来表示，体重的下降常是体液和电解质的丢失而非身体实质部分的减少。一般根据前囟、眼窝的凹陷与否、皮肤弹性、循环情况和尿量等临床表现综合分析判断。常将脱水程度分为三度。

（1）轻度脱水 失水量为体重的 5%（50ml/kg）。前囟和眼窝稍凹陷，哭时有泪，口唇黏膜略干，皮肤稍干燥，弹性尚可，尿量稍减少。精神稍差，略有烦躁不安。

（2）中度脱水 失水量为体重的 5% ～ 10%（50 ～ 100ml/kg）。表现为精神萎靡或烦躁不安，四肢稍凉。前囟和眼窝明显凹陷，哭时泪少，口唇黏膜干燥，皮肤干燥、弹性较差，尿量明显减少。

（3）重度脱水 失水量为体重的 10% 以上（100 ～ 120ml/kg）。呈重病容，精神极度萎靡，表情淡漠，昏睡甚至昏迷。皮肤发灰或有花纹、干燥、弹性极差，因血容量明显减少可出现休克症状，如心音低钝、脉细速、血压下降、四肢厥冷。前囟和眼窝深度凹陷，眼闭不合，两眼凝视，哭时无泪，口唇黏膜极度干燥，尿极少或无尿。

2. 脱水性质 脱水的性质常常反映了水和电解质的相对丢失量，临床常根据血清钠及血浆渗透压水平对其进行评估。渗透压在很大的程度上取决于血清阳离子，即钠离子。据此将脱水分为等渗、低渗、高渗三种类型。临床上等渗性脱水最常见，其次为低渗性脱水，高渗性脱水少见。

（1）等渗性脱水　水和电解质（主要是 Na^+）以血浆含量浓度成比例丢失，血钠浓度为 130～150mmol/L，血浆渗透压在正常范围内。患儿细胞外液及循环血容量减少，细胞内液无明显改变，临床表现与脱水程度轻重相关，此类型临床最多见。

（2）低渗性脱水　电解质的损失比水分多，血清钠＜130mmol/L，血浆渗透压较正常低，细胞外液呈低渗状态。水从细胞外进入细胞内，使细胞外液容量减少更加明显，同时出现细胞内水肿。其脱水症状比其他类型严重，容易发生休克，并可出现头痛、嗜睡、抽搐、昏迷等神经症状。多见于营养不良伴慢性腹泻；腹泻时补充大量的非电解质溶液；慢性肾脏疾病和充血性心力衰竭患儿长期禁盐并反复应用利尿剂；大面积烧伤等引起的脱水。

（3）高渗性脱水　电解质损失量比水分少（失水比例大于失钠），血清钠＞150mmol/L，血浆渗透压较正常高，细胞外液呈高渗状态。水从细胞内向细胞外转移，使细胞内脱水，而细胞外液得到部分补充，故在失水量相同的情况下，其脱水症状较其他两种类型轻，循环障碍症状也不明显，但在严重脱水时也可发生休克。由于细胞外液渗透压增高和细胞内脱水，患儿呈现黏膜和皮肤干燥明显、烦渴、高热、烦躁不安、肌张力增高甚至惊厥；严重者出现神经细胞脱水、皱缩，脑脊液压力降低，脑血管破裂出血，亦可发生脑血栓。多见于病程较短的呕吐、腹泻伴高热、不显性失水增多而给水不足（如昏迷、发热、呼吸增快、高温环境）、口服或静脉注入过多的等渗或高渗液、垂体性或肾性尿崩症、使用大量脱水剂等患儿。

（二）钾代谢异常

1. 低钾血症　正常血清钾浓度为 3.5～5.5mmol/L，当血清钾浓度低于 3.5mmol/L 时为低钾血症。

（1）病因　①钾摄入量不足：长期不能进食或进食甚少。②经消化道失钾过多：见于呕吐、腹泻或胃肠造瘘、各种引流或频繁灌肠。③经肾排钾过多：长期应用排钾利尿剂、肾上腺皮质激素，原发性醛固酮增多症，先天性肾上腺皮质增生症，肾小管酸中毒。④钾在体内分布异常：钾由细胞外迅速转移入细胞内而产生低钾血症，如家族性周期性麻痹、碱中毒、胰岛素治疗等。

（2）临床表现　低钾血症的临床症状不仅取决于血钾浓度，更重要的是缺钾发生的速度，起病缓慢者，体内丢失钾虽严重，但临床症状不一定很重。一般当血清钾低于 3mmol/L 时即可出现症状，其主要表现在神经肌肉、心脏和肾脏方面。①神经肌肉：兴奋性减低，表现为骨骼肌、平滑肌及心肌功能的改变，如肌肉软弱无力，重者出现呼吸肌麻痹或麻痹性肠梗阻、胃扩张；膝反射、腹壁反射减弱或消失。②心血管系统：出现心律失常、心肌收缩力降低、血压降低、甚至发生心力衰竭；心电图表现为 T 波低宽、出现 U 波、Q-T 间期延长，T 波倒置以及 ST 段下降等。③肾损害：低血钾使肾脏浓缩功能下降，出现多尿，重者有碱中毒症状；长期低血钾可致肾单位硬化、间质纤维化。此外，慢性低血钾可使生长激素分泌减少。

（3）治疗　①治疗原发疾病，防止钾的继续丢失，尽早恢复饮食。②轻度低钾血症可多进含钾丰富的食物。每日口服氯化钾 220 ~ 250mg/kg，分 4 ~ 6 次。③重度低钾血症需静脉补钾，浓度一般为 0.2%（27mmol/L），不超过 0.3%（40mmol/L），全日总量可达到 4 ~ 6mmol/kg（300 ~ 450mg/kg）。每日补钾总量静脉滴注时间不应短于 8 小时，一般补钾的输注速度应小于每小时 0.3mmol/kg。治疗过程中要严密观察临床症状和体征的变化，监测血清钾和心电图，随时调整输入含钾溶液的浓度和速度。严重脱水时，肾功能障碍，影响钾的排出，应先扩容以改善循环及肾功能，待有尿液排出后再行补钾。由于细胞内补钾恢复较慢，治疗低钾血症应持续补钾 4 ~ 6 天。

2. 高钾血症　血清钾浓度≥5.5mmol/L 时称为高钾血症。

（1）病因　①钾摄入过多：如短时间内给予大量钾或静注大量青霉素钾盐，或输注库存过久的全血。②肾排钾减少：如肾衰竭，肾上腺皮质功能低下、远端肾小管酸中毒，长期应用潴钾利尿剂。③钾分布异常：重度溶血、休克、严重挤压伤等。

（2）临床表现　①神经肌肉症状：兴奋性降低，患儿出现精神萎靡、嗜睡、手足感觉异常、肌腱反射减弱或消失，严重者出现弛缓性瘫痪、尿潴留、呼吸肌麻痹等。②心电图异常与心律失常：高钾血症时心率减慢而不规则，可出现室性期前收缩和心室颤动，甚至心搏停止。心电图可出现高耸的 T 波、P 波消失或 QRS 波群增宽，心室颤动及心脏停搏等。

（3）治疗　主要是纠正高钾血症和治疗原发病。停用钾剂，限制食用含钾丰富的食品，避免输库存血，供应足量热量以防止内源性蛋白质分解稀释钾。

紧急治疗：血清钾 >6.5mmol/L 或有心电图异常者应采取以下措施：①10% 葡萄糖酸钙 0.5ml/kg 加等量葡萄糖溶液缓慢静脉推注，以拮抗高钾血症的心脏毒性作用，同时监测心电图。②碱化细胞外液，应用 5% 碳酸氢钠 3 ~ 5ml/kg（最高不超过 100ml）快速静脉滴注或葡萄糖加胰岛素（葡萄糖 0.5 ~ 1.0g /kg，每 3g 葡萄糖加 1 单位胰岛素），使细胞外钾向细胞内转移，降低血清钾；③沙丁胺醇（Salbutamol）5μg /kg，经 15 分钟静脉应用，或以 2.5 ~ 5mg 雾化吸入常能有效地降低血钾，并能持续 2 ~ 4 小时；④应用排钾利尿剂促进钾排出；⑤透析疗法：病情严重者而上述治疗无效时，可行腹膜或血液透析。

（三）酸碱平衡紊乱

酸碱平衡是指正常体液保持一定的 [H$^+$] 浓度。机体在代谢过程中不断地产生酸性和碱性物质（主要是前者）。必须通过体内缓冲系统及肺、肾的调节作用使体液 pH 维持在 7.40（7.35 ~ 7.45），保证机体的正常代谢和生理功能。细胞外液的 pH 主要取决于血液中最重要的一对缓冲物质，HCO$_3^-$ 和 H$_2$CO$_3$ 两者含量的比值，正常两者的比值正常为 20∶1，某种因素使两者比值发生改变或体内代偿功能不全时，体液 pH 即发生改变，超过 7.35 ~ 7.45 的正常范围，出现酸碱平衡紊乱。肺通过排出 CO$_2$ 或保留 CO$_2$ 来调节血液中碳酸的浓度，肾则通过排酸保钠来调节，前者调节作用较后者为快，但两者调节功能均有一定限度。当肺呼吸功能障碍使 CO$_2$ 排出过少或过多，使血浆中 H$_2$CO$_3$ 的量增加或减少所引起的酸碱平衡紊乱，称为呼吸性酸中毒或碱中毒。若因代谢紊乱使血浆中 H$_2$CO$_3$ 的量增加或减少而引起的酸碱平衡紊乱，则称为代谢性酸中毒或碱中毒。出现酸碱平衡紊乱后，机体可通过肺、肾调节使 [HCO$_3^-$] / [H$_2$CO$_3$] 的比值维持在 20∶1，使 pH 维持在正常范围内，称为代偿性代谢性（或呼吸性）酸中毒（或碱中毒）；如果通过肺、肾调节，[HCO$_3^-$] / [H$_2$CO$_3$] 的比值不能维持在 20∶1，pH 仍低于或高于正常范围者，则称为失代偿性代谢性

（或呼吸性）酸中毒（或碱中毒）。常见的酸碱失衡为单纯型（呼吸性酸中毒、呼吸性碱中毒、代谢性酸中毒、代谢性碱中毒）；有时亦出现混合型。各种类型酸碱平衡紊乱的血气分析和 pH 改变见表 2 - 6。

表 2 - 6 各种类型酸碱平衡紊乱的血气分析和 pH 改变

酸碱平衡紊乱类型		$[HCO_3^-]$ / $[H_2CO_3]$	pH	HCO_3^- (mmol/L)	$PaCO_2$ (mmHg)	BE (mmol/L)	CO_2CP (mmol/L)
正常		20/1	7 (7.35 ~ 7.45)	24 (22 ~ 27)	40 (35 ~ 40)	-3 ~ +3	
酸中毒	代谢性 代偿性	=	=	↓	↓	- ↑	↓
	代谢性 失代偿性	<20/1	↓	↓↓	↓	- ↑	↓↓
	呼吸性 代偿性	=	=	↑	↑	+ ↑	↑
	呼吸性 失代偿性	<20/1	↓	= ↑	↑↑	=或+ ↑	= ↑
	呼吸性合并代谢性	<20/1	↓↓	= ↑	↑	=或- ↑	= ↓
碱中毒	代谢性 代偿性	=	=	↑	↑	+ ↑	↑
	代谢性 失代偿性	>20/1	↑	↑↑	↑	+ ↑	↑↑
	呼吸性 代偿性	=	=	↓	↓	- ↑	↓
	呼吸性 失代偿性	>20/1	↑	= ↑	↓↓	=或- ↑	= ↓
	呼吸性酸中毒合并代谢性碱中毒	=或>20/1	=或↑	↑	↑	+或- ↑	↑

注：$PaCO_2$ 为动脉二氧化碳分压；E 为碱剩余；CO_2CP 为二氧化碳结合力；↑为升高；↓为下降；=接近正常；+正值；-负值

1. 代谢性酸中毒 为最常见的一种酸碱平衡紊乱，由于细胞外液中 $[H^+]$ 增高或 $[HCO_3^-]$ 降低所致。

（1）病因 ①碱性物质经消化道或肾脏丢失。②摄入酸性物质过多。③产酸过多或排酸障碍，如糖尿病酮症酸中毒，饥饿性酮症，各种原因引起的高乳酸血症和其他有机酸血症。④肾功能障碍等。

（2）临床表现 根据 $[HCO_3^-]$ 测定值可将酸中毒分为轻度（18 ~ 13mmol/L）、中度（13 ~ 9mmol/L）、重度（<9mmol/L）。轻度酸中毒的症状不明显，常被原发病所掩盖，仅有呼吸稍快，不做血气分析难作出诊断。重度酸中毒表现为呼吸深而有力，口唇发绀，恶心、呕吐，心率增快，烦躁不安进而昏睡、昏迷。严重酸中毒（pH<7.2）时，心率转慢，周围血管阻力下降，心肌收缩力减弱和心输出量减少，可发生低血压，心力衰竭和室颤。酸中毒时血浆 $[HCO_3^-]$ 及 pH 降低，$[H^+]$ 进入细胞与 $[K^+]$ 交换，导致细胞内液的 $[K^+]$ 降低和细胞外液 $[K^+]$ 增多。酸中毒时血浆游离子钙增高，在酸中毒纠正后下降，使原有低钙血症的患儿可能发生手足搐搦或惊厥。新生儿和小婴儿的呼吸代偿功能较差，酸中毒时其呼吸改变常不典型，常表现为精神萎靡，食欲差，面色苍白等。

（3）治疗 ①积极治疗缺氧、组织低灌注、腹泻等原发疾病。②采用碳酸氢钠或乳酸钠等碱性药物增加碱储备、中和 H^+。一般主张当血气分析的 pH<7.30 时用碱性药物。所需补充的碱性溶液毫摩尔（mmol）数 = 剩余碱（BE）负值×0.3×体重（kg），因 5% 碳酸氢钠 1ml = 0.6mmol，故所需 5% 碳酸氢钠量（ml）=（-BE）×0.5×体重（kg）。一般

将碳酸氢钠稀释成 1.4% 的溶液输入；先给予计算量的 1/2，复查血气后调整剂量。纠酸后钾离子进入细胞内使血清钾降低，游离钙也减少，故应注意补钾、补钙。

2. 代谢性碱中毒

（1）病因 ①过度的氢离子丢失：呕吐或胃液引流导致的氢和氯的丢失，最常见为先天性肥厚性幽门狭窄。②摄入或输入过多的碳酸氢盐。③由于血钾降低，肾脏碳酸氢盐的重吸收增加，原发性醛固酮增多症、Cushing 综合征等。④呼吸性酸中毒时，肾脏代偿性分泌 H^+，增加 HCO_3^- 重吸收，使酸中毒得到代偿，当应用机械通气后，血 $PaCO_2$ 能迅速恢复正常，而血浆〔HCO_3^-〕含量仍高，导致代谢性碱中毒。⑤细胞外液减少及近端肾小管 HCO_3^- 的重吸收增加。

（2）临床表现 轻症除原发病外可无明显症状，重症表现为呼吸抑制，精神萎靡。当因碱中毒致游离钙降低时，可引起抽搐；有低血钾时，可出现相应的临床症状。

（3）治疗 ①去除病因。②停用碱性药物，纠正水、电解质平衡失调。③静脉滴注生理盐水。④重症者给以氯化铵静脉滴注。⑤碱中毒时如同时存在的低钠、低钾和低氯血症常阻碍其纠正，故必须在纠正碱中毒时同时纠正这些离子的紊乱。

3. 呼吸性酸中毒

（1）病因 ①急慢性肺疾患：呼吸道阻塞如异物、黏稠分泌物、羊水堵塞、喉头痉挛水肿、支气管哮喘、肺水肿、肺气肿、肺不张、肺萎缩、肺炎、呼吸窘迫综合征等。②胸腔和胸廓病变：气胸、胸腔积液。③呼吸中枢功能减退或受抑制：如麻醉过量、缺氧缺血性脑病、颅脑外伤等。④神经肌肉病变：如急性感染性多发性神经根炎，重症肌无力等。⑤人工呼吸机使用不当，吸入 CO_2 过多。

（2）临床表现 除原发病表现外，缺氧为突出症状。

（3）治疗 积极治疗原发病，改善通气和换气障碍，解除呼吸道阻塞，重症患儿应行气管插管或气管切开、人工辅助呼吸。

4. 呼吸性碱中毒 呼吸性碱中毒是由于肺泡通气过度增加致血二氧化碳分压降低。

（1）病因 ①心理因素所致的呼吸过度。②机械通气时每分通气量太大。③水杨酸中毒所致的呼吸中枢过度刺激、对 CO_2 的敏感性太高所致的呼吸增加。④低氧、贫血、CO 中毒时呼吸加快，也可使 $PaCO_2$ 降低出现碱中毒。

（2）临床表现 主要出现原发疾病所致的相应症状及体征。

（3）治疗 以治疗原发病为主，伴有其他电解质紊乱者相应纠正。

三、液体疗法时常用的溶液

（一）非电解质溶液

常用 5% 和 10% 葡萄糖液，葡萄糖输入体内后逐渐被氧化成水和二氧化碳，故为无张力溶液，仅用于补充水分和部分热量，不能起到维持渗透压的作用。

（二）电解质溶液

用于补充液体容量，纠正电解质和酸碱失衡。

1. 0.9% 氯化钠溶液（生理盐水） 为等渗液，生理盐水含 Na^+ 及 Cl^- 各 154mmol/L，其中 Na^+ 含量与血浆相仿，Cl^- 含量比血浆含量（103mmol/L）高 1/3，大量输注可使血浆

HCO_3^- 稀释，血 $[Cl^-]$ 增高，发生稀释性酸中毒。

2. 3%氯化钠溶液 用于低钠血症，每毫升约含 Na^+ 0.5mmol。

3. 碱性溶液 用于纠正碱丢失性酸中毒。

4. 氯化钾溶液 用于补充钾，使用时要严格掌握稀释浓度，不可静脉直接推注，以免发生心肌抑制而死亡。

（三）混合溶液

根据不同需要，常把各种等张溶液按不同比例配制成混合溶液应用，一般将溶液中电解质所具有的渗透压作为溶液的张力，常用溶液成分及混合液的简便配制见表2-7、2-8。

表2-7 常用溶液成分

溶液	每100ml含溶质或液量	Na^+	K^+	Cl^-	HCO_3^-或乳酸根	Na^+:Cl^-	电解质渗透压
血浆		142	5	103	24	3:2	300mmol/L
①0.9%氯化钠	0.9g	154	–	154	–	1:1	等张
②5%或10%葡萄糖	5或10g						
③5%碳酸氢钠	5g	595	–	–	595	–	3.5张
④1.4%碳酸氢钠	1.4g	167	–	–	167	–	等张
⑤11.2%乳酸钠	11.2g	1000	–	–	1000	–	6张
⑥1.87%乳酸钠	1.87g	167	–	–	167	–	等张
⑦10%氯化钾	10g	–	1342	1342	–	–	8.9张
⑧0.9%氯化铵	0.9g	NH_4^+167	–	167	–	–	等张
1:1含钠液	①50ml ②50ml	77	–	77	–	1:1	1/2张
1:2含钠液	①35ml ②65ml	54	–	54	–	1:1	1/3张
1:4含钠液	①20ml ②80ml	30	–	30	–	1:1	1/5张
2:1含钠液	①65ml,④或⑥35ml	158	–	100	58	3:2	等张
2:3:1含钠液	①33ml,②50ml ④或⑥17ml	79	–	51	28	3:2	1/2张
4:3:2含钠液	①45ml,②33ml ④或⑥22ml	106	–	69	37	3:2	2/3张

表2-8 几种混合液的简便配制

溶液种类	5%或10%葡萄糖（ml）	加入的溶液（ml）	
		10%氯化钠	11.2%乳酸钠或5%碳酸钠
2:1等张含钠液	500	30	30（47）
1:1液 [①:②]	500	20	–
1:2液 [同上]	500	15	–
1:4液 [同上]	500	10	–
2:3:1液	500	15	15（24）
4:3:2液	500	20	20（33）

注：为了配制简便，加入的液量均为整数，配成的是近似的溶液。

（四）口服补液盐

是世界卫生组织推荐用以治疗急性腹泻合并脱水的一种溶液，经临床应用取得良好效果。其理论基础是基于小肠的 Na^+ – 葡萄糖偶联转运吸收机制：小肠上皮细胞刷状缘的膜上存在着 Na^+ – 葡萄糖共同载体，此载体上有 Na^+ 和葡萄糖两个结合点，当 Na^+ 和葡萄糖同时与结合点相结合时即能运转，并显著增加钠和水的吸收。

口服补液盐中各种电解质浓度为 Na^+ 90mmol/L，K^+ 20mmol/L，Cl^- 80mmol/L，HCO_3^- 30mmol/L；可用 NaCl 3.5g，$NaHCO_3$ 2.5g，枸橼酸钾 1.5g，葡萄糖 20.0g，加水至 1000ml 配成；其电解质的渗透压为 220mmol/L（2/3 张）。此液中葡萄糖浓度为 2%，有利于 Na^+ 和水的吸收，Na^+ 的浓度 90mmol/L，适用于纠正累积损失量和粪便中的电解质丢失量，且含有一定量的钾和碳酸氢根，可补充钾和纠正酸中毒；用于补充继续损失量和生理需要量时需适当稀释。

扫码"看一看"

四、液体疗法

液体疗法的目的在于纠正体液的水、电解质和酸碱平衡紊乱，维持机体的正常生理功能。在治疗前要全面了解疾病情况，从病史、临床表现和实验室检查等进行综合分析，正确判断水、电解质和酸碱平衡紊乱的性质和程度，制定合理的液体疗法，确定补液总量、组成、步骤和速度。一般情况下，肾脏、肺、心血管及内分泌系统对体内液体平衡有较强的调节作用，故补液成分及量如基本合适，机体就能充分调整，以恢复体液的正常平衡；但如上述脏器存在功能不全，则应较严格地选择液体的成分，根据其病理生理特点选择补液量及速度，并根据病情变化而调整。液体疗法包括补充累积损失量、继续损失量和生理需要量三个部分。而且每一部分都可独立地进行计算和补充。

（一）补充累积损失量

1. 定输液量（定量）　补液量根据脱水的程度决定：轻度脱水约 50ml/kg；中度脱水 50～100ml/kg；重度脱水 100～120ml/kg，先按 2/3 量给了，学龄前期及学龄期小儿体液组成已接近成年人，补液量应酌减 1/4～1/3。

2. 定输液种类（定性）　输液的种类取决于脱水性质。通常对低渗性脱水应补充给 2/3 张含钠液，等渗性脱水补给 1/2 张含钠液，高渗性脱水补给 1/3～1/5 张含钠液。若临床上判断脱水性质有困难时，可先按等渗性脱水治疗。

3. 定输液速度（定速）　原则上应先快后慢，累积损失量补充应于 8～12 小时内完成。对于伴有血液浓缩和休克的重度脱水者开始应快速输入等张含钠液（生理盐水或2:1液），按 20ml/kg（总量不超过300ml）于 30 分钟至 1 小时内静脉输入，以迅速改善循环血量和肾功能。

（二）补充继续损失量

开始补充累积损失量时，腹泻、呕吐、胃肠引流等损失常继续存在，以致体液继续丢失，如不予补充又将成为新的累积损失。此种丢失量依原发病而异，应按实际损失量用组成成分相似的溶液补充。腹泻患儿的大便难以估计，可根据大便次数及脱水恢复情况进行评估，一般按每天 10～40ml/kg 计算，用 1/3～1/2 张含钠液均匀于 24 小时内静脉滴入。轻症无呕吐者可用口服补液。消化液中含钾量较高，丢失时应及时补充。各种损失液成分见表 2－9。

表 2 – 9　各种损失液成分（mmol/L）

	Na$^+$	K$^+$	Cl$^-$	蛋白质
胃液	20～80	5～20	100～150	-
胰液	120～140	5～15	90～120	-
小肠液	100～140	5～15	90～130	-
胆汁液	120～140	5～15	50～120	-
回肠瘘口损失液	45～135	5～15	20～115	-
腹泻液	10～90	10～80	10～110	-
出汗	10～30	3～10	10～25	-
烫伤	140	5	110	3～5

（三）补充生理需要量

包括热量、液量及电解质的需要量。生理需要量应尽量口服补充，不能口服或口服不足者可静脉滴注。必要时可用部分或全部静脉营养。用葡萄糖液供应热量，婴幼儿每天基础代谢所需的热量为 230.12～251.04kJ/kg（50～60kcal/kg），按每代谢 418 kJ（100kcal）热量需要 120～150ml 水计算，为满足基础代谢需要，每天供给液量应为 60～80ml/kg。每天出汗、正常大小便损失电解质不多，钠为 3.5mmol/100kcal，钾为 2.5mmol/100kcal，因此补充液体渗透压约为 1/4～1/5 张含钠液即可。如发热、呼吸增快等患儿应适当增加进水量，长期输液或合并营养不良患儿更应注意热量和蛋白质的补充。年龄越小需水相对越多，故也可按简易计算表计算（表 2 – 10）。

表 2 – 10　生理需要量简易计算

体重（kg）	每天需液量
～10	100ml/kg
11～20	1000ml + 超过 10kg 体重数 × 50ml/kg
>20	1500ml + 超过 20kg 体重数 × 20ml/kg

各种疾病导致的水、电解质和酸碱平衡紊乱对以上三部分的需要量稍有不同，其中生理需要量是相同的，累积损失量、继续损失量则依病情而定。如在脱水同时，除了 Na$^+$ 之外，出现其他电解质如 K$^+$、Ca^{2+}、Mg^{2+} 等及酸碱平衡紊乱，则给予相应纠正处理。

液体疗法原则：先浓后淡，先盐后糖，先快后慢，见尿后应及时补钾，出现低钙、低镁症状者亦需相应补充。

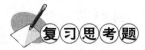

复习思考题

1. 简述小儿体液代谢特点？

2. 如何判断脱水程度。

3. 2:3:1 的组成是什么？其张力是多少？

（梁文旺）

第五节　喂养与保健

一、小儿营养基础

营养是指人体获取和利用食物维持生命活动的整个过程。食物中经过消化、吸收和代谢能够维持生命活动的物质称为营养素。营养素是保证小儿正常生长发育的物质基础，胎儿主要靠孕母供给，出生后营养素则来自于摄取的食物。

（一）儿童能量代谢

能量主要由食物中糖类（碳水化合物）、蛋白质、脂肪释放，糖类 1g 可供能 4kcal（16.72kJ）（1kcal = 4.18kJ，或 1kJ = 0.24kcal），蛋白质 1g 可供能 4kcal（16.72kJ），脂肪 1g 可供能 9kcal（37.62kJ）。儿童总能量消耗量包括基础代谢率、食物的特殊动力作用、生长发育、活动和排泄五个方面。

1. 基础代谢率　小儿基础代谢的能量需要量较成人高，随年龄增长而逐渐减少。如婴儿的基础代谢需要能量为 53 ~ 55kcal/（kg·d），幼儿期为 45 ~ 50kcal/（kg·d），学龄期需 38 ~ 44kcal/（kg·d），青春期需 36 ~ 40kcal/（kg·d），成人时为 35kcal/（kg·d）。婴幼儿时期的基础代谢热量占总热量的 60%。

2. 生长所需　为儿童所特有，生长所需能量与儿童生长的速度成正比，婴儿增长最快，所需能量占总热量的 25% ~ 30%，以后逐渐减少。如饮食所供热量不能满足需要，生长发育便会迟缓，甚至停止。

3. 食物特殊动力作用　是指食物在消化吸收过程中的能量消耗，主要用于体内营养素的代谢。与食物成分有关：糖类食物的食物热力作用为本身产生能量的 6%，脂肪为 4%，蛋白质为 30%。婴儿食物含蛋白质多，食物特殊动力作用占总能量的 7% ~ 8%，年长儿的膳食为混合食物，其食物特殊动力作用为 5%。

4. 活动消耗　儿童活动所需能量与活动强度、活动持续时间、活动类型、身体大小有关。故活动所需能量个体差异较大，并随年龄增加而增加。当能量摄入不足时，儿童首先表现为活动减少。

5. 排泄消耗　正常情况下未经消化吸收的食物的损失约占总能量的 10%，腹泻时增加。

以上五方面的总和为机体所需的总能量，年龄越小相对总能量的需要越多。1 岁以内婴儿约每日每千克体重 100kcal，以后每增加 3 岁每日减去 10kcal，到 15 岁每日约为 60kcal/kg。

（二）营养素

1. 碳水化合物　根据其分子结构的不同，可分为单糖、双糖和多糖，双糖和多糖最终都是在消化道被分解为单糖。单糖主要包括葡萄糖、果糖和半乳糖。双糖主要有蔗糖、乳糖、麦芽糖和海藻糖。多糖主要有淀粉、糊精、糖原，为供能的主要来源，主要来源于粮谷类和薯类食物。2 岁以上儿童膳食中，碳水化合物产能应占总能量的 55% ~ 65%。

2. 脂类 为脂肪（甘油三酯）和类脂，是机体的第二供能营养素，人体不能合成，必须由食物供给的脂肪酸称为必需脂肪酸，必需脂肪酸对细胞膜功能、基因表达、生长发育和防治心脑血管疾病都有重要作用。主要来源于植物，亚油酸主要存在于植物油、坚果类。脂肪供能占总能量的百分比：6 个月以下占婴儿总能量的 45% ~ 50%，6 个月 ~ 2 岁以下为 35% ~ 40%，2 ~ 7 岁以下为 30% ~ 35%，7 岁以上为 25% ~ 30%。

3. 蛋白质 蛋白质主要功能是构成机体组织和器官的重要成分，其次才是供能，占总能量的 8% ~ 15%。1 岁内婴儿蛋白质的推荐摄入量为 1.5 ~ 3g/（kg·d）。婴幼儿生长旺盛，优质蛋白质供给应占 50% 以上，优质蛋白质主要来源于动物和大豆。

4. 矿物质和维生素 这两类营养素虽然需要量小，不能供能，但在人体生理活动和生长发育中发挥重要作用。在矿物质中，人体含量大于体重的 0.01% 的各种元素称为常量元素，如钙、钠、磷、钾等。婴儿期钙的沉积高于生命的任何时期，2 岁以下每日钙在骨骼增加约 200mg。乳类是钙的最好来源，大豆是钙的较好来源。钙的适宜摄入量：母乳喂养婴儿为 300mg，牛乳喂养婴儿为 500mg，幼儿为 600mg，4 岁及以上为 800mg，由于钙摄入过量可能造成一定危害，因此钙的补充应控制在 2g/d 以下。在体内含量小于人体重的 0.01% 的各种元素称为微量元素，需通过食物摄入，如碘、锌、硒、铜、钼、铬、钴、铁、镁等。其中铁、碘、锌缺乏症是全球最常见的微量营养素缺乏病。必需微量元素是酶、维生素必需的活性因子；构成或参与激素的作用；参与核酸代谢。维生素是维持人体正常生理功能所必需的一类有机物质，在体内含量极微，但在机体的代谢、生长发育等过程中起重要作用。一般不能在体内合成（维生素 D、部分 B 属及 K 例外）或合成量太少，必须由食物供给。分为脂溶性和水溶性两大类。对儿童来说，维生素 A、维生素 D、维生素 C、维生素 B_1 是容易缺乏的维生素。常见维生素和矿物质的作用及来源见表 2 - 11。

表 2 - 11 各种维生素和矿物质的作用及来源

维生素和矿物质种类		作用	来源
脂溶性维生素	维生素 A	促进生长发育和维持上皮组织的完整性；构成视觉细胞内的感光物质；是免疫刺激剂	动物肝脏、牛乳、蛋黄、鱼肝油、三文鱼；黄红色的蔬菜如胡萝卜、南瓜、红薯、芒果、杏仁、柿子等
	维生素 D	调节钙磷代谢，促进肠道对钙、磷的吸收和骨骼、牙齿的正常发育	动物肝脏、蛋黄、海鱼、鱼肝油，人体皮肤内 7 - 脱氢胆固醇经日光紫外线照射形成
	维生素 E	是一种很强的抗氧化剂，如保护维生素 A 原、亚油酸在小肠不被氧化，防止红细胞膜的不饱和脂肪脂质过氧化，抗血管硬化，促进生育，合成或调节体内某些必需物质：如维生素 C、核酸、辅酶 Q	植物油（豆油、芝麻油）；坚果（核桃、瓜子）；菌藻类（木耳）；及蛋、乳等
	维生素 K	催化凝血酶原前体转化或合成凝血酶原	肝、蛋、豆类、青菜；一部分维生素 K 由肠内细菌合成

续表

	维生素和 矿物质种类	作用	来源
水溶性维生素	维生素 B₁	是构成脱羧辅酶的主要成分，为糖类代谢所必需，维持神经、心肌的活动机能，调节胃肠蠕动，促进生长发育	玉米、小米、全麦、豆类、花生、鸡蛋、核桃；肠内细菌和酵母可合成一部分
	维生素 B₂	为辅黄酶主要成分，参与体内氧化过程，维持皮肤、口腔和眼的健康，防止其病变	蛋黄、乳制品、动物肝脏、海鱼、绿色蔬菜及柑橘类水果
	维生素 B₃（PP）	是辅酶Ⅰ及Ⅱ的组成成分，为体内氧化过程所必需；维持皮肤、黏膜和神经的健康，防止癞皮病，促进消化系统功能	肉、动物肝脏、鱼、坚果、花生、粗杂粮（玉米除外）
	维生素 B₅（泛酸）	参与辅酶 A 的合成，参与抗体、神经递质、类固醇激素的合成	蜂胶、鱼子、全麦粒、麦芽、坚果、蛋类等
	维生素 B₆（吡哆醇）	参与细胞能量代谢，参与神经、氨基酸及脂肪代谢	肉类、动物肝脏、鱼类、豆类、核桃、花生、葵花籽等，亦由肠内细菌合成
	维生素 B₉（叶酸）	叶酸的活性形式四氢叶酸是体内转移"一碳基团"的辅酶，参与核苷酸的合成，特别是胸腺嘧啶核苷酸的合成，有生血作用；胎儿期缺乏引起神经畸形	绿色蔬菜、肝、肾、酵母较丰富；肉、鱼、乳类次之；羊乳含量甚少
	维生素 B₁₂（钴胺素）	参与核酸的合成、促进四氢叶酸的形成等，促进细胞及细胞核的成熟，对生血和神经组织的代谢有重要作用	动物内脏、肉、奶、鱼、贝壳类、奶酪等
	维生素 C	参与人体的羟化和还原过程，对胶原蛋白、细胞间黏合质、神经递质（如去甲肾上腺素等）的合成，类固醇的羟化，氨基酸的代谢，抗体及红细胞的生成等均有重要作用；防止坏血病	各种水果及新鲜蔬菜中，如柑橘类水果
常量元素	钙	维持神经、肌肉的兴奋性，是构成骨骼、牙齿的主要成分；维持细胞膜的渗透性，保持其正常功能；为凝血因子；促进酶活性及激素分泌	乳类、蛋、豆制品类
	磷	为骨骼、牙齿、细胞核蛋白、各种酶的主要成分，协助糖、脂肪和蛋白质的代谢，参与缓冲系统，维持酸碱平衡	乳类、肉类、豆类和五谷类
	镁	构成骨骼和牙齿成分，激活糖代谢酶，与肌肉神经兴奋性有关，为细胞内阳离子，参与细胞代谢过程	谷类、豆类、干果、肉、乳类
微量元素	铁	是血红蛋白、肌红蛋白、细胞色素和其他酶系统的主要成分，运输氧和二氧化碳	肝、蛋黄、血、豆类、瘦肉、绿色蔬菜以及杏、桃
	锌	参与 200 种酶的合成，可激活 80 多种酶；缺乏时胸腺萎缩免疫力低下、发育受阻、矮身材、食欲差、有贫血、皮炎、肠炎等，性发育差，男性需要量高于女性	鱼、蛋、肉、禽、全谷、麦胚、豆、酵母等，动物性食物利用率高
	碘	参与甲状腺激素的代谢，促进机体的物质代谢和生长发育	海产品含量大，目前普通食盐均有加碘
	硒	硒在机体内有抗氧化作用，参与甲状腺激素代谢	肉类、贝类

5. 膳食纤维 膳食纤维主要来自植物的细胞壁，为不被小肠酶消化的非淀粉多糖。膳食纤维有吸收大肠水分，软化大便，促进肠蠕动等功能。婴幼儿可从谷类、新鲜蔬菜、水果中获得一定量的膳食纤维。

6. 水 水是维持生命的重要物质，是体液的重要组成部分。儿童水的需要量与能量摄入、食物种类、肾功能成熟度、年龄等因素有关。婴儿新陈代谢旺盛，水的需要量相对较多，为150ml/（kg·d），以后每3岁减少约25ml/（kg·d）。

二、婴儿喂养

（一）母乳喂养

母乳喂养是伴随人类产生而存在的一种自然喂养方式。《幼科发挥·调理脾胃》说："盖乳者，血所化也，血者，水谷之精气所生也。"母乳是婴儿（尤其6个月以内）最好的天然食物，对婴儿的健康生长发育有不可替代的作用，正如《女学篇·自乳之得宜》说："盖天之生人，食料亦随之而生。故婴儿哺育，总以母自乳为佳，每见儿女自乳者，身体较为强壮。"

1. 初生开乳　产后2~3天乳汁分泌虽然不多，但初乳弥足珍贵，吸吮乳头可反射性地促进泌乳，故应尽早开乳，按需哺乳。正常分娩、母婴健康状况良好时，生后1小时内即可哺乳。每次哺乳排空乳房，母亲情绪放松可促进乳汁分泌，有利于哺乳成功。尽早开乳可以减轻婴儿生理性黄疸，同时还可减少生理性体重下降及低血糖的发生。

2. 母乳喂养的优点　①满足婴儿生后头4~6个月生长所需要。有最适合婴儿生长发育的各种营养素，其质和量能随着婴儿生长发育不断变化以适应婴儿的需求，减少营养不良的发生。母乳中含有适合婴儿消化吸收的各种营养物质，且比例适当，最适合婴儿胃肠功能的消化吸收，具有最高的生物利用率。②人乳特别是初乳中含较多的不饱和脂肪酸、牛磺酸等，有利于婴儿脑的发育。③增强免疫，降低婴儿死亡率及患病率。母乳中含有多种免疫活性物质，如IgA等，具有增进婴儿免疫力、减少疾病的作用。母乳喂养的婴儿1岁以内呼吸道、消化道及全身感染发病率远远低于人工喂养儿；降低过敏性疾病的发生率。④喂哺简便。母乳的温度适宜，不易污染，省时、方便、经济。⑤增进母子的情感交流。母乳喂养的婴儿频繁地与母亲肌肤相亲，有利于促进婴儿心理与社会适应性的发育，又便于观察小儿变化。⑥母亲产后哺乳可产生催乳激素，促进子宫收缩而复原；可抑制排卵，有利计划生育；还可减少乳腺癌、卵巢癌的发生率。

3. 哺乳方法　"按需喂给"，是基本的喂养原则。一般说来，第1、2个月可按需哺乳。逐步延长到3~4小时1次，要结合婴儿成长需求而变化，晚上若婴儿熟睡不醒可不必弄醒，逐步养成夜间不吃奶的习惯，保障母亲和婴儿的睡眠。每次哺乳时间约15~20分钟。根据婴儿个体差异，可适当延长或缩短每次哺乳时间，以吃饱为度。做到乳贵有时，食贵有节。

4. 注意事项　每次哺乳前，应做好清洁准备，母亲洗手，用热毛巾湿热敷乳房，清洁乳头等。喂哺姿势宜取坐位，身体放松，怀抱婴儿，将其头、肩部枕于母亲哺乳侧肘弯部、侧身稍向上，尽量让婴儿吸空一侧乳房后再吸另一侧哺乳。哺乳后一般应将婴儿保持于右侧卧位，以利胃排空，可减少溢乳，防止反流或吸入造成窒息。哺乳期间，母亲应注意营养摄入，睡眠充足，心情愉快，生活有规律，不随便服药。

5. 哺乳禁忌　我国古代早就提出了对于哺乳母亲的健康要求，如《备急千金要方·少小婴孺方·序例第一》说："凡乳母者，其血气为乳汁也。……但取不胡臭、瘿瘘、气嗽、瘑疥、癫痫、白秃、疬疡、沈唇、耳聋、齆鼻、癫痫，无此等疾者，便可饮儿也。"若乳母感染人类免疫缺陷病毒（HIV）、患有严重疾病（如慢性肾炎、糖尿病、恶性肿瘤、精神病、癫痫或心功能不全等）、工作环境中存在放射性物质、接受抗代谢药物、化疗药物或某些特别的药物治疗期间、吸毒或滥用药物、患有单纯疱疹病毒感染、患有活动性肺结核时应停止哺乳。乙肝病毒表面抗原（HBsAg）、乙肝病毒 e 抗原（HBeAg）、乙肝病毒核心抗体（抗－HBc）三项阳性（"大三阳"）母亲的婴儿应得到免疫保护，母亲不宜哺乳。

乳母患急性传染病时可将乳汁挤出，经巴氏消毒（62～65℃ 30 分钟）后哺喂。母亲为乙肝病毒（HBV）慢性携带者，或母亲为巨细胞病毒（CMV）血清阳性者可继续哺乳；患有甲状腺疾病的母亲可以安全哺乳，但需定期测定母亲甲状腺功能；母亲感染结核病，经治疗无临床症状时可哺乳。母亲为 CMV 血清阳性者时，如冷冻或加热消毒乳汁，可降低乳汁中 CMV 载量。

6. 断乳时间　随着婴儿逐渐长大，母乳已不能完全满足其生长发育的需求，同时婴儿的消化功能也逐渐完善，乳牙开始萌出，咀嚼功能加强，可逐步适应非流质饮食。断奶时间视母婴情况而定，但一般主张 8～12 个月断奶为宜。断奶前必须逐渐减少哺乳次数，逐渐增加辅食，不可骤断。若婴儿患病或酷暑、严冬，应适当推迟断奶。牛奶或代乳品缺乏地区，如母乳量尚多，也可考虑在增加辅食的条件下仍保留直至 1 岁半。

（二）人工喂养

4 个月以内的婴儿由于各种原因不能进行母乳喂养，完全采用配方乳或其他兽乳，如牛、羊乳等喂养婴儿，称为人工喂养。

1. 牛乳　人工喂养时常用牛乳，牛奶所含营养成分与人奶有差别：①乳糖含量低，故每 100ml 牛奶中可加蔗糖 5～8g。②所含蛋白质较人乳为高，但以酪蛋白为主，在胃内形成凝块较大，不易消化，故牛奶需加热煮沸，一可灭菌，二可使蛋白质变性，使之容易消化。③牛奶所含矿物质比人乳多 3～3.5 倍，可增加婴儿肾脏的溶质负荷，需适当加水以降低牛奶矿物质、蛋白质浓度，减轻婴儿消化道、肾负荷。稀释奶仅用于新生儿，生后不满 2 周者可用 2∶1 奶（即 2 份牛奶加 1 份水）；以后逐渐过渡到 3∶1 奶或 4∶1 奶；满月后即可用全奶。④缺乏免疫因子，故牛乳喂养的婴儿患感染性疾病的机会增加。

2. 羊乳　羊奶也是婴儿较好的食品，其成分与牛奶相似，其中蛋白质为 3.8%，乳清蛋白含量较牛乳高，脂肪为 4.1%，含亚油酸和花生四烯酸较多，脂肪颗粒较小，因此更易消化。羊奶含钠少，钾、氯较多，维生素 D、铁、叶酸和维生素 B_{12} 含量均较牛奶低，因此，长期饮用羊奶而未补充合理辅食者，易患巨幼细胞贫血。羊乳的喂哺方法可参照牛奶。

3. 配方奶粉　营养成分主要变化是：降低蛋白质含量在 1.2～1.8g/L，去除牛乳中部分酪蛋白，用脱盐乳清蛋白进行补充，使两者比例接近母乳，强化适当的必需氨基酸，如牛磺酸及胱氨酸；去除牛乳中部分饱和脂肪酸，加入与母乳同型的活性顺式亚油酸及亚麻酸，提高必需脂肪酸含量；α 乳糖与 β 乳糖按 4∶6 的比例添加，并使其平衡，同时加入可溶性多糖，提高牛乳的乳糖含量；脱去一部分牛乳中含量较高的钙、磷和钠盐，使钾/钠和钙/磷比例恰当；另外，配方奶粉中还强化了维生素 A、D、B_1、B_2 和 C 及微量元素铁、铜、锌和锰。这种奶粉营养成分接近母乳，但尚不具备母乳的其他许多优点，尤其是缺乏母乳中包含的激素、活细胞、活性酶、免疫球蛋白等，故仍不能代替母乳，但较鲜乳或全脂奶粉更易消化吸收，营养更平衡、全面，并且可直接加水（水温 40～45℃）调剂即可喂哺婴儿，不需煮沸和加糖，应用方便。因此，在不能进行母乳喂养时，配方乳可作为优先选择的乳类来源。使用时按年龄选用。合理调配奶粉对保证婴儿营养摄入至关重要。一般市售配方奶粉配有统一规格的专用小勺，严格按说明进行冲调配方奶液，避免冲水过多稀释奶液或奶粉过多致奶液过浓造成婴儿营养不良或肾脏损害。

4. 其他乳制品 全脂奶粉是由鲜牛奶灭菌、浓缩、喷雾、干燥制成。按重量1∶8（30g奶粉加240g水），或按体积1∶4（1匙奶粉加4匙水）加开水调制成乳汁，其成分与鲜牛奶相似。

脱脂乳或去乳糖奶粉是将牛乳中所含的脂肪和糖分脱去。适用于腹泻的婴幼儿。因其能量和热量不足，故仅能短期使用。

5. 代乳品 大豆类代乳品营养价值较谷类代乳品为好。制备时应补足所缺成分，可用作3～4个月以上婴儿的代乳品。3个月以下小婴儿消化能力差，最好不用豆类代乳品。

豆浆：用500g大豆制成豆浆约3000ml。每1000ml豆浆加食盐1g、乳酸钙2g、淀粉20g、蔗糖60g。煮沸20分钟，待温喂用。开始喂哺时可加1倍水稀释，如无消化不良可逐渐减少水量。豆制代乳品如5410代乳粉、多维乳儿粉等也适合婴儿使用，对患有乳糖不耐受症、半乳糖血症及对牛乳蛋白过敏的小儿尤其适用。

米、面制品如乳儿糕、糕干粉等，煮成糊喂养婴儿。其大多含糖类（碳水化合物）高，而蛋白质、脂肪过少，所含必需氨基酸也不完善，一般只宜作为辅助食品。使用时要加入一定量豆粉、蛋粉、鱼蛋白粉或奶粉及植物油，以增加其营养成分。

6. 喂哺方法 同母乳喂养一样，人工喂养亦需要正确的喂哺技巧。特别要注意选用合适的奶嘴和奶瓶、奶液的温度、喂哺时奶瓶的位置。

（三）混合喂养

因母乳不足需添加牛、羊乳或其他代乳品时，称为混合喂养，亦称部分母乳喂养。混合喂养的方法有两种：补授法与代授法。

1. 补授法 母乳喂养的婴儿体重增长不满意时，提示母乳不足。此时用配方奶或兽乳补充母乳喂养为补授法，适宜4个月内的婴儿。补授时，每日母乳喂养的次数照常，每次先哺母乳，将两侧乳房吸空后，再补充一定量代乳品，"缺多少补多少"，直到婴儿吃饱。这种喂养方法可因经常吸吮刺激而维持母乳的分泌，因而较代授法为优。

2. 代授法 一日内有一至数次完全用乳品或代乳品代替母乳，称为代授法。为了保证母乳喂养成功，必须坚持哺乳，代授法不利于泌乳的建立。只有在无法由母亲喂养的情况下，或者母乳喂养至4～6月龄时，为断离母乳可采用代授法。前种情况使用代授法时，每日母乳哺喂次数应不少于3次，维持夜间喂乳，否则母乳分泌会很快减少。

（四）奶量估计

母乳或配方奶是月龄＜6个月的婴儿的主要营养来源。因母乳分泌的量不易获得，当婴儿体重增长满意、睡眠状况良好及尿量正常（＞6～7次/天）时可提示母乳量充足。婴儿配方奶摄入量可根据婴儿的体重、能量需要（每日80～110kcal/kg）及奶制品规格等估计。虽然月龄＞6个月的婴儿已引入其他食物，母乳或配方奶仍是婴儿的重要营养来源（通常总奶量为每日400～600ml）。

（五）液体量

6月龄内婴儿可从乳汁和其他食物中获取充足的液体量。为减少胃肠负担，避免额外给婴儿过多的水或果汁。婴儿每日6~7次小便即提示液体的摄入基本足够。

（六）添加辅食

1. 添加辅食的时间　无论母乳喂养、人工喂养或混合喂养的婴儿，都应按时添加辅食。《寿世保元·卷八》说："儿生四五个月只与乳吃，六个月以后方与稀粥哺之。"指出4、5个月内应当以母乳喂养为主，此后应按一定月龄添加不同的辅助食品。6个月后，仅靠乳类食品难以满足婴儿生长发育和营养的需要，并且随着乳牙萌出，婴儿的消化、吸收及代谢功能也日趋完善，需要添加辅食，为断奶做准备。且4~6月龄后应及时引入富铁食物（包括铁强化配方乳、米粉等）或补充元素铁1~2mg/（kg·d）。

不同的喂养方式添加辅食的内容略有不同。母乳喂养儿是逐渐添加配方奶或牛奶以完全替代母乳，同时引入其他食物；混合喂养或人工喂养儿是逐渐引入其他食物，最终使婴儿从单纯乳类饮食过渡到半固体和固体食物，完成到成人膳食的重大转变。在此过渡阶段和适应过程中，应逐步培养婴儿对各类食物的喜爱和自己进食能力以及良好的饮食习惯。

2. 添加辅助食品的原则　由少到多，由稀到稠，由细到粗，由一种到多种，在婴儿健康、消化功能正常时逐步添加。添加辅食的顺序可参照表2-12。

表2-12　添加辅食顺序

月龄	添加的辅食
1~3个月	鲜果汁；青菜汁；鱼肝油制剂
4~6个月	米糊、烂粥；蛋黄、鱼泥、豆腐、动物血；菜泥、水果泥
7~9个月	烂面、烤馒头片、饼干；碎菜、鱼、蛋、肝泥、肉末
10~12个月	稠粥、软饭、挂面、馒头、面包；碎菜、碎肉、油、豆制品等

3. 食物质地转换　婴儿的食物质地应随年龄增长而变化，促进婴儿口腔功能发育。如婴儿4~6月龄时用泥状食物训练口腔协调动作及吞咽能力；7~9月龄用碎末状食物帮助婴儿学习咀嚼，增加食物的能量密度；12月龄后可尝试与其他家庭成员相同类型的食物。

4. 进食技能培养　婴儿的进食技能发育水平与幼儿的进食习惯培养及生长发育有关。如婴儿4~6月龄时学习从勺中取食；7~9月龄时训练用杯喝水；10~12月龄训练用手抓食，指状食物可帮助婴儿进食、增加进食兴趣，有利于眼手动作协调和培养独立进食能力。

（七）进食安排

0~3月龄宜按需哺乳；3月龄后逐渐定时喂哺；4~6月龄定时哺乳，约每3~4小时1次，5~6次/日；4月龄后夜间已可不再哺乳；7~12月龄婴儿定时进餐，5~6次/日，包括4~5次奶和2次谷类食物。

三、幼儿膳食

1岁后幼儿生长逐渐平稳，进食相对稳定，较婴儿期旺盛的食欲相对略有下降，处于以乳食为主转变为以普通饮食为主的时期。此期乳牙逐渐出齐，但咀嚼功能仍差，脾胃功能仍较薄弱，食物宜细、软、烂、碎。《小儿病源方论·养子调摄》说："养子若要无病，在乎摄养调和。吃热、吃软、吃少，则不病；吃冷、吃硬、吃多，则生病。"

（一）营养均衡

膳食安排应满足小儿每日所需的热能及各种营养素。蛋白质、脂肪、糖类的重量比值接近1:1.2:4，能量分配以总的供热中蛋白质占10%~15%，脂肪占25%~30%，糖类占50%~60%，优质蛋白（动物蛋白质和豆类蛋白质）应占蛋白质总量的1/3~1/2为宜。每日饮食中应包括动物性食物（如肉、禽、鱼、蛋等）；足够的脂肪摄入（5~10 g）及多种蔬菜水果。乳类、动物性食物富含锌。奶和奶制品可满足婴幼儿生长发育所需钙营养。以往研究显示当儿童食物的蛋白质、能量充足时微量营养素也可满足需要，提示平衡膳食的食物含有所有维生素和微营养素，不需要另外补充。

（二）食物品种多样化

以谷类为主食，荤素搭配，营养均衡，尽量吃新鲜的食物，少选腌腊制品。其中乳类每日应在400~500ml。乳类、动物性食物、橘色水果、橙色蔬菜富含维生素A或胡萝卜素；绿叶蔬菜、大豆及奶制品等可提供较丰富的B族维生素。坚果类食物如花生、瓜子、干炒黄豆、核桃等因不易咬碎嚼烂且易呛入气管引起窒息，不适合幼儿食用。

（三）精心烹调

食物性质应适合小儿消化功能，食品应较细、软、碎、烂，避免具有刺激性和过于油腻的食品。保证食物新鲜无污染，注意色香味形，以吸引幼儿兴趣，增进食欲。尽量少给半成品熟食（香肠、火腿、红肠等），也不宜吃油炸食物，口味以清淡为宜。此时期大部分小儿已逐渐过渡到一日三餐，但两餐之间可加辅餐，如饼干、果汁、水果、牛乳或豆浆等。

（四）培养良好进食习惯

1. 定时定量，少吃零食 按照我国的传统习惯，早、中、晚三餐为正餐。小儿可根据年龄的大小，适当增加进餐的次数。即除正餐外，在上午、下午或睡前1小时各加餐（水果、牛奶或点心）1次。少吃膨化食物、碳酸饮料等零食。

2. 避免偏食挑食 偏食多由不良的饮食习惯引起，纠正偏食需要父母长期耐心诱导，同时合理调配饮食。小儿模仿力很强，饮食行为受父母饮食习惯影响极大，因此家长首先应言传身教，不偏食、不挑食。

若喂养不当、气候过热、活动过度、情绪因素、维生素A中毒，或服用对肠胃有刺激的化学药品（如红霉素、磺胺类药、甲硝唑），或是维生素B族和微量元素锌缺乏等，可能引起小儿厌食，须对因治疗。

3. 注意进食卫生 幼儿尽量少食生冷食物，不食隔夜饭菜和不清洁的食物。所有餐具均应保持清洁无污染，幼儿及喂食者食前便后要洗手，食后喝开水漱去口中食物残渣，保证口腔卫生。

4. 食宜专心，进食宜乐 《论语·乡党》曰："食不语，寝不言"。要专心进食，细嚼慢咽，不能边吃边玩。要营造宽松、愉快的进食环境。切忌在进餐前后训斥小儿，不要强迫进食，要训练幼儿正确使用餐具和独立进餐的技能。

四、儿童保健

（一）胎儿期及围产期保健

胎儿的发育与孕母的躯体健康、心理卫生、营养状况和生活环境等密切相关，正如《格致余论·慈幼论》说："儿之在胎，与母同体，得热则俱热，得寒则俱寒，病则俱病，安则俱安。"故胎儿期保健主要通过对孕母的保健来实现。

1. 预防遗传性疾病与先天畸形 应大力提倡和普及婚前遗传咨询，禁止近亲结婚；应避免接触放射线和铅、苯、汞、有机磷农药等化学毒物；应避免吸烟、酗酒；各种化学合成药物，尤其是多种抗生素如链霉素、卡那霉素、四环素类；激素如黄体酮、甲睾酮、己烯雌酚、泼尼松；激素拮抗剂如丙硫氧嘧啶、甲巯咪唑；抗肿瘤药如甲氨蝶呤、环磷酰胺、苯丁酸氮芥；抗惊厥药如盐酸氯丙嗪、苯妥英钠、丙咪嗪等，都可能损伤胎儿，故孕妇忌用。患有严重心肝肾疾病、糖尿病、甲状腺功能亢进、结核病等慢性疾病的育龄妇女应在医生指导下确定能否怀孕及孕期用药。

2. 定期做好产前检查 对年龄小于 18 岁或大于 35 岁、有过早产或死胎、患过病毒感染、有服药史、妊娠高血压的高危孕妇，需定期检查，预防流产、早产、异常产的发生。一旦出现异常情况，应及时就诊，必要时可终止妊娠。

3. 保证充足营养 胎儿的生长发育，全赖母体的气血濡养，孕妇的气血盈亏，又直接与饮食营养及脾胃功能有关，故整个孕期都应重视饮食调养。对于胎儿正常生长发育所必需的营养素如蛋白质、矿物质（铁、锌、钙、碘等）和维生素（维生素 A、叶酸等）必须保证供给。但也应防止营养摄入过多而导致胎儿体重过重，影响分娩和成年期的健康。

4. 预防感染 包括孕期及分娩时。尤其妊娠早期是胚胎形成、器官分化的阶段，最易受到损害，故更要注意保护孕妇，预防弓形虫、风疹病毒、巨细胞病毒及单纯疱疹病毒的感染，以免造成胎儿畸形及宫内发育不良。分娩时应预防来自产道的感染，避免而影响即将出生的新生儿。

5. 避免外伤 妊娠期间，孕妇要防止各种有形和无形的外伤，以保护自己和胎儿。古代《产孕集》曾对孕妇提出"十二毋戒示"，包括毋登高、毋作力、毋疾行、毋侧坐、毋曲腰、毋跛倚、毋高处取物等。尤其要注意保护腹部，避免受到挤压和冲撞。

6. 养胎及胎教 胎教其实质是通过孕母对胎儿感观的良性刺激，以促进胎儿大脑的正常发育。胎教学说是中国文化遗产的一部分，最早的文字记载见于《大戴礼记·保傅》，载有周文王之母在怀妊文王时"目不视恶色，耳不闻淫声，口不出敖言"，使周文王出生后聪明贤能、健康长寿。《妇人大全良方·胎教门·娠子论》说："子在腹中，随母所闻。"历代医家都强调孕妇"戒嗔恚，远七情""调心神，和情性，节嗜欲，庶事清净"。徐之才逐月养胎法中提到的"寝必安静，无令畏恐""居必静处""端坐清虚"等均是确保母子身心健康优生优育的具体内容。目前胎教的主要方法有：听音乐、诵读诗文等，以此怡养性情，陶冶情操，方能安养胎儿。

7. 加强对高危新生儿的监护 对高危妊娠孕妇所分娩的新生儿及早产儿、低体重儿、新生儿窒息、低体温、低血糖、低血钙和颅内出血等疾病的高危新生儿应予以特殊监护和积极处理。

（二）新生儿期保健

新生儿乍离母腹，所处环境发生根本性变化，其适应能力和调节能力较差，抵抗力弱，全赖悉心调护。若稍有不慎，极易患病，甚至夭折，或遗患终身。特别是生后1周内的新生儿发病率和死亡率极高，婴儿死亡中约2/3是新生儿，<1周的新生儿占新生儿死亡数的70%左右。死亡原因多为早产、先天畸形、肺炎、产伤窒息，故应加强新生儿保健。

1. 出生时的护理　新生儿娩出后应迅速清理口腔内黏液，保证呼吸道通畅；严格消毒、结扎脐带；记录出生时Apgar评分、体温、呼吸、心率、体重与身长；设立新生儿观察室，出生后观察6小时，正常者进入婴儿室，高危儿送入新生儿重症监护室；提倡母婴同室，尽早开奶。

2. 新生儿保健　新生儿体温调节功能不全，容易散热，常出现体温下降，故须特别注意保暖。有条件的家庭在冬季应使室内温度保持在 20～22℃，需用热水袋保温时，水温70℃左右，放在被外身旁两侧及下肢下，靠身水温为40℃，体温维持在 36.5～37.0℃。湿度以55%为宜；提倡母乳喂养，指导母亲正确的哺乳方法。新生儿皮肤娇嫩，应保持皮肤清洁，特别是皮肤皱褶处及二阴前后可用纱布醮消毒植物油轻轻擦拭，去除多余的污垢。脐带脱落后可用盆浴。此外要拭口洁眼，祛除胎毒。注意脐部护理，预防脐风、脐湿、脐疮等脐部疾病的发生。新生儿的衣着应选择柔软、浅色、吸水性强的纯棉织物。衣服式样宜简单，容易穿脱，宽松而少接缝，不用纽扣、松紧带，以免损伤娇嫩的皮肤。尿布也要柔软而且吸水性强，尿布外不可加用塑料或橡皮包裹，勤换勤洗，保持干燥清洁。

（三）婴儿期保健

婴儿期生长发育最迅速，需要能量及营养物质较多，但消化功能尚未发育完善，易发生消化紊乱及营养性疾病。部分母乳喂养或人工喂养婴儿则应选择配方奶粉。自4～6个月开始应添加辅食，为断离母乳做准备。定期进行体格检查，便于早期发现缺铁性贫血、佝偻病、营养不良、发育异常等疾病并予以及时的干预和治疗。免疫功能亦未成熟，易患感染性疾病及各种传染病，故监测生长发育、提倡母乳喂养，及时添加辅食及断乳的准备工作、预防疾病等是保健的重点内容。

（四）幼儿期保健

幼儿期是体格生长发育速度较前减慢而社会心理发育最为迅速的时期，该时期应重视与幼儿的语言交流，通过游戏、讲故事、唱歌等促进幼儿语言发育与大运动能力的发展。但随着活动范围扩大，自身免疫力尚欠完善，又因对危险的识别能力差，意外伤害、中毒、传染病发病率较高。同时，断奶后膳食结构变化较大，消化功能也不够成熟。营养缺乏（维生素A、维生素D、钙、铁）和消化功能紊乱仍常发生。需要重点指导断乳后喂养、安排2～3岁的食谱、防病治病，开始早教等，要建立合理的生活制度，保证充足的睡眠，培养良好的生活习惯，如睡眠、进食、排便、沐浴、游戏、户外活动等，关心其情感及智力发展，加强防护、防止异物吸入、烧烫伤、触电、外伤、中毒、溺水等意外事故的发生。继续按计划免疫程序预防接种，以预防传染病。

（五）学龄前期保健

此期小儿体格发育稳步增长，大脑皮质功能迅速发育，智能发育趋于完善。心理变化较为突出，理解能力逐渐增强，并具有不少抽象概念，如数字、时间等，能用较复杂的语言表达自己的思维和感情，表现出强烈的好奇心和求知欲，可塑性强，是性格形成的关键时期。应注意培养其学习习惯、想象与思维能力，使之具有良好的心理素质。保健的重点是每年 1~2 次的健康检查，筛查与矫治近视、龋齿、缺铁性贫血、寄生虫等常见疾病。加强体格锻炼和疾病预防，进行安全教育，防范意外事故（外伤、烫伤、中毒等）发生。

（六）学龄期保健

学龄期智能发育更成熟，理解、分析、判断等综合能力渐趋完善，求知欲强，是接受教育的重要时期，应注意全方位正确引导。体格生长仍稳步增加，各系统器官发育（除生殖系统外）已接近成人水平。疾病的发生较前明显降低，随着社会的发展和环境因素的影响，儿童性发育提前出现性早熟，注意力缺陷多动症和多发性抽动症也有上升趋势，要及时疏导和治疗。还应注意预防近视和龋齿，矫治慢性病灶，保证充足营养和休息，要注意儿童情绪和行为的变化，避免思想过度紧张，减少精神行为障碍性疾病的发生。还要进行法制教育，学习交通规则和意外伤害的防范知识。

（七）青春期保健

青春期为体格发育的第二个高峰期。最大特点为生殖系统迅速发育，第二性征逐渐明显。女孩出现月经、男孩发生遗精。由于神经内分泌调节不稳定，加上广泛接触社会，易发生心理、行为、精神和社会适应度等方面的一些特殊健康问题，同时，生理的不断变化易造成内心的不安或冲动；周围环境的改变，五光十色的生活也会给青少年带来适应社会的心理问题，因此必须加强教育与引导，普及青春期保健知识，正确对待和处理青春期的生理和心理变化，增强识别能力，抵御不良风气的侵蚀，建立正确的人生观，培养良好的道德品质，以保证健康平稳地度过青春期。

五、计划免疫

计划免疫是根据儿童的免疫特点和传染病发生的情况制定的免疫程序，通过有计划地使用生物制品进行预防接种，以提高儿童的免疫水平、达到控制和消灭传染病的目的。我国卫生部规定，婴儿必须在 1 岁内完成卡介苗、脊髓灰质炎三价混合疫苗、百日咳、白喉、破伤风类毒素混合制剂、麻疹减毒疫苗及乙型肝炎病毒疫苗接种的基础免疫。此外，根据流行地区、季节，以及家长的意愿，有时也进行乙型脑炎疫苗、流行性脑脊髓膜炎疫苗、风疹疫苗、流感疫苗、腮腺炎疫苗、甲型肝炎病毒疫苗、水痘疫苗、流感杆菌疫苗、肺炎疫苗、轮状病毒疫苗等的接种。我国卫生部规定的儿童计划免疫程序见表 2-13。

表 2-13　我国卫生部规定的儿童计划免疫程序

年龄	接种疫苗
出生	卡介苗、乙肝疫苗
1 个月	乙肝疫苗
2 个月	脊髓灰质炎三价混合疫苗
3 个月	脊髓灰质炎三价混合疫苗、百白破混合制剂
4 个月	脊髓灰质炎三价混合疫苗、百白破混合制剂
5 个月	百白破混合制剂

续表

年龄	接种疫苗
6 个月	乙肝疫苗
8 个月	麻疹减毒活疫苗
1.5～2 岁	百白破混合制剂复种、麻疹减毒活疫苗复种
4 岁	脊髓灰质炎三价混合疫苗复种
6 岁	麻疹减毒活疫苗复种、百白破混合制剂复种
12 岁	乙肝疫苗

　　预防接种可能引起一些反应。①卡介苗接种后 2 周左右局部可出现红肿浸润，8～12 周后结痂。若化脓形成小溃疡，腋下淋巴结肿大，可局部处理以防感染扩散，但不可切开引流。②脊髓灰质炎三型混合疫苗接种后有极少数婴儿发生腹泻，但多能不治而愈。③百日咳、白喉、破伤风类毒素混合制剂接种后局部可出现红肿、疼痛或伴低热、困倦等，偶见过敏性皮疹及血管性水肿。若全身反应严重，应及时到医院诊治。④麻疹疫苗接种后，局部一般无反应，少数人可在 6～10 日内产生轻微的麻疹，可予对症治疗。⑤乙型肝炎病毒疫苗接种后很少有不良反应。个别人可有发热，或局部微痛，不必处理。

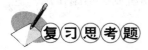

复习思考题

1. 简述儿童能量代谢特点。
2. 简述母乳喂养的优点及禁忌证。
3. 添加辅食的原则是什么？

第六节　治疗概要

扫码"学一学"

　　不同年龄段小儿的生理、病理和心理特点有异，其发病原因、疾病过程和转归等方面亦有别于成人，故在治疗方法、药物剂量、给药途径等方面有其特点。

一、治疗原则

（一）治疗及时

　　小儿具有发病容易、传变迅速、易虚易实、易寒易热的特点，故治疗要及时、正确和审慎。当病邪在表，且有外解之机时，应因势利导，引邪外出，不可凉遏而使表邪留恋，不可发汗太过耗损卫阳，也不可骤然固涩而闭门留寇。

（二）方药精简

　　小儿脏气清灵，随拨随应，易趋康复，中病即止。治疗要根据年龄大小、体质强弱、病情轻重等遣方用药，处方用药宜轻巧灵活，不可重浊呆滞，不得妄用攻伐，不宜妄投补益，不可过剂，以免耗伤小儿正气。

（三）顾护脾胃

　　脾胃为后天之本，小儿的生长发育，全赖脾胃化生精微之气以充养；疾病的恢复有赖脾胃运化；先天不足的小儿也要靠后天来调补。故治疗及调理须顾护脾胃之气，切勿使之损伤。

（四）先证而治

由于小儿发病容易，传变迅速，虚实寒热的变化较成人为快，应防微杜渐，根据病情的演变规律，先证而治，挫病势于萌芽之时，挽病机于欲成未成之际，达到治病防变的目的。

（五）中西结合

中西结合，优势互补，有利于治疗与康复。如微小病变型肾病综合征，应用肾上腺皮质激素药物能明显缓解病情，但长期大剂量应用激素，可出现阴虚火旺证候，若配合滋阴降火方药，可明显减少激素所致的不良反应；又如血小板减少性紫癜，在应用免疫抑制剂的同时，采用中药补气生血，可有效减少化疗的不良反应，提高疗效。

二、用药特点

小儿因器官功能发育尚不够成熟和完善，对药物的毒副反应较成年人更为敏感，加之病情多变，因此必须了解小儿药物治疗的特点，掌握药物性能、作用机制、毒副作用、适应证和禁忌证，以及剂量计算和用药方法。

（一）药物选择

选择用药的主要依据是小儿年龄、病种和病情，同时要考虑小儿对药物的特殊反应和药物的远期影响。无论中药、西药，都应慎重选择。几种药物合并使用时应注意毒副反应和拮抗问题。

1. 抗生素 小儿容易患感染性疾病，故常用抗生素等抗感染药物。对个体而言，除抗生素本身的毒副作用而外，过量使用抗生素还容易引起肠道菌群失衡，使体内微生态紊乱，导致真菌或耐药菌感染；对社会和群体来讲，长期滥用广谱抗生素，容易产生微生物对药物的耐受性、进而有损人体健康。临床应用某些抗生素时必须注意其毒副作用，如肾毒性及对造血功能的抑制作用等。

2. 肾上腺皮质激素 短疗程常用于过敏性疾病、重症感染性疾病等；长疗程则用于治疗肾病综合征、某些血液病、自身免疫性疾病等。哮喘、某些皮肤病则提倡局部用药。在使用中必须重视其不良反应，如可抑制骨骼生长，影响水、电解质、蛋白质、脂肪代谢，也可引起血压增高和库欣综合征等。

3. 镇静止惊药 在患儿高热、烦躁不安、剧咳不止等情况下可考虑给予镇静药。发生惊厥时可用苯巴比妥、水合氯醛、地西泮等镇静止惊药。婴儿不宜使用阿司匹林，以免发生 Reye 综合征。发热一般使用对乙酰氨基酚和布洛芬，但剂量不宜过大。

4. 镇咳平喘药 婴幼儿一般不用镇咳药，多用祛痰药口服或雾化吸入，使分泌物稀释、易于咳出。哮喘患儿提倡局部吸入 β_2 受体激动剂类药物，必要时也可用茶碱类，但新生儿、小婴儿慎用。

5. 其他药物 腹泻患儿慎用止泻药，多采用饮食疗法、控制感染及液体疗法等。小儿便秘多采用调整饮食和润肠通便法。新生儿、早产儿用磺胺类药、维生素 K_3 可引起高胆红素血症，氯霉素引起"灰婴综合征"等，故应慎用。乳母慎用阿托品、苯巴比妥、水杨酸盐等药物。

（二）给药方法

根据年龄、疾病及病情选择给药途径、药物剂型和用药次数，以保证药效和尽量减少对病儿的不良影响。在选择给药途径时，应尽量选用患儿和患儿家长可以接受的方式给药。

1. 口服法 是最常用的给药方法。幼儿用汤剂、口服液、冲剂、颗粒剂等较易接受，年长儿可用片剂或药丸。汤剂的煎煮，药汁不宜太多，可采取少量多次喂服的方法。注意喂药的方式和技巧，切勿捏鼻灌服，以防呛入气管。

2. 注射法 常用肌肉注射、静脉注射和静脉滴注。由于肌肉注射次数过多可造成臀肌挛缩、影响下肢功能，故非病情必需不宜采用。静脉推注多在抢救时应用；静脉滴注应根据年龄大小、病情严重程度控制滴速，在抗生素应用时间较长时，提倡使用续贯疗法，以提高疗效和减少抗生素的不良反应。

3. 雾化吸入疗法 有气雾剂、雾化吸入和蒸汽吸入法等。雾化吸入疗法是通过雾化装置，将气雾剂雾化，使患儿吸入治疗呼吸道疾病的方法。常用于哮喘、咳嗽、肺炎、感冒、鼻渊等呼吸道疾病，有应用方便、无创伤、无痛苦的优点，易为患儿接受。使用中药作气雾吸入，不可直接用汤剂、口服液类药剂，只能用注射液类药剂，如鱼腥草注射液、炎琥宁注射液等。

4. 其他方法 昏迷患儿可用胃管鼻饲法灌入；直肠给药常用于发热和某些肠道疾病的治疗；外用药有膏剂、水剂、混悬剂、粉剂等。

（三）药物剂量计算

儿科用药剂量较成人更须准确。可按以下方法计算。

1. 按体重计算 是最常用的计算方法，可算出每日或每次需用量：每日（次）剂量 = 患儿体重（kg）× 每日（次）每千克体重所需药量。须连续应用数日的药，如抗生素、维生素等，都按每日剂量计算，再分 2~3 次服用；而对症用药如退热、催眠药等，常按每次剂量计算。患儿体重应以实际测得值为准。年长儿按体重计算如已超过成人量则以成人量为上限。

2. 按体表面积计算 此法较按年龄、体重计算更为准确，因其与基础代谢、肾小球滤过率等生理活动的关系更为密切。小儿体表面积计算公式为：

如体重 ≤30 kg，小儿的体表面积（m^2）= 体重（kg）×0.035 + 0.1；

如体重 ≥30 kg，小儿的体表面积（m^2）=（体重 kg − 30）×0.02 + 1.05。

3. 按年龄计算 剂量幅度大、不需十分精确的药物，如营养类药物等可按年龄计算，比较简单易行。

4. 以成人剂量折算 小儿剂量 = 成人剂量 × 小儿体重（kg）/50，此法仅用于未提供小儿剂量的药物，所得剂量一般都偏小，故不常用。

5. 小儿中药用量 常随年龄大小、个体差异、病情轻重、方剂组合、药味多少、医者经验、病情轻重、季节地域而异。一般新生儿用成人量的 1/6，乳婴儿为成人量的 1/3，幼儿为成人量的 1/2，学龄儿童为成人量的 2/3 或成人量。

三、常用中医内治法

1. 疏风解表法 适用于外邪侵袭肌表所致的表证。由于外邪郁闭肌表，开阖失司，出现发热、恶风、汗出或无汗等症。可用疏散风邪的药物，使郁于肌表的邪气从汗而解。风寒外感可用疏风散寒的方药，如荆防败毒散、葱豉汤、麻黄汤等；风热外感可用辛凉解表的方药，如银翘散、桑菊饮等。

2. 止咳平喘法 适用于邪郁肺经，痰阻肺络所致的咳喘。寒痰内伏可用温肺散寒、化痰平喘的方药，如小青龙汤、射干麻黄汤等；痰热内蕴可用清热化痰、宣肺平喘的方药，如定喘汤、麻杏石甘汤等；咳喘久病，每易由肺及肾，可加入温肾纳气的药物，如参蛤散等。

3. 清热解毒法 适用于热毒炽盛的实热证，如温热病、湿热病、斑疹、血证、丹毒、疮痈等。应按邪热之在表、在里，属气、属血，入脏、入腑等，分别选方用药。病邪由表入里而表邪未尽解者，可用栀子豉汤、葛根黄芩黄连汤等清热解毒透邪；证属阳明里热者，可用白虎汤清热生津；湿热化火或湿热蕴结，可用白头翁汤、茵陈蒿汤、甘露消毒丹等清热化湿；温热之邪入于营血，发为神昏、斑疹、血证，可用清营汤、犀角地黄汤、神犀丹等清热解毒凉血；出现丹毒、疮痈疔疖等火毒炽盛者，可用黄连解毒汤、五味消毒饮等清火解毒；肝胆火旺时，可用龙胆泻肝汤等清肝泻火。

4. 消食导滞法 适用于小儿乳食不节，停滞不化之证，如积滞、伤食吐泻、疳证等。常用保和丸、消乳丸、枳实导滞丸、木香槟榔丸、健脾丸、枳术丸等。

5. 凉血止血法 适用于各种出血证。常用方剂如犀角地黄汤、玉女煎、小蓟饮子、槐花散等。单味参三七、白及、仙鹤草，以及成药云南白药等，也有较好的止血作用。

6. 安蛔驱虫法 适用于小儿肠道虫证，如蛔虫、蛲虫等。常用乌梅丸、追虫丸、下虫丸等。驱蛔虫有效中药有使君子、苦楝皮等；驱姜片虫有槟榔等；驱蛲虫有大黄与使君子同用，配合百部煎剂灌肠等法。

7. 镇惊开窍法 适用于小儿惊风、癫痫等病证。常用朱砂安神丸、磁朱丸、羚角钩藤汤、安宫牛黄丸、至宝丹、紫雪丹等。

8. 利水消肿法 适用于水湿停聚，小便短少而水肿的患儿。阳水常用麻黄连翘赤小豆汤、五苓散、五皮饮、越婢加术汤等；阴水常用防己黄芪汤、实脾饮、真武汤等。

9. 健脾益气法 适用于脾胃虚弱、气血不足的小儿，如泄泻、疳证及病后体虚等。常用参苓白术散、七味白术散、异功散、补中益气汤等方。

10. 培元补肾法 适用于小儿胎禀不足，肾气虚弱及肾不纳气之证，如解颅、五迟、五软、遗尿、哮喘等。常用方剂如六味地黄丸、五子衍宗丸、金匮肾气丸、补肾地黄丸、参蛤散等。

11. 活血化瘀法 适用于各种血瘀之证。常用方剂如桃红四物汤、血府逐瘀汤、少腹逐瘀汤、桃仁承气汤等。

12. 回阳救逆法 适用于小儿元阳虚衰欲脱之危重证候。常用参附注射液、生脉注射液、四逆汤、参附龙牡救逆汤等。

四、常用中医外治法

1. 熏洗法 是利用中药的药液及蒸气熏蒸、洗涤人体外表的一种治法。如夏日高热无汗可用香薷煎汤熏洗，发汗解热；麻疹发疹初期，用生麻黄、浮萍、芫荽子、西河柳煎汤后，加黄酒，先熏蒸、后洗涤患儿肌表，有透疹作用。

2. 涂敷法 是将新鲜的中草药捣烂，或用药物研末加入水或醋调匀后，涂敷于体表的一种外治法。如任选鲜马齿苋、仙人掌、青黛、蒲公英等调敷于腮部，可治疗流行性腮腺炎。

3. 热熨法 是将药物炒热后，用布包裹以熨肌表的一种外治法。如炒热食盐熨腹部，治疗腹痛；用生葱、食盐炒热，熨脐周围及少腹，治疗癃闭等。

4. 敷贴法 是将药物制成软膏、药饼，或研粉撒普通膏药上，敷贴于局部的一种外治方法。此法不仅作用于局部病变，还可治疗全身疾患，如小儿疳腮、遗尿、泄泻、哮喘等均可配合使用。如在夏季三伏天，用延胡索、白芥子、甘遂、细辛研末，以生姜汁调成药饼，中心放少许丁香末，敷于肺俞、膏肓、百劳穴上，可治疗哮喘等。

5. 擦拭法 是用药液或药末擦拭局部的一种外治法。如用银花甘草液拭洗口腔，冰硼散、珠黄散擦拭口腔，治疗口疮、鹅口疮等。

6. 药袋疗法 选用山奈、苍术、白芷、砂仁、丁香、肉桂、甘松、豆蔻、沉香、檀香等芳香药物，根据病情，选药配合成方，研成粉末，制成香袋、肚兜、香枕等。经常佩带使用，具有辟秽解毒、增进食欲、防病治病的作用。

五、其他治法

1. 推拿疗法 推拿疗法有促进气血循行、经络通畅、神气安定、脏腑调和的作用，主要用于治疗小儿泄泻、腹痛、厌食、斜颈等病证。常用手法有按、摩、推、拿、揉、搓等法，在手法操作时强调轻快柔和、平稳着实。小儿推拿除了选用经穴、经外奇穴、经验穴和阿是穴等常见的几类穴位外，尤其多用"特定穴位"，这些穴位为小儿所特有，其表面形态不仅有点状，还有面状和线状之分。

2. 捏脊疗法 通过对督脉和膀胱经的按摩，调和阴阳，疏理经络，行气活血，恢复脏腑功能以防治疾病，常用于治疗疳证、泄泻等。具体操作方法：患儿俯卧，医者两手半握拳，双手两食指抵于背脊之上，再以两手拇指伸向食指前方，合力夹住肌肉提起，而后食指向前，拇指向后退，作翻卷动作，两手同时向前移动，自长强穴起，一直捏至大椎穴止，如此反复 3~5 遍，捏到第 3 遍后，每捏 3 把，将皮肤提起 1 次。每日 1 次，6 日为 1 疗程。对有脊背皮肤感染、紫癜等疾病的患儿禁用此法。

3. 针灸疗法 常用于治疗遗尿、哮喘、泄泻、痢疾、痹证等疾病。小儿针灸所用的经穴基本与成人相同。但由于小儿依从性较差，一般采用浅刺、速刺的针法，又常用腕踝针、耳针、激光穴位照射治疗。小儿灸法常用艾条间接灸法，与皮肤有适当距离，以皮肤微热微红为宜。

刺四缝疗法是儿科针法中常用的一种。四缝是经外奇穴，它的位置在食指、中指、无名指及小指四指中节横纹中点，是手三阴经所经过之处。针刺四缝可以清热、除烦、通畅百脉、调和脏腑等，常用于治疗疳证和厌食。具体操作方法：皮肤局部消毒后，用三棱针刺约 1 分深，刺后用手挤出黄白色黏液少许。

4. 拔罐疗法 常用于肺炎喘嗽、哮喘、腹痛、遗尿等疾病。儿科拔罐采用口径较小的竹罐或玻璃罐，留罐时间较短，取罐时注意先以食指按压罐边皮肤，使空气进入罐内，火罐自行脱落，不可垂直用力硬拔。若是高热惊风、水肿、出血、严重消瘦、皮肤过敏、皮肤感染的小儿，不可使用此法。

扫码"练一练"

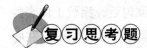

复习思考题

1. 简述儿科治疗原则。
2. 如何确定小儿中药用量?
3. 简述小儿捏脊疗法的作用及适应证。

（熊　磊）

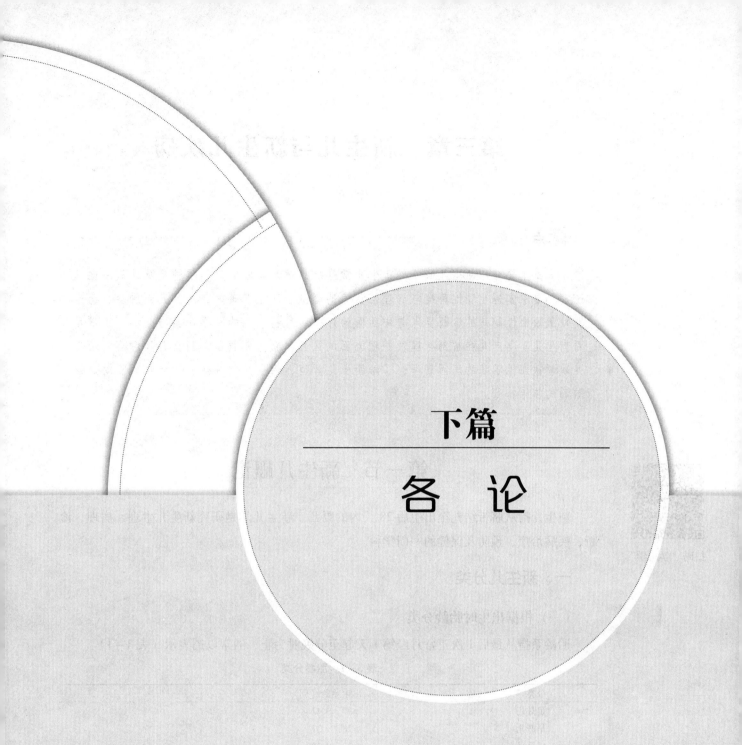

下篇

各 论

第三章　新生儿与新生儿疾病

👉 **要点导航**

　　本章主要介绍新生儿概论，新生儿常见疾病黄疸、败血症、硬肿症及缺氧缺血性脑病。要求掌握生理性黄疸与病理性黄疸的鉴别、新生儿黄疸、新生儿硬肿症、新生儿缺氧缺血性脑病的诊断要点与中西医治疗；熟悉新生儿的医学命名与分类、正常足月新生儿与早产儿在解剖生理及护理方面的区别、新生儿黄疸、新生儿硬肿症、新生儿缺氧缺血性脑病的病因病理；了解新生儿黄疸、新生儿硬肿症、新生儿缺氧缺血性脑病的临床特征。

扫码"学一学"

第一节　新生儿概论

　　新生儿指从脐带结扎至出生后 28 天内的婴儿。新生儿学是研究新生儿生理、病理、诊断、疾病治疗、预防及保健的一门学科。

一、新生儿分类

（一）根据出生时胎龄分类

胎龄系指从最后 1 次正常月经第 1 天起至分娩时为止，通常以周表示（表 3-1）。

表 3-1　胎龄分类

分类	出生胎龄（周）
足月儿	≥37，<42
早产儿	≥28，<37
极早早产儿	≥22，<28
过期产儿	≥42

（二）根据出生体重分类

出生体重指出生 1 小时以内的体重（表 3-2）。

表 3-2　出生体重分类

分类	出生体重（g）
正常出生体重儿	2500～3999
低出生体重儿	<2500
极低出生体重儿	<1500
超低出生体重儿	<1000
巨大儿	≥4000

（三）根据出生体重与胎龄的关系分类（表3-3）

表3-3 出生体重与胎龄的关系

分类	出生体重与胎龄
适于胎龄儿	出生体重在同龄平均体重的第10~90百分位
小于胎龄儿	出生体重在同胎龄平均体重的第10百分位以下
足月小样儿	胎龄已足月，出生体重<2500g
大于胎龄儿	出生体重在同胎龄平均体重的第90百分位以上

（四）根据出生后周龄分类（表3-4）

表3-4 出生体重与周龄的关系

分类	周龄
早期新生儿	1周以内
晚期新生儿	第2~4周

（五）高危新生儿

指已发生和可能发生危重情况的新生儿，包括孕母存在高危因素、出生过程存在高危因素及新生儿存在的高危因素等。

二、正常足月儿和早产儿的特点与护理

（一）不同胎龄的正常足月儿与早产儿外观特点（表3-5）

表3-5 正常足月儿和早产儿外观特点

	足月儿	早产儿
皮肤	红润有光泽、皮下脂肪丰满，毳毛少	绛红、水肿和毳毛多
头	头更大（占全身比例1/3）	头大（占全身比率1/4）
头发	分条清楚	细而乱
耳壳	软骨发育好、耳舟成形、直挺	软、缺乏软骨、耳舟不清楚
乳腺	结节>4mm，平均7mm	无结节或结节<4mm
外生殖器		
男婴	睾丸已降至阴囊	睾丸未降或未全降
女婴	大阴唇遮盖小阴唇	大阴唇不能遮盖小阴唇
指、趾甲	达到或超过指、趾端	未达指、趾端
趾纹	足纹遍及整个足底	足底纹理少

（二）正常足月儿与早产儿生理特点（表3-6）

表3-6 足月儿与早产儿生理特点

	足月儿	早产儿
呼吸系统	有健全的呼吸功能	呼吸中枢及呼吸器官不成熟，呼吸肌发育不全，咳嗽反射较弱
消化系统	出生时吞咽功能已完善，由于幽门括约肌较发达，易溢乳甚至呕吐，消化道尚不能分泌足够的淀粉酶	吸吮能力差，吞咽反射弱，脂肪消化吸收较差，胎粪排出常延迟。肝脏储备糖原能力差，易发生低血糖
循环系统	有健全的循环系统	有健全的循环系统

· 61 ·

续表

	足月儿	早产儿
泌尿系统	肾脏结构发育完善，但功能不成熟，肾小球滤过率低，浓缩功能差	肾脏浓缩功能更差，排钠分数高
血液系统	新生儿生理性贫血于出生2周出现，其定义为静脉血血红蛋白≤130g/L或毛细血管血红蛋白≤145g/L。肝脏维生素K储存量少，凝血因子Ⅱ、Ⅶ、Ⅸ、Ⅹ活性较低	白细胞和血小板稍低于足月儿，"生理性贫血"出现早，胎龄越小，贫血持续时间越长，程度越严重
神经系统	大脑皮质兴奋性低，睡眠时间较长	神经系统成熟程度与胎龄有关，胎龄越小，原始反射不完全或较难引出
体温	体温调节中枢功能不完善，体表面积大，易于散热，寒冷时，若保暖不当，可发生低体温、低血糖	棕色脂肪含量少，产热能力低下，寒冷时更易发生低体温，甚者皮肤硬肿
免疫系统	特异性免疫及非特异性免疫功能均不成熟，补体水平低，调理素活性低，白细胞趋化性及吞噬能力低下	特异性免疫及非特异性免疫功能均不成熟，呼吸道纤毛运动差，血-脑屏障不完善，更易发生感染

（三）足月儿及早产儿护理

1. 呼吸道管理 保持呼吸道通畅，早产儿仰卧时可在肩下放置软垫，避免颈部弯曲。有低氧血症时予以吸氧，动脉血氧分压应维持在6.7~9.3kPa（50~70mmHg）或经皮血氧饱和度90%~95%为宜。切忌给早产儿常规吸氧，以防吸入高浓度氧或吸氧时间过长导致早产儿视网膜病。

2. 保暖 出生后应立即用预热的毛巾擦干新生儿，根据不同取暖条件采取各种保暖措施，使得婴儿处于中性温度（在此温度中婴儿的代谢率和耗氧量最低）中。早产儿，尤其是出生体重 < 2000g 或低体温者，应置于暖箱中，并根据体重、日龄选择中性环境温度。置于暖箱中新生儿，要根据体表皮肤温度调整暖箱温度，为便于新生儿散热，暖箱温度不得高于体表温度。

3. 喂养 母亲身体健康，正常足月儿出生后半小时应抱至母亲处哺乳，以促进乳汁分泌，提倡按需哺乳。无母乳者可给予配方奶。早产儿应酌情尽早母乳喂养。足月儿生后应肌肉注射1次维生素 K_1 0.5~1mg，早产儿连用3天。

4. 预防感染 婴儿室应严格遵守消毒隔离制度。接触新生儿前应严格洗手；护理和操作时注意无菌；工作人员或新生儿患感染性疾病应立即隔离，防止交叉感染。

5. 皮肤、黏膜护理 ①勤洗澡，保持皮肤清洁。②保持脐带断端清洁干燥。③口腔黏膜不宜擦洗。④衣服宜质软，宽大。

6. 预防接种 ①卡介苗：生后3天接种。②乙肝疫苗：生后第1天、1个月、6个月时应各注射重组乙肝病毒疫苗1次。

第二节 新生儿黄疸

【西医临床导论】

新生儿黄疸是因胆红素在体内积聚而引起的皮肤、黏膜和巩膜的黄染。新生儿血中胆

扫码"学一学"

红素超过 5mg/dl（成人超过 2mg/dl）可出现肉眼可见的黄疸。当血中未结合胆红素过高时，可引起胆红素脑病，也称为核黄疸，一般多留有后遗症，严重者可导致死亡。

扫码"看一看"

一、新生儿胆红素代谢的特点

1. 胆红素生成增多　胆红素是血红素的降解产物，80% 来源于血红蛋白，约 20% 来源于肝脏、其他组织中的血红素和骨髓中红细胞前体。新生儿每日生成的胆红素量高于成人，因为新生儿红细胞寿命短（早产儿低于 60 天，足月儿 70～90 天，成人为 120 天），且血红蛋白的分解速度是成人的 1～2 倍。

2. 肝细胞处理胆红素能力低下　未结合胆红素进入肝细胞后，与 Y、Z 蛋白结合，在滑面内质网，形成水溶性、不易透过半透膜的结合胆红素，经胆汁排泄至肠道。新生儿出生时肝细胞内 Y 蛋白含量极低、活性差，故处理胆红素能力低下。

3. 白蛋白结合胆红素的能力不足　胆红素进入血循环，与血浆中白蛋白结合后，运送到肝脏进行代谢。刚娩出的新生儿常存在不同程度的酸中毒，可减少胆红素与白蛋白联结。早产儿胎龄越小，白蛋白含量越低，其结合胆红素的量也越少。

4. 肝细胞排泄胆红素的功能不成熟　新生儿出生时肝细胞排泄胆红素的能力不足，胆红素生成过多会引起胆红素排泄障碍，早产儿尤为突出，可出现暂时性的肝内胆汁淤积。

5. 肠肝循环特点　新生儿出生时肠道内无细菌，不能将结合胆红素还原成尿胆原类化合物随粪便或经肾脏排出，也增加了胆红素的回吸收。

总之，由于新生儿肠肝循环的特点及肝脏功能不成熟，胆红素生成增多，导致血胆红素浓度升高，临床易出现黄疸。

二、新生儿黄疸的发病原因及临床特点

传统分类中将其分为生理性黄疸及病理性黄疸。

1. 生理性黄疸　足月儿生后 2～3 天出现黄疸，4～5 天达高峰，7～10 天消退，最迟不超过 2 周；早产儿由于血浆白蛋白偏低，肝功能更不成熟，黄疸程度较重，黄疸消退慢，可延长到 2～4 周。

2. 病理性黄疸　可分为非感染性和感染性两大类（表 3-7、3-8）。

表 3-7　非感染性因素引起的黄疸

疾病	病因及临床特点
溶血性黄疸	我国以 ABO 血型不合最常见，主要发生在母亲为 O 型而胎儿为 A 型或 B 型者。其次为 Rh 血型不合引起的溶血病
胆管阻塞性黄疸	多因先天性胆道闭锁和先天性胆总管囊肿。黄疸呈进行性加重，大便变淡；腹部膨隆，肝脾肿大、腹壁静脉显露
母乳性黄疸	机制不明。患儿一般情况较好，暂停母乳 3～5 天黄疸减轻，在母乳喂养条件下，黄疸完全消退需 2～3 个月
其他	遗传疾病，如葡萄-糖-6 磷酸脱氢酶（G-6-PD）缺陷、球形红细胞增多症、半乳糖血症等；药物因素，如维生素 E 等药物可引起黄疸

表 3 - 8 感染性因素引起的黄疸

疾病	病因及临床特点
新生儿肝炎	多因巨细胞病毒、风疹病毒、单纯疱疹病毒、肠道病毒及乙型肝炎病毒等宫内感染所致。起病缓慢而隐匿，常在生后数天至数周内出现黄疸，黄疸持续加剧，可伴有食欲下降、呕吐、肝脏轻度至中度增大，脾脏肿大不显著
新生儿败血症	多为细菌感染。早期症状不典型，表现为精神欠佳，食奶量减少或不吃、不哭，很快进入嗜睡或烦躁不安等症状；若出现肝脾轻、中度肿大，出血倾向，休克，多脏器功能衰竭等则应高度怀疑本病的发生

三、诊断

（一）病史

部分母亲在孕期有病毒感染史，如产检发现有巨细胞病毒或风疹病毒感染。另外，母亲为 O 型血，而胎儿为 A 型或 B 型时，要警惕 ABO 血型不合性溶血病。

（二）临床表现（3 - 9）

表 3 - 9 黄疸的临床表现

	生理性黄疸	病理性黄疸
一般情况	良好	可伴有贫血、体温不正常、吃奶不好、大小便颜色异常
出现时间	生后 2~3 天	生后 24 小时内
血清胆红素	足月儿 <221 μmol/L （12.9mg/dl） 早产儿 <257 μmol/L （15mg/dl）	足月儿 >221 μmol/L （12.9mg/dl） 足月儿 >2 周，早产儿 >4 周
持续时间	足月儿 <2 周，早产儿 <4 周	早产儿 >257 μmol/L （15mg/dl）
黄疸程度	轻重不一，轻者仅限于面颈部，重者可延及躯干及四肢和巩膜	程度重，发展快，或退而复现

（三）辅助检查

1. 胆红素检测 诊断新生儿黄疸的重要指标，目前临床多采用经皮测胆红素仪来测量胆红素值。

2. 血常规 红细胞、网织红细胞、血红蛋白、有核红细胞计数在诊断新生儿黄疸时必须检查，溶血性黄疸可见红细胞、血红蛋白计数降低，网织红细胞计数升高。

3. 血型 疑有血型不合性溶血时应检查父母及新生儿的血型（包括 ABO 和 Rh 系统）。

4. 血、尿、脑脊液等培养 考虑感染引起的黄疸行此类检查。

5. 肝功能检查 测量血中结合胆红素、非结合胆红素及总胆红素的水平，ALT 是反应肝细胞损害较为敏感的指标，碱性磷酸酶在肝内胆道梗阻或有炎症时可增高。若以直接胆红素升高为主，考虑细菌或弓形虫、风疹病毒、巨细胞病毒和单纯疱疹病毒感染及肝炎、囊性纤维化、胆总管囊肿、胆道闭锁的可能。若以间接胆红素升高为主者，警惕胎胎输血、母胎输血、脐带延迟结扎可能。

6. 红细胞脆性试验 怀疑黄疸由于溶血引起，但又排除了 ABO 和 Rh 溶血病，可行此项检查。若脆性增高，考虑遗传性球形红细胞增多症，自身免疫性溶血等。

7. 超声 腹部 B 超为无损性诊断技术，特别适用于新生儿。胆道系统疾病时，如胆总管扩张、胆管囊肿、胆结石、胆管闭锁、胆囊缺如等都可显示病变情况。

四、治疗

治疗原则：首先重视病因治疗，其次降低血中未结合胆红素浓度，防止胆红素脑病的发生。

（一）一般治疗

1. 新生儿肝炎　保肝治疗为主，供给充分的热量及维生素，禁用对肝脏有毒的药物。

2. 新生儿败血症　详见第三章第三节。

3. 母婴血型不合引起的溶血性黄疸　有换血指征者及早行换血疗法以阻断溶血。

4. 先天性胆道闭锁　强调早期诊断，早期手术治疗。

5. 其他　注意预防低血糖、低体温，纠正缺氧、贫血、水肿和心力衰竭等。

（二）对症治疗

1. 光照疗法　简称光疗，是降低血清未结合胆红素简单而有效的方法。光疗通过转变胆红素产生异构体，使胆红素从脂溶性转变为水溶性，不经过肝脏的结合，经胆汁或尿排出体外。

2. 药物治疗　①供给白蛋白：输血浆每次 10～20ml/kg 或白蛋白 1g/kg，以增加其与未结合胆红素的联结，减少胆红素脑病的发生。②纠正代谢性酸中毒：应用 1.4% 的碳酸氢钠提高血浆 pH，有利于未结合胆红素与白蛋白的联结。

3. 换血疗法　换出血中部分游离抗体和致敏红细胞，减轻溶血；换出血中大量胆红素，防止发生胆红素脑病；纠正贫血，改善携氧，防止心力衰竭。

【中医临证通论】

本病中医称为"胎黄"或"胎疸"，早在《诸病源候论·小儿杂病诸候·胎疸候》中就有记载曰："小儿在胎，其母脏气有热，熏蒸于胎，至生下小儿，体皆黄，谓之胎疸也"。《证治准绳·幼科·胎黄》曰："小儿生下遍体皆黄，状如金色，身上壮热，大便不通，小便如汁，乳食不思，啼哭不止，此胎黄之候也。皆因母乳受湿热，而传于胎也"。初步阐明了胎黄的症状和产生的原因。胎黄除与先天胎禀因素有关外，还与分娩过程及后天感邪等多种因素有关。

一、病因病机

脾为土脏，其色为黄，喜燥恶湿，若湿热邪毒侵袭人体，必然影响脾的功能，湿热内蕴，气机受阻，脾失健运，肝失疏泄，胆液外溢而致发黄。

湿热熏蒸	孕母内蕴湿热传于胎儿，胎产之时或出生之后，感受湿热邪毒。湿热蕴脾，熏蒸肝胆，胆液外溢皮肤、面目，发为胎黄
寒湿阻滞	先天禀赋不足，脾阳虚弱，寒湿内生，或生后感受湿邪，寒湿困脾，阻滞气机，肝失疏泄、胆液外溢而发病
淤积发黄	湿邪内蕴，气机阻滞，脉络淤积，肝胆疏泄失常，胆液外溢发为胎黄；或因胎儿先天缺陷，胆道阻塞，胆液淤积于里，泛溢肌肤而发病

二、辨证论治

（一）辨证要点

首先辨生理性和病理性。病理性胎黄需辨其阴阳。胎黄病程短，黄色鲜明如橘，舌苔黄腻者，多为阳黄；胎黄病程长，色泽灰暗，消退缓慢，大便色白，舌淡苔腻者，为阴黄；胎黄色泽鲜明伴有神昏、抽搐、角弓反张者，系胎黄动风，急需抢救；胎黄伴有肝脾明显肿大，腹壁青筋暴露者，亦属于阴黄范畴。

（二）治疗原则

生理性黄疸可自行消退，无须特殊治疗。阳黄，清热利湿退黄；阴黄，温中化湿退黄；淤积发黄，活血化瘀；胎黄动风，急需平肝熄风止惊。

（三）常见证型治疗

1. 湿热熏蒸证

证候	初生婴儿2~6天，出现面目及全身皮肤发黄，黄色鲜明如橘，小便短涩，黄如浓茶，或如栀子汁，大便秘结，唇红舌赤，苔黄厚腻，指纹紫
治法	清热利湿
主方	茵陈蒿汤（茵陈 大黄 栀子）
加减	发热烦躁，加水牛角、牡丹皮、生地黄、赤芍；呕吐，加竹茹、半夏；腹胀，加厚朴
推荐中成药	黄疸肝炎丸、茵栀黄口服液

2. 寒湿阻滞证

证候	黄疸日久不退，黄而晦暗，面色无华，四肢欠温，不思乳食，尿黄便溏，舌淡，苔白腻，指纹淡红
治法	温中化湿
主方	茵陈理中汤（茵陈 白术 党参 干姜 甘草）
加减	湿盛，加薏苡仁、茯苓、泽泻；寒重，加附子
推荐中成药	茵陈五苓丸

3. 感受邪毒证

证候	黄疸出现较晚，伴有发热，烦躁，甚则抽搐、昏迷、呕吐拒食、大便溏稀，舌红绛，苔黄，指纹紫滞且长，或透关射甲
治法	清热凉血，解毒透黄
主方	犀角散（水牛角 麦冬 白鲜皮 玉竹 黄芩 川大黄）
加减	神昏，加石菖蒲；便溏甚，去生地黄加白通草、车前草；抽搐，加安宫牛黄丸、紫雪丹
推荐中成药	安宫牛黄丸、紫雪丹

4. 气滞血瘀证

证候	黄疸色深而晦暗，皮肤瘀斑，胁下痞块，腹部胀满，尿黄便白，舌见瘀点，苔黄，指纹紫滞
治法	活血化瘀，消积退黄
主方	血府逐瘀汤（当归 生地黄 桃仁 红花 赤芍 川芎 柴胡 枳壳 桔梗 甘草 牛膝）
加减	肝脾肿大，加用丹参、川楝子；面色灰暗，加鸡血藤

三、预防与调护

（1）Rh 阴性血型妇女在流产或分娩 Rh 阳性血型胎儿后，应尽早注射相应的抗 Rh 免疫球蛋白，以中和进入母体血液中的 Rh 抗原。若孕妇有肝炎病史或既往娩出黄疸儿，二次妊娠时密切监测血中胆红素水平，并采取相应的预防措施。

（2）孕期注意饮食卫生，忌酒和辛热之品，婴儿出生后注意皮肤、脐部、臀部的清洁护理，避免损伤，防止感染。

（3）婴儿出生后应尽早开奶，促进胎便顺利排出，减少高胆红素血症的发生。

（4）婴儿出生后应注意皮肤的变化、观察黄疸出现的时间、程度、色泽，以及消退的时间，早发现，早干预。

（5）由于肉眼判断黄疸存在误差，所以临床医生要提高警惕，若患儿系早产儿，特别是母乳喂养的早产儿，易发生严重的高胆红素血症，应予以更严密的监测。

【中西医诊治思路与特点】

（1）本病的诊断通常依据临床表现及实验室检查确立。起病之初分析其病因进行治疗。①感染引起者，以抗感染为主。药物需早期、足剂量、足疗程。②溶血性因素引起的黄疸，血红蛋白计数下降幅度不显著时，可予以静脉人血丙种球蛋白阻断溶血。若溶血持续进行，Coombs 试验阳性，予以"O"型洗涤红细胞悬液纠正贫血。③患儿黄疸同时伴有低蛋白血症者，积极补充白蛋白。④黄疸伴有酸中毒时，可影响未结合胆红素与白蛋白的结合而加重黄疸，可予以纠酸。⑤对于早产儿，发现胆红素水平升高时，要积极进行干预，以防胆红素脑病的发生。⑥为防止胆红素从肠道吸收，新生儿出生后提早喂奶，尽快排胎粪。若胎粪排除不畅者，可予以中药灌肠协助排便。

（2）新生儿黄疸诊治过程中的注意事项。①必须认识到肉眼判断黄疸不准确，尤其对于深肤色的新生儿。②对于存在高胆红素血症患儿，出院前应对新生儿胆红素水平进行系统评估。③对于高危新生儿，在出院时，建立健全的病例随访机制。④对于新生儿父母进行新生儿黄疸知识的宣教，早发现早治疗。

（3）对于新生儿胆道闭锁引起的梗阻性黄疸，目前手术治疗是首选的治疗方法。一般出生后 60 天左右是手术治疗的最佳时期，若拖延时间较久，导致胆汁性肝硬化，不能耐受手术，预后差。

（4）新生儿黄疸的治疗以病因治疗为主，根据不同病因采取相应的治疗措施，若并发胆红素脑病时，根据各期临床表现对症治疗。后遗症期可早期指导智能和运动发育的训练。

（5）胆红素脑病是引起脑瘫的重要原因之一，但本病是容易预防的新生儿脑损伤，故应及早治疗。

（6）新生儿黄疸治疗之时，若有溶血、酸中毒、低蛋白血症及梗阻因素存在时，以西医对症治疗为先。中药在利胆退黄方面有很多优势，若黄疸病程短，黄色鲜明如橘，可予以清热利湿退黄为主。对于病程较久，黄疸色泽灰暗者，予以温中化湿退黄。若黄疸持续不退，伴有肝脾肿大者，可予以活血化瘀类中药治疗。

（7）对于早产儿黄疸一定要引起重视，密切监测胆红素水平及临床表现，有指征行光疗者，及早治疗，以防胆红素脑病的发生。

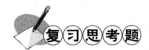

复习思考题

1. 新生儿黄疸光疗的指征是什么？

2. 如何预防新生儿胆红素脑病的发生？

3. 如何辨治新生儿黄疸？

第三节　新生儿败血症

扫码"学一学"

【西医临床导论】

新生儿败血症（neonatal septicemia）指新生儿期细菌侵入血液循环并在其中生长繁殖，产生毒素造成的全身性感染。其发病率占活产婴的 1%～8%，出生体重越轻发病率越高，早产儿可高达 164%，长期住院者可高达 300%。自抗生素应用于临床以后，本病的发生率明显降低。本病一旦发生，病情危重，应引起重视。

一、病因

我国常见的致病菌以葡萄球菌多见，其次是大肠埃希菌。若母亲妊娠及产时受到感染，或胎膜早破、产程延长、产前、产时入侵性检查以及新生儿有挤乳头、挤痈疖、脐部感染、长期静脉置管，气管插管，外科手术等，致病菌侵入血液循环，导致全身性感染。

二、诊断

（一）病史

多数胎膜早破史，症状出现前 1～2 周有脐部感染，表现为精神欠佳，食奶量减少，发热，黄疸等。

（二）临床表现

1. 全身表现

（1）一般情况　表现为精神食欲欠佳，哭声低弱，体温不稳定，且发展较快，较重，甚至短时间内即可出现神萎、嗜睡、不吃、不哭、面色苍白。

（2）黄疸　可为败血症的唯一表现，常为黄疸消退延迟，或 1 周后开始出现黄疸，黄疸迅速加重或退而复现，其他原因无法解释黄疸的，应怀疑本病的可能，严重时可发展为胆红素脑病。

（3）休克　休克常常是败血症病程发展到全身炎症反应综合征和（或）多器官功能衰竭的表现。患儿面色苍白，四肢冰凉，皮肤出现大理石样花纹，脉细而数，股动脉搏动减弱，毛细血管再充盈时间延长；肌张力低下，尿少，血压降低；严重时可出现 DIC。

2. 各系统的临床表现　见表 3－10。

表 3-10 新生儿败血症各系统的临床表现

系统	临床表现
皮肤、黏膜	脐周及其他部位蜂窝织炎，脓疱疮，甲床感染，硬肿症，皮下坏疽，瘀点、瘀斑
呼吸系统	气促、发绀、呼吸不规则甚至呼吸暂停
消化系统	厌食、腹胀、呕吐、腹泻，严重时可出现中毒性肠麻痹，后期可出现肝脾肿大
中枢神经系统	易合并化脓性脑膜炎，表现为嗜睡、易激惹、惊厥、前囟张力及四肢肌张力增高等
血液系统	可合并血小板减少，出血倾向，全身可见瘀点、瘀斑，甚至 DIC 贫血迅速加重提示有溶血或出血
泌尿系统	感染
其他	骨关节化脓性炎症及深部脓肿等

（三）辅助检查

1. 血培养 是诊断的"金标准"。须在使用抗生素前取静脉血作培养，必要时可取清洁中段尿培养。脑脊液、感染的脐部分泌物均可送培养。血培养阳性仅证实有细菌定植，检出病原菌或病原菌抗原方可确立败血症的诊断。

2. 外周血象 白细胞总数 $< 5 \times 10^9/L$，或 $> 20 \times 10^9/L$，出现核左移及细胞内中毒颗粒。

3. C-反应蛋白（CRP） 急性感染早期 6~8 小时后即可升高，$\geq 8 \mu g/ml$，有助于感染的早期诊断。一旦炎症控制，其血中水平即迅速下降，故在治疗过程中降低提示治疗有效。

4. 血清降钙素原（PCT） 细菌感染时，由细菌内毒素诱导产生，出现早于 CRP，较 CRP 和白细胞计数等临床常用指标有更高的特异性和敏感性。有效抗生素可迅速降低血PCT 水平。

三、治疗

（一）抗菌治疗

抗菌药物应用遵循以下原则。

（1）临床诊断败血症，在使用抗生素前收集各种标本，不需等待细菌学检查结果，即应及时使用抗生素。

（2）根据病原菌可能来源初步判断病原菌种，病原菌未明确前可选择既针对革兰阳性菌又针对革兰阴性菌的抗生素，可先用两种抗生素，掌握不同地区、不同时期有不同优势致病菌及耐药谱。国内因葡萄球菌最常见，故选用耐酶青霉素为宜。

（3）一旦有药敏结果，应作相应调整，尽量选用一种针对性强的抗生素，如临床疗效好，亦可暂不换药。

（4）疗程 7~14 天，链球菌及革兰阴性菌所致化脓性脑膜炎疗程 14~21 天。

（二）支持疗法

一般需静脉补液，纠正酸中毒及电解质失衡。注意保暖，黄疸较重者应及时行光疗，预防核黄疸。休克患者应用血浆或白蛋白扩容。

（三）其他治疗

1. 静脉注射免疫球蛋白 可提高 IgG 水平。尤适用于早产儿及严重感染者。

2. 交换输血 用新鲜肝素化全血（150~180ml/kg）可供给上述量的粒细胞，还可供给特异性抗体、补体；可去除感染的细菌、毒素和一些血凝物质，纠正异常凝血过程，消除 DIC 潜在危险。

3. 清除感染灶 脐炎局部用 3% 过氧化氢、2% 碘酒及 75% 乙醇溶液消毒，每日 2~3 次，皮肤感染灶可涂抗菌软膏。口腔黏膜亦可用 3% 过氧化氢或 0.1%~0.3% 依沙吖啶液洗口腔，每日 2 次。

【中医临证通论】

新生儿败血症，中医无此病名，本病属于"胎热、胎毒"范畴。《诸病源候论》："非其节而有其气……妊娠遇之，重者伤胎也"；《小儿药证直诀》："小儿在胎十月，食五脏血秽，生下则其毒当出"；《幼幼集成》："凡胎毒之发，如虫疥、流丹、湿疮、痈疖、结核，重舌木舌，鹅口疮，与夫胎热，胎寒，胎搐，胎黄之类是也……"。历来医家都认为本病是新生儿中危害很大的一种疾病，是新生儿常见的疑难重症。

一、病因病机

热毒、疮疖、疥癣、痘疹等病统称"胎毒"。胎毒可并发或引发此病。病因是孕妇食辛热、甘肥厚味，或生活调摄失宜，遗毒于胎；或初生儿皮肤受损，感受邪毒等因素所致。

初生儿脏腑娇嫩、藩篱疏薄，卫表不固，邪毒或从口鼻、或从皮肤而入，内侵营血，化热化火，邪陷心包。若正气旺盛，可见心肝两经病证；若正不胜邪，可致内闭外脱之证。

热毒内炽	邪毒入内，气分蕴热，故见发热，邪毒内蕴，肝胆失于疏泄，胆汁外溢，故见皮肤黄染
毒陷心肝	邪毒内入于血分，迫血妄行，故见皮肤、黏膜出血。热毒殃及心脉，引动肝风，导致肝风内动，故见神昏、抽搐。热邪搏结血分，瘀热互结，脉道不通，久则肝脾肿大
正虚邪陷	病邪进一步内侵，邪盛日甚而正气日伤，正虚邪盛，邪毒内陷，正不胜邪，故不吃不哭，体温不升，手足逆冷，甚至出现气息微弱，脉微欲绝之危证
气阴两虚	本病后期，邪毒耗伤气阴，余毒尚未清除，表现为低热不退，自汗盗汗等气阴亏虚之症

二、辨证论治

（一）辨证要点

本病在临床上病情轻重差别较大，在辨别轻重病情的同时，应结合卫气营血及脏腑辨证，根据邪正进退辨其虚实。若起病急骤，突然发热、黄疸，舌红或绛，苔黄，指纹紫滞，甚至出现紫斑，为热毒炽盛，气血两燔；若邪毒内窜厥阴，上蒙心窍，可引起抽搐、昏迷；若毒热传营，耗伤津液，则发热稽留，午后尤甚，舌光红而裂纹；若面色苍白，不吃不哭，四肢厥冷，体温不升，舌淡，苔白，指纹隐伏不显，为正虚邪陷；若低热、四肢不温，自汗盗汗，指纹紫淡，为气阴两虚。

（二）治疗原则

本病治疗早期以清热解毒为主，后期以益气养阴为主。

（三）常见证型治疗

1. 热毒内炽证

证候	精神萎靡，面色皮肤发黄，拒奶，或有轻度发热，舌质红，苔黄，指纹紫滞
治法	清热解毒
主方	黄连解毒汤（黄连　黄芩　黄柏　栀子）
加减	全身发黄，加茵陈、大黄；腹胀明显，加枳实、厚朴；发热，加石膏、牡丹皮

2. 毒陷心肝证

证候	高热抽搐，面色发灰，烦躁不安，甚则呼吸困难，皮肤紫癜，胁下癥块，舌质红绛，苔黄，指纹紫滞
治法	清热解毒，凉血清营
主方	清瘟败毒饮（生石膏　生地黄　水牛角　黄连　栀子　桔梗　黄芩　知母　赤芍　玄参　连翘　牡丹皮　鲜竹叶　甘草）
加减	神志昏蒙，加钩藤、石菖蒲

3. 正虚邪陷证

证候	面白唇紫，不吃不哭，四肢厥冷，体温不升，胁下癥块，舌淡苔白，指纹隐伏不显或透关射甲
治法	益气解毒，温阳固脱
主方	人参败毒散合参附汤（人参　羌活　独活　柴胡　前胡　川芎　枳壳　桔梗　茯苓　甘草　生姜　附子）
加减	上方常精简为：人参、附子、柴胡、川芎，加用升麻、细辛、桃仁、红花

4. 气阴两虚证

证候	病情进入恢复期，低热，四肢不温，自汗盗汗，手足心热甚于手足背，舌红少苔，指纹紫淡
治法	益气养阴，清热护胃
主方	生脉散合沙参麦冬汤（人参　麦冬　五味子　北沙参　玉竹　天花粉　扁豆　桑叶　生甘草）
加减	出汗较甚，加龙骨、牡蛎；低热不退，加青蒿、鳖甲

三、预防与调护

（1）孕期防治感染，避免宫内感染。

（2）分娩过程中要做到无菌操作。

（3）做好脐部、皮肤黏膜的护理，密切观察新生儿精神、食欲及体温情况。

（4）严格做好消毒隔离工作，避免继发感染及交叉感染。

【中西医诊治思路与特点】

（1）本病属于新生儿期疑难危重病症，根据典型的临床表现及血培养的结果诊断较易。部分病例临床表现不典型，仅以黄疸为主要表现，在排除引起黄疸的病因后，要考虑本病的可能。

（2）本病西医诊断的金标准为"血培养"找到致病菌，若患儿病史中有高危因素、临床症状体征、外周血常规改变、CRP增高显著等可考虑诊断为本病。

（3）本病在未明确病原菌的条件下，不同地区可根据经验选择抗生素种类，一般为两种抗生素联合使用，若药敏结果提示需更换抗生素种类，但临床疗效较佳时，可暂不调整抗生素种类；若选择的抗生素作用较差，可根据药敏结果调整。

（4）本病一旦确诊，以西医对症治疗为主，中医治疗为辅，尤其是患儿出现无法解释的黄疸时，在抗感染的同时，要积极干预治疗，以防胆红素脑病的发生。

（5）中医药扶正解毒在本病的治疗过程中有较好的辅治作用。

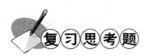

复习思考题

1. 怎样预防新生儿败血症？

2. 如何诊断新生儿败血症？

3. 中医如何辨治新生儿败血症？

扫码"学一学"

第四节 新生儿硬肿症

【西医临床导论】

新生儿硬肿症（scleredema）也称新生儿寒冷损伤综合征或新生儿冷伤，是新生儿危重症之一。多发生在寒冷季节或并发于早产儿及低出生体重儿、重症感染、窒息缺氧，表现为低体温和皮肤硬肿，重症可发生多器官功能损害。近年来，随着医疗条件改善及诊疗技术的提高，本病的发生率较过去显著降低。

一、病因病理

1. 新生儿体温调节功能低下 新生儿体温调节中枢发育不成熟，体表面积大，易于散热，能量贮备少，产热不足，尤以早产儿、低出生体重儿和小于胎龄儿更为明显。

2. 寒冷损伤 本病多发生在寒冷地区和季节，寒冷是引起本病的重要病因。寒冷导致的低体温及其引起的各器官系统功能障碍是本病的主要病理改变和致死因素。

3. 皮下脂肪组成特点 新生儿皮下白色脂肪组织的饱和脂肪酸含量比不饱和脂肪酸多，饱和脂肪酸熔点高，当体温低下时，皮脂易发生硬化。

4. 感染 严重新生儿感染性疾病，如重症肺炎、化脓性脑膜炎、败血症、感染性腹泻等可伴发硬肿症。

二、诊断

（一）病史

多数病例主要发生在冬、春寒冷季节，我国北方各省冬季气温较低，故发生率和死亡率较高，也可因感染或其他因素发生于夏季和南方地区。本病多发生于生后 1 周内的婴儿，特别是早产儿、低出生体重儿和小于胎龄。

（二）临床表现

1. 低体温 新生儿低体温是本症主要表现之一。全身或肢端冰凉，体温常低于 35℃，严重者可在30℃以下。低体温患儿中以早产儿和低出生体重儿居多。

2. 硬肿　皮肤紧贴皮下组织，不易提起，严重时肢体僵硬，不能活动，触之如硬橡皮样，皮肤呈紫红或苍黄色。水肿指压呈凹陷性，主要出现在皮肤或皮下脂肪硬化部位。硬肿为对称性，累及的多发部位顺序依次为下肢、臀部、面颊、上肢、背、腹、胸等，而眼皮、手心、足底、阴囊和阴茎背部等处因皮下脂肪很少或缺乏，故不发生。

3. 器官功能衰竭　本病早期常有患儿不吃、不哭等反应低下表现。随着体温降低，硬肿出现或加重，可伴有循环障碍、DIC、肺出血、急性肾衰竭以及酸碱、电解质失衡和内分泌调节紊乱等多系统功能损害表现。新生儿硬肿症病情分度见表3-11。

表3-11　新生儿硬肿症病情分度

病情分度	体温	肛-腋温差	硬肿范围	器官功能改变
轻	>35℃	正值	<20%	无或轻度功能低下
中	<35℃	0或正值	20%~50%	功能损害明显
重	<30℃	负值	>50%	器官功能衰竭、DIC

（三）辅助检查

根据需要检测动脉血气，监测血糖、钠、钾、钙、磷、尿素氮或肌酐，进行心电图、胸部X线检查等。

三、并发症

本病可引起全身多器官、多系统损害，表现为功能低下、代谢紊乱和脏器功能衰竭。DIC可致出血倾向和血凝时间、血小板计数、纤维蛋白原定量、凝血酶时间、纤维蛋白降解产物及末梢血红细胞形态发生改变。部分病例合并有代谢性酸中毒。

四、鉴别诊断

见表3-12。

表3-12　新生儿硬肿症的鉴别诊断

疾病	鉴别
新生儿水肿	局限性水肿常发生于女婴会阴部，早产儿水肿常见下肢凹陷性水肿，有时延及手背、眼睑或头皮，多可自行消退
新生儿皮下坏疽	多见于寒冷季节，有难产史，常常发生于身体受压（枕、背、臀部）部位，表现为局部皮肤变硬、略肿、发红、边界不清楚并迅速蔓延，病变中央初期较硬以后软化，先呈暗红色逐渐变为黑色，重者可伴有出血和溃疡，亦可融合成大片坏疽

五、治疗

本病目前主要的治疗方法以复温、防止并发症及对症治疗为主。

（一）一般治疗

1. 复温　产热良好，用暖箱复温，患儿置入预热至30℃的暖箱内，使患儿6~12小时内恢复正常体温。乡村、基层医疗单位可用热水袋、热炕、电热毯包裹或母怀取暖等方法，如无效立即转上级医院。重度低体温<30℃或产热衰竭，先以高于患儿体温1~2℃的暖箱

温度开始复温，每小时提高箱温 1℃，于 12~24 小时内恢复正常体温。

2. 热量补充 早产儿伴有产热衰竭者适当增加热量。给予经口、部分或完全肠外营养，重症伴有少尿、无尿或明显心肾功能损害者，应严格限制输液速度和液体量。热量开始按每天 209kJ/kg，逐渐增至 418.4~502kJ/kg。静脉滴注葡萄糖注射液每分钟 4~6ml/kg，液量按 60~80ml/（kg·d）给予。

3. 纠正器官功能紊乱

（1）循环障碍 有微循环障碍或休克体征及时扩容，纠正酸中毒。

（2）DIC 经化验确定为 DIC 及高凝状态，立即用肝素，首次剂量 1ml/kg，随后 6 小时候按 0.5~1ml/kg 给予。若病情好转，改为每 8 小时 1 次，逐渐停用。

（3）急性肾衰竭 少尿或无尿可给呋塞米，每次 1~2mg/kg，并严格限制液量。

（4）肺出血 一经确立早期给予气管内插管，进行正压呼吸治疗。

4. 控制感染 可根据感染菌株选用青霉素、氨苄西林钠、头孢菌素等，对新生儿肾脏有毒副作用的药物应慎用。

【中医临证通论】

新生儿硬肿症属于中医的"胎寒"、"五硬"范畴。隋代《诸病源候论》指出其病因为"儿在胎之时，母取冷过度，冷气入胞，令儿著冷"。《保婴撮要》中说："五硬者，仰头取气，难以动摇，气壅作痛，连于胸膈，脚手心冷而硬，此阳气不营于四末也"。论述了新生儿硬肿症是外感寒邪、阳气虚衰致病。

一、病因病机

初生小儿本为稚阴稚阳之体，尤其是双胎儿、早产儿先天禀赋不足，阳气虚弱，此为本病的内因，小儿初生，特别是早产儿，若护养保暖不当，复感寒邪，内外相合，寒邪直中脏腑，寒凝则气滞，气滞则血凝血瘀，肌肤硬肿。

感受寒邪	先天禀赋不足，或先、后天感寒，寒邪直中脏腑，阳气受损，致寒邪凝滞。寒凝则气滞血瘀，产生肌肤硬肿
肾阳虚弱	先天禀赋不足，阳气虚弱；或寒邪直中脏腑，脾肾阳气损伤，四末失养，故身冷肢厥。阳虚寒凝，气滞血瘀，故见肌肤僵硬，肤色紫暗。严重者血络瘀滞血不循经而外溢，故见皮下瘀斑。阳气虚极，心肺功能衰竭，可见气息微弱，全身冰冷，脉微欲绝之危症

二、辨证论治

（一）辨证要点

辨寒、虚、瘀：若患儿全身皮肤欠温，肌肤硬肿，四肢僵硬，体温下降较慢，全身硬肿范围较小，多属寒证；若体温低而不升，患儿反应低下，全身硬肿范围大，属于虚证；若硬肿皮肤色泽紫暗，属于血瘀证。

（二）治疗原则

本病的治疗主要以温阳散寒、活血化瘀为主。早期以温阳散寒为主，后期以活血化瘀为主，若患儿皮肤出现出血倾向时，应用活血化瘀之法之时要慎重，但复温应贯穿本病治疗始终。

（三）常见证型治疗

1. 寒凝血瘀证

证候	反应尚可，哭声较低，全身皮肤欠温，四肢发凉，硬肿以臀、小腿、臂、面颊为甚，难以捏起，硬肿色暗红，青紫，指纹紫滞
治法	温经散寒，活血通络
主方	当归四逆汤（当归　桂枝　白芍　细辛　炙甘草　通草　大枣）
加减	硬肿由四肢波及全身，加桑枝、郁金、鸡血藤；寒甚，加制附子、干姜

2. 阳气虚弱证

证候	反应较差，全身冰冷，僵卧少动，肌肤板硬而肿，吸吮困难，面色苍白，范围波及全身，皮肤暗红，尿少或无。唇舌色淡，指纹淡红不显
治法	益气温阳，通经活血
主方	参附汤合补阳还五汤（人参　制附子　黄芪　当归　赤芍　地龙　川芎　桃仁　红花）
加减	本方常加桂枝、细辛，肤色紫暗加鸡血藤、丹参

三、预防与调护

（1）做好孕期保健，尽量避免早产、低出生体重儿。

（2）寒冷季节出生的婴儿注意防寒保暖，同时避免出现产伤、窒息，及时治疗诱发寒冷的各种疾病。

（3）供给做够的热量，经常检查皮肤及皮下脂肪软硬情况，早产儿、吸吮力差者可用滴管喂奶，必要时鼻饲，或静脉营养。

【中西医诊治思路与特点】

（1）本病依据病史及低体温、皮肤硬肿和多系统功能损害等典型的临床表现诊断较易。常需与新生儿水肿鉴别，前者水肿部位局限，可自行消退。

（2）诊断明确后，积极复温是治疗本病的关键。基层医疗单位可用热水袋、热炕等取暖，但要注意避免烫伤患儿皮肤。

（3）复温同时要注意患儿热量的补充，本病经积极治疗可预防并发症的发生，如治疗过程中患儿有少尿、无尿或心肾功能损害者，要严格限制液量及输液速度。

（4）病情较危重出现 DIC 时，积极行抗凝治疗。本病治疗时急则治其标，以西医复温及营养对症治疗为主，出现微循环障碍及酸中毒时，积极扩容纠酸治疗。中医治疗适用于本病轻证，辨证属于寒凝血涩者，以温阳散寒为主。

（5）新生儿硬肿症发病虽已减少，但保暖措施不当时本病仍有较高的发病率，故早期一定要保暖治疗。

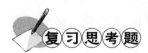

复习思考题

1. 新生儿硬肿症复温方法有哪些？

2. 如何预防新生儿硬肿症？

3. 如何辨治新生儿硬肿症？

扫码"学一学"

第五节 新生儿缺氧缺血性脑病

【西医临床导论】

缺氧缺血性脑病（hypoxic – ischemic encephalopathy，HIE）是指各种围生期窒息所引起的大脑部分或完全缺氧、脑血流减少或暂停而导致胎儿或新生儿脑损伤，严重者可造成永久性神经功能损害，是引起新生儿急性死亡和慢性神经系统伤残的常见原因之一。本病的发病率早产儿明显高于足月儿。我国新生儿缺氧缺血性脑病的发生率为活产儿的 3% ~ 6%，其中 15% ~20% 在新生儿期死亡，存活者中 25% ~30% 可能留有不同类型和程度的远期后遗症，成为危害我国儿童生活质量的重要疾病之一。

一、病因病理

围生期窒息是引起新生儿缺氧缺血性脑病的主要原因。另外，出生后肺部疾患、心脏病变及严重失血或贫血也可造成脑损伤。病变范围和分布主要取决于损伤时脑成熟度、严重程度及持续时间。

（一）脑水肿

当缺氧发生并持续存在，由于细胞能量代谢衰竭，ATP 生成减少，使细胞内外离子紊乱，导致脑水肿。脑水肿为缺氧缺血后早期主要的病理改变，严重者脑水肿不可逆，进入神经元坏死阶段。

（二）神经元坏死

严重缺氧、神经元坏死是短时间内发生的，称为"急性坏死"。常见部位为大脑皮质、基底核、脑干、小脑。

（三）出血

与缺氧后酸中毒、脑血管内皮损伤、小血管渗透性增加以及脑内血流动力学改变、静脉压力增高等因素有关。新生儿缺氧缺血性脑病伴发的颅内出血以原发性蛛网膜下隙出血最为多见。

（四）脑梗死

在缺氧后由于脑血流动力学改变，特别是脑血管痉挛，可以造成某一区域血供障碍、灌注减少而发生脑梗死。

二、发病机制

缺氧后，一系列病理生理过程"瀑布"式地发生，多种发病机制交互作用，逐渐导致不可逆的脑损伤。

（一）脑血流改变

窒息早期，体内血液重新分布，首先保证脑的血液供应，脑血流量明显增加。随着缺氧缺血时间延长，心功能受损导致全身血压下降，使脑血流减少。

（二）脑组织代谢改变

脑组织所需的能量来源于葡萄糖氧化，缺氧时无氧糖酵解增加，乳酸增加，ATP 产生减少，细胞膜钠泵、钙泵功能不足，使钠、钙离子与水进入细胞内，造成细胞毒性脑水肿。

三、诊断

（一）病史

多数病例有围产期窒息史。

（二）临床表现

1. 症状

（1）意识障碍　表现为不同程度的兴奋与抑制交替。易激惹，肢体颤抖，睁眼时间长，凝视等。嗜睡，失去正常的睡眠觉醒周期，大部分时间在睡眠中，饥饿不会自然醒来，甚至昏迷。

（2）颅内压增高　随脑水肿加重，表现为前囟张力增高，颅缝分离。严重颅内压升高时常伴呼吸异常和不同形式的惊厥。

（3）肌张力异常　如增强，常表现为肢体过度屈曲，被动活动阻力增高，下肢往往重于上肢，严重时表现为过伸。

（4）原始反射异常　主要是吸吮、拥抱反射，轻时表现为活跃，重时减弱、消失。

（5）脑干症状　重度脑病多出现，如中枢性呼吸衰竭、呼吸节律不整、呼吸暂停。瞳孔对光反射迟钝或消失，也可出现眼球震颤等表现。

2. 体征　出生后不久出现神经系统的症状，并持续至 24 小时以上。如出现意识改变（过度兴奋、嗜睡、昏迷）、肌张力改变（增高或减弱）、原始反射异常（吸吮、拥抱反射减弱或消失）。病重时可有惊厥、脑干症状（呼吸节律改变、瞳孔改变、对光反应迟钝或消失）和前囟张力增高。

（三）辅助检查

1. 血气分析　出生时即进行血气分析，了解宫内缺氧状况，初步判断缺氧及酸中毒的程度。

2. 生化检查　可定时测定血糖、血钠、血钙等，缺氧酸中毒后上述指标会降低。心肌酶谱及肌钙蛋白、肌酐、血尿素氮水平升高。

3. 磷酸肌酸激酶脑型同工酶检查　脑组织损伤后，磷酸肌酸激酶在血及脑脊液中均可敏感反应。

4. 脑电生理检查　最常用的是脑电图，在生后 1 周内进行。表现为脑电活动延迟、异常放电、缺乏变异、背景活动异常（以低电压和爆发抑制为主）等。

5. 颅脑超声　可在缺氧缺血性脑病病程早期（72 小时）开始检查。有助于了解脑水肿，脑室内出血，基底核、丘脑损伤和脑动脉梗死的病变情况。

6. 头颅 CT　待患儿生命体征平稳后检查，一般以生后 4～7 天为宜。脑水肿时，可见脑实质呈弥漫性低密度影；脑梗死表现为相应供血区呈低密度影。有病变者 3～4 周后应复查。

四、鉴别诊断

见表 3 - 13。

表 3 - 13　新生儿缺氧缺血性脑病的鉴别诊断

疾病	鉴别
电解质紊乱	低钠血症、高钠血症等均可引起惊厥，病史中可寻找到电解质紊乱的原因
颅内出血和产伤	严重的蛛网膜下隙出血，脑实质出血可出现惊厥，影像学可以鉴别
遗传代谢性疾病	往往惊厥频繁发作，难以控制，经代谢相关检查确诊

五、治疗

有围产期窒息史，及早治疗，最迟不得超过 48 小时。

（一）一般治疗

（1）维持良好的通气、换气功能，使血气和 pH 保持在正常范围。

（2）维持各脏器血流灌注，使心率、血压保持在正常范围。

（3）维持血糖水平在正常水平，以保持神经细胞代谢所需能量。

（二）对症治疗

1. 控制惊厥　首选苯巴比妥，负荷量20mg/kg，12 小时后给予维持量5mg/（kg·d）。

2. 降颅压　有颅内压升高者，及时应用甘露醇，宜小剂量 0.25～0.5g/kg，静脉推注，酌情 6～12 小时 1 次，必要时加用呋塞米 0.5～1mg/kg，争取 2～3 天内使颅内压明显下降。重度患儿临床出现呼吸节律异常，瞳孔改变，可应用纳洛酮，剂量 0.05～0.1mg/kg，静脉注射。

【中医临证通论】

本病中医古籍中无相关记录，属于中医学"惊风"、"胎惊"、"胎痫"的范畴。

一、病因病机

本病的病因有先天和后天两个方面。先天因素为父母精血亏损，或孕期调护失宜，损伤胎元之气。后天因素主要是分娩不顺，导致窒息，使胎儿颅脑损伤。本病与五脏虚损有关，以脾、肝、肾三脏关系最为密切。

脾	脾乃后天之本，气血生化之源，脾气虚，不能上荣于心，神失所养，智能不开，思维迟钝
肝	肝藏血，主筋，出谋略。肝血不足，血不养脑，神志失职，血虚生风，虚风内动则拘急或弛缓
肾	肾主骨生髓，上充于脑，藏志，出技巧，为生长发育之根本。肾气虚损，脑髓空虚，大脑失养，临床上则可表现为大脑迟钝，目光呆滞，肢体活动不协调

二、辨证论治

（一）辨证要点

重在辨轻重。初起之时，哭闹不安，动则惊恐，肢体拘紧，下颌抖动，舌质淡红，指纹在风关内者，病情轻微；若肢体松软或拘紧，惊搐频作，四肢厥冷，舌质淡白或紫暗，指纹透关射甲，病情危重。

（二）治疗原则

轻中度以气血不足，瘀血阻络为主者，治宜益气养血，活血化瘀，安神定惊；脾肾阳虚为主者，温补脾肾，活血化瘀；阳气虚脱者，当以回阳固脱为主。

（三）常见证型治疗

1. 风邪内动证

证候	生后即哭闹不安，动则惊恐，声响即动，肢体拘紧，下颌抖动，吮乳如常，面色虚白，前囟不填，舌质淡红，指纹在风关内
治法	安神定惊
主方	钩藤汤（钩藤、川芎、当归、茯神、茯苓、白芍、木香、大枣、甘草）
加减	惊恐，加蝉蜕、防风；面色苍白，加熟地黄、川芎

2. 气虚胎惊证

证候	生后嗜睡，反应淡漠，肢体松软，时而手足抽掣，翻眼，肌紧握拳，面青缩腮，前囟稍填，舌质暗红，指纹达风关以上
治法	益气定惊
主方	参蛤散（人参　蛤蚧）
加减	嗜睡，加石菖蒲、郁金；抽搐，加钩藤、牡蛎；腹泻，加车前子、泽泻

3. 阳气衰脱证

证候	生后昏睡或呈昏迷状，肢体松软或拘紧，惊搐频作，一啼气绝，遍体皆紫，复时四肢厥冷。前囟满填，舌质淡白或紫暗，指纹可达命关
治法	开窍定惊，回阳救逆
主方	苏合香丸合参附汤（人参　附子）
加减	惊搐频作，加钩藤、天麻；四肢厥冷，加桂枝、细辛

三、预防与调护

（1）避免近亲结婚，注意孕期保健，尽量避免高危因素。

（2）做好产前检查，正确指导孕妇分娩，加强产程监控，防止产伤。对体重较大、头盆不称或胎位异常者，及时实施剖宫产。

（3）有后遗症的患儿，尽早合理功能训练。

【中西医诊治思路与特点】

（1）本病依据围生期窒息病史及意识障碍、肌张力异常、原始反射异常、颅内压增高及脑干症状诊断较易。反之，若临床表现不典型者，诊断较困难。一般根据病史、体格检查及颅内 B 超与 CT 协助诊断。掌握详细的围生期窒息病史对于该病早期诊断与治疗至关重要。

（2）治疗的重点是预防并发症的发生，本病的后遗症为脑瘫，严重影响患儿生活质量，故要早发现、早治疗。对于已有脑瘫的患儿，及早进行康复训练，以提高患儿的生活质量。

（3）诊断明确者，降低颅内压，改善脑部微循环，对于早产儿，治疗过程中要注意能量的补充，使得血糖维持在正常范围，以保证脑组织能量供应，若能量不足，无氧降解加速，会加重脑缺氧使得病情加重。

（4）在本病治疗过程中应遵循急则治其标的原则应以西医治疗为主，中医治疗为辅，急性期以对症支持、抗惊厥、降低颅压治疗，病情稳定后及早行康复及智能训练，有利于促进脑功能的恢复，减少后遗症。

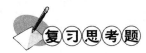 **复习思考题**

1. 新生儿缺氧缺血性脑病治疗过程中根据哪些指标判断病情？

2. 新生儿缺氧缺血性脑病治疗时何时选用营养脑细胞的药物？

3. 中医辨治新生儿缺氧缺血性脑病有何优势？

（王君霞 常 克）

扫码"练一练"

第四章　呼吸系统疾病

🖙 **要点导航**

本章主要介绍呼吸系统解剖、生理、免疫学特点及相关检查，讲解呼吸系统常见的疾病。要求掌握急性上呼吸道感染、肺炎、支气管哮喘的诊断要点与辨证论治；熟悉上呼吸道感染、肺炎、支气管哮喘的病因病理；了解急性上呼吸道感染及反复呼吸道感染的定义、急性扁桃体炎及支气管炎的诊断要点及中西医治疗、肺炎、支气管哮喘的定义及发病特点。

第一节　小儿呼吸系统解剖、生理、免疫学特点及相关检查

小儿呼吸道疾病包括上、下呼吸道急、慢性炎症，呼吸道变态反应性疾病，胸膜疾病，呼吸道异物，先天畸形及肺部肿瘤等，其中以急性呼吸道感染最为常见。小儿时期易患呼吸道疾病，与呼吸系统的解剖生理特点密切相关。

呼吸系统以环状软骨下缘为界，分为上、下呼吸道。上呼吸道包括鼻、鼻窦、咽、咽鼓管、会厌及喉；下呼吸道包括气管、支气管、毛细支气管、呼吸性细支气管、肺泡管及肺泡。

扫码"学一学"

一、解剖特点

见表 4 - 1。

表 4 - 1　小儿呼吸系统解剖特点

部位	解剖特点	发病特点
鼻	鼻腔相对狭窄，位置较低，婴幼儿鼻黏膜柔嫩并富有血管	感染时黏膜肿胀，易造成堵塞，导致呼吸困难或张口呼吸
鼻窦	新生儿上颌窦和筛窦极小，2 岁以后迅速增大，至 12 岁才充分发育。额窦 2～3 岁开始出现，12～13 岁时才发育。蝶窦 3 岁时才与鼻腔相通，6 岁时很快增大	由于鼻窦黏膜与鼻腔黏膜相连续，鼻窦口相对大，故急性鼻炎常累及鼻窦，易发生鼻窦炎
鼻泪管和咽鼓管	婴幼儿鼻泪管短，开口接近于内眦部，瓣膜发育不全；婴儿咽鼓管较宽，直而短，呈水平位	鼻腔感染常易侵入结膜引起炎症；鼻咽炎时易致中耳炎
咽及扁桃体	咽部较狭窄且垂直，扁桃体包括咽扁桃体及腭扁桃体，前者又称腺样体，6 个月已发育，位于鼻咽顶部与后壁交界处；后者 1 岁末才逐渐增大，4～10 岁发育达高峰，14～15 岁开始退化	扁桃体炎常见于年长儿，婴儿则少见。严重的腺样体肥大是小儿阻塞性睡眠呼吸暂停综合征的重要原因

续表

部位	解剖特点	发病特点
喉	喉部呈漏斗形，喉腔较窄，声门狭小，软骨柔软，黏膜柔嫩而富有血管及淋巴组织	喉部轻微炎症可引起声音嘶哑和吸气性呼吸困难，出现吸气性三凹征
气管及支气管	较成人短且较狭窄，黏膜柔嫩，血管丰富，软骨柔软，缺乏弹力组织，黏液腺分泌不足，纤毛运动较差。毛细支气管平滑肌在生后 5 个月以前薄而少，3 岁以后才明显发育	易感染，感染后容易因充血、水肿导致呼吸道不畅。右支气管短而粗，故异物较易进入。小婴儿呼吸道梗阻主要是黏膜肿胀和分泌物堵塞引起
肺	肺泡数量较少且面积小、弹力纤维发育较差，血管丰富，间质发育旺盛，致肺含血量多而含气量少	易感染，感染后易致黏液阻塞，引起间质炎症、肺气肿和肺不张等
胸廓	婴幼儿胸廓较短，前后径相对较长，呈桶状；肋骨呈水平位，膈肌位置较高，胸腔小而肺脏相对较大；呼吸肌发育差	呼吸时，肺不能充分扩张、通气和换气，易致缺氧和 CO_2 潴留；小儿纵隔体积相对较大，周围组织松软，胸腔积液或气胸时易致纵隔移位

二、生理特点

（一）呼吸频率与节律

小儿新陈代谢旺盛，需氧量大，受胸廓解剖特点限制，其肺脏容量约为成人的 1/6，为满足机体需要，只有通过增加呼吸频率来进行代偿。故年龄越小，频率越快。新生儿及生后数月的婴儿，呼吸中枢尚不成熟，呼吸调节功能差，可出现呼吸节律不整、间歇、暂停等现象。

（二）呼吸类型

婴幼儿呼吸肌发育不全，胸廓活动范围小，呼吸时肺主要向膈肌方向扩张而呈腹膈式呼吸。随年龄增长，站立行走后，膈肌和腹腔脏器下移，肋骨由水平位变为斜位，呼吸肌逐渐发达，开始出现胸腹式呼吸，7 岁以后以胸腹式呼吸为主。

（三）呼吸功能的特点

1. 肺活量 肺活量受呼吸肌强弱、肺组织和胸廓弹性、气道通畅程度影响。小儿肺活量为 50～70ml/kg。安静状态下，年长儿仅用肺活量的 12.5% 来呼吸，婴幼儿则需用 30% 左右。发生呼吸障碍时其代偿呼吸量最大不超过正常的 2.5 倍，而成人可达 10 倍，婴幼儿呼吸功能储备量较小，更易发生呼吸衰竭。

2. 潮气量 为安静呼吸时每次呼出或吸入的气量。小儿潮气量约为 6～10ml/kg，仅为成人的 1/2，年龄越小，潮气量越小。

3. 每分通气量和气体弥散量 前者按体表面积计算与成人相近；后者按单位肺容积计算与成人相近。

4. 气道阻力 由于气道管径窄、小，其气道阻力大于成人，发生喘息的概率较高。以后随年龄增长，气道管径逐渐增大，气道阻力递减。

三、呼吸系统免疫特点

小儿呼吸系统的非特异性和特异性免疫功能均较差。在非特异性免疫方面：婴儿缺乏鼻毛，咳嗽反射及纤毛运动功能差，难以有效阻挡或清除吸入的尘埃、异物颗粒。在特异性免疫方面：婴幼儿时期肺泡吞噬细胞功能不足，辅助性 T 细胞功能暂时性低下，分泌型 IgA、IgG 含量低。此外，溶菌酶、干扰素、补体、乳铁蛋白等的数量和活性均不足，故易患呼吸道感染。

四、常用检查方法

（一）体格检查

1. 视诊

（1）呼吸频率改变　呼吸频率增快是呼吸困难的第一征象，年龄越小越突出。此外，呼吸频率减慢或节律不规则也是危险征象。

（2）发绀　分为末梢性发绀和中心性发绀。前者指血流较慢，动、静脉氧差较大的部位（如肢端）的发绀；后者指血流较快，动、静脉氧差较小的部位（如舌、黏膜）的发绀。中心性发绀较末梢性发绀发生晚，但更有意义。

（3）三凹征　吸气性呼吸困难时，出现胸骨上窝、肋间隙和剑突下在吸气时向内凹陷，见于上呼吸道梗阻或严重肺部病变。

2. 听诊　小儿胸壁薄，呼吸音容易听到，较成人明显，应注意听呼吸音的强弱及有无啰音。

（1）啰音　小婴儿因呼吸浅快，啰音常不明显，可刺激其啼哭后在吸气末闻及。听诊时应注意听腋下、肩胛间区及肩胛下区，肺炎时这些位置较易闻及湿性啰音。不固定的中、粗湿啰音常来自支气管的分泌物，常见于气管炎。部位固定的中、细湿啰音多来自肺泡内的分泌物，提示肺部炎症，在吸气相，尤其是深吸气末时较易闻及。

（2）哮鸣音　哮鸣音常于呼气相明显，提示细小支气管梗阻。

（3）吸气喘鸣　吸气时出现喘鸣音，伴吸气延长，是上呼吸道梗阻的表现，常见于喉炎。

（4）呼气喘息　呼气时出现喘鸣音，伴呼气延长，是下呼吸道梗阻的表现，多见于哮喘。

3. 其他　小婴儿呼吸困难时常有呻吟、鼻翕和口吐泡沫等表现。

（二）血气分析

反映气体交换和血液的酸碱平衡状态，为诊断和治疗提供依据。小儿血液气体分析正常值见表 4-2。

表 4-2　小儿血液气体分析正常值

项目	新生儿	~2 岁	>2 岁
pH	7.35~7.45	7.35~7.45	7.35~7.45
PaO_2（kPa）	8~12	10.6~13.3	10.6~13.3
$PaCO_2$（kPa）	4.00~4.67	4.00~4.67	4.67~6.00
HCO_3^-（mmol/L）	20~22	20~22	22~24
BE（mmol/L）	-6~+2	-6~+2	-4~+2
SaO_2（%）	90~97	95~97	96~98

当动脉血氧分压（PaO_2）＜50 mmHg（6.67kPa），动脉二氧化碳分压（$PaCO_2$）＞50mmHg（6.67kPa），动脉血氧饱和度（SaO_2）＜85% 时为呼吸衰竭。

（三）肺脏影像学

胸部 X 线检查片是呼吸系统疾病影像学诊断的基础，可基本满足 70% 以上的临床需要。胸透对生长发育影响较大，目前较少用于儿童常规检查。CT 的应用极大地提高了小儿呼吸系统疾病的诊断率。

（四）儿童纤维支气管镜检查

可视范围大，容易取材，可在直视下作活检或刷检，进行细胞和组织学检查，还可进行支气管肺泡灌洗，了解灌洗液中细胞成分、形态和生物学特征，分析各种细胞因子和炎症介质，提高了诊断的准确率。

（五）肺功能检查

主要用于 5 岁以上儿童，为非创伤性的诊断技术，可了解呼吸系统疾病对肺功能损害的性质及程度、对某些肺部疾病，尤其是儿童哮喘的早期诊断具有重要价值，不仅可客观地反映气道阻塞存在、评估哮喘患儿气道炎症的程度，还可通过支气管激发或舒张实验了解其气道阻塞的可逆性。测定指标主要包括潮气量（Vt）、呼气峰流速（PEF）、第一秒用力呼气量（FEV_1）、第一秒用力呼气量/用力肺活量百分比（FEV_1/FVC）等。

五、小儿呼吸系统的解剖生理特点与中医"肺常不足"的关系

中医学认为：肺为娇脏，居于胸中，外合皮毛，上连咽喉，司呼吸，主一身之气，有宣发肃降和卫外功能。现代医学对小儿呼吸系统解剖生理及免疫功能的认识，如呼吸道狭小，胸廓小，呼吸肌发育差，纤毛运动功能差，肺活量低，分泌型 IgA 少等特点，更形象具体地佐证了小儿肺常不足的生理特点。

第二节　急性上呼吸道感染

扫码"学一学"

【西医临床导论】

急性上呼吸道感染（acute upper respiratory infection，AURI）简称上感，是由各种病原微生物侵犯上呼吸道（鼻、鼻咽和咽部）引起的急性感染。根据不同感染部位可诊断为急性鼻炎、急性咽炎、急性扁桃体炎等。

急性上呼吸道感染一年四季均可发生，以气候骤变及冬春时节发病率较高。其发病率占儿科疾病首位，婴幼儿更易患病。

一、病因病理

引起急性上呼吸道感染的病原体 90% 以上为病毒，主要有鼻病毒、呼吸道合胞病毒、流感病毒、副流感病毒、腺病毒、冠状病毒等。病毒感染后可继发细菌感染，以溶血性链球菌最常见，其次为肺炎链球菌、流感嗜血杆菌等，肺炎支原体也可引起上呼吸道感染。营养不良，如维生素 D 缺乏性佝偻病、维生素 A 缺乏、缺锌、缺铁，或免疫缺陷、护理不当、气候改变、被动吸烟和环境不良等因素，可使上呼吸道感染反复发生或病程迁延。

二、诊断

（一）病史

外感病史。

（二）临床表现

与年龄大小、体质强弱及病变部位等有关，年长儿症状较轻，婴幼儿则较重。

1. 一般类型上感

（1）症状

局部症状：鼻塞、流涕、喷嚏、干咳、咽部不适和咽痛等，多于3~4天内自然痊愈。

全身症状：发热、头痛、烦躁不安、全身不适、乏力等。部分患儿有食欲不振、腹痛、呕吐、腹泻等消化道症状。腹痛常表现为脐周阵发性疼痛，无明显压痛，多为肠痉挛所致；如腹痛持续存在，则要考虑急性肠系膜淋巴结炎可能。

婴幼儿起病急，局部症状较轻，以全身症状为主，常伴消化道症状。发热体温可达39~40℃，热程2~3天至1周左右，起病1~2天可因高热导致惊厥。

（2）体征　多有咽部充血，扁桃体肿大，也可出现下颌和颈部淋巴结肿大。肺部听诊一般正常。有肠道病毒感染者可见不同形态的皮疹。肠系膜淋巴结炎可有右下腹压痛，压痛范围较广且偏于内侧。

2. 特殊类型上感

（1）疱疹性咽峡炎　常见于柯萨奇A组病毒感染。好发于夏秋季，起病急，表现为高热、咽痛、流涎、厌食、呕吐等。体格检查有咽部充血，在咽腭弓、软腭、悬雍垂的黏膜上可见数个2~4mm大小灰白色的疱疹，周围有红晕，1~2日后破溃形成小溃疡，疱疹也可发生于口腔的其他部位。病程为1周左右。

（2）咽结合膜热　病原体为腺病毒3、7型。好发于春夏季，散发或发生小流行，以发热、咽炎、结合膜炎为特征。临床表现有高热、咽痛、眼部刺痛，有时伴消化道症状。体格检查可见咽部充血、有白色点块状分泌物，周边无红晕，易于剥离；一侧或双侧滤泡性眼结合膜炎，可伴球结合膜出血；颈及耳后淋巴结肿大。病程1~2周。

3. 并发症　以婴幼儿多见，病变若向邻近器官组织蔓延可引起中耳炎、鼻窦炎、咽后壁脓肿、扁桃体周围脓肿、颈部淋巴结炎、喉炎、支气管炎及肺炎等。年长儿若患A组溶血性链球菌咽峡炎，病后1~3周可引起感染后急性肾小球肾炎和风湿热，其他病原体也可引起类风湿等结缔组织病。

（三）辅助检查

1. 血常规检查　病毒感染者外周血白细胞计数正常或偏低，中性粒细胞减少，淋巴细胞相对增高，但部分病毒感染早期也可有类似细菌感染的血象。细菌感染者外周血白细胞可增高，中性粒细胞增高。

2. 病原学检查　病毒感染可进行病毒分离和血清学检查以明确病原，近年来通过免疫荧光、免疫酶及分子生物学技术可做出早期诊断。考虑细菌感染者在使用抗生素前可行咽拭子培养以发现致病菌。链球菌感染者，抗链球菌溶血素"O"（ASO）滴度增高。

3. C-反应蛋白（CRP）和前降钙素原（PCT）　在细菌感染的早期诊断中有一定价值，有助于鉴别是细菌感染，还是病毒感染。

三、鉴别诊断

见表4-3。

表4-3　急性上呼吸道感染的鉴别诊断

疾病	鉴别
流行性感冒	由流感病毒、副流感病毒引起。有明显的流行病学史，局部症状较轻，全身症状（如高热、寒战、头痛、四肢肌肉酸痛等）较重，病程较长
急性传染病早期	麻疹、幼儿急疹、风疹、猩红热、百日咳、流行性脑脊髓膜炎等急性传染病初期均可表现为上呼吸道感染的症状，早期难以鉴别，需结合流行病学资料、病原接触史、病程发展及实验室资料等进行动态观察
过敏性鼻炎	多见于学龄前和学龄期儿童，经常流清涕，喷嚏，持续超过2周或反复发作，鼻黏膜苍白，全身症状较轻者，应考虑过敏性鼻炎可能。鼻拭子涂片见嗜酸性粒细胞增多有助于诊断

四、治疗

（一）一般治疗

充分休息、多饮水，饮食宜清淡、易消化而富有营养，居室空气流通，保持适当的温度和湿度，注意呼吸道隔离，避免并发症。

（二）抗感染治疗

1. 抗病毒药物　病毒感染者可用利巴韦林（病毒唑），10～15mg/（kg·d），口服或静脉滴注，3～5日为一疗程。若为流感病毒感染，可用磷酸奥司他韦口服。合并结膜炎者，可用0.1%阿昔洛韦滴眼液滴眼，每1～2小时1次。

2. 抗生素　细菌感染或由病毒继发细菌感染者可用抗生素治疗，常选用β-内酰胺类抗生素（青霉素类、头孢菌素类）、复方新诺明；支原体感染选用大环内酯类抗生素。咽拭子培养结果有助于针对性使用敏感抗生素。若确诊为链球菌感染，或既往有风湿热、肾炎病史者，青霉素疗程应为10～14日。

（三）对症治疗

1. 退热　高热可口服对乙酰氨基酚或布洛芬，并予物理降温（如头部冷敷、温水擦浴等）。

2. 镇静　发生高热惊厥者可予地西泮、苯巴比妥钠、水合氯醛等，但6个月以内的婴儿慎用地西泮，因偶可引起呼吸暂停。既往有高热惊厥史者应给苯巴比妥钠（镇静剂量）预防。

3. 解除鼻塞　婴儿可因鼻塞影响吃奶和睡眠，应及时清除鼻腔内分泌物，可在睡前或进食前予0.5%麻黄碱溶液滴鼻，但不能超过4～6次/日，用药时间不能超过3日。

【中医临证通论】

急性上呼吸道感染属中医"感冒"范畴，《幼科释迷·感冒》解释"感冒"为："感者触也，冒其罩乎"，是指本病为感受触冒外邪所致。感冒俗称伤风，《景岳全书·伤风》所述："伤寒之病，本由外感。……邪轻而浅者，止犯皮毛，即为伤风"。

一、病因病机

感冒之内因与小儿脏腑娇嫩，肺常不足，肌肤疏薄，卫外不固，寒暖不能自调的生理特点有关，外因则以感受风邪为主，常兼寒、热、暑、湿、燥等当令时邪，常因气候突变、寒温失常、调护失宜，外邪乘虚侵袭而成感冒。

1. 常证病因病机 感冒的病位在肺，肺主表，外合皮毛，开窍于鼻，外邪自口鼻、皮毛而入，客于肺卫，致卫表失司，卫阳受遏，肺气失宣，则出现发热、恶寒、流涕鼻塞、喷嚏、咳嗽等肺经证候。但在不同季节，其病因证候各有特点，冬季多属风寒，春季多属风热，夏季多夹暑湿，秋季多兼燥邪。

感受风寒	风寒束表，卫闭营郁，则有发热恶寒、无汗；寒邪束肺，肺气失宣，窍道不利，则咳嗽、鼻塞、流涕；寒凝经脉，经气不利，则有头痛、身痛、肢节酸痛等症
感受风热	风热犯表，卫气被郁，则有发热、恶风、微汗出；肺气失宣，窍道不利，则鼻塞、流涕、喷嚏、咳嗽；风热上乘咽喉，则咽喉红赤肿痛。小儿发病后易于传变，寒易化热，或表寒未解，已入内化热，则成寒热夹杂之证
感受暑湿	暑邪外袭犯肺卫，卫表失和，则发热、无汗；肺气失宣，故流浊涕，咳嗽痰黏；暑热伤津，则烦渴、小便短赤；暑多夹湿，湿热中阻，困阻气机，则身重困倦，胸闷、纳呆泛恶，甚至呕吐、泄泻

2. 兼证病因病机 因小儿肺脾不足，神气怯弱，筋脉未盛，感邪之后，易出现夹痰、夹滞、夹惊的兼夹证。正如《婴童类粹·中卷 伤寒论》已述："夫小儿伤寒于大人无异，所兼者惊、积而已"，其兼证病机如下。

感冒夹痰	肺常不足，外邪致肺失于宣肃，气机不利，津液停而成痰，则咳嗽增多，喉间痰鸣
感冒夹滞	脾常不足，感邪之后，脾失健运，胃失和降，出现纳呆、腹胀、吐泻等证
感冒夹惊	神气祛弱，筋脉未盛，感邪后热扰心肝，出现惊惕、烦躁、睡卧不宁，甚则骤然神昏、抽搐等症

二、辨证论治

（一）辨证要点

感冒之辨证，重在结合时令及证候，辨明病邪的性质，区别风寒、风热、暑湿之证。分清寒热重在察咽观舌：恶寒无汗，鼻塞清涕，咽不红，舌淡，苔薄白为风寒之证；若发热恶风，有汗，流浊涕，咽红，舌边尖红，苔薄黄为风热之证。暑邪感冒若热势较高，无汗或少汗，口渴心烦为暑热偏盛之证；若胸闷泛恶，身重困倦，纳呆便溏，舌苔腻为暑湿偏盛之证。

（二）治疗原则

感冒病在肌表肺卫，其治以疏风解表为基本法则。根据不同的证型分别治以辛温解表、辛凉解表、清暑解表。兼证的治疗则在解表基础上，分别佐以宣肺化痰、消食导滞、镇惊平肝之品。

（三）常见证型治疗

1. 常证

（1）风寒感冒

证候	发热，恶寒，无汗，头痛，流清涕，喷嚏，咳嗽，口不渴，咽红不显，舌淡红，苔薄白，脉浮紧或指纹浮红
治法	辛温解表
主方	荆防败毒散（荆芥　防风　羌活　紫苏叶　前胡　桔梗　甘草）
加减	头痛明显，加葛根、白芷；鼻塞，加苍耳子、白芷、辛夷花、细辛；风寒咳嗽重，加杏苏散；呕吐，加半夏、生姜、竹茹；外寒里热，加黄芩、栀子
推荐中成药	小青龙颗粒、风寒感冒冲剂、荆防冲剂

（2）风热感冒

证候	发热，恶风，有汗或少汗，喷嚏鼻塞，流浊涕，咽红肿痛，咳嗽，痰稠色白或黄，口干渴，舌质红，苔薄黄，脉浮数或指纹浮紫
治法	辛凉解表
主方	银翘散（金银花　连翘　薄荷　桔梗　牛蒡子　荆芥　淡豆豉　芦根　淡竹叶　甘草）
加减	高热，加柴胡、葛根、栀子；咳嗽明显，用桑菊饮；咽红，有较多滤泡，加板蓝根、射干、僵蚕；双目红赤，加木贼、蝉蜕；舌苔黄厚，加枳实、瓜蒌
推荐中成药	双黄连口服液、风热感冒冲剂、蒲地蓝消炎口服液

（3）暑邪感冒

证候	高热无汗或汗出热不解，头痛身重困倦，胸闷纳呆，泛恶或泄泻；或鼻塞流涕、咳嗽，小便短黄，舌质红，苔黄腻，脉数或指纹紫滞
治法	清暑解表
主方	新加香薷饮（香薷　金银花　连翘　厚朴　扁豆）
加减	偏热重者加黄连、栀子；偏湿重加鸡苏散、佩兰、藿香；呕吐加半夏、竹茹；泄泻加葛根、黄芩、黄连、苍术
推荐中成药	藿香正气液、藿香正气滴丸

2. 兼证

（1）感冒夹痰证

证候	感冒兼见咳嗽较剧，痰多，喉间痰鸣。属风寒夹痰者痰白清稀，舌淡红，苔薄白；属风热夹痰者痰稠色白或黄，口渴，舌红，苔薄黄
治法	偏风寒者辛温解表，宣肺化痰；偏风热者辛凉解表，清肺化痰
主方	风寒夹痰证加用三拗汤（麻黄　杏仁　甘草）或二陈汤（陈皮　半夏　茯苓　生姜　乌梅），风热夹痰证用桑菊饮（桑叶　菊花　杏仁　桔梗　连翘　芦根　薄荷　甘草）
加减	均可加瓜蒌壳、枳壳等行气之品；气喘明显，加葶苈子、紫苏子
推荐中成药	鲜竹沥口服液、清肺化痰丸

（2）感冒夹滞证

证候	感冒兼见脘腹胀满，不思饮食，呕吐酸腐，口气秽浊，大便酸臭，或腹痛泄泻，或大便秘结，小便短黄，舌苔厚腻，脉滑
治法	解表兼以消食导滞
主方	在疏风解表的基础上，加用保和丸（山楂　神曲　陈皮　莱菔子　连翘　茯苓　半夏）
加减	腹胀，加枳壳、槟榔；腹痛，加香附、白芍；大便秘结，加大黄、枳实
推荐中成药	午时茶、健儿清解液

（3）感冒夹惊证

证候	感冒兼见惊惕哭闹，睡卧不宁，甚至骤然惊厥，舌质红，脉浮弦
治法	解表兼以平肝镇惊

续表

主方	在疏风解表的基础上，加用镇惊丸（钩藤 僵蚕 蝉蜕 琥珀）
加减	惊惕烦躁，加栀子、灯心草、石决明、白芍、刺蒺藜等
推荐中成药	紫雪丹、清开灵颗粒

三、预防与调护

（1）养成良好的生活习惯，保证睡眠充足，合理营养，加强锻炼，增强体质。

（2）减少环境因素的影响：室内空气流通，避免烟雾粉尘。感冒流行期间不去公共场所，尤其做好手的消毒卫生。

（3）积极防治各种慢性病，如维生素 D 缺乏性佝偻病、营养不良、贫血等。

【中西医诊治思路与特点】

（1）急性上呼吸道感染的诊断不难，但明确病原有一定难度，有条件者宜行病原学检查，有助于针对病因治疗。此外，传染病的早期及免疫性疾病，表现常与"上感"类似，应注意鉴别。对于有腹痛症状的患儿，应确定部位和疼痛性质，有无固定压痛和肌紧张，注意和急性阑尾炎鉴别。

（2）中医治疗小儿感冒有其优势和特色，但欲获良效，一定要把握中医辨证观和整体观，小儿感冒的病机特点，除与季节气候有关外，还与其生理病理特点、个人体质有关，小儿患病后易于传变，易寒易热，或寒从热化，或热为寒闭，常见寒热错杂之证，常以辛凉辛温药并用，以表里双解，因单用辛凉药致汗出不透，单用辛温药又助热化火。

（3）小儿肺脾不足，心肝有余，却又神气祛弱，筋脉未盛，病程中常出现夹痰、夹滞、夹惊的兼证，也可有几种兼证同时并见；临证遣方组药，不可不详辨之，做到因时、因人、因地制宜。对于感冒夹惊，少数患儿可骤然高热抽搐，早期有烦躁惊惕时，则应施以平肝清心之法，以达到先证而治的目的。

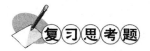

复习思考题

1. 小儿感冒为何易出现兼夹证？

2. 如何辨治小儿感冒的兼夹证？

3. 特殊类型的上感包括哪几种？分别由哪些病原所致？

附：反复呼吸道感染

【西医临床导论】

反复呼吸道感染是指根据不同的年龄段，呼吸道感染的年次数在一定次数以上，并除外肺、气管及心脏先天畸形、胃食管反流等疾病者。以上呼吸道感染、支气管炎及肺炎在一段时间内反复发生、经久不愈为主要特征。多见于 6 个月 ~6 岁的小儿，1 ~3 岁的婴幼儿最为常见。本病具有反复感染、迁延难愈的特点，易导致多种并发症；并增加成年后患慢性肺病的风险。

一、病因病理

感染的部位主要在鼻咽部、扁桃体、喉、气管支气管及肺泡，发病原因除能引起呼吸道感染的病因外，可能与下列因素有关。

（一）呼吸道解剖及生理特点

小儿鼻咽部狭窄、腺体分泌不足、纤毛运动差、气管壁弹性差、胸廓窄小、肺泡数量少等特点，不能有效地清除微生物，气血交换失调，导致感染反复。

（二）先天免疫缺陷或后天免疫功能低下

体液免疫和细胞免疫功能低下都易发生反复呼吸道感染。以 IgG、IgA 含量下降最常见；其他可有抑制性 T 细胞功能亢进，T 淋巴细胞亚群功能紊乱；红细胞免疫功能下降；有些病毒感染可抑制 T 细胞功能。

（三）慢性呼吸道疾病

鼻窦炎、鼻炎、咽扁桃体炎、哮喘等治疗不彻底，以致发热、咳嗽反复发作。

（四）营养不良

体液免疫、细胞免疫功能低下，尤其是保护呼吸道局部的免疫功能低下，患儿易患感染。维生素 D 缺乏时，各种免疫活性细胞的增殖、分化及免疫功能受损；维生素 A 缺乏时，呼吸道黏膜上皮细胞的生长和组织修复发生障碍，纤毛柱状上皮细胞的纤毛消失，上皮细胞出现角化、脱落阻塞气道管腔，且腺体细胞功能丧失，分泌减少，呼吸道局部的防御功能下降。缺锌可使吞噬细胞和淋巴细胞活化及杀伤功能下降，免疫球蛋白合成减少，增加易患性。铁、镁、磷、钙不足则直接影响巨噬细胞的吞噬及杀菌能力，削弱呼吸道纤毛上皮细胞消除病原及过敏颗粒的能力，致反复呼吸道感染。

（五）环境因素

空气不流通，环境污染，被动吸烟，密切接触有呼吸道感染疾病患者时，均增加感染的机会。小儿自主神经不稳定，内分泌功能不完善，内环境不稳定，应变能力差，气候突变时也易出现反复呼吸道感染。

（六）先天畸形

如会厌吞咽功能不全、原发纤毛功能异常、肺发育不良、肺囊肿等呼吸系统结构异常、先天性心脏病、先天愚型、唇腭裂者较易发生反复呼吸道感染。

（七）精神因素

精神紧张及情绪紊乱可降低呼吸道黏膜抵抗力。

二、诊断

（一）诊断标准

根据 2007 年中华医学会儿科分会呼吸学组联合制定（表 4-4）。

表4-4 反复呼吸道感染的诊断标准

年龄（岁）	上呼吸道感染（次/年）	下呼吸道感染（次/年）	
		气管支气管炎	肺炎
0~2	7次以上	3	2
~5	6次以上	2	2
~14	5次以上	2	2

注：①两次感染间隔时间至少7天以上。②若上呼吸道感染次数不够，可以将上、下呼吸道感染次数相加，反之则不能。但若反复感染是以下呼吸道为主，则应定义为反复下呼吸道感染。③确定次数须连续观察1年。④反复肺炎指1年内反复患肺炎≥2次，肺炎须肺部体征和影像学改变应完全消失。

（二）辅助检查

1. 病原学检查 可进行病原学检查以了解病原感染的情况。

2. X线检查 影像学可通过X线检查以协助诊查慢性上或下呼吸道感染可能存在的病灶（如鼻窦炎、肺部感染病灶及结核等），必要时行CT检查以寻找深部存在的病灶。

3. 微量元素检测 根据需要检测微量元素锌、铁、钙及维生素A等。

4. 免疫学检查 进行体液免疫功能，可测定血清中免疫球蛋白（IgG、IgA、IgM）含量，细胞免疫功能主要通过进行T淋巴细胞计数及T细胞亚群检测，细胞免疫功能低下（或缺陷）时，常表现为CD4细胞减少和（或）CD8细胞增多，致使CD4/CD8比值下降或倒置。

三、治疗

反复呼吸道感染与多因素有关，应找出原因，去除易感因素，防治感染，增强机体免疫功能。

（一）病因治疗

感染期可根据药物敏感试验选用适当的抗生素；病毒感染者可选用利巴韦林等。

（二）维生素治疗

有维生素缺乏者，及时补充相应的维生素。

（三）微量元素治疗

有微量元素缺乏者给予锌、铁、钙、硒等治疗，注意掌握用药剂量及疗程。

（四）免疫调节剂

对有免疫缺陷或免疫功能低下者，应给予适当的免疫调节剂。常用的药物有胸腺肽、转移因子、左旋咪唑、丙种球蛋白、卡介苗多糖核酸、肺炎克雷伯杆菌中提取的糖蛋白（必思添）、细菌溶解产物（泛福舒）、初乳素、匹多莫德等。

【中医临证通论】

反复呼吸道感染与古代医籍的虚人感冒、体虚感冒相似。

一、病因病机

小儿脏腑娇嫩，肌肤柔弱，藩篱疏薄，复感儿之肺、脾、肾三脏更显不足，卫外功能薄弱，对外邪的抵抗力差；寒暖不能自调，一旦调护失宜，则屡感外邪，邪毒久恋，稍愈又作，反复不已，病程中还可出现热、痰、食、湿之兼证，日久气血运行不畅而夹瘀。

营卫失和，邪毒留恋	肺卫气虚，或外感后余毒未尽，肌腠空虚，外邪再次乘虚而入。因卫阳不足，营阴外泄，故出汗多而不温是本证特点。邪毒留恋则表现为咽红、喉核肿大不消，或肺炎喘嗽久不康复等
肺脾两虚，气血不足	后天失调，喂养不当。肺脾两虚，气血生化乏源，致卫外不固。肺虚为主者屡受外邪，咳喘迁延，动则汗出；脾虚为主者面黄神疲，肌肉松弛，纳呆便溏
肾虚骨弱，精血失充	先天不足，或后天调护失宜，肾虚骨弱，肺卫不固，外邪易感。生长发育迟缓，出现五迟证候是肾虚骨弱的特征

二、辨证论治

（一）辨证要点

本病的辨证，首重邪正消长变化。感染期以邪实为主，初起多有外感表证，当辨风寒、风热、寒热错杂之不同；迁延期外邪渐平，但郁热、痰湿、食积未尽，而肺脾肾之虚象显现，呈正虚邪恋之态；恢复期则以正虚为主，当辨肺脾肾阴阳气血的虚损情况。

（二）治疗原则

在呼吸道感染急性期，可按不同的疾病治疗，但注意顾护其正虚的体质特点，不可攻伐太过。迁延期以扶正为主，兼以祛邪，正复邪自退。恢复期以固本为要，使"正气存内，邪不可干"，减少再次感染的机会。或补气健脾，或固表和营，或补肾壮骨。

（三）常见证型治疗

1. 营卫失和，邪毒留恋证

证候	反复感冒，平素汗多而不温，或伴有低热，咽红或扁桃体肿大；舌淡红苔薄白或花剥，脉浮数无力
治法	扶正固表，调和营卫
主方	黄芪桂枝五物汤（黄芪　桂枝　白芍　生姜　大枣）
加减	汗多，加生龙骨、生牡蛎；身热未清，加青蒿、白薇、银柴胡；咳嗽明显，加杏仁、炙枇杷叶、紫菀、款冬花；喉核红肿，加连翘、浙贝母
推荐中成药	生脉饮

2. 肺脾两虚，气血不足证

证候	咳喘迁延，痰多，面黄神疲，动则汗出，肌肉松弛，舌质淡红，脉无力
治法	补肺固表，健脾益气
主方	玉屏风散合六君子汤加减（黄芪　白术　防风　党参　茯苓　陈皮　半夏　甘草）
加减	痰多纳少，加茯苓、苍术、陈皮、法半夏；汗多，加桂枝、白芍、浮小麦、五味子；低热，加黄芩、栀子
推荐中成药	玉屏风颗粒

3. 脾肾两虚，精血失充证

证候	反复感冒，自汗盗汗，面色苍白，手足欠温，或有遗尿，立、行、齿、发、语发育迟缓，舌淡苔薄，脉细无力
治法	健脾补肾，温阳填精
主方	补肾地黄丸合四君子汤（熟地黄　山药　山茱萸　泽泻　牡丹皮　茯苓　党参　白术　甘草）

续表

加减	畏寒怕冷，加菟丝子、补骨脂、鹿角霜、淫羊藿；心烦盗汗，加五味子、麦冬；纳少，加木香、苍术、鸡内金
推荐中成药	六味地黄丸、金匮肾气丸

三、预防与调护

（1）提倡母乳喂养；积极防治佝偻病及营养不良。

（2）避免被动吸烟；避免去人多拥挤的公共场所，多进行户外运动和体格锻炼，以增强抵抗力。

【中西医诊治思路与特点】

（1）对反复呼吸道感染患儿的确认：主要根据年龄及年呼吸道感染的次数，注意除外先天畸形及原发性免疫缺陷。

（2）合理使用免疫调节剂。免疫调节剂种类繁多，作用机制不尽相同，可针对非特异性免疫，特异性免疫，体液免疫、细胞免疫等，临床要有所选择，一些免疫调节剂可能会产生过敏反应等不良反应，如胸腺因子等，要给予重视。

（3）中医治疗复感儿虽以调和营卫、健脾补肺为主要治则，但不应忽视清热利咽、化痰消食、行气活血的运用。久病尤要注意补肾，肾元亏虚，动力不足，影响其他脏腑功能的发挥，以致整个机体缺乏生机，生长停滞，抗病力低下。

（唐 彦）

第三节 急性扁桃体炎

【西医临床导论】

扫码"学一学"

急性扁桃体炎（acute tonsillitis）是腭扁桃体的一种非特异性急性炎症，常伴有一定程度的咽黏膜及咽淋巴组织的炎症。本病以儿童和少年多见，3~10岁儿童发病率最高，春冬二季最易发病。通常呈散发性，偶在幼托机构、学校集体生活者中暴发流行。有时则为急性传染病的前驱症状，如麻疹及猩红热等。急性扁桃体炎往往是在慢性扁桃体炎基础上反复急性发作。

一、病因病理

（一）病因

乙型溶血性链球菌为本病的主要致病菌，非溶血性链球菌、葡萄球菌、肺炎链球菌、流感杆菌及腺病毒、鼻病毒、单纯性疱疹病毒等也可引起本病。或为细菌和病毒混合感染。厌氧菌及革兰阴性杆菌感染近年来有上升趋势。

（二）病理

1. 急性卡他性扁桃体炎 多为病毒引起。病变较轻，炎症仅局限于黏膜表面，隐窝内及扁桃体实质无明显炎症改变。

2. 急性滤泡性扁桃体炎 炎症侵及扁桃体实质内的淋巴滤泡，引起充血、肿胀甚至化脓。可于隐窝口之间的黏膜下，呈现黄白色斑点。

3. 急性隐窝性扁桃体炎 扁桃体充血、肿胀。隐窝内充塞由脱落上皮、纤维蛋白、脓细胞、细菌等组成的渗出物，并自窝口排出。有时互相连成一片形似假膜，易于拭去。

（三）发病机制

正常人咽部及扁桃体隐窝内存留着某些病原体，机体防御能力正常时，不致发病。当人体抵抗力降低时，病原体大量繁殖，毒素破坏隐窝上皮，细菌侵入其实质而发生炎症。

二、诊断

（一）病史

常有受凉及潮湿、过劳过累、有害气体刺激、上呼吸道感染等病史。

（二）临床表现

1. 症状

（1）全身症状 起病急，恶寒、高热，体温可达 39～40℃，尤其是幼儿可因高热而抽搐、呕吐或昏睡，食欲不振，便秘及全身酸困等。

（2）局部症状 咽痛明显，吞咽时尤甚，剧烈者可放射至耳部，幼儿常因不能吞咽而哭闹不安，或因扁桃体肿大引起呼吸困难。儿童常因扁桃体肥大影响呼吸，妨碍睡眠，夜间常惊醒不安。

2. 体征 急性病容，颈部淋巴结肿大，特别是下颌角淋巴结肿大，触痛明显。局部检查可有不同表现。

（1）急性充血性扁桃体炎 亦称急性卡他性扁桃体炎，主要表现为扁桃体充血、肿胀、表面无脓性分泌物。

（2）急性化脓性扁桃体炎 含急性隐窝性扁桃体炎和急性滤泡性扁桃体炎，表现为扁桃体及腭弓明显充血，扁桃体肿大；隐窝型表现隐窝口有黄白色脓点，有时渗出物可融合成膜状，不超出扁桃体范围，易于拭去而不遗留出血创面；滤泡型主要表现为扁桃体实质之淋巴滤泡充血，肿胀、化脓，扁桃体形成淡白色小隆起。

3. 并发症

（1）局部并发症 炎症可向周围扩散引起扁桃体周围蜂窝织炎、扁桃体周围脓肿、也可引起急性中耳炎、急性颈淋巴结炎及咽旁脓肿等。

（2）全身并发症 多认为系变态反应所引起，可并发与溶血性链球菌感染有关的风湿热、急性肾小球肾炎、心肌炎、关节炎等，应特别警惕心肌炎患者的突然死亡。

（三）辅助检查

血常规检查示：白细胞增高，中性粒细胞比例升高。

三、鉴别诊断

见表 4 - 5。

表4-5　急性扁桃体炎的鉴别诊断

疾病	鉴别
咽白喉	咽痛症状轻，咽部灰白色假膜常超出扁桃体范围，假膜坚韧，不易擦去，强行剥去易出血，颈部淋巴结肿大可呈"牛颈"状，全身呈现中毒症状，精神萎靡，脉搏微弱。咽部涂片可见白喉杆菌
传染性单核细胞增多症	咽痛轻，扁桃体红肿，有时盖有白色假膜，易擦去，全身淋巴结肿大，可见高热、头痛，急性病容，有时出现皮疹，肝、脾肿大等，血常规可见异形淋巴细胞和单核细胞增多可占50%以上，血清嗜异性凝集试验（＋）
白血病性咽峡炎	一般无明显咽痛，早期为一侧扁桃体浸润肿大，继而表面坏死，覆有灰白色假膜，常伴有口腔黏膜肿胀、溃疡或坏死，全身淋巴结肿大，急性期体温升高，早期出现全身性出血，血常规白细胞增多，血涂片以原始白细胞和幼稚白细胞为主

四、治疗

（一）一般治疗

隔离，卧床休息，进食流质及多饮水，咽痛较剧烈或高热时可服解热镇痛药如对乙酰氨基酚、布洛芬等。

（二）控制感染

本病多为细菌感染，特别是化脓性扁桃体炎多为化脓性细菌感染所致，如链球菌感染，抗生素应首选青霉素或第一、二代头孢菌素，疗程一般为10天，对青霉素过敏者，选用红霉素治疗，若治疗2~3天后病情无好转，则应考虑是否为病毒或其他细菌感染，改用抗病毒药，或选用其他敏感抗生素。

（三）局部治疗

局部用药及含漱剂如复方硼砂溶液、1∶5000呋喃西林液漱口；氯己定（洗必泰）含片等含化。

【中医临证通论】

急性扁桃体炎属中医学"乳蛾"范畴，因喉核肿胀，形如乳头，状如蚕蛾，故以乳蛾称之。急乳蛾为儿科常见疾病，临床多伴有高热，多数经积极治疗而获痊愈，部分年长儿因未及时治疗或未彻底治愈，可导致水肿、痹证、心悸等病症。

一、病因病机

小儿乳蛾的发生主要是与感受风热邪毒有关。风热邪毒从口鼻而入，侵犯肺胃两经，咽喉为肺胃之门户，所以咽喉首当其冲，邪毒相搏上乘，郁结于咽喉两旁所致。

风热外侵	外感风热之邪犯肺，循经上逆，搏结于咽喉，导致喉核赤肿疼痛
肺胃热盛	若表证失治，邪化热入里；或素体肺胃热盛，复感外邪，循经上攻，搏结喉核，热毒炽盛，故见喉核溃烂化脓
肺肾阴虚	风热邪毒搏结日久，耗伤肺胃之阴，肺胃阴虚，虚火上炎，搏结咽喉，则喉核肿大，日久不消

二、辨证论治

（一）辨证要点

乳蛾发病较急，多属实证，喉核赤肿，咽喉疼痛，伴有风热表证者多为风热外侵；喉核赤肿明显，溃烂化脓，壮热不退者，多为肺胃热盛；喉核肿大暗红，咽干咽痒，舌红苔少者，多为肺肾阴虚。

（二）治疗原则

本病治疗以清热解毒，利咽消肿为主。风热者当疏风清热，解毒利咽；肺胃热盛者当泻热解毒，利咽消肿；肺肾阴虚者当滋阴降火，清利咽喉。

（三）常见证型治疗

1. 风热外侵证

证候	喉核赤肿，咽喉疼痛，或咽痒不适，吞咽不利，发热重，恶寒轻，鼻塞流涕，头痛身痛，舌红，苔薄黄，脉浮数或指纹浮紫
治法	疏风清热，解毒利咽
主方	银翘散（金银花　连翘　淡豆豉　淡竹叶　荆芥　牛蒡子　薄荷　桔梗　鲜芦根）
加减	发热，加蝉蜕、柴胡；声音嘶哑，加胖大海、木蝴蝶、玄参；咳嗽较多，加前胡、杏仁、炙枇杷叶
推荐中成药	小儿咽扁颗粒、小儿清咽颗粒

2. 肺胃热盛证

证候	喉核赤肿明显，甚至溃烂化脓，吞咽困难，壮热不退，口干口臭，大便干结，小便黄少，舌红，苔黄，脉数或指纹青紫
治法	泻热解毒，利咽消肿
主方	凉膈散（大黄　芒硝　栀子　黄芩　薄荷　连翘　竹叶　白蜜　甘草）
加减	壮热烦渴，加石膏、知母；溃烂化脓明显，加金银花、皂角刺；喉核肿痛，加牛蒡子、马勃、天花粉；舌质红绛，加生地黄、赤芍、牡丹皮；烦躁抽搐，加钩藤、僵蚕。
推荐中成药	六神丸、小儿清咽颗粒

3. 肺肾阴虚证

证候	喉核肿大暗红，咽干咽痒，日久不愈，干咳少痰，大便干结，小便黄少，舌质红，苔少，脉细数或指纹淡紫
治法	滋阴降火，清利咽喉
主方	养阴清肺汤（生地黄　麦冬　玄参　牡丹皮　赤芍　贝母　薄荷　甘草）
加减	本方常加夏枯草、牛蒡子、海藻；干咳，加天冬、桔梗、地骨皮，声音嘶哑，加诃子、儿茶、青果；低热不退，加青蒿、地骨皮、胡黄连
推荐中成药	知柏地黄丸

（四）其他疗法

1. 药物外治　常用冰硼散、双料喉风散等吹喉，或用西瓜霜、银黄含片等含服。

2. 针刺疗法　较大儿童可选用合谷、内庭、曲池为主穴，天突、少泽、鱼际为配合穴。每次选3~4穴，强刺激，每天1~2次。

3. 放血疗法　在耳的"轮一"、"轮二"、"轮三"处，用三棱针刺入1~2分深，放血1~2滴，或在耳郭背部的小静脉上，稍稍刺破，放血2~3滴。

三、预防与调护

（1）积极锻炼身体，增强体质，提高机体抵抗力。

（2）饮食宜清淡、易消化，避免过食辛辣肥腻、炙煿之品。

（3）发病时注意休息，多饮水、保持大便通畅；注意咽部卫生，常用含漱药漱口。

（4）积极治疗急性扁桃体炎，防止转化为慢性扁桃体炎而反复发作，或发生其他并发症。

【中西医诊治思路与特点】

（1）本病是小儿常见疾病，病情较轻者，中药治疗可取得较好的疗效，可减少抗生素的使用，而病情较重，或有明确的细菌感染，特别是链球菌感染，则抗生素的治疗十分必要，除首选青霉素抗感染治疗外，治疗的疗程应长，一般主张 10 天，如已合并肾炎、心肌炎、关节炎者，则应延长疗程。

（2）多数患儿患本病时，咽痛症状可不明显，主要表现为高热，部分化脓性扁桃体炎可持续高热数天，高热时要积极予以退热处理，防止高热惊厥。对于反复发作或伴有相应症状时，应在急性发作时进行心电图及小便常规或抗"O"检查，排除并发肾炎，心肌炎，关节炎等。如扁桃体炎反复发作，引起肾炎、心肌炎等，可行扁桃体切除术。否则，不宜手术治疗。

（3）大部分清热解毒药如金银花、连翘、大青叶、蒲公英等，均有抗细菌、抗病毒作用。部分中成药如炎琥宁、双黄连、痰热清等针剂除了有较好的抗菌效果外，部分还有退热效果。故中西医结合治疗本病有助于缩短病程，增强抗菌效果。

（4）局部治疗、传统中医放血疗法及针刺疗法，可有局部止痛及退热效果，均有助于疾病的恢复。

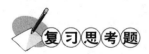

复习思考题

1. 急性扁桃体炎常见的致病菌是什么？

2. 乳蛾的中医治疗原则是什么？

第四节　急性支气管炎

【西医临床导论】

急性支气管炎（acute bronchitis）是指各种致病原感染支气管黏膜后引起的急性炎症，常累及气管，故称为急性气管支气管炎。临床主要表现为咳嗽，开始为干咳，之后有痰，大多继发于上呼吸道感染之后，或为急性传染病如麻疹、百日咳等的一种临床表现。是儿童时期常见的呼吸道疾病，冬春季好发，婴幼儿多见。

扫码"学一学"

一、病因病理

（一）病因及发病机制

病原为各种病毒、细菌或肺炎支原体，或为混合感染。病毒感染中，以流感病毒、腺病毒、3 型副流感病毒及呼吸道合胞病毒等占多数，近年来由支原体和衣原体感染引起者逐渐增多。凡引起上呼吸道感染的病毒都可成为支气管炎的病原体，在病毒感染的基础上，致病性细菌可引起继发感染。较常见的细菌是肺炎球菌，A 组 β 溶血性链球菌、葡萄球菌及流感嗜血杆菌。环境污染、空气污浊或经常接触有毒气体亦可刺激支气管黏膜引发炎症。而免疫功能低下、特应性体质、营养不良、佝偻病和支气管畸形则为本病的诱发因素。

（二）病理

支气管黏膜充血、肿胀是早期的病理改变，继而浅层纤毛上皮损伤、脱落，黏液腺肥大，黏膜下层白细胞浸润，黏液脓性分泌物增加。

二、诊断

（一）病史

起病前大多有上呼吸道感染病史。

（二）临床表现

1. 症状 咳嗽为其主要症状，开始为干咳，之后可有痰，一般可无全身症状，而婴幼儿症状较重，多伴有发热、呕吐、腹泻等消化道症状。

2. 体征 肺部听诊呼吸音粗糙，或有不固定的散在的中粗湿啰音和干啰音。婴幼儿可在咽喉部或肺部听到痰鸣音。

（三）辅助检查

胸部 X 线片大多正常或见双肺纹理增粗，少数可见肺门阴影增深。

三、鉴别诊断

见表 4-6。

表 4-6　急性支气管炎的鉴别诊断

疾病	鉴别
支气管肺炎	除咳嗽外，常有发热、呼吸急促等症状，肺部可闻及固定的细湿啰音，胸片可见斑片状阴影
咳嗽变异性哮喘	主要症状是咳嗽，喘息不明显，本病咳嗽时间可较长，且经抗感染治疗后无效，可行肺功能检查及支气管激发和舒张试验进行鉴别
支气管异物	吸入异物可引起咳嗽，主要为突然出现剧烈的呛咳，可有异物吸入史，若诊断困难，可行胸部 X 线检查鉴别，支气管纤维镜检查可明确诊断

四、治疗

（一）一般治疗

注意休息，开窗通风，避免煤烟等刺激，多饮水，经常变换体位，使痰液容易咳出。

（二）抗感染治疗

由于病原体多为病毒，一般不采用抗生素，若合并有细菌感染者，可适当选用抗生素，因常见的细菌有溶血链球菌、肺炎链球菌、流感嗜血杆菌及葡萄球菌，故可选用青霉素或阿莫西林。若怀疑或明确为支原体感染，则应予大环内酯类抗生素。

（三）对症治疗

1. 祛痰 痰液黏稠者，予盐酸氨溴索每日 1.2～1.6mg/kg，分 3 次口服或 7.5～15mg 加入生理盐水中雾化吸入治疗。

2. 平喘 对喘息严重者，可雾化沙丁胺醇等 β_2 受体激动剂，或短期使用糖皮质激素，或氨茶碱口服或静脉给药。

3. 抗过敏 可选用马来酸氯苯那敏和盐酸异丙嗪等抗组胺药物。

4. 止咳 对刺激性干咳者，可选用复方甘草合剂等。

【中医临证通论】

咳嗽是小儿常见的肺系病证之一。有声无痰为咳，有痰无声为嗽，有声有痰谓之咳嗽。如《幼幼集成·咳嗽证治》指出："凡有声无痰谓之咳，肺气伤也；有痰无声谓之嗽，脾湿也；有声有痰谓之咳嗽，初伤于肺，继动脾湿也。"说明咳嗽是一个证候，咳和嗽在含义上是不同的，而二者又多并见，故通称咳嗽。小儿咳嗽可分为外感咳嗽和内伤咳嗽，故根据急性支气管炎的临床特点，当归属中医学的"外感咳嗽"、"肺咳"范畴。

一、病因病机

外感咳嗽发生的原因，主要是因小儿肺脏娇嫩，卫外功能不足，感受外邪所致，而其中又以风邪为主。《诸病源候论·小儿杂病诸候·嗽候》说："嗽者，由风寒伤于肺也。肺主气，候皮毛，而俞在于背。小儿解脱，风寒伤皮毛，故因从肺俞入伤肺，肺感微寒，即嗽也。"《活幼心书·咳嗽》指出："咳嗽者，因有数类，但分寒热虚实，随证疏解，初中时未有不同感冒而伤于肺。"说明了咳嗽的病因多由外感引起。外邪从口鼻、皮毛而入，首先犯肺，致使肺气宣降失常，肺气上逆发为咳嗽。肺主通调水道，肺不布津，津聚成痰则见咳痰。

风寒袭肺	风寒袭肺，肺气失宣降，卫闭营郁，鼻塞流涕，咳嗽频作，恶寒无汗；寒邪犯肺，水液输化无权，凝而成痰，故见痰液清稀色白
风热犯肺	风热犯肺，肺失清肃，气道不宣，皮毛疏泄，则见咳嗽不爽，鼻流浊涕，发热恶风，微汗出，风热之邪灼津炼液成痰，故见痰黄黏稠，不易咯出
风燥伤肺	风燥伤肺，肺失清润，燥邪灼津，则见干咳痰少不易咯出，咽喉口鼻干燥。燥邪伤肺，肺络受损，故见痰中带有血丝。若燥邪与风热并见，为温燥，与风寒并见，则为凉燥

二、辨证论治

（一）辨证要点

本病应根据咳嗽的声音，喉间痰声，痰量及颜色辨别寒热。咳声较急，或咳声重浊，咳痰清稀色白者为风寒咳嗽。咳嗽不爽，痰黄黏稠，不易咯出，伴口渴咽痛者为风热咳嗽。咳嗽少痰，不易咯出，或痰中带有血丝，鼻燥咽干者为风燥犯肺。

（二）治疗原则

本病治疗原则为疏风散邪，宣通肺气。风寒者当疏风散寒，宣肺止咳；风热者当疏风清热，化痰止咳；风燥者当疏风清肺，润燥止咳。外感咳嗽正气未虚而邪气实，故不宜早用滋腻、收涩、镇咳之药，以免闭门留邪。

（三）常见证型治疗

1. 风寒咳嗽证

证候	咳嗽频作，喉痒声重，咳痰清稀色白，鼻塞流清涕，发热恶寒，无汗，头痛或全身酸痛，舌质淡，苔薄白，脉浮紧或指纹红
治法	疏风散寒，宣肺止咳
主方	杏苏散（紫苏叶 杏仁 橘红 半夏 桔梗 枳壳 前胡 茯苓 甘草 生姜 大枣）
加减	咳重，加枇杷叶、紫菀；痰多，加陈皮、紫苏子、白芥子；发热黄痰，加黄芩、连翘、生石膏
推荐中成药	小儿宣肺止咳颗粒、通宣理肺片

2. 风热咳嗽证

证候	咳嗽不爽，咳声重浊，痰黄黏稠，不易咯出，鼻流浊涕，口渴咽痛，发热恶寒，有汗，舌质红，苔薄黄，脉浮数或指纹紫
治法	疏风清热，化痰止咳
主方	桑菊饮（桑叶 菊花 杏仁 连翘 薄荷 甘草 桔梗 芦根）
加减	热重口渴，加生石膏、知母、天花粉；咽喉肿痛，加牛蒡子、玄参；痰多，加浙贝母、瓜蒌，痰黄黏稠，加天竺黄、鲜竹沥；咳声重浊加前胡、炙枇杷叶
推荐中成药	急支糖浆、清肺化痰丸

3. 风燥咳嗽证

证候	干咳少痰，喉痒，鼻咽干燥，痰黏不易咯出，或痰中带有血丝，咳剧时伴见胸痛，初起可伴鼻塞、恶寒、发热等，舌质红少津，苔薄白或薄黄，脉浮数或指纹紫
治法	疏风止咳，润肺化痰
主方	桑杏汤（桑叶 杏仁 淡豆豉 浙贝母 南沙参 梨皮 栀子）
加减	口渴，加玉竹、麦冬；咽喉痛，加玄参、马勃；痰中带血，加白茅根、藕节、牡丹皮。若为凉燥则选杏苏散加减，可加紫菀、款冬花；若伴表寒证，加荆芥、防风
推荐中成药	桑菊感冒片、川贝枇杷膏

三、预防与调护

（1）注意气候变化，衣着适度，锻炼身体，增强体质，注意保暖，防止受凉感冒。

（2）保持居室空气流通，避免烟尘、粉尘、煤气等刺激。

（3）饮食宜清淡，少食油腻、辛辣、饮料、腌制之品，多饮水。

（4）对于痰多患儿，家长可经常变换小儿体位，轻拍背部，促进痰液排出。

【中西医诊治思路与特点】

（1）急性支气管炎西医以抗感染治疗为主，不同地区可根据经验选择抗生素种类，对细菌感染者先以经验性治疗，待药敏结果出来再行调整；但对于病毒感染，目前的抗病毒西药疗效不肯定，而中成药制剂，如双黄连、热毒宁、清开灵、鱼腥草等有不同程度的抗病毒作用，或是抑制病毒复制，或是对病毒有灭活作用，故本病大多采取中西结合的治疗方法可取得较好疗效。

（2）治疗急性支气管炎，由于儿童的呼吸道生理特点，对于痰多的小儿，应使其痰液容易咳出，故一般不用镇咳药，痰多黏稠者可予祛痰药。部分急性支气管炎的患儿可转为肺炎，如患儿出现呼吸急促、喘息或呼吸困难、发绀等症状，必须住院治疗，以防止呼吸衰竭或心力衰竭。对于喘息较重的患儿，应参照哮喘患儿的治疗，立即予糖皮质激素和支气管扩张剂雾化对症治疗，必要时静脉使用激素。如经过抗感染及对症治疗，患儿症状不缓解者，应注意排外其他疾病，如哮喘、异物吸入、支气管畸形或结核感染等疾病。

（3）中药汤剂内服配合外治、推拿等法治疗外感咳嗽可收到较好的效果。可用白芥子、细辛、白芷各10g，共为细末，行穴位贴敷。推拿疗法可通过补脾经、补肺经、捏脊、揉肺俞等不同手法治疗。小儿咳嗽，大多为外感咳嗽，内伤咳嗽较少见，故咳嗽早期不宜见咳止咳，应以宣肺止咳为主，一些滋腻、收涩、镇咳之药，应避免使用。

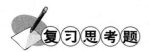 复习思考题

1. 急性支气管炎的诊断要点。
2. 咳嗽中医如何辨治？

（杨若俊）

第五节 支气管肺炎

扫码"学一学"

【西医临床导论】

肺炎（pneumonia）是指由不同病原体或其他因素所致的肺部炎症。主要临床表现为发热、咳嗽、气促、呼吸困难和肺部固定湿啰音。本病好发于冬春季节，3岁以内婴幼儿多发。肺炎是我国婴儿死亡的第一位原因，被列为小儿重点防治四病之一，故加强本病的防治十分重要。

一、分类

（一）病理分类

支气管肺炎、大叶性肺炎和间质性肺炎。儿科以支气管肺炎最为多见。

（二）病因分类

1. 细菌性肺炎 肺炎链球菌、金黄色葡萄球菌、肺炎杆菌、流感嗜血杆菌、大肠埃希菌、铜绿假单胞菌、军团菌等。

2. 病毒性肺炎 呼吸道合胞病毒占首位，其次为腺病毒3、7、11、21型，流感病毒、副流感病毒1、2、3型，巨细胞病毒、肠道病毒、鼻病毒等。

3. 支原体肺炎 肺炎支原体所致。

4. 衣原体肺炎 沙眼衣原体、肺炎衣原体等所致。

5. 真菌性肺炎 白色念珠菌、肺曲菌、隐球菌、组织胞浆菌、毛霉菌等。多见于免疫缺陷及长期使用抗生素者。

6. 原虫性肺炎 卡氏肺囊虫为主，易感人群为免疫缺陷者。

7. 非感染因素引起的肺炎 吸入性肺炎、坠积性肺炎、嗜酸性粒细胞性肺炎（过敏性肺炎）等。

二、病因病理

（一）病因

细菌和病毒最常见，或由细菌、病毒"混合感染"。发达国家小儿肺炎病原以病毒为主，主要有呼吸道合胞病毒、腺病毒等；发展中国家则以细菌为主，以肺炎链球菌多见，近年来肺炎支原体、衣原体和流感嗜血杆菌肺炎有增多的趋势。此外尚有非感染因素引起的肺炎。

（二）病理

以肺组织充血、水肿、炎性细胞浸润为主。细菌性肺炎以肺实质受累为主，病毒性肺炎以间质受累为主，可累及肺泡。

（三）发病机制

病原体常由呼吸道入侵，少数经血行入肺。主要变化是因支气管、肺泡炎症引起通气和换气障碍，导致缺氧和二氧化碳潴留，从而造成一系列病理生理改变。

1. 呼吸系统 通气障碍引起缺氧和二氧化碳潴留，导致动脉血氧分压（PaO_2）降低和动脉二氧化碳分压（$PaCO_2$）增高；换气功能障碍主要引起缺氧，导致 PaO_2 降低。为代偿缺氧状态，患儿呼吸频率加快，呼吸深度加强，呼吸辅助肌参与活动，出现鼻翼扇动和三凹征。

2. 循环系统 病原体和毒素侵袭心肌，可引起心肌炎；缺氧使肺小动脉反射性收缩，肺循环压力增高，肺动脉高压，使右心负担增加。肺动脉高压和中毒性心肌炎是诱发心力衰竭的主要原因。

3. 神经系统 缺氧和二氧化碳潴留使血与脑脊液 pH 降低，高碳酸血症使脑血管扩张、血流减慢、血管通透性增加，以致颅内压增高。严重缺氧使脑细胞无氧代谢增加，造成乳酸堆积、三磷酸腺苷生成减少和 $Na^+ - K^+$ 离子泵运转功能障碍，导致脑细胞内钠、水潴留，形成脑水肿。病原体毒素作用亦可引起脑水肿。

4. 消化系统 低氧血症或酸中毒使胃肠黏膜出现糜烂、出血等应激性反应，致黏膜屏障功能破坏，使胃肠功能紊乱，出现厌食、恶心、呕吐及腹泻等症状，甚至引起中毒性肠麻痹或消化道出血。

5. 水、电解质紊乱和酸碱平衡失调 严重缺氧时，体内需氧代谢障碍、酸性代谢产物增加，加上高热、进食少等因素，可引起代谢性酸中毒；而二氧化碳潴留可致呼吸性酸中毒。严重者可出现混合性酸中毒。缺氧和二氧化碳潴留可致肾小动脉痉挛而引起水钠潴留，且重症肺炎缺氧时常有抗利尿激素分泌增加，加上缺氧使细胞膜通透性改变、钠泵功能失调，使 Na^+ 进入细胞内，造成稀释性低钠血症。

扫码"看一看"

三、诊断

（一）病史

起病急，发病前多有上呼吸道感染病史。

（二）临床表现

1. 症状　以发热、咳嗽、气促为主要症状。热型不定，多为不规则发热，也可为弛张热或稽留热，新生儿、体弱儿可不发热或体温低于正常；咳嗽较频，早期为刺激性干咳，极期咳嗽反而减轻，后期咳嗽有痰，新生儿、早产儿可表现为口吐白沫；气促多在发热、咳嗽后出现；可出现精神不振、食欲减退、轻度腹泻或呕吐等全身症状。

2. 体征　呼吸增快，40～80 次/分，可出现鼻翼扇动和三凹征；口鼻周和指趾端发绀，轻症患儿可无发绀；肺部体征早期可不明显，仅有呼吸音粗糙，以后可闻及固定的中、细湿啰音，以背部两侧下方及脊柱两旁明显，肺部叩诊多正常。新生儿肺炎肺部听诊仅可闻及呼吸音粗糙或减低，病程中亦可出现细湿啰音或哮鸣音。

（三）重症肺炎的表现

1. 循环系统　常见心肌炎、心力衰竭。心力衰竭的表现：①心率突然加快，多于 180 次/分；②呼吸突然加快，多于 60 次/分；③突然极度烦躁不安，明显发绀，面色苍白发灰，指（趾）甲微血管充盈时间延长；④心音低钝，奔马律，颈静脉怒张；⑤肝脏迅速增大；⑥尿少或无尿，眼睑或双下肢水肿。具备前 5 项即可诊断为心力衰竭。

2. 神经系统　可出现中毒性脑病，在确诊肺炎后出现下列情况，可考虑：①烦躁、嗜睡、凝视、眼球上窜；②球结膜水肿，前囟隆起；③昏睡、昏迷、惊厥；④脑膜刺激征阳性，脑脊液检查除压力增高外，其余均正常。在肺炎基础上，除外高热惊厥、低血糖、脑炎、脑膜炎等，如有前两项则提示脑水肿，伴其他一项者可确诊。

3. 消化系统　可见中毒性肠麻痹，表现为严重腹胀致使膈肌升高，加重呼吸困难，肠鸣音消失。重症患儿消化道出血时可见呕吐咖啡样物，大便隐血阳性及柏油样便。

（四）并发症

早期合理治疗者并发症少见。脓胸、脓气胸、肺大疱是常见的并发症，多见于金黄色葡萄球菌肺炎和某些革兰阴性杆菌肺炎。

（五）辅助检查

1. 血常规检查及 C - 反应蛋白（CRP）　细菌性肺炎白细胞总数升高，中性粒细胞增多，甚至可见核左移，胞质有中毒颗粒，CRP 升高；病毒性肺炎白细胞总数正常或偏低，少数可升高，淋巴细胞增高，有时可见异型淋巴细胞。

2. 病原学检查

（1）细菌培养和涂片　采取痰液、肺泡灌洗液、胸腔积液和血液等进行细菌培养和药物敏感试验，对明确病原菌和治疗有指导意义。

（2）快速诊断　①检测抗原：使用病毒特异性抗体免疫荧光技术、免疫酶法或放射免疫法可发现特异性病毒抗原；②检测抗体：血清中 IgM 特异性病毒抗体出现较早，消失较快，若病毒特异性 IgM 抗体阳性说明是新近感染；③其他：如核酸分子杂交技术或聚合酶链反应（PCR）技术来发现相关的细菌或病毒，敏感性很高，可进行微量检测。

（3）病毒分离和血清学试验　是诊断病毒性病原体的好方法。传统的病毒分离和检测双份血清滴度结果可靠，但费时长，限制了其临床应用。

（4）病原特异性抗体检测　肺炎支原体特异性 IgM 和 IgG 抗体测定是诊断支原体感染的常用方法。冷凝集试验对肺炎支原体的诊断为非特异性，可作为过筛试验。

3. 血气分析　对重症肺炎有呼吸困难的患儿，作血气分析，了解缺氧、酸碱失衡的类型及程度。

4. X 线检查　是诊断本病的重要手段。早期肺纹理增强，透亮度减低，以后出现点状或小斑片影，或融合成大片状阴影，甚至波及节段，以两肺下野、中内带较多。并发脓胸时，早期患侧肋膈角变钝，积液多时可呈反抛物线状阴影，纵隔、心脏向健侧移位；并发脓气胸时，患侧胸腔可见液平面；并发肺大疱时则见完整薄壁、无液平面的大疱。

四、鉴别诊断

见表 4-7。

表 4-7　支气管肺炎的鉴别诊断

疾病	鉴别
急性支气管炎	以咳嗽为主，无发热或仅有低热，肺部听诊呼吸音粗糙或有不固定的干湿啰音。胸部 X 线示肺纹理增多、紊乱
支气管异物	有异物吸入史，突然出现呛咳，胸部 X 线检查可予以鉴别，支气管纤维镜检查可确定诊断并治疗
肺结核	有结核接触史，结核菌素试验阳性，血清结核抗体检测阳性，X 线示胸部有结核病灶，随访观察及抗结核治疗后的反应加以鉴别

五、治疗

采用综合治疗，控制炎症、改善通气功能、对症治疗、防止和治疗并发症为原则。

（一）一般治疗

保持室内空气流通，温度、湿度适宜；饮食要营养丰富；注意隔离，以防交叉感染；注意补充水和电解质，纠正酸中毒和电解质紊乱。

（二）抗感染治疗

1. 抗生素治疗　细菌感染者应使用抗生素。

（1）抗生素使用原则　①根据病原菌选择敏感药物；②早期用药；③联合用药；④选用渗入下呼吸道浓度高的药物；⑤足量、足疗程；⑥重症患儿宜静脉联合用药。

（2）抗生素的选择　①肺炎链球菌：青霉素敏感者首选青霉素或阿莫西林，青霉素过敏者选用大环内酯类抗生素；②金黄色葡萄球菌：甲氧西林敏感者首选苯唑西林或氯唑西林，耐药者选用万古霉素或利福平；③流感嗜血杆菌：首选阿莫西林加克拉维酸（或舒巴坦）或头孢呋辛；④大肠埃希菌和肺炎杆菌：首选头孢曲松或头孢噻肟，铜绿假单胞菌首选替卡西林加克拉维酸；⑤卡他莫拉菌：首选阿莫西林加克拉维酸；⑥肺炎支原体和衣原体：首选大环内酯类抗生素如红霉素、阿奇霉素。

（3）用药时间　一般应用至体温正常后 5~7 天，临床症状、体征消失后 3 天停药。葡萄球菌肺炎，一般用至体温正常后 2~3 周可停药，总疗程≥6 周。支原体肺炎至少用药2~3 周，以免复发。

2. 抗病毒治疗　目前无理想的抗病毒药，临床常用药物如下。

（1）利巴韦林（病毒唑）　可滴鼻、雾化吸入、口服、肌肉注射或静脉滴注，剂量为每日 10~15mg/kg，3~5 天为 1 个疗程。

（2）干扰素 –α　5~7 天为 1 个疗程，可以肌肉注射或雾化吸入。

（三）对症治疗

1. 氧疗　有缺氧情况，如烦躁、口唇发绀等表现者，应立即给氧。多采取鼻前庭给氧，经湿化的氧气流量为 0.5~1L/min，氧浓度≤40%。新生儿和婴幼儿可用面罩给氧，氧流量为 2~4L/min，氧浓度为 50%~60%。若出现呼吸衰竭，则需用呼吸机。

2. 保持呼吸道通畅　及时清除鼻腔分泌物和吸痰，使用祛痰剂，常用复方甘草合剂、氨溴索等；喘憋严重者选用支气管解痉剂；保证液体摄入量，利于痰液排除；经常变换体位和拍背。

3. 腹胀的治疗　低钾血症引起者及时补钾。若为中毒性肠麻痹，应禁食、胃肠减压，用酚妥拉明每次 0.3~0.5mg/kg，加入 10% 葡萄糖 20~30ml 静脉滴注，最大量≤10mg/次。

4. 肺炎合并心力衰竭的治疗　主要予以吸氧、镇静、利尿、强心、血管活性药物的治疗。利尿可用呋塞米（速尿），剂量为每次 1mg/kg，静脉注射或静脉滴注；强心药可使用地高辛或毛花甘 C 治疗；血管活性药物常用酚妥拉明、多巴酚丁胺等药。

5. 肺炎合并中毒性脑病的治疗　主要予以脱水、改善通气、扩血管、止痉、糖皮质激素、促进脑细胞恢复的治疗。脱水常用甘露醇，每次 0.25~1g/kg，每 6 小时 1 次。

（四）常见并发症的治疗

并发脓胸、脓气胸者应及时进行穿刺引流。若脓液黏稠，经反复穿刺抽脓不畅者或发生张力性气胸时，宜进行胸腔闭式引流。

（五）糖皮质激素的应用

可减少炎性渗出物，解除支气管痉挛，改善血管通透性，降低颅内压，改善微循环。适应证：①全身中毒症状明显；②严重喘憋或呼吸衰竭；③合并感染性休克者；④出现脑水肿。可用琥珀酸氢化可的松每日 5~10mg/kg 或用地塞米松每日 0.1~0.3mg/kg 静脉滴注，疗程 3~5 天。

【中医临证通论】

支气管肺炎属中医"肺炎喘嗽"范畴。肺炎喘嗽的病名首见于谢玉琼的《麻科活人全书·气促发喘鼻扇胸高第五十一》，在叙述麻疹出现"喘而无涕，兼之鼻扇"时，称为"肺炎喘嗽"。而早在《黄帝内经》中就有"肺风"、"肺痹"等类似肺炎喘嗽的症状描述。

一、病因病机

本病发生的外因是感受风邪或由其他疾病传变而来，小儿形气未充、肺脏娇嫩、卫外不固是内因。病变部位主要在肺，常累及心肝。

风寒闭肺	风寒外侵束肺，肺气郁闭，宣降失司，肺气上逆，则致咳嗽气急、痰白清稀等
风热闭肺	风热外侵闭肺，肺气郁阻，宣肃失司，而致发热咳嗽气急等；本证可由外感风寒之证转化而来
痰热闭肺	邪热阻肺，肺失宣肃，热灼津炼液为痰，痰阻于肺，则致发热咳嗽，气急鼻扇，喉间痰鸣等
毒热闭肺	邪气炽盛，内阻肺气，或痰热化火，熏灼肺金，则致高热持续，咳嗽剧烈，气急喘憋等
阴虚肺热	小儿肺脏娇嫩，肺被邪伤，致后期正虚邪恋。久热久咳，肺阴耗伤，余邪留恋，可见干咳无痰，低热盗汗等
肺脾气虚	体弱儿或伴有其他疾病者，感受外邪后易累及脾，加之肺气耗伤太过，正虚未复，易致余邪留恋而病情迁延不愈，可见低热起伏不定，面白少华，咳嗽无力等
心阳虚衰	肺为邪闭，气机不利，气滞则血瘀，心血不畅，可致心失所养，心气不足，心阳不能运行敷布全身，产生变证，可见面色苍白，四肢厥冷等
邪陷厥阴	小儿感受风温之邪，易化热化火，内陷厥阴而致变证，则致壮热，烦躁，神志不清甚至抽搐等

本病的病机关键为肺气郁闭，主要病理产物是痰热，病程中早期以实为主，后期以虚为主或虚中夹实，特别要防止心阳虚衰和邪陷厥阴的发生。

二、辨证论治

（一）辨证要点

1. 辨风寒与风热　病初多有表证，但很快入里化热，风寒者多恶寒无汗，痰多清稀；风热者多发热重，痰稠或色黄。

2. 辨热重与痰重　热重者高热不退，面红唇赤，烦渴饮引，尿黄便秘；痰重者喉中痰鸣，胸高气急。若高热炽盛，气急喘憋，为毒热闭肺。

3. 辨常证与变证　常证病位在肺，有轻重之分；若邪盛正虚，出现心阳虚衰，见口唇发绀，肢厥脉微；出现邪陷厥阴，见神昏抽搐。

（二）治疗原则

以开肺化痰，止咳平喘为基本原则。若痰多壅盛者，宜先降气涤痰；喘憋严重者，治以平喘利气；气滞血瘀者，佐以活血化瘀；肺与大肠相表里，壮热炽盛时宜用通下药以通腑泄热。病久肺脾气虚者，宜补益肺脾；阴虚肺热者，宜养阴润肺，兼清解余热，用药宜甘寒。心阳虚衰者，宜温补心阳；邪陷厥阴者，宜开窍熄风。

（三）常见证型治疗

1. 常证

（1）风寒闭肺证

证候	恶寒，发热无汗，咳嗽气急，痰白清稀，咽不红，口不渴，舌淡红，苔薄白或白腻，脉浮紧，指纹浮红
治法	辛温宣肺，化痰止咳
主方	华盖散（麻黄　杏仁　桑白皮　紫苏子　茯苓　陈皮　甘草）
加减	恶寒身痛重，加桂枝、白芷、羌活；痰多苔白腻，加半夏、白前、莱菔子；若寒邪外束，内有郁热，宜用大青龙汤表里双解
推荐中成药	小青龙颗粒、通宣理肺片

（2）风热闭肺证

证候	发热恶风，微汗出，咳嗽气急，痰稠色黄，咽红口渴，舌红，苔薄白或黄，脉浮数。重证则见高热，咳嗽微喘，气急鼻扇，喉中痰鸣，面赤，便干尿黄，舌红苔黄，脉滑数，指纹紫滞
治法	辛凉宣肺，清热化痰

续表

主方	银翘散合麻杏石甘汤（银花　连翘　竹叶　荆芥　牛蒡子　薄荷　豆豉　甘草　桔梗　芦根　麻黄　杏仁　石膏）
加减	咳剧痰多，加浙贝母、瓜蒌皮、天竺黄、冬瓜仁；热重，加黄芩、栀子、鱼腥草
推荐中成药	急支糖浆、小儿咳喘灵口服液、小儿热咳口服液

（3）痰热闭肺证

证候	发热烦躁，咳嗽气促，鼻扇，喉间痰鸣，口唇发绀，口渴面赤，胸闷胀满，舌质红，苔黄腻，脉弦滑
治法	开肺涤痰，清热定喘
主方	五虎汤合葶苈大枣泻肺汤（麻黄　杏仁　石膏　甘草　桑白皮　细茶　葶苈子　大枣）
加减	痰多，加鱼腥草、冬瓜仁、竹沥；热重，加栀子、黄芩、芦根；便秘，加生大黄，或用牛黄夺命散；面唇青紫，加丹参、桃仁、红花
推荐中成药	肺力咳合剂、小儿百部止咳糖浆、复方鲜竹沥口服液

（4）毒热闭肺证

证候	高热不退，咳嗽剧烈，气急鼻扇，甚至喘憋，涕泪俱无，鼻孔干燥，面赤唇红，烦躁口渴，尿黄便秘，舌红而干，苔黄，脉滑数
治法	清热解毒，泻肺开闭
主方	黄连解毒汤合三拗汤（黄连　黄柏　黄芩　栀子　麻黄　杏仁　甘草）
加减	本方常加毛冬青、蒲公英、鱼腥草；腹胀便秘，加生大黄、玄明粉；口干鼻燥，加天花粉、知母、玄参；咳嗽重，加前胡、款冬花；烦躁不宁，加灯心草、栀子
推荐中成药	牛黄清肺散、清开灵颗粒

（5）阴虚肺热证

证候	病程长，干咳痰少，低热盗汗，面色潮红，五心烦热，舌红少津，苔花剥、少苔或无苔，脉细数
治法	养阴清肺，润肺止咳
主方	沙参麦冬汤（沙参　麦冬　玉竹　桑叶　天花粉　白扁豆　甘草）
加减	低热起伏，加地骨皮、银柴胡、鳖甲、青蒿；久咳，加百部、百合、五味子；汗多，加龙骨、牡蛎、浮小麦
推荐中成药	秋梨润肺膏、川贝雪梨糖浆、养阴清肺糖浆

（6）肺脾气虚证

证候	低热起伏，动则汗出，咳嗽无力，面白少华，纳呆便溏，舌淡苔薄白，脉细无力
治法	补肺健脾，益气化痰
主方	人参五味子汤（人参　白术　茯苓　五味子　麦冬　炙甘草）
加减	咳嗽痰多，去五味子，加半夏、陈皮、桔梗；咳嗽甚，加百部、紫菀、款冬花；汗出多，加黄芪、龙骨、牡蛎；纳呆，加山楂、神曲、砂仁；便溏，加薏苡仁、扁豆、山药、干姜
推荐中成药	玉屏风颗粒、参苓白术颗粒

2. 变证

（1）心阳虚衰证

证候	突然面色苍白，口唇发绀，呼吸困难或呼吸浅促，四肢厥冷，额汗不温，烦躁不安或神萎淡漠，右胁下出现痞块并迅速增大，舌质略紫，苔薄白，脉细弱而数，指纹青紫，可达命关
治法	温补心阳，救逆固脱
主方	参附龙牡救逆汤（人参　附子　龙骨　牡蛎　白芍　炙甘草）
加减	亦可用独参汤或参附汤少量频服，或用参附注射液静脉滴注；右胁下痞块，可加桃仁、红花、丹参，或用丹参注射液静脉滴注

续表

推荐中成药	参附注射液，参麦注射液

（2）邪陷厥阴证

证候	壮热烦躁，神昏谵语，四肢抽搐，口噤项强，双目上视，舌质红绛，指纹青紫，可达命关，或透关射甲
治法	平肝熄风，清心开窍
主方	羚角钩藤汤（羚羊角片　桑叶　川贝母　生地黄　钩藤　菊花　茯神　白芍　甘草）
加减	若昏迷痰多，加石菖蒲、郁金、胆南星、竹沥；高热神昏抽搐，可选加紫雪丹、安宫牛黄丸
推荐中成药	猴枣散、小儿奇应丸、小儿惊风七厘散

三、预防与调护

（1）积极锻炼身体，预防急性呼吸道感染及呼吸道传染病。

（2）加强营养，防止佝偻病及营养不良。

（3）保持室内空气流通，预防并发症及继发感染，注意隔离，防止交叉感染。

【中西医诊治思路与特点】

（1）本病应采取中西医结合内外合治的综合疗法。轻症肺炎，积极控制感染，同时予以中医辨证治疗，尽量减少并发症的发生；重症肺炎或有并发症者，则以西医急救治疗为主，也可配合中成药静脉滴注；迁延性、慢性肺炎，以中医治疗为主，以扶正祛邪为基本治疗原则。

（2）中医可采用外治疗法配合治疗，常用敷贴疗法用于肺炎后期迁延不愈或痰多，两肺湿啰音经久不消失者。白芥子末9g，红花末3g，细辛末2g，面粉15g。用法：将上药加醋调成糊状，用纱布包后，敷贴背部双侧肺俞穴。每日1次，每次10～15分钟，以皮肤发红为度，3天为1个疗程，可连用两个疗程。

（3）近年来肺炎支原体感染逐渐增多，可以呈散发性，也可引起流行。当其流行时，通常可持续几个月。而且肺炎衣原体与严重反应性气道疾患之间存在相关性。如不早期治疗，咳嗽可持续数周或数月，故本病应引起重视。选用抗生素则应选择大环内酯类，如红霉素、阿奇霉素等。

（4）一般肺炎的患儿不需补液，对不能进食的患儿，可按生理需要进行静脉输液，但总量不宜过多，速度应较慢，婴幼儿总补液量以每日60～80ml/kg，如果主要目的是通过静脉途径滴注药物，则总量一般在每日20～30ml/kg，一般选1/4～1/5张溶液，速度应控制在每小时5ml/kg。

【病案选读】

患儿，男，4岁。受凉后起病，因"发热、咳嗽3天，喘促1天"入院。入院症见：高热不退，咳嗽，喉间痰鸣，气促，鼻塞，纳差，小便黄，大便干。体检：体温：39.2℃，精神差，鼻扇，唇周微青，咽部充血，两肺可闻及中细湿啰音。舌质红，苔薄黄，脉浮数。胸部X线片示：两肺散在小斑片状阴影。血常规：WBC：15.2×10⁹/L，中性粒细胞比

68%，CRP升高。

分析：西医诊断为支气管肺炎，治疗以抗感染、对症治疗为主，措施如下。

1. 一般治疗　低流量吸氧，浓度以40%为宜，每分钟约0.5~1L，保持室内空气流通，饮食清淡易消化，补充水和电解质，纠正酸中毒和电解质紊乱。

2. 抗感染治疗　抗生素治疗（如阿莫西林加克拉维酸静滴），用到至体温正常后5~7天，临床症状、体征消失后3天停药。

3. 对症治疗　雾化吸入，可服止咳化痰药物。

中医诊断为肺炎喘嗽，此为风热犯肺，卫气郁闭，急宜开闭，宜凉解之剂以解表开闭，选用麻杏石甘汤加味，处方如下。

麻黄4g、杏仁6g、生石膏15g、炒黄芩4g、射干6g、前胡6g、桔梗4g、僵蚕6g、芦根6g、牛蒡子6g、淡竹叶9g、甘草6g。

3付水煎服

二诊：患儿热渐降，喘渐平，唯咳嗽痰多，舌红减，苔亦稍退，脉不浮而数，为表邪已解，肺闭已开，但痰多，继以泄热降气化痰之剂。

桑白皮6g、杏仁6g、紫苏子9g、前胡9g、莱菔子9g、厚朴6g、橘红9g、茯苓9g、芦根9g、天竺黄9g、甘草9g。

3付水煎服

三诊：患儿热已退清，喘亦不作，神清面荣，诸证基本解除。唯余轻度咳嗽，乃以调和肺胃之品二剂。调理而愈。

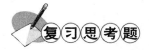

复习思考题

1. 支气管肺炎发生心力衰竭的机制是什么？
2. 支气管肺炎的诊断要点？
3. 如何辨治肺炎喘嗽？

附：几种不同病原体所致肺炎的特点

一、呼吸道合胞病毒肺炎

是最常见的病毒性肺炎。多见于婴幼儿，尤其是1岁以内小儿。轻症患儿发热、呼吸困难等症状不重；中、重症者有较明显的呼吸困难、喘憋、口唇发绀、鼻扇及三凹征，发热程度不一。肺部听诊多有中、细湿啰音。外周血白细胞总数大多正常，胸部X线表现为两肺可见小点片状、斑片状阴影，部分患儿有不同程度的肺气肿。

二、腺病毒肺炎

最常见的为腺病毒3、7型。多见于6个月~2岁的婴幼儿，冬春季节多发。临床特点为起病急骤、高热持续时间长、中毒症状重、啰音出现较晚、X线改变较肺部体征出现早，易合并心肌炎和多脏器功能障碍。发热可达 39℃ 以上，呈稽留热或弛张热，热程长，可持续 2~3 周；中毒症状重，面色苍白或发灰，精神不振，嗜睡与烦躁交替；咳嗽较剧，呈阵发性喘憋，轻重不等的呼吸困难和发绀；可因脑水肿而致嗜睡、昏迷或惊厥发作；肺部啰音出现较晚，多于高热 3~7 天后才闻及湿啰音；可出现肝脾肿大，心率加快、心音低钝等心肌炎、心力衰竭表现；肺部 X 线改变较肺部啰音出现早，大小不等的片状阴影或融合成大病灶甚至一个肺叶，病灶吸收较慢，需数周或数月。腺病毒肺炎易继发细菌感染。

三、肺炎支原体肺炎

是学龄儿童常见的一种肺炎，婴幼儿亦多见。发病无季节性，占小儿肺炎的10%~20%。本病起病缓慢，潜伏期 2~3 周，病初可有全身不适、乏力、头痛，2~3 天后出现高热，可持续 1~3 周，可伴有咽痛和肌肉酸痛。刺激性剧烈咳嗽为本病的突出症状，有时类似百日咳样咳嗽，痰稠，偶带有血丝，可持续 1~4 周。肺部体征多不明显，少数可听到干、湿性啰音，但很快消失，故体征与剧咳及发热等临床表现不一致，为本病特点之一。婴幼儿起病急，病程长，病情较重，常有呼吸困难、喘憋、喘鸣音较为突出，肺部啰音比年长儿多。部分患儿可伴发多系统、多器官损害，如心肌炎、溶血性贫血、脑膜炎、肾炎等肺外表现。病原学检查血特异性 IgM 抗体阳性有诊断价值。胸部 X 线为本病的重要诊断依据，可表现为支气管肺炎、间质性肺炎、均匀一致的片状阴影似大叶性肺炎改变、肺门影增浓，这些改变可相互转化，呈现游走性浸润。体征轻而胸片改变明显是本病特征之一。

第六节 支气管哮喘

【西医临床导论】

支气管哮喘（bronchial asthma）简称哮喘，是由多种细胞，包括炎性细胞、气道结构细胞和细胞组分参与的气道慢性炎症性疾病。是儿童时期最常见的慢性呼吸道疾病。临床以反复发作的喘息、咳嗽、气促、胸闷等症状，常在夜间和（或）清晨发作或加剧，多数患儿可经治疗缓解或自行缓解为特点。

哮喘可发生在任何年龄，70%~80% 发病于 5 岁以前，约20% 的患者有家族史，多数患者有婴儿湿疹、过敏性鼻炎、食物或药物过敏史。本病约 2/3 的患儿到青春期哮喘症状完全消失，但仍可能存在不同程度气道炎症和高反应性，30%~60% 的患儿可完全治愈。

一、病因病理

（一）发病机制

本病的发病机制复杂，尚未完全清楚，与免疫、神经、精神、内分泌因素和遗传因素密切相关。

1. 免疫因素 哮喘发病的本质是气道慢性炎症。无论病程长短、病情轻重，哮喘患者均存在气道慢性炎症性改变。气道炎症产生有两个途径：①IgE 介导的 T 淋巴细胞依赖的炎症途径：过敏原与特异性 IgE 结合，引起肥大细胞和嗜碱性粒细胞释放多种介质和细胞因

扫码"学一学"

子，使平滑肌痉挛、黏膜充血水肿、分泌物增加，并诱发气道高反应性，发生哮喘；②非IgE介导的T淋巴细胞依赖的炎症途径：主体为嗜酸性粒细胞、T淋巴细胞。病毒可通过激活CD8$^+$、T淋巴细胞、趋化嗜酸性粒细胞，诱发气道高反应。

2. 神经、精神和内分泌因素　哮喘患者的β受体功能低下和迷走神经张力亢进，或同时伴有α-肾上腺素能神经的反应性增加，从而发生气道高反应性，可使支气管平滑肌收缩，腺体分泌增多，促进哮喘发作。此外，过度情绪激动和剧烈运动等因素也可不同程度诱发哮喘。

3. 遗传因素　哮喘有明显的遗传倾向，为多基因遗传性疾病。

4. 危险因素　①吸入过敏原（尘螨、动物毛屑及排泄物、蟑螂、花粉、真菌等）；②食入过敏原（牛奶、鱼、虾、鸡蛋等）；③呼吸道感染（尤其是病毒感染）；④剧烈的情绪变化；⑤运动和过度通气；⑥气候变化，冷空气；⑦药物（如阿司匹林）。

（二）病理和病理生理

哮喘最主要的病理变化是气道慢性炎症，表现为支气管和毛细支气管上皮细胞脱落，管壁嗜酸性粒细胞和单核细胞浸润，血管扩张和微血管渗漏，杯状细胞和黏膜下腺体增生，基底膜增厚，平滑肌增生肥厚。

哮喘病理生理改变的核心是气流受阻，支气管痉挛、气道管壁炎性肿胀、黏液栓形成和气道重塑是引起气流受阻的主要原因。

1. 急性支气管痉挛　为速发型哮喘反应，是IgE依赖型介质释放所致的Ⅰ型变态反应，包括肥大细胞释放的组胺、前列腺素和白三烯等。

2. 气道管壁炎性肿胀　抗原对气道刺激6~24小时后发生的气道炎性反应，导致气道黏膜增厚和肿胀，使管腔变窄，伴随或不伴随平滑肌收缩，为迟发性哮喘反应。

3. 黏液栓形成　黏液分泌增多，形成黏液栓，若黏液栓广泛阻塞细小支气管，引起严重呼吸困难，甚至可发生呼吸衰竭。主要发生于迟发型哮喘。

4. 气道重塑　是慢性和反复的炎症所致，表现为气道管壁增厚和基质沉积、胶原沉积，上皮下纤维化，平滑肌肥大和增生，肌成纤维细胞增殖及黏液腺状体细胞化生及增生，上皮下网状层增厚，微血管生成。为不可逆的改变。

二、诊断

（一）病史

有反复发作史，部分哮喘发作前可有流涕、喷嚏和胸闷等症状。

（二）临床表现

1. 症状　多急性起病，喘息和咳嗽呈阵发性发作，夜间和清晨加重，烦躁不安，伴以呼气性呼吸困难和哮鸣声，严重者出现端坐呼吸，大汗淋漓，面色青灰等症状。

2. 体征　可见桶状胸，三凹征，叩诊两肺呈鼓音，心浊音界缩小，提示已经发生肺气肿，听诊肺部满布哮鸣音。重症病例，因气道广泛堵塞，哮鸣音反而消失，呼吸音可减弱。若合并呼吸道感染者可闻及湿啰音。

如哮喘急性发作经合理应用支气管舒张剂和糖皮质激素等哮喘缓解药物治疗后，仍有严重或进行性呼吸困难者，称为哮喘危重状态（哮喘持续状态），表现为哮喘急性发作，咳嗽、喘息、呼吸困难、大汗淋漓和烦躁不安，甚至端坐呼吸，严重发绀、意识障碍及心肺功能不全的表现。

（三）辅助检查

1. 血常规 多数血常规正常，部分患者可有嗜酸性粒细胞增高。

2. 胸部 X 线检查 急性期胸片正常或呈间质性改变，可有肺气肿或肺不张。缓解期大多正常。

3. 肺功能检查 主要用于 5 岁以上的患者。目前临床多应用肺量仪和峰流速仪测定肺功能，可对气流受限程度和可逆性做出评估，有助于疾病的诊断和治疗。

4. 过敏原测定 用多种过敏原提取液作皮肤试验是诊断变态反应的重要方法，能提示患者对该过敏原过敏与否。

5. 血清特异性 IgE 的测定 对人血清中的过敏原特异性 IgE 进行定性检测，对过敏原诊断有价值，血清总 IgE 测定只能反映是否存在特应质。

6. 血气分析 对重症哮喘患儿，监测血气分析，有助于判断患儿病情，指导治疗。

附：诊断标准（2008 年中华医学会儿科学分会呼吸学组修订的儿童支气管哮喘诊断与防治指南）

（一）儿童哮喘的诊断

（1）反复发作喘息、咳嗽、气促、胸闷，多与接触变应原、冷空气、物理、化学性刺激、呼吸道感染以及运动等有关，常在夜间和（或）清晨发作或加剧。

（2）发作时在双肺可闻及散在或弥漫性，以呼气相为主的哮鸣音，呼气相延长。

（3）上述症状和体征经抗哮喘治疗有效或自行缓解。

（4）除外其他疾病所引起的喘息、咳嗽、气促和胸闷。

（5）临床表现不典型者（如无明显喘息或哮鸣音），应至少具备以下一项：①支气管激发试验或运动激发试验阳性；②证实存在可逆性气流受限：a. 支气管舒张试验阳性：吸入速效 β_2 受体激动剂（如沙丁胺醇）后 15 分钟第一秒用力呼气量（FEV_1）增加 ≥12%；b. 抗哮喘治疗有效：使用支气管舒张剂和口服（或吸入）糖皮质激素治疗 1 ~ 2 周后，FEV_1 增加 ≥12%；③最大呼气流量（PEF）每日变异率（连续监测 1 ~ 2 周）20%。

符合第 1 ~ 4 条或第 4、5 条者，可以诊断为哮喘。

（二）咳嗽变异性哮喘的诊断

咳嗽变异性哮喘是儿童慢性咳嗽最常见原因之一，以咳嗽为唯一或主要表现，不伴有明显喘息。诊断依据如下。

（1）咳嗽持续 >4 周，常在夜间和（或）清晨发作或加重，以干咳为主。

（2）临床上无感染征象，或经较长时间抗生素治疗无效。

（3）抗哮喘药物诊断性治疗有效。

（4）排除其他原因引起的慢性咳嗽。

（5）支气管激发试验阳性和（或）PEF 每日变异率（连续监测 1 ~ 2 周）≥20%。

（6）个人或一、二级亲属特应性疾病史，或变应原检测阳性。

以上（1）~（4）项为诊断基本条件。

（三）哮喘的分期与严重程度分级

根据临床表现哮喘可分为三期：急性发作期、慢性持续期和临床缓解期。急性发作期是指突然发生喘息、咳嗽、气促、胸闷等症状，或原有症状急剧加重；慢性持续期是指近3个月内不同频度和（或）不同程度地出现过喘息、咳嗽、气促、胸闷等症状；临床缓解期系指经过治疗或未经治疗症状、体征消失，肺功能恢复到急性发作前水平，并维持3个月以上。哮喘严重程度的分级见表4-8。

表4-8　哮喘病情严重程度分级

级别	日间症状	夜间症状	PEF 或 FEV1 占预计值	PEF 变异率
一级（轻度间歇）	每周 <1 次，发作间歇无症状	≤2 次/月	≥80%	<20%
二级（轻度持续）	≥1 次/周，<1 次/天，发作时可能影响活动	>2 次/月	≥80%	20%~30%
三级（中度持续）	每日有症状，影响活动	>1 次/周	60%~80%	>30
四级（重度持续）	持续有症状，体力活动受限	频繁	≤60%	>30

三、鉴别诊断

见表4-9。

表4-9　支气管哮喘的鉴别诊断

疾病	鉴别
毛细支气管炎	主要由呼吸道合胞病毒所致，仅见于2岁以下小儿，尤其是1~6个月婴儿，临床症状如肺炎，但喘憋更明显
喘息性支气管炎	多见于3岁以内，临床见发热，咳嗽伴喘息，治疗后，喘息症状消失，但应密切注意或随访，警惕为支气管哮喘的早期
气管异物	有异物吸入史，剧烈呛咳，胸部X线检查、纤维支气管镜检可有助于确诊

四、治疗

采用长期、持续、规范和个体化的治疗原则。发作期抗炎、平喘以便快速缓解。缓解期应坚持长期控制抗炎，避免触发因素、自我保健。

（一）一般治疗

保持室内空气流通，饮食要营养丰富，保持呼吸道通畅，有缺氧情况时给予氧疗，注意补充水和电解质，纠正酸中毒和电解质紊乱。

（二）常用药物

1. β_2 受体激动剂　是目前最有效、临床应用最广泛的支气管舒张剂，适用于任何年龄的儿童。常用药物有沙丁胺醇、特布他林。

（1）吸入用药　吸入型速效 β_2 受体激动剂可维持4~6小时，是缓解哮喘急性发作的首选药物，药物剂量：每次吸入沙丁胺醇2.5~5mg，或特布他林2.5~5mg。若严重哮喘发作时第1小时可每20分钟吸入1次，以后每1~4小时重复吸入。通常情况下1天内不应超过3~4次。

（2）口服用药　常用的口服剂有沙丁胺醇、特布他林片等，常在口服15~30分钟后起效，维持 4～6 小时，一般用于轻、中度持续发作的患儿，尤其是无法吸入的年幼儿童，每日 3～4 次，但心悸和骨骼肌震颤现象较吸入多见。

长期应用 β_2 受体激动剂（包括吸入和口服）可造成 β_2 受体功能下调，药物疗效下降，停药一段时间后可以恢复。

2. 糖皮质激素类 全身应用糖皮质激素是治疗儿童重症哮喘发作的一线药物，早期使用可以减轻疾病的严重度，给药后 3～4 小时即可显示明显的疗效。

（1）吸入用药 吸入性糖皮质激素是哮喘长期控制的首选药物，也是目前最有效的抗炎药物，特点是通过吸入，药物直接作用于气道黏膜，局部抗炎作用强，全身不良反应少。通常需要长期、规范吸入 1～3 年才能起预防作用，每 3 个月应评估病情，根据病情调整用药。主要药物有丙酸倍氯米松、布地奈德和丙酸氟替卡松。儿童吸入糖皮质激素的安全剂量为每日 200～400μg。

（2）口服用药 病情较重的急性病例可给予口服泼尼松每日 1～2mg/kg，分 2～3 次服用，短程治疗约 1～7 天。一般不主张长期使用口服糖皮质激素治疗儿童哮喘。

（3）静脉用药 重症患儿可静脉注射琥珀酸氢化可的松每次 5～10mg/kg，或甲泼尼龙每次 1～2mg/kg，根据病情可间隔 4～8 小时重复使用。

3. 抗胆碱药 常与 β_2 受体激动剂合用，使支气管舒张作用增强并持久，某些哮喘患儿应用较大剂量 β_2 受体激动剂不良反应明显，可换用此药，尤其适用于夜间哮喘及痰多患儿。剂量为每次 250～500μg。药物剂量：异丙托溴铵每次 250～500μg，用药间隔同 β_2 受体激动剂。

4. 氨茶碱 具有舒张气道平滑肌、强心、利尿、扩张冠状动脉、兴奋呼吸中枢和呼吸肌等作用，可作为哮喘缓解药物。一般不作为首选用药，适用于对最大剂量支气管扩张药物和糖皮质激素治疗无反应的重度哮喘。一般先给负荷量，负荷量 4～6mg/kg（≤250mg），于 20～30 分钟缓慢静脉滴入，继续用维持量每分钟 0.7～1.0mg/kg 输液泵维持；或每 6～8 小时以 4～6mg/kg 静脉滴注。若 24 小时内用过氨茶碱者，首剂剂量减半。使用时特别注意不良反应，有条件者应在心电图监测下使用。茶碱合并用大环内酯类抗生素、西咪替丁及喹诺酮类药时会增加其不良反应，与酮替芬合用时可以增加清除率，缩短其半衰期，应尽量避免同时使用或调整用量。

5. 白三烯受体拮抗剂 可单独应用于轻度持续哮喘的治疗，尤其适用于无法应用或不愿使用糖皮质激素或伴过敏性鼻炎的患儿。但单独应用的疗效不如糖皮质激素。可部分预防运动诱发性支气管痉挛。与糖皮质激素联合治疗中重度持续哮喘患儿，可以减少糖皮质激素的剂量，并提高糖皮质激素的疗效。该药耐受性好，不良反应少，服用方便。目前临床常用的制剂为孟鲁司特片：≥15 岁，每次 10mg，每日 1 次；6～14 岁，每次 5mg，每日 1 次；2～5 岁，每次 4mg，每日 1 次。孟鲁司特颗粒剂（4mg）可用于 1 岁以上儿童。

6. 肥大细胞膜稳定剂 有抑制 IgE 诱导的肥大细胞脱颗粒、降低气道高反应性的作用。常用色甘酸钠，主要用于预防运动及其他刺激诱发的哮喘，治疗哮喘效果较好，不良反应小。

（三）哮喘持续状态的处理

1. 吸氧 用封闭面罩或双导管吸氧。氧气浓度以 40% 为宜，每分钟 4～5L。

（2）补液、纠正酸中毒，维持水、电解质平衡。

3. 糖皮质激素 作为儿童危重哮喘治疗的一线药物，应尽早使用。常用甲泼尼龙、琥珀酸氢化可的松静脉滴注。

4. 支气管扩张剂的使用 ①吸入性速效 β_2 受体激动剂；②氨茶碱静脉滴注；③抗胆碱能药物；④肾上腺素皮下注射，每次注射 0.1% 肾上腺素 0.01ml/kg，儿童最大不超过 0.3ml，必要时 20 分钟使用 1 次，不能超过 3 次。

5. 镇静剂 必要时可用水合氯醛灌肠，慎用或禁用其他镇静剂。

6. 酌情使用抗生素 儿童哮喘主要由病毒引发，不常规使用抗生素，若合并细菌感染则选用病原体敏感的抗生素。

7. 危重哮喘患儿经治疗后病情继续恶化，应及时给予辅助机械通气治疗。

【中医临证通论】

本病属中医文献的"哮喘"范畴。《丹溪心法·喘论》首先命名为"哮喘，提出"哮喘专主于痰"，哮证已发攻邪为主，未发则以扶正为要的论述。

一、病因病机

哮喘外因责之于感受外邪，接触异物、异味及嗜食咸酸等，内因责之于肺脾肾三脏不足，导致痰饮留伏于肺窍，成为哮喘夙根。

寒性哮喘	外感风寒，内伤生冷，或素体阳虚者，引动伏痰，则为寒性哮喘，见咳嗽气喘，喉间哮鸣，痰白清稀等
热性哮喘	感受风热，或风寒化热，素体阴虚者，引动伏痰，则为热性哮喘，见咳嗽气喘，痰稠色黄等
寒热夹杂	若外寒未解，外邪入里化热，或素体有热，邪蕴于内被外邪引动而发，可见外寒内热之证，见喘促气急，鼻塞清涕，痰稠色黄等
虚实夹杂	若体质虚弱，外邪挟痰伏留，又可成为虚实夹杂的证候，见喘促迁延不愈，动则喘甚，咳嗽痰多等
肺脾肾虚	哮喘反复发作，可以导致肺气耗伤、脾阳受损、肾阴阳亏虚，故在缓解期可出现肺、脾、肾三脏虚损之象

本病病机为外因诱发，触动伏痰，痰阻气道所致。哮喘发作期以邪实为主，缓解期以正虚为主。

二、辨证论治

（一）辨证要点

1. 发作期辨寒热 咳喘痰黄，身热面赤，口干舌红为热性哮喘；咳喘形寒，痰多清稀，舌苔白滑为寒性哮喘。

2. 缓解期辨气血阴阳 气短多汗，易感冒多为气虚；形寒肢冷面白，动则心悸为阳虚；消瘦盗汗，面色潮红为阴虚。

（二）治疗原则

发作期攻邪以治其标，根据寒热虚实，随证施治；缓解期扶正以治其本，治以补肺固表，扶脾益肾，调其脏腑功能，消除伏痰。若虚中夹实，应扶正祛邪。哮喘属于顽疾，应当采用口服、雾化、敷贴、针灸等多种疗法综合治疗。

（三）常见证型治疗

1. 发作期

（1）寒性哮喘证

证候	咳嗽气喘，喉间哮鸣，痰白清稀，形寒肢冷，恶寒无汗，流清涕，面色白，舌淡红，舌苔薄白或白腻，脉浮滑
治法	温肺散寒，化痰定喘
主方	小青龙汤合三子养亲汤（麻黄　桂枝　甘草　干姜　细辛　五味子　半夏　芍药　紫苏子　白芥子　莱菔子）
加减	恶寒身痛重，加白芷、防风、羌活；若表寒未解，已有化热之象，可加生石膏、黄芩，或改用大青龙汤；若外寒不甚，表证不显著者，可用射干麻黄汤
推荐中成药	小青龙颗粒

（2）热性哮喘证

证候	咳嗽气喘，声高息涌，痰稠色黄，发热面赤，胸膈满闷，口干咽红，尿黄便秘，舌红，舌苔黄腻，脉滑数
治法	清热化痰，定喘止咳
主方	麻杏石甘汤合苏葶丸（麻黄　杏仁　石膏　甘草　葶苈子　紫苏子）
加减	喘甚，加地龙、炙桑白皮、白果；痰多，加天竺黄、海蛤粉、浙贝母；咳甚，加百部、炙款冬花；若表证不著，痰热在里，可用定喘汤加减
推荐中成药	小儿咳喘灵口服液

（3）寒热夹杂证

证候	咳嗽气喘，喉间痰鸣，鼻塞清涕，喷嚏，或恶寒发热，痰稠色黄，口渴，尿黄便干，舌红苔白，脉滑数
治法	解表清里，定喘止咳
主方	大青龙汤（麻黄　杏仁　桂枝　石膏　炙甘草　生姜　大枣）
加减	喘甚，加射干、地龙、桑白皮；痰热明显，加浙贝母、天竺黄；大便干结，加瓜蒌仁、大黄

（4）虚实夹杂证

证候	病程长，喘促迁延不愈，动则喘甚，咳嗽痰多，喉间痰鸣，面白少华，畏寒肢冷，神疲纳呆，小便清长，舌淡苔薄腻，脉细弱
治法	泻肺固肾，化痰降逆
主方	偏于上盛者用紫苏子降气汤（紫苏子　陈皮　半夏　当归　前胡　厚朴　枳实　甘草），偏于下虚者用都气丸合射干麻黄汤（射干　麻黄　半夏　款冬花　紫苑　五味子　细辛　生姜　大枣）
加减	动则喘甚，加紫石英、核桃仁、蛤蚧；畏寒肢冷，加桂枝、干姜、附子

2. 缓解期

（1）肺脾气虚证

证候	反复感冒，气短自汗，咳嗽无力，神疲懒言，面白少华，纳呆便溏，舌淡苔薄白，脉细软无力
治法	健脾益气，补肺固表
主方	人参五味子汤合玉屏风散（人参　白术　五味子　茯苓　麦冬　炙甘草　黄芪　防风）
加减	汗多，加五味子、煅牡蛎、浮小麦；痰多，加半夏、桔梗；纳呆，加神曲、焦山楂；便溏，加山药、薏苡仁；反复感冒，重用黄芪
推荐中成药	玉屏风颗粒、参苓白术颗粒

（2）脾肾阳虚证

证候	动则喘促咳嗽，面色虚浮少华，畏寒肢冷，食少腹胀，神疲乏力，便溏，舌淡苔薄白，脉细弱
治法	健脾温肾，固涩纳气
主方	金匮肾气丸（桂枝 附子 干地黄 山茱萸 山药 茯苓 牡丹皮 泽泻）
加减	本方常加蛤蚧、核桃仁。大便溏薄，加煨木香、砂仁、薏苡仁；畏寒肢冷，加补骨脂、仙灵脾
推荐中成药	参苓白术颗粒

（3）肺肾阴虚证

证候	咳喘无力，痰少难咳，面色潮红，盗汗消瘦，手足心热，舌红苔花剥，脉细数
治法	养阴清热，补益肺肾
主方	麦味地黄丸（生地黄 山茱萸 山药 茯苓 牡丹皮 泽泻 麦冬 五味子）
加减	干咳痰少，加百部、沙参、川贝母；低热不退，加鳖甲、青蒿、银柴胡；盗汗明显，加五味子、酸枣仁；手足心热，加白芍、地骨皮
推荐中成药	百令胶囊

三、预防与调护

（1）避免接触过敏原。如花粉、虾、蟹、烟味等致敏物质。

（2）注意气候变化，尽量避免呼吸道感染。

（3）加强哮喘的教育与管理。对患儿及家属进行哮喘基本知识教育，调动其抗病的积极性，提高依从性，提高生活质量。

【中西医诊治思路与特点】

（1）儿童哮喘随病程的延长可产生气道不可逆性狭窄和气道重塑，因此，早期防治十分重要。全球哮喘防治创议（GINA）方案是防治哮喘的重要指南，是临床医生规范诊治的参考。

（2）本病应采用长期、持续、规范和个体化的治疗。急性发作时应快速缓解症状，以抗炎、平喘为治疗重点，积极采用中西医结合对症处理，缓解支气管痉挛及其他伴随症状；缓解期坚持防止症状加重和反复，进行长期抗炎，降低气道反应性，防止气道重塑，避免危险因素，加强自我保健。西医以糖皮质激素的吸入治疗为主，中医采用扶正固本的内外合治的综合疗法，对防止哮喘的复发和减少激素的使用有较好疗效。在应用现代医学的吸入皮质激素方法控制气道炎症的同时，采用中药治疗，可调节患儿的全身免疫状态，对于哮喘患儿的长期治疗将起到"标本兼治"的作用。

（3）中医可采用贴敷配合治疗，白芥子、延胡索各21g，甘遂、细辛各12g。共研细末，分成3份，每隔10天使用1份。用时取药末1份，加生姜汁调稠如1分钱币大，分别贴在肺俞、心俞、膈俞、膻中穴，贴2~4小时揭去。若贴后皮肤发红，局部出现小疱疹，可提前揭去。贴药时间为每年夏天的初伏、中伏、末伏，每伏一帖，连用3年。

扫码"练一练"

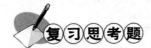复习思考题

1. 支气管哮喘的发病机制是什么？

2. 如何诊断支气管哮喘与咳嗽变异性哮喘？

3. 如何辨治哮喘？

4. 哮喘持续状态如何救治？

（尹蔚萍）

第五章 消化系统疾病

🖝 **要点导航**

　　本章主要介绍消化系统解剖、生理特点及相关检查，讲解消化系统常见的疾病。要求掌握鹅口疮的诊断要点与中西医治疗方法，小儿腹泻的诊断要点、中西医治疗方法及危急重症的救治方法；熟悉鹅口疮的病因病理，疱疹性口炎的诊断及中西治疗方法，胃炎的诊断要点及中西治疗方法，小儿腹泻的病因病机以及产生气阴两伤、阴竭阳脱并转为慢惊、疳证的病理机制；了解鹅口疮及疱疹性口炎的临床特点、腹泻的定义与发病特点。

第一节　小儿消化系统解剖、生理特点及相关检查

扫码"学一学"

一、解剖及生理特点

（一）口腔

　　口腔是消化道的起端，具有吸吮、吞咽、咀嚼、消化、味觉、感觉和语言等功能。足月儿出生时已具有较好的吸吮及吞咽功能。新生儿及婴幼儿口腔黏膜薄嫩，血管丰富，唾液腺不发达，口腔黏膜干燥，易受损伤和局部感染；3个月以下婴儿唾液中的淀粉酶低下，不宜喂服淀粉类食物，3～4个月时唾液分泌开始增加。婴儿口底浅，不能及时吞咽所分泌的全部唾液，常出现生理性流涎。

（二）食管

　　食管有两个主要功能：推进食物和液体由口入胃，防止吞咽时胃内容物反流。食管长度在新生儿为8～10cm，1岁时为12cm，5岁时为16cm，学龄儿童为20～25cm，成人为25～30cm。食管横径婴儿为0.6～0.8cm，幼儿为1cm，学龄儿童为1.2～1.5cm。食管pH通常为5.0～6.8。新生儿和婴儿的食管呈漏斗状，黏膜薄弱、缺乏腺体、弹力组织及肌层不发达，食管下段括约肌发育不成熟，控制能力差，常发生胃食管反流，但绝大多数在8～10个月时症状消失。婴儿吸奶时常吞咽过多空气，易发生溢奶。

（三）胃

　　新生儿胃容量为30～60ml，1～3个月时90～150ml，1岁时250～300ml，5岁时为700～850ml，成人约为2000ml。开始哺乳后，幽门开放，胃内容物陆续进入十二指肠，因此胃容量不完全受上述容量的限制。婴儿胃略呈水平位，当开始行走时，其位置变为垂直。胃平滑肌发育尚不完善，被液体食物充满后易使胃扩张。由于贲门和胃底部肌张力低，幽门

括约肌发育较好，故易发生幽门痉挛而出现呕吐。胃黏膜有丰富的血管，但腺体和杯状细胞较少，胃酸和各种酶的分泌均较成人少，酶的活性低，消化功能差。胃排空时间随食物种类不同而异，水的排空时间为 1.5 ~ 2 小时；母乳 2 ~ 3 小时；牛乳 3 ~ 4 小时；早产儿胃排空更慢，易发生胃潴留。

（四）肠

儿童肠管相对较成人长，一般为身长的 5 ~ 7 倍，或为坐高的 10 倍。小肠的主要功能包括运动、消化、吸收及免疫保护；大肠的主要功能是贮存食物残渣、进一步吸收水分、形成粪便。婴幼儿肠黏膜肌层发育差，肠系膜柔软而长，结肠无明显结肠带与脂肪垂，升结肠与后壁固定差，易发生肠扭转和肠套叠。其肠壁薄、通透性高，屏障功能差，口服耐受机制不完善，肠内毒素、消化不全产物和过敏原等可经肠黏膜进入体内，引起全身感染和变态反应性疾病。由于婴幼儿大脑皮质发育不完善，进食时常引起胃 – 结肠反射，产生便意，所以大便次数多于成人。

（五）胰腺

出生后 3 ~ 4 个月时胰腺发育较快，胰液分泌量也随之增多，出生后一年，胰腺外分泌部生长迅速，为出生时的 3 倍。胰液分泌量随年龄增长而增加，至成人每日可分泌 1 ~ 2L。出生后，胰腺分泌因食物不同而调整，胰蛋白酶最先出现，其次是糜蛋白酶、羧基肽酶、脂肪酶，最后是淀粉酶。新生儿所含脂肪酶活性不高，直到 2 ~ 3 岁时才接近成人水平。婴儿肠内胰淀粉酶含量较少，故不宜摄入过多淀粉类食物。婴幼儿时期胰腺液及消化酶的分泌易受炎热天气和各种疾病的影响而被抑制，容易发生消化不良。

（六）肝

婴儿肝脏结缔组织发育较差，肝细胞再生能力强，不易发生肝硬化，但易受各种不利因素的影响，如缺氧、感染、药物中毒等均可使肝细胞发生肿胀、脂肪浸润、变性、坏死、纤维增生而肿大，影响正常功能。婴儿时期胆汁分泌较少，故对脂肪的消化、吸收功能较差。

（七）肠道细菌

在母体内，胎儿肠道是无菌的，生后数小时细菌即进入肠道，主要分布在结肠和直肠。肠道菌群受食物成分影响，单纯母乳喂养儿以双歧杆菌占绝对优势，人工喂养和混合喂养儿肠内的大肠埃希菌、嗜酸杆菌、双歧杆菌及肠球菌所占比例几乎相等。正常肠道菌群对侵入肠道的致病菌有一定的拮抗作用。婴幼儿肠道正常菌群脆弱，大量使用广谱抗生素时，可致菌群失调，引起消化功能紊乱。

（八）健康小儿粪便

1. 胎粪 由脱落的上皮细胞、浓缩消化液及胎儿时期吞入的羊水所组成，呈黑绿或深绿色，质黏稠，无臭。新生儿出生 24 小时内即会排出胎粪，3 ~ 4 日内排完，2 ~ 3 日后转为正常婴儿粪便。

2. 母乳喂养儿粪便 为黄色或金黄色均匀膏状或带少许黄色粪便颗粒，或较稀薄，绿色、不臭，平均每日排便 2 ~ 4 次，一般在添加辅食后次数即减少。

3. 人工喂养儿粪便 为淡黄色或灰黄色，较干稠，因牛乳含蛋白质较多，有明显的蛋白质分解产物的臭味，有时可混有白色酪蛋白凝块。大便每日 1～2 次，易发生便秘。若只是排便间隔超过 48 小时，不伴其他不适，则不属便秘。

4. 混合喂养儿粪便　母乳加牛乳者的粪便与单喂牛乳者相似，但较软、黄。添加淀粉类食物可使大便增多，稠度稍减，略呈暗褐色，臭味加重。添加各类蔬菜、水果等辅食时大便外观与成人粪便相似，初加菜泥时，常有少量绿色便排出。每日排便 1 次左右。

二、小儿消化系统常用检查方法

（一）腹部平片及透视

是小儿消化系统影像学检查的基本方法，简单方便，患儿易于接受。主要用于胃肠道穿孔，肠梗阻、腹部肿块、脏器异位、组织钙化等病变的诊断。根据病情及诊断需要取仰卧位、立位、水平侧位等进行摄片。

（二）消化道造影

上消化道造影用于检查先天发育异常，如食管蹼、食管狭窄、食管裂孔疝、胃肠道旋转不良，肥厚性幽门狭窄及贲门痉挛或松弛等。钡灌肠则主要用于肠套叠、巨结肠及肠位置异常等的诊断，还可用于结肠梗阻和小肠梗阻的鉴别。

（三）电子计算机体层扫描（CT）

主要用于腹部包块、腹腔脓肿、外伤、肝脏及胰腺病变的诊断，也可用于小肠和腹部血管性病变的检查。

（四）消化道内镜检查

是观察、诊断和治疗消化道疾病的可靠手段。内镜检查除用于观察消化道黏膜病变外，还可做黏膜活检或微生物学检查，并且能实施内镜下止血、狭窄的扩张、息肉切除、异物取出等一些治疗。纤维胃镜检查适用于胃及十二指肠溃疡及黏膜炎症、急性上腹或右上腹疼痛、呕血和黑便、误服异物、反复呕吐等。纤维结肠镜检查适用于下消化道出血、慢性腹泻、炎症性肠病、息肉等。

（五）腹部超声检查

可以比较直观地反映腹部脏器（肝、胆、胰、脾）结构及形态学的改变，具有操作简便、安全无创伤、重复性强、无禁忌证，检查时无须做任何准备，易为小儿接受的特点。尤其在小儿腹痛的诊断和鉴别中，对于急性阑尾炎、肠系膜淋巴结肿大、肠套叠、急性肠梗阻、腹腔积液、胆囊结石、胆道有无梗阻等具有重要的临床价值。

（六）食管 pH 监测

主要用于胃食管反流病的诊断及判断疗效。检查时采用柔软的微电极，放置于食管内监测 pH，期间不限制活动，记录进餐、体位变化的起止时间和症状发生的时间，数据存储在可携带的 pH 记录仪上，可持续监测 24～96 小时，由电脑进行数据处理。食管 pH 监测可以发现反流、了解反流症状、体位与进食的关系。

（七）氢呼吸试验

主要用于诊断乳糖吸收不良、蔗糖吸收不良、小肠细菌过度生长和检测胃肠道传递时间。呼气中的 H_2 是由肠道的细菌发酵糖类（碳水化合物）而产生。若肠道缺乏乳糖酶、蔗糖 – 麦芽糖酶等双糖酶时，相应的糖直接进入结肠经结肠细菌发酵产生 H_2。产生的 H_2 大部分从肠道排出，14% ~21% 被吸收入血液循环，经肺呼出气中排出，此为呼出气中 H_2 的来源。通常采用气相色谱法收集 H_2。

（八）核素标记尿素呼吸试验

用于检测幽门螺杆菌感染。让患儿口服同位素 ^{13}C 或 ^{14}C 标记的尿素，如果胃内含有幽门螺杆菌，其产生的尿素酶可将尿素分解，产生 CO_2，由肺呼出，通过测定呼出气体中含量即可判断胃内感染程度，其敏感度和特异度达 90% 以上。^{13}C 无放射性，更适合小儿应用。

三、小儿消化系统的解剖生理特点与中医“脾常不足”的相关性

中医学认为脾主运化，主升清，为后天之本，气血生化之源，与生长发育有密切关系，小儿生机蓬勃，对营养物质需求较大，但其受纳运化能力有限，且易受外邪、疾病、调护不当等因素影响，故有“脾常不足”之说。从现代医学对小儿消化系统解剖生理特点来看，其消化系统发育不良，胃酸和消化酶分泌较少，消化酶的活性较低，对食物耐受力差，胃肠防御机能较差，容易患消化不良、消化功能紊乱和肠道感染等疾病。现代医学对小儿消化系统解剖生理特点的认识为“脾常不足”提供了更充分、更具体的证据；“脾常不足”的论点则是对小儿消化系统解剖生理特点的高度概括。

（唐 彦）

扫码“学一学”

第二节 口炎

口炎（stomatitis）是指口腔黏膜由于各种感染引起的炎症，根据病变部位，局限于舌可称为舌炎，局限于齿龈可称为齿龈炎，局限于口角则可称为口角炎。本病婴幼儿多见，常因病毒、细菌、真菌感染引起，可单独发生本病，也可继发于其他全身性疾病如急性感染、营养不良、腹泻和维生素 B、维生素 C 缺乏等。

鹅口疮

【西医临床导论】

鹅口疮（thrush, oral candidiasis）是白色念珠菌感染口腔黏膜后，在黏膜表面形成白色斑膜的疾病，因其状如鹅口，故称为“鹅口疮”，因其色白如雪，又称为“雪口”。新生儿和婴幼儿多见，若长期腹泻、营养不良，长期使用广谱抗生素或类固醇激素的患儿常易并发此症。

一、病因病理

1. 病因 病原菌为白色念珠菌。白色念珠菌喜酸性恶碱性，生长最适宜的 pH 为 4 ~6。

2. 病理　白色念珠菌感染人体后，基本病理改变是以单核细胞为主的肉芽肿性炎症。

3. 发病机制　健康人可带有白色念珠菌，但并不发病，当宿主防御功能降低以后可致病，常见于营养不良、腹泻，长期使用抗生素和激素的患儿，此为内源性感染。外源性感染则由接触引起，新生儿多由产妇阴道念珠菌病的直接接触而获得感染。

二、诊断

1. 病史　产妇或乳母阴道念珠菌病史，婴幼儿患慢性腹泻、营养不良，长期使用抗生素及激素等相关病史。

2. 临床表现　主要表现为口腔黏膜表面覆盖白色乳凝块样小点或小片状物，后可逐渐融合成大片状，不易擦去，周围无炎症反应，强行剥落后局部黏膜可见潮红、粗糙、可有溢血，但不久又可有新生白膜覆盖。重症患儿全部口腔黏膜均为白膜覆盖，甚至可蔓延至咽、喉头、食管、气管、肺等处，可伴有低热、拒食、吞咽困难，引起全身性真菌病，危及生命。少数可并发慢性黏膜皮肤念珠菌病可影响终身免疫功能。甚至可继发其他细菌感染，造成败血症。

3. 实验室检查　取白膜少许涂片，加10%氢氧化钠溶液一滴，在显微镜下可见真菌菌丝和白色念珠菌孢子即可确诊。

三、鉴别诊断

见表5-1。

表5-1　鹅口疮的鉴别诊断

疾病	鉴别
白喉	为急性呼吸道传染病，其白色假膜多起于扁桃体，渐次蔓延于咽、软腭或口腔等处，其色灰白，不易擦去，若强行擦去，常导致出血
残留乳凝块	口腔滞留奶块，其状虽与鹅口疮相似，但用温开水或棉签轻拭，即可除去

四、治疗

1. 局部治疗　可用2%碳酸氢钠溶液清洗口腔，或局部涂抹10万~20万单位/毫升制霉菌素鱼肝油混悬溶液，每日2~3次。或用1%甲紫（龙胆紫）涂口腔；或用2%~3%碳酸氢钠（小苏打）溶液清洗口腔，每日涂3~4次。

2. 全身治疗　症状严重的患儿可口服抗真菌的药物，如制霉菌素或克霉唑等，进行综合治疗。

【中医临证通论】

中医和西医对"鹅口疮"的命名基本相同，《诸病源候论》对本病作了较为系统的论述，其中说"小儿初生口里白屑起，乃至舌上生疮，如鹅口里，世谓之鹅口，此由在胎时受谷气盛，心脾热气，熏发于口故也"。

一、病因病机

心脾积热	多因孕妇喜食辛热炙煿之品，胎热内蕴，遗患胎儿，或因出生时产妇阴道秽毒侵入儿口，或因出生后不注意口腔清洁，黏膜破损，为秽毒之邪所侵，秽毒积热蕴于心脾，熏灼口舌所致本病
虚火上浮	多由胎禀不足，肾阴亏损，或后天乳食调护失宜，或因久病、久泻之后，津液大伤，脾虚及肾，气阴内耗，阴虚阳亢，水不制火，虚火循经上炎于口舌所致

二、辨证论治

（一）辨证要点

鹅口疮的辨证主要在于区分虚实。实证病程短，口腔满布白屑，疼痛拒乳（食），流涎黏稠，哭闹烦躁，尿赤便秘；虚证则病程较长，口腔少许白屑，疼痛不显，流涎清稀，食欲不佳，大便稀溏。其次辨别轻重，轻者，除口腔舌上出现白屑外，并无其他症状表现；重者，白屑可蔓延至鼻道、咽喉、食管，甚至白屑满布，壅塞气道，妨碍哺乳，啼哭不止等。

（二）治疗原则

本病为火热之邪上炎，治当清热泻火。实火治以清泄心脾积热，虚火治以滋肾养阴降火。本病病在局部，除内服药物调理脏腑外，还应配合外治疗法。

（三）常见证型治疗

1. 心脾积热证

证候	口腔舌面白屑满布，周围黏膜红赤，面唇红，烦躁哭闹，或伴发热，吮乳多啼，甚则拒乳或拒食，小便黄，大便干结，舌质红，苔薄黄或黄厚，脉滑数或指纹紫滞
治法	清心泻脾
主方	清热泻脾散（黄芩　栀子　黄连　生石膏　生地黄　淡竹叶　灯心草　甘草）
加减	舌红苔黄厚腻重，加藿香、佩兰、滑石；口干渴，加石斛、玉竹；腹胀纳呆，加焦山楂、麦芽、槟榔
外治疗法	冰硼散、青黛散、珠黄散、西瓜霜喷剂外用

2. 虚火上浮证

证候	口腔舌面白屑稀散，周围黏膜红晕不著，形体消瘦，颧红盗汗，手足心热，口干不渴，可伴低热，虚烦不安，舌质红，苔少，脉细数或指纹淡紫
治法	滋阴降火
主方	知柏地黄丸（知母　黄柏　熟地黄　山茱萸　山药　茯苓　牡丹皮　泽泻）
加减	口干舌燥，加沙参、麦冬、石斛；低热，加银柴胡、地骨皮；食欲不振，加乌梅、麦芽、佛手；便秘，加火麻仁、蜂蜜；久病反复，少佐以肉桂
外治疗法	锡类散、生肌散外用

三、预防与调护

（1）注意口腔护理，每次喂乳后再喂几口温开水，冲去留在口腔内的乳汁，减少真菌的生长机会，此外，于每次喂乳前，先将乳头擦净，双手洗干净。新生儿所用食具，应煮沸消毒后才可使用。

（2）产妇有阴道霉菌病的要积极治疗，切断传染途径。

（3）婴幼儿的被褥和玩具要定期拆洗、晾晒；洗漱用具尽量和家长分开，并定期消毒。

（4）应在医生的指导下使用抗生素和激素类药物。

【中西医诊治思路与特点】

（1）本病根据患儿年龄，相关病史，口腔见乳凝块样白膜，即可确诊。

（2）本病治疗一般不需静脉或口服抗真菌药物，外治疗法是简便易行且效果明显的方法，本病首选外治疗法。可选用碳酸氢钠洗口腔，或制霉菌素涂口腔，或选用现有中成药外用均可取得较好疗效。

（3）可适当增加维生素 B_2 和维生素 C 的摄入，口服肠道微生态制剂，如双歧杆菌三联活菌散，纠正肠道菌群失调，抑制真菌的生长。

（4）在使用外治疗法后，对于复发患儿应注意排除乳母有否阴道真菌病，患儿是否正在使用抗生素及激素，必要时应及时治疗乳母的疾病，或停止使用抗生素和激素类药物。

疱疹性口炎

【西医临床导论】

疱疹性口炎（herpetic stomatitis）是由单纯疱疹病毒Ⅰ型感染所致的一种口腔炎症，以口腔内出现单个或成簇小疱疹为主要临床特征。本病多见于 1～3 岁婴幼儿，在公共场所容易传播，发病无明显季节性。

一、病因病理

1. 病因 本病病原为单纯疱疹病毒Ⅰ型（HSV－Ⅰ），为 DNA 病毒。

2. 病理 该病毒一般只侵犯皮肤、黏膜的表皮层细胞、而不侵犯皮层细胞。其典型病理改变是在皮肤上形成水疱，疱是由于上皮细胞发生气球变性和网状硬化所引起的，而在黏膜上出现表浅溃疡。

3. 发病机制 原发感染是病毒先侵犯皮肤、黏膜，在局部繁殖，引起病变；复发感染是因病毒在神经元潜伏后，受外因或宿主内在环境改变，病毒重新活化，侵犯附近细胞所致。

二、诊断

1. 临床表现 患儿可突然出现口腔疼痛、流涎、拒食，并伴发热（体温可达40℃），1～2 天后齿龈、唇内、舌、颊黏膜等部位出现单个或成簇的小疱疹，直径 2～3mm，周围有红晕，迅速破溃后形成溃疡，有黄白色纤维素性分泌物覆盖，多个溃疡可融合成不规则的大溃疡，有时累及软腭、舌和咽部，在口角和唇周皮肤亦常发生疱疹。患儿疼痛较剧烈，烦躁和哭闹不安，淋巴结肿大和压痛。体温在 3～5 天后恢复正常，溃疡面1～2周逐渐愈合，但局部淋巴结肿大持续较久，2～3 周后恢复正常。

2. 实验室检查 血常规：白细胞总数偏低或正常，分类以淋巴细胞为主，合并细胞感染，白细胞总数可升高。特异性抗 HSV 抗体检测：双份血清特异性抗体滴度 ≥4 倍增高有诊断意义。

三、鉴别诊断

见表 5 – 2。

表 5 – 2 疱疹性口炎的鉴别诊断

疾病	鉴别
疱疹性咽峡炎	由柯萨奇病毒引起,多发生于夏秋季,疱疹主要发生在咽部和软腭,有时见于舌但不累及齿龈和颊黏膜,颌下淋巴结肿大,病程 1 周左右
细菌感染性口炎	多见于抵抗力低下的婴幼儿,由致病性的链球菌、金黄色葡萄球菌、肺炎链球菌感染引起。初起口腔黏膜充血水肿,随后发生糜烂和溃疡,可融合成片,覆盖有灰白色、边界清楚的假膜,涂片染色可见大量细菌
手足口病	手足口病起病初期仅见口腔黏膜溃疡或出现疱疹,容易混淆,但本病还可在臀部、手掌、足底见到疱疹,疱疹分布呈离心性

四、治疗

1. 一般治疗　保持口腔清洁,多喝水,避免使用刺激性的药物和食物。

2. 抗感染治疗　阿昔洛韦是治疗疱疹病毒感染的主要药物,可局部使用,病情严重可口服或静脉滴注。如果继发细菌感染应使用抗生素。

3. 对症治疗　疼痛严重者可在进食前用 2% 利多卡因涂局部,以减轻疼痛。为预防继发感染可涂 2.5% ~5% 的金霉素鱼肝油,1 ~2 小时 1 次。发热可选用退热剂。

【中医临证通论】

小儿疱疹性口炎归属中医学"口疮"范畴,溃疡只发生于口唇两侧者,称"燕口疮";若满口糜烂,色红疼痛者,则称为"口糜"。少数体质虚弱者,口疮可反复发生,迁延难愈,称"口疳"。口疮之名,最早见于《素问·气交变大论》:"岁金不及,炎火乃行,生气乃用,长气专胜,庶物以茂,燥烁以行……民病口疮,甚则心痛。"指出发病与火热之邪上攻有关。

一、病因病机

本病多由感受外邪,心脾积热;或调护不当,秽毒内侵;或久病体弱,虚火上炎等原因所致。婴幼儿因血少气弱,黏膜柔嫩,不耐邪热熏灼而易于罹患。其病变脏腑在心脾胃肾。因心开窍于舌,心脉通于舌上;脾开窍于口,脾络通于口;肾脉循喉咙连舌本;胃经循颊络齿龈,故无论外感、内伤,凡化热、化火者均可循经上炎,熏蒸口舌而发病。

风热乘脾	小儿脏腑娇嫩,卫外未固,若调护失宜,则易感外邪。六淫之中尤以风热所致口疮者最为常见。风热挟毒挟湿,侵袭肺卫,化热化火,内乘心脾,火热循经上炎,熏灼口舌则生口疮
心脾积热	孕母过食辛辣厚味,致胎热内蕴移患于儿;或调护失宜、喂养不当,恣食膏粱厚味,致脾胃蕴热;或口腔不洁,秽毒入侵,致内外合邪,火热蕴积心脾,循经上炎,熏灼口舌而致
虚火上浮	禀赋不足,素体阴虚;或热病、久病耗伤阴液,肾阴亏虚,水不制火,虚火上浮,熏灼口舌发为口疮。若久病吐泻,脾胃虚寒,无根之虚火上浮,亦可发为口疮

二、辨证论治

（一）辨证要点

口疮辨证首先分清实火、虚火。实火者起病急，病程短，症状重，多伴发热；虚火者起病缓，病程长，症状较轻。继而结合脏腑辨证以确定病变之脏腑，口疮舌上居多者，病在心，上腭、齿龈、口角溃烂者，病在脾胃。

（二）治疗原则

口疮的治疗，以清热降火为基本法则。实证以清热解毒泻火为主，虚证以滋阴清热降火为主。并配合口腔局部外治。

（三）常见证型治疗

1. 风热乘脾证

证候	口唇、颊内、齿龈、上颚等处出现疱疹、溃疡，周围黏膜嫩红，灼热疼痛，流涎拒食，伴发热、恶风，咽喉红肿、疼痛，舌质红，苔薄黄，脉浮数，指纹浮紫
治法	疏风散火，清热解毒
主方	银翘散（金银花 连翘 薄荷 牛蒡子 荆芥 淡竹叶 淡豆豉 芦根 甘草 桔梗）
加减	高热，加柴胡、葛根；疮面糜烂有黄色黏腻渗出物，加滑石、藿香；咽喉红肿疼痛，加山豆根、马勃；口干少津，加天花粉
推荐中成药	双黄连口服液
外治疗法	冰硼散、青黛散、珠黄散、西瓜霜喷剂外用

2. 脾胃积热证

证候	颊内、齿龈、上腭、唇角等处溃疡较多，或满口糜烂，周围黏膜红赤灼热，疼重拒食，烦躁流涎，面赤唇红，或伴身热、口臭，小便短赤，大便干结，舌质红，苔黄厚，脉滑数，指纹紫滞
治法	清热解毒，通腑泻火
主方	凉膈散（黄芩 连翘 栀子 大黄 芒硝 竹叶 薄荷 甘草）
加减	烦躁口干，加生石膏、天花粉；小便短赤，加生地黄、木通；舌苔厚腻，加石菖蒲、滑石、藿香；溃疡满布黄色渗出物，加金银花、连翘、蒲公英
推荐中成药	蓝芩口服液
外治疗法	冰硼散、青黛散、珠黄散、西瓜霜喷剂外用

3. 心火上炎证

证候	口舌溃疡或糜烂，舌尖边较多，色红赤灼热，疼痛烦躁，叫扰啼哭，面赤口渴，或伴发热，小便短赤，舌尖红赤，苔薄黄，脉细数，指纹紫
治法	清心凉血，泻火解毒
主方	泻心导赤散（黄连 生地黄 竹叶 木通 甘草）
加减	本方常加黄芩、栀子；口渴甚，加芦根、天花粉；心烦尿赤，加灯心草、赤茯苓、滑石
推荐中成药	黄连上清丸
外治疗法	冰硼散、青黛散、珠黄散、西瓜霜喷剂外用

4. 虚火上浮证

证候	口腔溃疡或糜烂，稀散，周围色红不著，疼痛不甚，反复发作或迁延不愈，神疲颧红，盗汗口干，手足心热，大便偏干，舌红，苔少或花剥，脉细数，指纹淡紫

续表

治法	滋阴降火，引火归元
主方	六味地黄丸（熟地黄　山茱萸　山药　茯苓　牡丹皮　泽泻）
加减	本方常加肉桂、知母、黄柏，病后伤阴重加玄参、麦冬、乌梅；低热或五心烦热，加地骨皮、白薇
外治疗法	锡类散、生肌散外用

三、预防与调护

（1）科学喂养，提高抗病能力，增强体质，避免营养不良及维生素缺乏。

（2）重视口腔卫生，保持口腔清洁，饭后、睡前常用温水漱口，及早养成刷牙习惯，饮食餐具经常清洁消毒。

【中西医诊治思路与特点】

（1）小儿疱疹性口炎容易与手足口病，疱疹性咽峡炎混淆，在本病初期，应注意观察患儿症状体征的改变，在手足口病高发季节，更应注意与之相鉴别，可借助病原学检查辅助诊断。

（2）抗病毒药物可选用阿昔洛韦、干扰素等，或选用中成药制剂，如双黄连、炎琥宁等。口腔疼痛影响进食，可局部使用利多卡因，有改善后停止使用。中成药冰硼散、西瓜霜等局部使用也可缓解局部症状。由于患儿口腔疼痛拒食，应予支持对症治疗，发热者予解热镇痛药，饮食易消化，可口服大量维生素 C 和复合维生素 B。不能口服时，酌情静脉予葡萄糖及维生素 C 等。

（3）本病若继发细菌感染，可使用抗生素，但抗生素的应用不会缩短病程，使用不当还会引起二重感染。

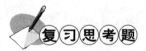

复习思考题

1. 鹅口疮的致病菌是什么，如何进行外治？

2. 鹅口疮的中医治疗原则是什么？

3. 疱疹性口炎常是什么病毒致病？

4. 疱疹性口炎的中医治疗原则是什么？

（杨若俊）

扫码"学一学"

第三节 胃炎

【西医临床导论】

胃炎（gastritis）是指由各种有害因素引起的胃黏膜或胃壁炎性改变的一种疾病。是儿科消化系统的常见病，根据病程分急性胃炎和慢性胃炎两种，后者发病率高。

一、病因病理

（一）病因

1. 急性胃炎 是各种因素引起的胃黏膜的急性炎症。多为继发性，可因严重感染、休克、缺血缺氧和其他危重疾病所致的应激反应引起。误服有毒物质和腐蚀剂，摄入受细菌及其毒素污染的食物，服用损害胃黏膜的药物，食物过敏，情绪波动，精神紧张和变态反应等所致。

2. 慢性胃炎 是胃黏膜被有害因子长期反复作用引起损伤的结果，小儿慢性胃炎中以浅表性胃炎最常见，占 90%～95%。病因可能与下列因素有关。①感染：幽门螺杆菌（Hp）所致的胃内感染是慢性胃炎的主要原因。②胆汁反流。③长期服用刺激性食物和药物。④精神神经因素。⑤全身慢性疾病影响。⑥其他因素：如环境、遗传等。

（二）病理

1. 急性胃炎 上皮细胞变性、坏死，固有层大量中性粒细胞浸润，无或极少有淋巴细胞、浆细胞，腺体细胞呈不同程度变性坏死。

2. 慢性胃炎 浅表性胃炎见上皮细胞变性，胃小凹上皮细胞增生，固有层炎症细胞主要为淋巴细胞、浆细胞浸润。

二、诊断

（一）临床表现

1. 急性胃炎 起病急，轻者仅有食欲不振、腹痛、恶心、呕吐，重者可出现呕血、黑便、脱水、电解质及酸碱平衡紊乱。有感染者常伴发热等全身中毒症状。

2. 慢性胃炎 以反复发作、无规律性的腹痛为常见症状，疼痛常出现于进食中或餐后，多位于上腹部、脐周，少数部位不固定，轻者为间歇性隐痛或钝痛，重者为剧烈绞痛。常伴有食欲不振、恶心、呕吐、腹胀，可影响营养状况及生长发育。如有胃黏膜糜烂出血者伴呕血、黑便。

（二）辅助检查

1. 胃镜检查 为本病最可靠的诊断手段。可直接观察胃黏膜病变及其程度，取病变部位组织作病理学检查。可见黏膜广泛充血、水肿、糜烂、出血，有时可见黏膜表面的黏液斑或反流的胆汁。幽门螺杆菌感染胃炎时，可见胃黏膜微小结节形成。

2. 幽门螺杆菌检测 胃黏膜组织切片染色与培养是最准确的诊断方法；还可通过尿素

酶试验、血清学检测抗 Hp 抗体、核素标记尿素呼吸试验等方法检测。

3. 上消化道 X 线钡餐造影 主要观察胃的形态改变，而不能观察胃黏膜的病变情况，因此有局限性。

三、鉴别诊断

见表 5－3。

表 5－3 胃炎的鉴别诊断

疾病	鉴别
肠蛔虫症	常有不固定腹痛、偏食、异食癖、恶心、呕吐等症状，可出现全身过敏症状，有吐或排虫史、粪便查找虫卵、驱虫治疗有效等可助诊断
肠痉挛	婴儿多见，可出现反复发作的阵发性腹痛，腹部无异常体征，排气、排便后可缓解
心理因素所致功能性腹痛	与情绪改变、家庭成员过度焦虑等有关。表现为发作性腹痛，持续数十分钟或数小时而自行缓解，可伴有恶心、呕吐等症状，临床和辅助检查一般无阳性表现
腹型过敏性紫癜	以脐周或下腹部阵发性剧烈腹痛为主，可伴呕吐，找到典型皮肤紫癜可助鉴别

四、治疗

主要是针对原发病和对症治疗，有幽门螺杆菌感染者应规范使用抗生素。

（一）急性胃炎

1. 一般治疗 避免服用刺激性食物和药物，及时纠正水、电解质紊乱。有上消化道出血者应卧床休息，保持安静，监测生命体征、呕吐与黑便情况。

2. 药物治疗 静脉滴注 H_2 受体拮抗剂，口服胃黏膜保护剂，可用局部黏膜止血的方法，幽门螺杆菌感染者应规范使用抗生素。

（二）慢性胃炎

1. 一般治疗 养成良好的饮食习惯和生活规律。

2. 药物治疗

（1）黏膜保护剂 如硫糖铝、蒙脱石散等。

（2）H_2 受体拮抗剂 常用西咪替丁，每日 10～15mg/kg，分 4 次口服，或每日 1～2 次静脉滴注，尚有雷尼替丁，法莫替丁等。

（3）胃肠动力药 腹胀、呕吐或胆汁反流者加用多潘立酮、西沙必利等。

（4）有幽门螺杆菌感染者应进行规范的抗 Hp 治疗。临床常用的药物有：枸橼酸铋钾每日 6～8mg/kg、阿莫西林每日 50mg/kg、克拉霉素每日 15～30mg/kg、甲硝唑每日 25～30mg/kg，分 3 次口服。目前多主张联合用药。常用以质子泵抑制剂（PPI）为中心的"三联"药物方案：PPI 加上述抗生素中的 2 种，持续 1～2 周；或以铋剂为中心的"三联"、"四联"药物治疗方案：枸橼酸铋钾 4～6 周和 2 种抗生素（阿莫西林 4 周、克拉霉素 2 周、甲硝唑 2 周），或同时加用 H_2 受体拮抗剂 4～8 周。质子泵抑制剂常用奥美拉唑，每日 0.6～0.8mg/kg，清晨顿服，疗程为 2～4 周。

【中医临证通论】

胃炎属中医"胃脘痛"范围。若以恶心呕吐为主，按"呕吐"论治，若以呕血、便血为主,按"血证"论治。

一、病因病机

本病有多种病因,但以"不通则痛"为共同发病机理。病变部位主要在胃,常涉及肝、脾。

乳食积滞	小儿饮食不节,乳哺不时,或暴饮暴食,以致损伤脾胃,乳食停积中焦,气机壅塞,脾胃升降失常而致胃脘痛
寒邪犯胃	风寒之气侵袭胃脘,或过食生冷,寒伤中阳。寒凝则气滞,经络不通,气血壅阻,导致胃脘痛
胃有积热	乳母喜嗜燥热、辛辣之品,乳汁蕴热,儿饮其乳,致热积于胃;或小儿过食辛热之品,热积胃中;或感受夏秋湿热,蕴于中焦皆可致脾胃升降失职,发为胃脘痛
肝气犯胃	环境不适,或所欲不遂,或遭受打骂等,致肝气不畅,横逆犯胃,致气机阻滞,发为胃脘痛
脾胃虚寒	乳母喜食寒凉生冷之品,儿食母乳,脾胃受寒;或先天禀赋不足,脾胃素虚;或小儿过食生冷;或病程中过服苦寒攻伐之剂,或感受风寒之邪;均可使寒凝中脘,中阳不运,脾胃升降失常,发为胃脘痛

二、辨证论治

(一) 辨证要点

采用八纲辨证。实证多痛急而拒按,多因乳食积滞、寒邪犯胃、胃有积热、肝气犯胃所致;虚证多痛缓而有休止,痛而喜按,多由脾胃虚寒所致。

(二) 治疗原则

基本原则为理气和胃止痛。根据辨证,分治以消食导滞、温散寒邪、清热消积、疏肝理气、温中健脾等,使气机宣通,通则不痛。

(三) 常见证型治疗

1. 乳食积滞证

证候	胃脘胀满,疼痛拒按,嗳腐吞酸,甚则呕吐,呕吐物多酸臭,吐或矢气后痛减。舌质红,苔厚腻,脉滑紧
治法	消食导滞止痛
主方	保和丸(山楂 神曲 半夏 茯苓 陈皮 连翘 莱菔子)
加减	腹胀甚,加枳实、砂仁、槟榔,便秘;加大黄、枳实;呕吐甚,加藿香、紫苏梗、生姜。伤乳用消乳丸加减
推荐中成药	小儿复方鸡内金散、健儿消食口服液

2. 寒邪犯胃证

证候	胃脘冷痛,遇寒痛甚,得温痛减,口和不渴,纳少便溏。舌淡苔白,脉弦紧
治法	散寒理气止痛
主方	良附丸(高良姜 香附)
加减	本方常加吴茱萸、陈皮,兼见风寒表证,可加用香苏散;兼见纳呆或呕吐,加枳实、神曲、半夏
推荐中成药	保济丸、藿香正气口服液

3. 胃有积热证

证候	胃脘灼痛，胸腹痞满，口黏食少，甚者呕吐，口干尿赤。舌质红，苔黄腻，脉滑数
治法	清热理气止痛
主方	三仁汤（杏仁　薏苡仁　白蔻仁　滑石　通草　竹叶　厚朴　半夏）
加减	若胃脘痛甚者，可加延胡索、枳壳、陈皮；湿热均盛者，加茵陈、蒲公英、黄芩；口黏食少者，加藿香、佩兰、焦山楂

4. 肝气犯胃证

证候	胃脘胀痛连胁，胸闷，嗳气频作，大便不畅，每因情志因素则痛作或痛甚，舌边尖红，苔薄白，脉弦
治法	疏肝理气止痛
主方	柴胡舒肝散（陈皮　柴胡　枳壳　芍药　香附　川芎　炙甘草）
加减	若胀甚者，加青皮、郁金、木香、佛手；痛甚，加甘松、川楝子、延胡索；嗳气频作，可加沉香、半夏、旋覆花
推荐中成药	四磨汤口服液

5. 脾胃虚寒证

证候	胃脘隐痛，绵绵不断，喜温喜按，得食痛减，泛吐清水，面色无华，神疲乏力，手足不温，大便溏薄。舌淡苔白，脉虚弱或沉缓
治法	温中健脾止痛
主方	黄芪建中汤（黄芪　白芍　炙甘草　桂枝　生姜　大枣　饴糖）
加减	泛酸，加吴茱萸、海螵蛸、瓦楞子；呕吐清水，加干姜、陈皮、半夏、茯苓
推荐中成药	理中丸

6. 胃阴不足证

证候	胃脘隐隐灼痛，似饥而不欲食，口燥咽干，五心烦热，大便干结，舌红少津，脉细数
治法	养阴益胃止痛
主方	一贯煎合芍药甘草汤（北沙参　麦冬　当归　生地黄　枸杞子　川楝子　白芍　炙甘草）
加减	胃脘灼痛、嘈杂泛酸加用左金丸；疼痛甚者可加香橼、佛手

三、预防与调护

（1）养成良好的生活与饮食习惯。

（2）加强锻炼，重视精神与饮食的调理。

【中西医诊治思路与特点】

（1）本病主要依据胃镜检查确诊，但因患儿及家长大多难以接受胃镜检查，故存在误诊与漏诊情况。

（2）急性胃炎治疗上应停止对胃有刺激的饮食和药物，可以酌情短期禁食（1~2餐），然后给予易消化的流质饮食，利于胃的休息和损伤的愈合。急性胃炎要及时治疗，愈后防止复发，以免转为慢性胃炎，迁延不愈。

（3）西医对慢性胃炎的治疗优势主要体现在制酸作用强，有胃出血者止血快，对 Hp 阳性患者抗生素能有效地杀灭幽门螺杆菌等方面，但存在治疗后易复发，抗生素使用时间长，易产生耐药性。中药治疗本病，具有症状改善明显，可以调节内环境，提高免疫能力，促进胃黏膜的修复。但慢性胃炎病程缠绵，虽然症状改善，但要根治，需服药时间长，采用中西医结合治疗本病，各自有利于本病的治疗和康复。

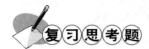

复习思考题

1. 如何鉴别小儿腹痛？
2. 如何辨治胃炎？

第四节 腹泻病

扫码"学一学"

【西医临床导论】

小儿腹泻（diarrhea）是一组由多病原、多因素引起的以大便次数增多和性状改变为特点的消化道综合征。根据腹泻病程长短分为三种类型：病程在 2 周以内为急性腹泻；病程 2 周到 2 个月为迁延性腹泻；病程超过 2 个月为慢性腹泻。腹泻病是我国 5 岁以下儿童的多发病、常见病。6 个月 ~2 岁婴幼儿发病率高，1 岁以内约占半数，是造成小儿营养不良、生长发育障碍的主要原因之一。

一、病因病理

（一）易感因素

1. 婴幼儿消化系统发育不成熟，胃酸和消化酶分泌少，酶活力偏低，不能适应食物质和量的较大变化；婴幼儿水代谢旺盛，1 岁以内每日摄入及排出的水分占体内总液量的 1/2（成人为 1/7），对缺水的耐受力差，一旦失水易发生体液紊乱；婴儿时期神经、内分泌、循环、肝、肾功能发育不成熟，容易发生消化道功能紊乱。

2. 生长发育快，所需营养物质较多，婴儿食物以液体为主，进入量较多，胃肠道负担相对较重。

3. 机体防御功能差 ①婴儿胃酸偏低，胃排空较快，对进入胃内的细菌杀灭能力较弱；②血清免疫球蛋白（尤其是 IgM、IgA）和胃肠道分泌型 IgA 均较低。

4. 肠道菌群失调 正常肠道菌群对入侵的病原微生物有拮抗作用，新生儿肠道尚未建立正常菌群、肠道内环境因饮食而改变时、滥用广谱抗生素时，均可导致肠道正常菌群失调，发生肠道感染。

5. 人工喂养 母乳中含有大量分泌型 IgA、乳铁蛋白、巨噬细胞和粒细胞、溶菌酶、溶酶体，有很强的抗肠道感染作用。家畜乳中的某些上述成分可因加热被破坏，加之食物和食具易受污染，故人工喂养儿发生肠道感染的概率明显高于母乳喂养儿。

（二）感染因素

见表 5-4。

表 5-4 腹泻病的感染因素

分类	具体内容
病毒感染	寒冷季节的婴幼儿腹泻80%由病毒引起,以轮状病毒最多见,其他有诺沃克病毒、肠道病毒(包括柯萨奇病毒、埃可病毒、肠道腺病毒等)、冠状病毒、脊髓灰质炎病毒等
细菌感染(法定传染病除外)	主要有致腹泻性大肠埃希菌,根据引起腹泻的大肠埃希菌不同致病毒性和发病机制,已知菌株包括致病性大肠埃希菌、产毒性大肠埃希菌、侵袭性大肠埃希菌、出血性大肠埃希菌、黏附-集聚性大肠埃希菌。其他还有空肠弯曲菌、耶尔森菌、沙门菌(主要为鼠伤寒和其他非伤寒、副伤寒沙门菌);长期大量使用广谱抗生素引起肠道菌群失调可诱发金黄色葡萄球菌、铜绿假单胞菌等感染
真菌感染	主要有念珠菌、曲菌、毛霉菌,婴儿以白色念珠菌多见。多见于营养不良合并慢性腹泻且长期使用广谱抗生素或激素的患儿
寄生虫	主要有梨形鞭毛虫、阿米巴原虫和隐孢子虫等,以梨形鞭毛虫最多
肠道外感染	如上呼吸道感染、中耳炎、肺炎、泌尿系感染、皮肤感染或急性传染病时,可因发热、感染原释放毒素、抗生素治疗而并发腹泻;有时肠道外的病原体(主要是病毒)可同时感染肠道

(三)非感染因素

1. 饮食因素

(1)喂养不当 多见于人工喂养儿,进食不定时,食量不当,突然改变食物种类,或过早摄入大量淀粉或脂肪类食物;进食含高糖或山梨醇的果汁,可产生高渗性腹泻;肠道刺激物(调料、高纤维素食物)也可引起腹泻。因进食少,每日可排出少量多次绿色带黏液的不成形大便,称"饥饿性腹泻"。

(2)过敏性腹泻 对牛奶或大豆等食物过敏可引起腹泻。

(3)原发性或继发性双糖酶(主要为乳糖酶)缺乏或活性降低,肠道对双糖不能进行分解和吸收,而引起腹泻。

2. 气候因素 天气炎热,消化液分泌减少,或腹部受凉使肠蠕动增加等都可能使消化功能紊乱而致腹泻。

(四)迁延性、慢性腹泻的病因

病因复杂,感染、食物过敏、酶缺陷、免疫缺陷、药物因素、先天畸形等均可引起。人工喂养、营养不良小儿患病率高,其原因如下。

1. 营养不良时,胃酸及消化酶分泌减少,酶活性降低,消化功能障碍,常有肠动力的改变,肠道下部细菌易于上移和繁殖,分解食物,产生发酵和腐败过程,使腹泻迁延不愈。严重营养不良时,肠绒毛萎缩、变性,使双糖酶尤其是乳糖酶数量和活性下降,引起消化吸收不良。营养不良患儿腹泻时,小肠上段细菌显著增多,十二指肠内厌氧菌和酵母菌过度繁殖,大量细菌对胆酸的降解作用,使游离胆酸浓度增高,损害小肠细胞,并阻碍脂肪微粒形成。

2. 重症营养不良时全身和局部免疫功能低下,肠道内原有感染不易清除,还增加了对病原和食物蛋白抗原的易感性。持续腹泻又加重营养不良,导致免疫功能低下,继发感染,形成恶性循环。

3. 长期滥用抗生素致肠道菌群失调,正常菌群的生理作用得不到发挥。

(五)发病机制

1. 渗透性腹泻 肠腔内存在大量不能吸收的具有渗透活性的物质。

2. 分泌性腹泻 肠腔内电解质分泌过多。

3. 渗出性腹泻 炎症所致的液体大量渗出。

4. 肠道功能异常性腹泻 为肠道运动功能异常所致。

临床上很多腹泻并非由单一机制引起，而是多种机制共同作用的结果。

（六）感染性腹泻

病原体多随污染的食物或饮水进入消化道，或通过污染的日用品、手、玩具或带菌者传播。是否引起肠道感染，取决于感染原的数量、毒力及宿主防御机制的强弱情况。

1. 病毒性肠炎 各种病毒侵入肠道后，在小肠绒毛顶端的柱状上皮细胞上复制，使细胞发生空泡变性、坏死，破坏微绒毛，致使肠壁吸收水和电解质的功能发生障碍，肠液在肠腔内大量积聚而导致腹泻。病变肠黏膜细胞分泌的双糖酶数量及活性降低，使糖类在肠腔内形成高渗状，导致水向肠腔内转移，加重腹泻。微绒毛破坏还致载体减少，上皮细胞钠转运功能障碍，水和电解质进一步丧失，结果出现水样腹泻（图5-1）。

扫码"看一看"

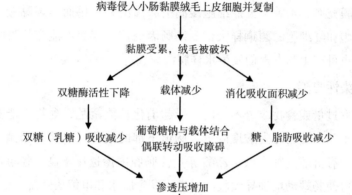

图 5 - 1 病毒性肠炎发病机制

2. 细菌性肠炎 肠道感染的病原菌不同，发病机制亦不同（图5-2）。

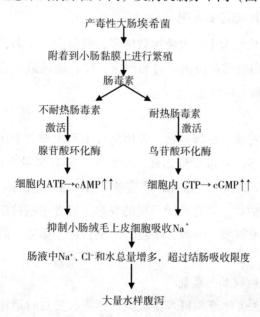

图 5 - 2 肠毒素引起的肠炎发病机制

（1）肠毒素性肠炎　各种产肠毒素的细菌（如产肠毒素性大肠埃希菌、金黄色葡萄球菌、霍乱弧菌、空肠弯曲菌等）可引起分泌性腹泻。病原体进入肠道后，黏附在肠上皮细胞刷状缘，不侵入肠黏膜，不产生病理形态学变化。细菌在肠腔内繁殖并释放不耐热肠毒素（LT）和耐热肠毒素（ST），两者与小肠黏膜上皮细胞膜上的受体结合后分别激活腺苷酸环化酶和鸟苷酸环化酶。前者使三磷酸腺苷（ATP）转变为环磷酸腺苷（cAMP），cAMP增多后即抑制小肠绒毛上皮细胞吸收 Na^+、Cl^- 和水，并促使小肠分泌 Cl^- 增加；后者使三磷酸鸟苷（GTP）转变为环磷酸鸟苷（cGMP），cGMP增多后亦使肠上皮细胞减少对 Na^+ 和水的吸收、促进 Cl^- 分泌。两者均使小肠液总量增多，超过结肠的吸收限度而发生腹泻，排出大量的水样便，导致脱水和电解质紊乱。

（2）侵袭性肠炎　各种侵袭性细菌（如志贺菌属、沙门菌属、侵袭性大肠埃希菌、空肠弯曲菌、耶尔森菌和金黄色葡萄球菌等）感染可引起渗出性腹泻。细菌直接侵袭小肠或结肠肠壁，使黏膜充血、水肿、炎症细胞浸润引起渗出和溃疡而出现黏液脓血便。患儿排出含有大量白细胞和红细胞的菌痢样大便。结肠因炎症病变而不能充分吸收来自小肠的液体，某些致病菌也可产生肠毒素而发生水样腹泻。

（七）非感染性腹泻

临床多见饮食过量或食物成分不当时，引起消化功能紊乱，食物不能被充分消化和吸收，积滞于小肠上部，使肠腔内酸度降低，肠道下部的细菌可上移并繁殖，使食物发酵和腐败，分解产生的有机酸（如乳酸、乙酸等）使肠腔内渗透压增高，还可产生腐败性毒性产物如胺类，均可使肠蠕动增加导致腹泻，进而发生脱水和电解质紊乱。

二、诊断

（一）病史

有喂养及饮食不当，食物不洁或外感史。

（二）急性腹泻的共同临床表现

1. 轻型　以胃肠道症状为主，大便次数增多，但每次量不多，稀薄或带水，呈黄色或黄绿色，有酸味，常见白色或黄白色奶瓣和泡沫。伴食欲减退，恶心呕吐，多无明显脱水及全身中毒症状，常在数日内痊愈。

2. 重型

（1）较重的胃肠道症状　腹泻频繁，大便每日十余次至数十次，呈黄色水样或蛋花样便，可喷射状排出，量多，可带少量黏液，少数患儿可有少量血便。腹胀，食少或拒食，呕吐频繁，吐出食物残渣或黄绿色液体，严重者可呕吐咖啡色液体。

（2）全身感染中毒症状　常有不同程度的发热，轻者中枢神经系统兴奋性增高，出现烦躁或惊跳，重者则精神萎靡、呻吟、嗜睡，甚至昏迷、休克。同时有较明显的脱水、电解质紊乱。

（3）水、电解质及酸碱平衡紊乱

①脱水：由于吐泻丢失体液和摄入量减少，感染、发热时消耗水分增多，使体液总量尤其是细胞外液量减少，导致不同程度的脱水。因丧失的水和电解质的比例不同，可出现

等渗、低渗或高渗性脱水，以等渗性脱水为常见，其次为低渗性脱水。主要表现为皮肤、黏膜干燥、弹性下降，前囟、眼眶凹陷，泪少尿少，严重者可因血容量不足出现肢端发凉等末梢循环改变。

②代谢性酸中毒

发生原因：最主要为腹泻丢失大量碱性肠液；其他原因还包括：进食少，肠吸收不良，机体得不到足够的能量供给，导致代谢紊乱，如脂肪分解增加，产生大量酮体；脱水时血容量减少，血液浓缩，血流缓慢，组织缺氧致乳酸堆积；脱水时肾血流量不足，其排酸、保钠功能下降，酸性代谢产物堆积体内。

临床表现：酸中毒较重者常有精神不振，面色灰暗，嗜睡或烦躁，口唇樱红，呼吸深快，呼出气凉甚则有丙酮味（烂苹果味）等症状。新生儿和6个月以下的小婴儿因呼吸代偿功能较差，呼吸节律改变不明显，往往仅有精神萎靡、拒食或面色苍白等，应及早注意。

③低钾血症

发生原因：吐泻丢失胃肠液中所含的大量钾盐；进食少，钾的摄入不足；肾脏保钾功能差，缺钾时仍有一定量钾继续排出，所以腹泻时常伴缺钾。需要注意的是在脱水酸中毒时，钾可由细胞内向细胞外转移，加之尿少使钾排出减少，血钾尚可在正常范围；但在补液过程中，血钾可被稀释，输入的葡萄糖合成糖原也需要消耗钾，加之酸中毒被纠正后钾回到细胞内；以及排钾量随尿量而增加等因素，低钾血症会更明显。

临床表现：一般血钾 <3.5mmol/L 即可出现症状，主要为精神萎靡，四肢无力，腹胀，肠鸣音减弱或消失，腱反射减弱或消失，心音低钝，心律不齐等。

④低钙和低镁血症：腹泻时从大便丢失钙、镁和吸收减少，使体内钙、镁减少，尤其以活动性佝偻病和营养不良患儿更多见。但在脱水、酸中毒时由于血液浓缩、离子钙增多等原因，尚不表现出低钙症状，待脱水、酸中毒纠正后可出现手足搐搦、惊厥等低钙症状。少数久泻和营养不良患儿输液后出现震颤、抽搐，用钙治疗无效时，应考虑低镁血症可能。

（三）辅助检查

1. 血常规 白细胞总数及中性粒细胞升高提示细菌感染，白细胞总数正常或降低，分类以淋巴细胞升高一般为病毒感染（但也有白细胞升高者），嗜酸性粒细胞升高常见于寄生虫感染或过敏性病变。

2. 大便常规和培养 包括肉眼观察、大便镜检和病原学检查。大便常规无或偶见白细胞者为侵袭性细菌以外的病原体感染引起，大便内有较多白细胞常由于各种侵袭性细菌感染引起。若外观为脓血便，镜下见较多的白细胞、红细胞、脓细胞，提示有侵袭性细菌感染。真菌性肠炎可发现真菌菌丝和孢子。观察大便的特殊性状也有助于诊断，如黄色蛋花样便对病毒性肠炎、豆腐渣样大便对霉菌性肠炎，暗绿色海水样便对金黄色葡萄球菌性肠炎的诊断有帮助。大便细菌培养对肠道内感染的病因诊断不可缺少，应在使用抗生素前取标本及时送检。

3. 检测抗体 病毒性肠炎可进行病毒分离、病毒抗体检测，如酶联免疫吸附试验、乳胶凝集试验等。

4. 血生化检查 可通过血气分析全面了解酸碱平衡紊乱程度和脱水性质。不能作血气分析时，应及时查血清电解质及二氧化碳结合力，重症病例应查心肌酶学和肝肾功能。

（四）几种常见类型肠炎的临床特点

见表5-5。

表5-5　几种常见类型肠炎的临床特点

肠炎类型	临床特点	大便检查
轮状病毒肠炎	秋、冬季多发，呈散发或小流行，经粪-口传播，也可经呼吸道感染而致病。潜伏期1~3天，多见于6个月~2岁的婴幼儿，起病急，常伴发热和上呼吸道感染症状，无明显感染中毒症状，呕吐常先于腹泻出现，大便有"三多"：次数多、量多、水分多，为黄色水样或蛋花样便，带少量黏液，无腥臭味。易出现脱水、酸中毒及电解质紊乱。轮状病毒还可侵犯肠道外脏器，引起惊厥、心肌受累等。本病为自限性疾病，自然病程为3~8天	大便镜检偶有少量白细胞，感染后1~3天即有大量病毒自大便中排出，最长可达6天，可检测出病毒抗原
产毒性细菌引起的肠炎	夏季多发，潜伏期1~2天，起病较急。轻症仅大便次数稍增，重症腹泻则量多次频，呈水样或蛋花样混有黏液，伴呕吐，常发生脱水、电解质和酸碱平衡紊乱	镜检无白细胞
侵袭性细菌性肠炎；包括侵袭性大肠埃希菌、空肠弯曲菌、耶尔森菌、鼠伤寒杆菌等	全年均可发病，多见于夏季。潜伏期长短不等，起病急，腹泻频繁，大便呈黏液状，带脓血，有腥臭味。常伴恶心、呕吐、腹痛和里急后重，重者出现感染中毒症状，如高热、意识改变，甚至感染性休克	镜检有大量白细胞和数量不等的红细胞，大便培养可找到相应的致病菌
出血性大肠埃希菌肠炎	大便次数增多，开始为黄色水样便，后转为血水便，有特殊臭味。常伴腹痛，个别病例可伴发溶血尿毒综合征和血小板减少性紫癜	大便镜检有大量红细胞，常无白细胞
金黄色葡萄球菌肠炎	多继发于大量使用抗生素后，症状及病程常与菌群失调的程度有关，有时继发于慢性疾病的基础上。典型大便为暗绿色，量多带黏液，少数为血便，伴发热、呕吐、腹泻、不同程度中毒症状、脱水和电解质紊乱，甚至发生休克	镜检有大量脓细胞和成簇的G⁺球菌，培养有葡萄球菌生长，凝固酶阳性
伪膜性小肠结肠炎	由难辨梭状芽孢杆菌引起，除万古霉素和胃肠道外使用的氨基糖苷类抗生素外，多种抗生素均可诱发本病。可在用药1周内或迟至停药后4~6周发病。轻症每日大便数次，停用抗生素后很快痊愈。重症腹泻频繁，呈黄绿色水样便，可有伪膜排出，黏膜下出血可引起大便带血，可出现脱水、电解质紊乱和酸中毒。伴腹痛、腹胀和全身中毒症状，甚至发生休克	大便厌氧菌培养、组织培养法检测细胞毒素可协助确诊
真菌性肠炎	多为白色念珠菌所致，2岁以下婴儿多见。常并发于其他感染，或肠道菌群失调时。病程迁延，大便次数增多，黄色稀便，泡沫较多带黏液，有时可见豆腐渣样细块，常伴鹅口疮	大便镜检有真菌孢子和菌丝

对于迁延性、慢性腹泻的病因诊断，应结合病史、临床表现、全面和必要的辅助检查进行综合分析，以明确病因，进而实施针对性治疗。

三、鉴别诊断

见表5-6。

表5-6　腹泻的鉴别诊断

疾病	鉴别
生理性腹泻	多见于6个月以内婴儿，外观虚胖，常有湿疹，生后不久即出现腹泻，除大便次数增多外，无其他症状，食欲好，不影响生长发育
细菌性痢疾	有流行病学病史，起病急，全身症状重。排黏液脓血便伴里急后重，大便镜检有较多脓细胞、红细胞和吞噬细胞，大便细菌培养有志贺痢疾杆菌生长可确诊
急性坏死性肠炎	中毒症状较严重，高热、腹痛、腹胀、频繁呕吐、重者呕吐咖啡样物，大便初为黄色水样便，逐渐出现暗红色糊状或赤豆汤样血水便，常伴休克。腹部平片示小肠呈局限性充血扩张，肠间隙增宽，肠壁积气等
导致小肠消化吸收功能障碍的各种疾病	如乳糖酶缺乏，葡萄糖-半乳糖吸收不良，过敏性腹泻，原发性胆酸吸收不良等，可根据疾病特点进行粪便酸度，还原糖实验等检查方法加以鉴别

四、治疗

原则：调整饮食，预防和纠正脱水，合理用药，加强护理，预防并发症。不同时期的腹泻病治疗重点各有侧重，急性腹泻重在维持水、电解质平衡及抗感染，迁延及慢性腹泻则注意调节肠道菌群及调整饮食。

（一）急性腹泻的治疗

1. 饮食疗法 腹泻时应给予足够的液体和食物，满足生理需要，补充疾病消耗，以缩短康复时间。原则上不禁食，但应暂停不易消化的食物。除严重呕吐暂禁食 4~6 小时外，母乳喂养儿继续哺乳，暂停辅食；人工喂养儿可喂等量米汤或稀释的配方奶或其他代乳品，由米汤、稀粥、烂面条等逐渐过渡到正常饮食。病毒性肠炎多有继发性双糖酶（主要是乳糖酶）缺乏，可改为豆制代乳品或发酵奶，或去乳糖配方奶粉以减轻腹泻，缩短病程。

2. 纠正水、电解质紊乱及酸碱失衡（参见第二章第七节）

（1）口服补液 ORS 液可用于预防脱水及纠正轻、中度脱水。轻度脱水口服液量为 50~80ml/kg，中度脱水为 80~100ml/kg，于 8~12 小时内将累积损失量补足，最初 4 小时用量也可按 75ml/kg 计算。脱水纠正后，可将 ORS 液用等量水稀释后，根据病情调整用量。ORS 液为 2/3 张液，新生儿和明显呕吐、腹胀、休克、心肾功能不全等患儿不宜采用。

（2）静脉补液 适用于中度以上脱水、吐泻严重或腹胀的患儿。根据脱水程度和性质确定补液总量、补液成分和补液速度（即定量、定性、定速）。

第一天补液：以先快后慢，先浓后淡，见尿补钾，见酸补碱，见惊补钙为原则（表5 - 7、5 - 8）。

表 5-7 定量：不同程度脱水的补液量（ml/kg）

脱水程度	轻度脱水	中度脱水	重度脱水
失水量占体重百分比	<5%	5%~10%	10%~12%
累积损失量	30~50	50~100	100~120
继续丢失量	10~20	20~30	30~40
生理需要量	60~80	60~80	60~80
总量	90~120	120~150	150~180

表 5-8 定性：不同性质脱水血钠浓度、所需液体的种类及张力

脱水的性质	低渗性	等渗性	高渗性
血钠浓度	<130mmol/L	130~150mmol/L	>150mmol/L
累积丢失量	4:3:2 液（2/3 张）	2:3:1 液（1/2 张）	1/3 张液
继续丢失量	1/2 张	1/2 张~1/3 张	1/3 张
生理需要量	1/4 张~1/5 张	1/4 张~1/5 张	1/4 张~1/5 张

定速：对重度脱水伴明显周围循环障碍者应先快速扩容，以 2:1 等张含钠液 20ml/kg，总量不超过 300ml，于 30~60 分钟内输入。累积损失量（扣除扩容液量）一般在 8~12 小时内补完，每小时 8~10ml/kg；补充生理和继续的损失量于 12~16 小时内补完，约每小时

5ml/kg。

纠正酸中毒：因输入的混合溶液中已含有一部分碱性溶液，输液后随循环和肾功能改善，酸中毒可得纠正。对重度酸中毒可根据临床症状结合血气测定结果，另加碳酸氢钠纠正；5%的碳酸氢钠5ml/kg，可提高二氧化碳结合力5mmol/L。

纠正低钾：有尿或来院前6小时内有尿应及时补钾，静脉补钾浓度应<0.3%；每日补钾不应少于8小时；切忌静脉推入，避免因高钾血症危及生命。纠正低钾时间相对较长，一般持续4~6天，能口服时可予口服补钾。

纠正低钙、低镁：出现低钙时可用10%葡萄糖酸钙（每次1~2ml/kg，最大量≤10ml）加葡萄糖稀释后静脉注射。低镁者用25%硫酸镁按每次0.1mg/kg深部肌肉注射，每6小时一次，每日3~4次，症状缓解后停用。

第二天及以后的补液：经第一天补液后，脱水和电解质紊乱已基本纠正，第二天及以后主要是补充继续损失量（防止出现新的累积损失）和生理需要量，继续补钾，纠正酸中毒，供给热量。可改为口服补液，若腹泻频繁或口服量少者，仍需静脉补液。补液量根据吐泻和进食情况估算，继续损失量按"丢多少补多少"、"随丢随补"的原则，用1/2~1/3张含钠液补充；生理需要量按每日60~80ml/kg计算，用1/3~1/5张含钠液补充。两部分相加于12~24小时内均匀静脉滴注。

3. 药物治疗

（1）控制感染　水样便腹泻（约占70%）多为病毒及非侵袭性细菌所致，为自限性疾病，一般不用抗生素，以液体疗法，使用微生态制剂和肠黏膜保护剂为主。对伴有明显中毒症状不能用脱水解释者，如重症患儿、新生儿、小婴儿和免疫功能低下患儿应予抗生素治疗。

黏液、脓血便（约占30%）多为侵袭性细菌感染，应根据临床特点，先经验性选用抗生素，待药敏试验回报后调整抗生素。大肠埃希菌、空肠弯曲菌、耶尔森菌、鼠伤寒沙门菌感染可选用氨苄西林、羟氨苄西林、红霉素、第三代头孢菌素类、氨基糖苷类、呋喃唑酮等。抗生素诱发的肠炎应停用原来的抗生素，金黄色葡萄球菌肠炎可用万古霉素或新青霉素（如苯唑西林、氯唑西林），伪膜性肠炎可用万古霉素或甲硝唑；真菌性肠炎给制霉菌素等抗真菌药物。婴幼儿使用氨基糖苷类抗生素时应慎重；喹诺酮类抗生素在16岁以下不宜使用。

（2）微生态疗法　有助于恢复肠道正常菌群，抑制病原菌定植和侵袭，从而控制腹泻。常用双歧杆菌、嗜酸乳杆菌、粪链球菌、需氧芽孢杆菌、蜡样芽孢杆菌制剂等。

（3）肠黏膜保护剂　能吸附病原体和毒素，维持肠细胞的吸收和分泌功能，增强肠道屏障功能，阻止病原体的攻击，如蒙脱石散。

（4）避免用止泻剂　因止泻剂抑制胃肠动力，增加细菌繁殖和毒素的吸收，不利于感染性腹泻的控制。

（5）补锌治疗　世界卫生组织/联合国儿童基金会建议，对于急性腹泻患儿，给予元素锌可缩短病程。<6个月婴儿予元素锌10mg/d，>6个月婴儿予元素锌20mg/d，疗程10~14天。

（二）迁延性和慢性腹泻治疗

1. 寻找病程迁延的原因，针对病因治疗，切忌滥用抗生素。

2. 预防和治疗脱水，纠正电解质及酸碱平衡紊乱。

3. 营养治疗 继续喂养对促进疾病恢复，如肠黏膜的修复、胰腺功能的恢复、双糖酶的产生等非常必要。母乳喂养儿继续喂母乳，人工喂养儿则应调整饮食，<6 个月婴儿用牛奶加等量米汤或水稀释，或用发酵奶（即酸奶），也可用奶与谷类混合物，每天喂 6 次，以保证足够热量。>6 个月的婴儿可用已习惯的饮食，如选用加有少量熟植物油、蔬菜、鱼末或肉末的稠粥、面条等，由少到多，由稀到稠。原发性或继发性双糖酶缺乏者，含双糖（包括蔗糖、乳糖、麦芽糖）的饮食可使腹泻加重，尤以乳糖不耐受最多见，应采用去乳糖饮食，可予豆浆（每 100ml 鲜豆浆加 5~10g 葡萄糖）、酸奶或去乳糖配方奶粉。对蛋白质（如牛奶或大豆蛋白）过敏者，则应改用其他饮食。不能耐受口服营养物质者，可采用静脉高营养。

4. 药物治疗 对分离出特异病原的感染，根据药敏试验选用抗生素；还可补充微量元素和维生素：如锌、铁、维生素 A、维生素 B_{12}、维生素 C、烟酸和叶酸等。微生态调节剂和肠黏膜保护剂有利于肠黏膜的修复，重建其屏障保护作用。

【中医临证通论】

腹泻病属中医"泄泻"范畴，小儿脾常不足，易于感受外邪、内伤乳食，或脾肾虚损，均可导致脾虚湿盛而发生泄泻。轻者预后良好；重者泻下过度，易见气阴两伤，甚至阴竭阳脱之变证；久泻迁延不愈者，则易转为疳证。

一、病因病机

病因以感受外邪、饮食所伤、脾胃虚弱为多见。主要病位在脾胃，胃主受纳腐熟水谷，脾主运化及升清，若脾胃受损，饮食入胃后，水谷不化，水反为湿，谷反为滞，清浊不分，精微不布，合污而下，大肠传导失司，则发为泄泻（图 5-3）。

感受外邪	小儿脏腑娇嫩，外感风、寒、暑、热诸邪常与湿邪相合，损伤脾胃，致运化失职而泄泻。因脾喜燥恶湿，外感泄泻常发于夏秋，且以湿热泻最常见，风寒致泻则四季皆有
饮食所伤	小儿脾常不足，饮食不知自节，若喂养不当，饮食失节或不洁，过食生冷瓜果、难消化食物或污染食品，皆能直接损伤脾胃，导致脾胃运纳失职而产生泄泻
脾胃虚弱	素体脾胃薄弱或久病损伤脾胃，运化无权，脾不升清，水谷合污而下，而成脾虚泄泻
脾肾阳虚	久病气损及阳，脾损及肾，致脾肾阳虚，脾失温运，阴寒内盛，水谷不化，并走肠间，大便澄澈清冷

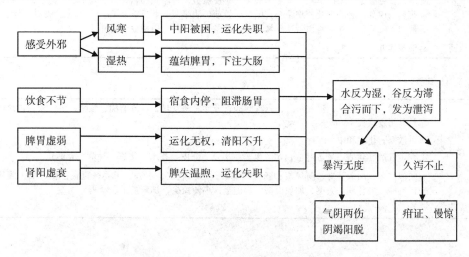

图 5-3 泄泻病因病机示意图

泄泻后可发生伤阴伤阳的变证。重症泄泻患儿，泻下过度，气随液耗，初则气阴两伤，甚则阴伤及阳，导致阴竭阳脱的危重变证。若久泻不止，脾气虚弱，土虚木乘，肝亢无制，可成慢惊风；此外，脾胃虚损，生化乏源，气血不足，影响小儿生长发育则成为疳证。

二、中医辨证论治

（一）辨证要点

先辨常证和变证：变证多有泻下不止，若有精神萎靡、肌肤干燥，口渴尿少，为气阴两伤的重症；症见萎靡嗜睡、呼出气凉，四肢厥冷，脉细欲绝，为阴竭阳脱的危症。常证则重在辨寒、热、虚、实；结合起病缓急，病程长短、泻下物性状和全身症状进行辨证。湿热泻起病急，便次多，泻下急迫，色黄褐，气秽臭，或见少许黏液，舌红苔黄腻；风寒泻有受凉史，大便清稀多泡沫，臭气不甚，肠鸣腹痛，伴外感风寒症状，舌淡苔白；伤食泻有伤食史，大便稀溏，夹不消化物，味酸臭，嗳气酸馊，腹痛腹胀，泻后痛减，舌苔厚腻；脾虚泻病程较长，大便稀溏，色淡不臭，伴面黄神疲、纳呆、舌淡、脉弱等脾虚之象；脾肾阳虚泻则病程迁延，大便澄澈清冷，完谷不化，伴面色㿠白，神萎，畏寒肢冷等阳虚内寒之象。

（二）治疗原则

以运脾化湿为基本治则。实证以祛邪为主，根据不同的证型分别治以清肠化湿、疏风散寒、消食导滞。虚证以扶正为主，分别治以健脾升清，补脾温肾。泄泻变证，应急以益气养阴，回阳固脱。本病除内服药外，还常使用外治、推拿、针灸等治疗。

（三）常见证型治疗

1. 常证

（1）湿热泻

证候	泻势急迫，泻下水样或如蛋花汤样，气味秽臭，或夹少许黏液，腹痛阵哭，纳减或伴呕恶，发热，口渴喜饮，小便短黄，舌质红，苔黄腻，脉滑数，指纹紫
治法	清肠解热，化湿止泻
主方	葛根黄芩黄连汤（葛根　黄芩　黄连　甘草）
加减	湿重，证见腹胀，泻而不爽，大便黏液多，小便短黄，苔厚腻加六一散、苍术、车前子；泻频，加金银花、马齿苋；恶心呕吐，加藿香、佩兰、竹茹、法半夏；腹痛，加白芍、木香；夹滞，加焦山楂、焦神曲、麦芽、谷芽。泄泻若逢夏暑之时，加藿香、香薷、白扁豆、荷叶
推荐中成药	葛根芩连丸

（2）风寒泻

证候	大便清稀，夹有泡沫，臭气不甚，肠鸣腹痛，或伴恶寒发热、鼻流清涕、咳嗽，舌质淡，苔薄白，脉浮紧，指纹淡红
治法	疏风散寒，化湿和中
主方	藿香正气散（藿香　紫苏叶　白芷　生姜　半夏　陈皮　苍术　茯苓　甘草　大枣）
加减	大便泡沫多，加荆芥炭、防风炭；肠鸣腹痛甚，加白蔻仁、木香、干姜；腹胀苔腻，加大腹皮、厚朴；夹滞，去甘草、大枣，加焦山楂、鸡内金；小便短少，加车前子、泽泻
推荐中成药	藿香正气液/胶囊

（3）伤食泻

证候	大便稀溏，夹有乳凝块或食物残渣，气味酸臭，或如败卵，脘腹胀满，便前腹痛，泻后痛减，腹部胀痛拒按，嗳气酸馊，或有呕吐，不思乳食，夜卧不安，舌苔厚腻或微黄，脉滑实，指纹滞
治法	运脾和胃，消食化滞
主方	保和丸（焦山楂 焦神曲 陈皮 半夏 茯苓 连翘 莱菔子）
加减	哺乳婴儿泄泻夹乳片，加炒麦芽，或用消乳丸；伤肉食，加鸡内金；伤米面，加谷芽、麦芽；过食生冷，加草果、砂仁；腹痛气胀，加木香、厚朴、槟榔；呕吐，加藿香、生姜
推荐中成药	保和丸、保济丸

（4）脾虚泻

证候	大便稀溏，反复发作，多于食后作泻，色淡不臭，时轻时重，面色萎黄，肌肉松软，神疲体倦，舌淡苔白，脉缓弱，指纹淡
治法	健脾助运，升清止泻
主方	参苓白术散（党参 白术 茯苓 甘草 山药 莲子 扁豆 薏苡仁 砂仁 桔梗）
加减	腹痛腹胀，加木香、厚朴；纳少苔腻，加藿香、苍术、鸡内金；惊惕易哭，便带青绿色者加钩藤、白芍；久泻不止，加炮姜、煨益智仁、肉豆蔻
推荐中成药	参苓白术散

（5）脾肾阳虚泻

证候	久泻不止，大便澄澈清冷，完谷不化，或见脱肛，形寒肢冷，面色㿠白，精神萎靡，卧睡露睛，小便色清，舌淡苔白，脉细弱，指纹色淡
治法	温补脾肾，固涩止泻
主方	附子理中汤合四神丸（党参 白术 甘草 干姜 吴茱萸 附子 补骨脂 肉豆蔻）
加减	脱肛，加炙黄芪、升麻；久泻滑脱不禁，加诃子、石榴皮
推荐中成药	附子理中丸

2. 变证
（1）气阴两伤证

证候	泻下过度，质稀如水，精神萎靡或烦躁，皮肤干燥或枯瘪，囟门及目眶凹陷，啼哭无泪，唇红而干，口渴引饮，小便短少或无尿，舌红少津，苔少或无苔，脉细数
治法	健脾益气，酸甘敛阴
主方	人参乌梅汤（人参 乌梅 木瓜 莲子 山药 炙甘草）
加减	口渴引饮，加石斛、玉竹；泻下不止，加禹余粮、诃子、赤石脂；大便黄褐味臭，加炒黄连、车前草
推荐中成药	参麦饮

（2）阴竭阳脱证

证候	泻下不止，精神萎靡，表情淡漠，面色青灰或苍白，哭声微弱，啼哭无泪，尿少或无，四肢厥冷，舌淡无津，脉沉细欲绝
治法	挽阴回阳，救逆固脱
主方	生脉散合参附龙牡救逆汤（人参 麦冬 五味子 白芍 炙甘草 附子 龙骨 牡蛎）
加减	泻下不止，加炮姜炭、焦白术
推荐中成药	参附注射液静脉滴注

三、预防与调护

（1）提倡母乳喂养，添加辅食适时适量，适时断奶。人工喂养者应根据具体情况选择合适的代乳品。

（2）代乳品的保存和奶具、食具、便器、玩具的定期消毒。

（3）避免过热或受凉，腹部注意保暖。

（4）感染性腹泻，尤其是大肠埃希菌、鼠伤寒沙门菌、轮状病毒肠炎的传染性强，群居部门如有流行，应做好消毒隔离工作，防止交叉感染。

（5）避免长期滥用广谱抗生素，因病情需要使用广谱抗生素的婴幼儿，应加用微生态制剂，以防止肠道菌群失调所致的腹泻。

（6）轮状病毒肠炎流行性强，可通过口服疫苗进行预防，保护率在80%以上，但持久性尚待研究。

【中西医诊治思路与特点】

（1）小儿腹泻由多病原、多因素引起，在诊断上应结合病史（包括现病史、既往史、喂养史、感染史等）、发病季节、病程、大便性状、全身症状、体征、相关辅助检查以寻找及明确病因。同时对病情轻重进行分析，尤其是急性腹泻，必须判断有无脱水、电解质紊乱和酸碱失衡。

（2）中西医在治疗方面各有特色，西医治疗对于明显脱水伴电解质、酸碱失衡者，通过合理的液体疗法，可缩短病程，提高疗效，防止病情向危重发展。对于感染性腹泻，不宜盲目使用抗生素，即使是细菌感染，提示为侵袭性细菌时可使用敏感抗生素。

（3）中医治疗则强调运脾化湿，将辨证、辨病相结合，因人、因地、因时制宜，突出整体观。如病毒性肠炎，根据其发病季节和大便性状，可从风寒、湿热等辨证；发生于炎热季节的细菌性肠炎，则常从暑湿、湿热辨证。泄泻日久，以调理脾肾为主，脾肾阳虚宜温补，中气下陷宜升提，久泄不止宜固涩，固涩药使用指征可参照名医董廷瑶所述"舌洁、腹软、溲通、身无热"；此外，久泻不可分利太过，以免重伤阴液。

【病案选读】

患儿，女，1岁，有慢性腹泻史3月，加重2天而住院治疗。主要症状：腹泻日20余次，大便稀水，混杂黏液，色呈黄绿，甚至大便失禁，腹胀如鼓，频频呕吐，发热。迅速出现血压下降，水电解质紊乱。采用各种抗生素、纠正酸中毒、补液、输血等措施治疗3日未效，其输液量和呕吐量基本相当。请会诊时，患儿形体消瘦，精神萎靡，面色㿠白，睡卧露睛，唇青肢冷，舌质红绛，苔薄黄干燥，指纹沉伏色淡，脉沉细。中医辨证：脾肾阳衰，气血逆乱虚极之候，据证立法；温补脾肾，升清降浊。处方：①参附汤：西洋参6g，制附子6g（先煎2小时）。水煎温时少量频服。②西洋参6g（另煎），黄连4.5g，黄芩6g，干姜3g，法半夏6g，大枣6g，炙甘草3g，升麻6g，泽泻6g，生扁豆9g。用灶心土62g煎汤代水煎药，药汁浓缩，少量频喂。上2方交替喂服，嘱吐后再喂。喂4~5次后，服药已不呕吐，此乃胃气渐复之佳象。3小时后，呕吐渐减，血压渐升。6小时后，呕吐已止，便泻次数减少；12小时后，腹泻减至3小时1次，病情好转。继进2剂，症状更加改善，水电解质紊乱纠正。停服参附汤，再予处方②2剂，病愈出院。（引自：史方奇，自拟参连建化汤治疗小儿久泻。吴大真，乔模．现代名中医儿科绝技．北京：科学技术文献出版社．1993：137~139．）

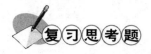

复习思考题

1. 小儿泄泻的证治与成人有何异同？

2. 当接诊到腹泻患儿时，作为首诊医生，如何判断其病情？

3. 如何指导家长做好对腹泻小儿的护理？

（唐 彦）

扫码"练一练"

第六章 循环系统疾病

扫码"学一学"

第一节　小儿循环系统解剖、生理特点及相关检查

一、心脏的胚胎发育

　　心脏的胚胎发育主要在胎儿期2~8周完成。胎儿12~14天时，原始心脏开始形成，是一对纵行管道。第3周末，心房开始分为左右，在心房腔的前背部长出一镰状隔，为第一房间隔，其下缘向心内膜垫生长，暂时留出的孔道名第一房间孔。在该孔闭合前，第一房间隔的上部形成另一孔，名第二房间孔，这样左右心房仍保持相通。至第5、6周，在第一房间隔右侧又长出另一镰状隔，名第二房间隔，此隔在向心内膜垫延伸过程中，其游离缘留下一孔道，名卵圆孔，此孔与第一房间隔的第二房间孔上下相对。随着心脏继续生长，第一房间隔与第二房间隔逐渐接近并粘合。第一房间隔的第二房间孔被完全掩盖，卵圆孔处第一房间隔紧贴着作为此孔的帘膜，血流可由右推开帘膜流向左侧，反向时帘膜遮盖卵圆孔阻止血液自左房流向右房。二尖瓣和三尖瓣也在房间隔形成的同时形成。第8周心室间隔发育完成，即成为四腔心脏。心室间隔的形成有三个来源：①肌膈，由原始心室底壁向上生长，部分地将左右二室分开；②心内膜垫向下生长，与肌膈相合，完成室间隔；③小部分为动脉总干及心球分化成主动脉与肺动脉时，其间隔向下延伸的部分。后两部分形成室间隔膜部。伴随心脏的发育，血管也发育。原始心脏的出口是一根动脉总干，在总干的内层对侧各长出一纵嵴，两者在中央轴相连，将总干分为主动脉与肺动脉。由于该纵隔自总干分支处螺旋形向心室生长，使肺动脉向前、向右旋转而与右心室相连，主动脉向左、向后旋转与左心室相连。如该纵隔发育障碍，分隔发生偏差或扭转不全，则可形成主动脉骑跨或大动脉错位等畸形。

　　总之，原始心脏于胚胎第2周开始形成，约于第4周开始有循环作用，至第8周房室间隔完全形成，即成为四腔心脏。所以，心脏发育的关键时期是在第2~8周，先天性心脏畸形的形成主要就在这一时期。

二、胎儿血液循环及新生儿循环转换

1. 正常胎儿的血液循环　　胎儿心脏在解剖上和功能上都与成人不同。胎儿时期的营养

代谢和气体交换是通过脐血管和胎盘与母体之间以弥散方式进行交换的。由胎盘来的动脉血经脐静脉进入胎儿体内，至肝脏下缘分成两支：一支入肝与门静脉汇合，经肝脏后入下腔静脉；另一支经静脉导管入下腔静脉，与下半身的静脉血混合，共同流入右心房。来自下腔静脉的混合血（以动脉血为主）入右心房后，约1/3经卵圆孔入左心房，再经左心室流入升主动脉，主要供应心脏、脑及上肢，其余的流入右心室。从上腔静脉回流的、来自上半身的静脉血，入右心房后绝大部分流入右心室，与来自下腔静脉的血一起进入肺动脉。右心室的血流入肺动脉后，由于肺的萎缩状态，只有少量流到肺，大部分经动脉导管进入降主动脉（以静脉血为主），供应腹腔器官及下肢，最终经脐动脉流回胎盘，换取营养及氧气。故胎儿期供应脑、心、肝及上肢的血氧量远远较下半身为高。

2. 新生儿血液循环的转换 出生后脐血管阻断，呼吸开始建立，肺脏进行气体交换，因此由开始的一个循环变成两个循环，即体循环和肺循环。由于肺泡扩张，肺小动脉管壁肌层逐渐退化，管壁变薄并扩张，肺循环压力下降，从右心经肺动脉流入肺脏的血流增多，使肺静脉回流至左心房的血量亦增多，左心房压力因而增高。当左心房压力超过右心房时，卵圆孔瓣膜发生功能上关闭，到出生后 5~7 个月，解剖上也大多关闭。足月儿约80%在生后24小时形成功能性关闭。约80%婴儿于生后3个月，95%婴儿于生后1年内形成解剖上的关闭。

三、儿童心血管系统常用的特殊检查方法

儿童心血管系统常用的特殊检查方法包括心电图、X线检查、超声心动图、心脏导管和心血管造影、核磁共振影像等。

1. 心电图 能反映心脏的位置，心房、心室有无肥厚以及心脏传导系统的情况。主要通过 QRS 波和 T 波形态改变来观察解剖和血流动力学的特征。新生儿期，心电图更能反映右心室壁及肺动脉在解剖和血流动力学的动态变化。此外，对鉴别右位心和心脏右移价值较大。心电图是心律失常的特异性诊断方法，也可为电解质紊乱和洋地黄类药物中毒提供重要临床依据。

2. X 线检查 可了解心房、心室及大血管的位置、形态、轮廓和搏动情况，肺血流分布、有无肺门"舞蹈"及肺水肿等情况。必要时可通过吞钡作食管检查，观察心脏大小、血管及食管有无压迹、移位等现象，以判定房室的增大程度。检查中，要注意正常婴儿胸部 X 线的特点，如胸腺可明显增大、心胸比例可达55%、新生儿心脏可呈球形等。X 线检查包括透视和普通 X 线照片，是心血管疾病的重要诊断方法，也是心导管和心血管造影前的必需步骤。

3. 超声心动图 是一项诊断先天性和获得性心脏病非常重要的无创性心血管检查技术。可用于评价心脏收缩、舒张功能，心脏结构异常，狭窄瓣膜的跨膜压力阶差，分流处血流方向；探查心内膜炎的赘生物、心包积液、心脏肿瘤、间隔厚度及主动脉和冠状动脉的形态和血流特征。常用的有以下几种。

（1）M 型超声心动图 根据回声返回探头的时间前后，可计算出各个组织结构间的距离，并对心脏腔室和血管大小进行定量测定和心功能评价。

（2）二维超声心动图 能显示心脏内很大面积的实时活动图像。它与心脏解剖面相似，通过多个标准切面，观察心腔、瓣膜、间隔、大血管等形态和结构。

（3）**多普勒彩色血流显像**　根据红细胞运动产生的声波频率的改变，在二维和 M 型超声心动图基础上实时显示血流方向和相对速度，提供心脏和大血管内血流时间和空间信息。

（4）**经食管超声心动图**　不受胸骨、肋骨及肺的影响，透声条件很差的病例也可获得较好效果。有助于更清晰地了解心脏后位结构，如心房、大血管根部及房室瓣膜形态和功能，还可对感染性心内膜炎有无赘生物形成进行探查。

（5）**胎儿超声心动图**　用于评价胎儿心脏结构和节律紊乱。在妊娠第 16 周时就能检测出先天性心脏病。对高危妊娠妇女，应建议作胎儿超声心动图检查。

4. 心脏导管检查　是先天性心脏病进一步明确诊断和手术前的重要检查方法之一。根据检查部位的不同，分为右心导管和左心导管检查两种。临床上以右心导管检查较常用。右心导管检查系经皮穿刺股静脉，插入不透 X 线的导管，经下腔静脉、右心房、右心室至肺动脉。左心导管的操作与右心导管相同，只是导管从肱动脉或股动脉插入，然后逆流进入主动脉和左心室。通过导管检查，了解心腔及大血管不同部位的血氧含量和压力变化，明确有无分流及分流部位。导管若进入异常通道可提供重要的诊断资料。

心导管检查的指征是：①术前评估心脏解剖情况和分流大小；②评价肺血管阻力和对血管扩张剂的反应；③对复杂先天性心脏病病变和姑息治疗后进行随访；④介入性导管术；⑤电生理检查和导管消融等。

5. 心血管造影　是通过导管将造影剂在高压下迅速注入心脏和大血管，同时进行连续快速摄片，观察造影剂所示心房、心室及大血管的形态、大小、位置以及有无异常通道或狭窄、闭锁等畸形。造影术分为静脉、选择性和逆行性三种。最常用的是选择性造影，即将导管插入需要显影了解的部位近端，然后注射造影剂。如对法洛四联症患儿一般将造影剂注于右心室，以便观察肺血管形态和主动脉骑跨等情况。

6. 放射性核素的心血管造影　是用精密的闪烁照相机将流经心脏的注入液所得到的显影图连续摄片保存或磁带储存记录，并对计算机中的放射性核素心血管造影进行定性和定量分析测定。该检查可以确定心室和大血管的相对大小及检测有无心内分流和各种先天性解剖异常。

7. 磁共振影像　利用原子核质子自旋运动使生物磁自旋成像，是一种评价心血管解剖和功能的新技术。不仅能显示心脏内部的解剖结构，而且对心外的大动脉和静脉也能清楚显示。因此对复杂性心脏病中的大血管发育、形态的评估有特别帮助。

第二节　病毒性心肌炎

【西医临床导论】

扫码"学一学"

病毒性心肌炎（viral myocarditis，VMC）是由病毒侵犯心脏所引起的以心肌炎性病变为主要表现的疾病，部分伴有心包或心内膜炎症改变。临床以神疲乏力、面色苍白、心悸、气短、肢冷，多汗为临床特征，严重者出现心力衰竭、心源性休克或心脑综合征。本病好发于春秋季，以 3～10 岁小儿为多见。临床表现轻重不一，轻者可无明显的自觉症状，只出现心电图改变，预后大多良好，部分因治疗不及时而转成慢性，少数重症患儿可危及生命。

一、病因病理

（一）病因

有 20 多种病毒可引起本病，肠道病毒和呼吸道病毒最常见，其中柯萨奇 B 组病毒是本病主要病原。柯萨奇 A 组病毒、腺病毒、合胞病毒、流感病毒、副流感病毒、麻疹、风疹、水痘等病毒也可致病。

（二）病理

本病心脏受损程度不一，病变可呈局灶性、散发性或弥散性分布。轻者肉眼及光学显微镜观察可无明显异常，但能分离出病毒。较重者心肌细胞溶解、水肿、坏死，间质有炎性细胞浸润，晚期心肌纤维化形成瘢痕。严重者病变广泛，心脏苍白，呈灰色条纹状或大片坏死，心肌软弱，缺乏弹性，心脏扩张。病变可累及传导系统、心瓣膜、冠状血管及心包。

（三）发病机制

本病的发病机制尚不完全清楚。既涉及病毒对被感染的心肌细胞的直接损害，又有病毒触发人体自身的免疫反应而引起的心肌损害。在急性期柯萨奇病毒和腺病毒对细胞的直接损害与心肌细胞的受体有关，病毒通过受体引起病毒复制和细胞变性，导致细胞坏死溶解。心肌细胞损伤包括有脂质过氧化物、自身免疫、补体的参与、神经体液介导等。

二、诊断

（一）病史

多数在心脏症状出现前数日或 2 周内有呼吸道或肠道感染，主要为发热、周身不适、咽痛、肌痛、腹泻及皮疹等，某些病毒感染疾患，如麻疹、流行性腮腺炎等，则有其特异性征象。

扫码"看一看"

（二）临床表现

1. 症状　临床表现轻重不一，取决于年龄和感染的急性或慢性过程。轻者可无自觉症状，仅表现心电图异常。典型症状为心悸、气短、胸闷、乏力、头晕、面色苍白、多汗、心前区痛等。严重病例则出现心力衰竭甚至出现急性心源性休克，表现为烦躁不安，面色灰白，皮肤发亮，四肢冷湿及末梢发绀等，可在数小时或数日内病死。如反复发作心衰，则心脏明显扩大，可并发严重心律失常或栓塞等，预后较差。新生儿患病时病情进展快，常见高热、反应低下、呼吸困难和发绀，常有神经、肝脏和肺的并发症。重症患者可突然发生心源性休克、心力衰竭。

2. 体征　本病体征主要为心尖区第一心音减弱、低钝，心动过速、过缓、期前收缩、房室传导阻滞等心律失常，部分有奔马律，伴心包炎者可听到心包摩擦音，心界扩大。反复心衰者，心脏明显扩大，肺部出现湿啰音及肝、脾大，呼吸急促和发绀，

（三）辅助检查

1. 血常规及红细胞沉隆率　急性期血白细胞总数多增高，以中性粒细胞为主，红细胞沉隆率略增快。

2. 血清酶的测定 血清谷草转氨酶（SGOT）、肌酸磷酸激酶（CPK）、肌酸磷酸激酶同工酶（CPK - MB）及乳酸脱氢酶（LDH）在急性期均可升高，其中 CPK - MB 是心肌特异性胞质同工酶，故其水平升高（>6%）可作为心肌炎的早期诊断依据。LDH 在体内分布较广泛，特异性较差，而 LDH 同工酶血清谱分析价值较大。

3. 心肌肌钙蛋白（Tn） 仅存在心肌细胞内，是肌纤蛋白和肌凝蛋白结合有效抑制物。急性期患儿血清中 4~6 小时开始升高，18~24 小时达高峰，1 周内恢复。心肌肌钙蛋白的变化对心肌炎诊断的特异性更强。

4. 心电图检查 具有多变性、多样性及易变性特点。多数表现为 ST 段偏移和 T 波低平、双向或倒置，低电压。窦房、房室或室内传导阻滞颇为常见，其中以 I 度房室传导阻滞最多见。各种期前收缩中以室性期前收缩最常见；部分呈多源性；可有阵发性心动过速、心房扑动或颤动，甚至心室颤动。以上改变虽非特异性，但极为常见，是临床诊断的重要依据。

5. X 线检查 轻症心影正常，重者心脏不同程度扩大、搏动减弱，严重病例伴肺淤血或肺水肿，偶有心包、胸腔积液。

6. 超声心动图 可显示心房、心室的扩大，心室收缩功能受损程度，探查有无心包积液以及瓣膜功能。轻者可正常，重者心脏不同程度增大，以左心室为主，搏动减弱。严重者有心功能不全，左室的舒张末期和收缩末期内径增大，缩短分数、射血分数减低，左室游离壁运动不协调。

7. 病毒病原学检测 疾病早期可从咽拭子、咽冲洗液、粪便、血液、心包液中分离出病毒，但需结合血清抗体测定才更有意义。一般采用病毒分离、病毒抗体检测及病毒核酸检测均有利于病毒病原诊断。

附：诊断标准（1999 年修订草案）

（一）临床诊断依据

（1）心功能不全、心源性休克或心脑综合征。

（2）心脏扩大（X 线、超声心动图检查具有表现之一）。

（3）心电图改变：以 R 波为主的 2 个或 2 个以上主要导联（I、II、aVF、V_5）的 ST - T 改变持续 4 天以上伴动态变化，窦房传导阻滞、房室传导阻滞，完全性右或左束支阻滞，成联律、多形、多源、成对或并行性期前收缩，非房室结及房室折返引起的异位性心动过速，低电压（新生儿除外）及异常 Q 波。

（4）CK - MB 升高或心肌肌钙蛋白（cTnI 或 cTnT）阳性。

（二）病原学诊断依据

（1）自心内膜、心肌、心包（活检、病理）或心包穿刺液检查中发现以下之一者可确诊：①分离到病毒，②用病毒核酸探针查到病毒核酸，③特异性病毒抗体阳性。

（2）参考依据有以下之一者结合临床表现可考虑心肌炎由病毒引起：①自粪便、咽拭子或血液中分离到病毒，且恢复期血清同型抗体滴度较第一份血清升高或降低 4 倍以上；②病程早期血中特异性 IM 抗体阳性；③用病毒核酸探针自患儿血中查到病毒核酸。

（三）确诊依据

具备临床诊断依据两项，可临床诊断。发病同时或发病前 1~3 周有病毒感染的证据支持诊断。

（1）具备病原学确诊依据之一者，可确诊为病毒性心肌炎。

（2）具备病原学参考依据之一者，可临床诊断为病毒性心肌炎。

（3）凡不具备确诊依据，应给予必要的治疗或随诊，根据病情变化，确诊或除外心肌炎。

（4）应除外风湿性心脏病、中毒性心肌炎、先天性心脏病、结缔组织病以及代谢性疾病的心肌损害、甲状腺功能亢进症、原发性心肌病、原发性心内膜弹力纤维增生症、先天性房室传导阻滞、心脏自主神经功能异常等引起的心电图改变。

三、鉴别诊断

见表 6-1。

表 6-1　病毒性心肌炎的鉴别诊断

疾病	鉴别
风湿性心脏病	病前 1~3 周有链球菌感染史，有风湿活动症状，如发热、关节炎、环形红斑、皮下结节、心脏炎（几乎都有病理性杂音，多有心脏扩大），红细胞沉降率增快，C-反应蛋白增高，抗链球菌溶血素"O"升高。心电图多表现为 P-R 间期延长
中毒性心肌炎	有细菌感染的原发病，中毒症状明显、高热、苍白、神萎，白细胞及中性粒细胞增高
良性期前收缩（单纯性期前收缩）	无任何临床症状及心脏异常体征，偶尔发现的单源性、配对时间固定的期前收缩。运动后期前收缩减少或消失，属良性期前收缩，预后良好

四、治疗

目前尚无特效治疗方法。多采取综合性治疗措施。早期抗病毒治疗，恢复期注意免疫调控，后期改善心功能，防止演变为心肌病。

（一）一般治疗

急性期应卧床休息以减轻心脏负担及减少耗氧量，一般 2~3 个月，心脏扩大及并发心力衰竭者应至少 3~6 月，病情好转可适当活动。患儿烦躁不安，给予镇静剂。

（二）抗病毒治疗

早期应用利巴韦林、干扰素和转移因子等。

（三）营养心肌

1,6-二磷酸果糖可改善心肌能量代谢，促进受损细胞的修复，常用剂量为 100~250mg/kg，静脉滴注，疗程 10~14 天。同时可选用大剂量维生素 C、辅酶 Q10（CoQ_{10}）、维生素 E 和复合维生素 B。CoQ_{10} 为细胞代谢及细胞呼吸的激活剂，有改善心肌代谢、保护细胞膜完整和抗氧自由基作用。维生素 C 能清除自由基，改善心肌代谢，有助于心肌炎的恢复。

（四）控制心力衰竭

抗心衰治疗可根据病情联合应用利尿剂、洋地黄、血管活性药物。应特别注意用洋地黄时饱和量较常规剂量减少，并注意补充氯化钾，以避免洋地黄中毒。

（五）其他

1. 肾上腺皮质激素 适用于暴发型合并心源性休克或心力衰竭；急性期完全性房室传导阻滞；长期治疗效果不佳者；出现恶性心律失常（室性心动过速、心室颤动等长时间发作），一般不宜常规用于早期心肌炎。

2. 丙种球蛋白 大剂量丙种球蛋白通过免疫调节作用减轻心肌细胞损害，剂量 2 g/kg，2~3 天内静脉滴注。

【中医临证通论】

本病多属"心悸"、"怔忡"范畴，若系急性起病者，按"温病"论治；若以胸闷、胸痛为主者，按"胸痹"论治。此外，还与"汗证"、"虚劳"、"猝死"等病证相关。

一、病因病机

小儿素体正气亏虚是发病之内因，风热、湿热邪毒侵袭是发病之外因。病变部位主要在心，常涉及肺、脾、肾。

风热犯心	风热之邪，首先犯肺，肺卫失宣，肺窍不利则出现发热、恶风、咳嗽、咽痛等症，继则邪犯心营，损伤心阴，出现心悸气短、乏力胸闷等
湿热侵心	湿热邪毒多从口而入，蕴郁于肠胃，胃失和降，传导失职则出现恶心、呕吐、腹痛、腹泻、全身酸痛等胃肠湿热证，继则邪传于心，灼伤营阴，出现心悸、胸闷、憋气、乏力等
气阴两虚	正气虚弱，加之风热或湿热损伤心阴，致气阴两虚，出现心悸不宁，胸闷气短，疲倦乏力，盗汗自汗，面色苍白，手心灼热等
气虚血瘀	心气不足，血行无力，血流不畅，可致气滞血瘀，出现心悸，心前区刺痛，胸闷气短，胸痛掣背，头晕乏力等
痰瘀阻络	肺失宣达，或热毒灼津，痰湿内生，气滞血瘀，痰瘀互结，心脉痹阻，气血运行更加不畅，故胸痛，唇紫，脉促或结代
心阳虚衰	若原有素体阳气虚弱，病初即可出现心肾阳虚甚至心阳欲脱之危证

本病的发病主因是外感风热、湿热邪毒，主要病理产物是瘀血、痰浊，主要病理变化是耗气伤阴、血脉阻滞，病程中以虚为主，或虚中夹实，特别要防止心阳暴脱的发生。

二、辨证论治

（一）辨证要点

1. 辨虚实 凡起病急，病程短，以胸闷胸痛，呕吐腹泻，舌红苔黄或腻为主症，多属实证；起病缓慢，病程长，以心悸气短、乏力多汗，舌淡少苔为主，多属虚证。

2. 辨轻重 凡神识清楚，脉实有力者，病情轻浅；若烦躁不安甚至神识不清，面色苍白，口唇青紫，气急喘息，四肢厥冷，脉微欲绝或结代者，病情危重。

（二）治疗原则

急性期以邪实为主，治以驱邪护心；恢复期以正虚为主，治以益气养阴、温阳补血；迁延期多有余邪留伏，故标本兼顾、扶正驱邪。

（三）常见证型治疗

1. 风热犯心证

证候	发热，恶风（寒）、咳嗽、流涕、头痛、咽痛。婴幼儿见哭闹不安，面白气促，多汗，拒食；年长儿诉心悸，胸闷，心前区痛。舌红苔薄，脉浮数无力或结代
治法	疏风清热，护心复脉
主方	银翘散（金银花　连翘　淡豆豉　淡竹叶　荆芥　牛蒡子　薄荷　桔梗　鲜芦根）
加减	本方去淡豆豉，加板蓝根、玄参、太子参、甘草、黄芩、生石膏、栀子等。胸闷胸痛，加丹参、红花、郁金；脉结代加五味子、柏子仁；腹痛泄泻，加木香、扁豆、车前子
推荐中成药	维生素C银翘片

2. 湿热侵心证

证候	胸腹灼热，身倦肢痛，恶心呕吐，腹痛腹泻，伴有心悸，胸闷，憋气，乏力，苔黄腻，脉濡数或结代
治法	清热利湿，解毒透邪
主方	葛根黄芩黄连汤（葛根　黄芩　黄连　甘草）
加减	本方常加板蓝根、莲子心、竹叶、半夏、木香、栀子、苦参、瓜蒌皮、枳壳等。胸闷气憋，加瓜蒌、薤白；肢体酸痛，加独活、羌活、木瓜；脉结代加丹参、珍珠母、龙骨

3. 气阴两虚证

证候	心悸不宁，胸闷气短，疲倦乏力，盗汗自汗，面色苍白，手心灼热。舌红或淡红，少苔；脉细数无力或结代
治法	补益气阴，养心复脉
主方	生脉散合复脉汤（人参　麦冬　五味子　生地黄　火麻仁　炙甘草　桂枝　阿胶　生姜　大枣　白酒）
加减	心脉不整，加磁石；大便干，加瓜蒌仁、柏子仁、桑葚
推荐中成药	生脉饮口服液

4. 气虚血瘀证

证候	心悸，心前区刺痛，胸闷气短，胸痛掣背，头晕乏力。舌边尖瘀点、瘀斑；脉细涩或结代
治法	益气活血，调心复脉
主方	血府逐瘀汤合生脉散（柴胡　川芎　当归　生地黄　桃仁　红花　枳壳　赤芍　桔梗　牛膝　甘草　人参　麦冬　五味子）
加减	胸闷痛明显，加丹参、郁金、三七
推荐中成药	复方丹参片，丹参滴丸

5. 痰瘀阻络证

证候	心悸不宁，胸闷憋气，心前区痛如针刺，脘闷呕恶，面色晦暗，唇甲青紫，舌体胖，舌质紫暗，或舌边尖见有瘀点，舌苔腻，脉滑或结代
治法	豁痰化瘀，宁心通络
主方	瓜蒌薤白半夏汤合失笑散（全瓜蒌　薤白　半夏　竹茹　蒲黄　五灵脂）
加减	本方常加红花、郁金等。心前区痛甚，加丹参、降香；咳嗽痰多，加白前、款冬花；夜寐不宁，加远志、酸枣仁
推荐中成药	复方丹参片，丹参滴丸

6. 心阳虚衰证

证候	突然面色青灰，口唇青紫，心悸不安，心胸憋闷，呼吸急促，畏寒肢冷，冷汗淋漓，舌紫黯、有瘀斑，脉微细欲绝
治法	温阳益气，强心复脉，救逆固脱
主方	参附龙牡救逆汤（人参　熟附子　龙骨　牡蛎）
加减	本方常加白芍、五味子、肉桂、五加皮等。形寒肢冷，加干姜；肢体浮肿，加茯苓、防己
推荐中成药	参附注射液，参麦注射液

三、预防与调护

（1）锻炼身体，增强体质，预防呼吸道、肠道病毒感染。

（2）避免过度劳累，不宜剧烈运动。防止精神刺激。

（3）急性期应卧床休息，一般需休息 3~6 周，重者宜休息 6 个月~1 年。

（4）饮食宜营养丰富而易消化，少量多餐。忌食过于肥甘厚腻或辛辣之品，不饮浓茶。

【中西医诊治思路与特点】

（1）本病诊断有明确的西医标准，但条件较为严格，目前多数病例为临床拟诊。如有病毒性疾病诊断明确，心肌酶谱明显升高，在排除其他相关的疾病后，可参考病毒性心肌炎治疗。

（2）病毒性心肌炎西医采用抗病毒、免疫抑制剂、营养心肌、大剂量维生素 C 及对症治疗进行综合治疗，疗效较好，但目前抗病毒药物疗效不肯定，一些患者急性期控制后，仍遗留有心悸、心律失常、心电图异常等情况，用西药治疗效果并不满意。近年来，在本病的早期积极运用中医药方法辨证论治，或在本病的重证、变证之中，合理地中西医结合治疗，明显地提高了临床疗效，也大大降低了本病的后遗症或变证发生率。大量研究证明，中医药治疗病毒性心肌炎恢复期及慢性期的患儿，疗效明显优于西药，具有一定优势。对于病毒性心肌炎的恢复期及慢性期的治疗，中医药已经显示出西医无可代替的作用。

（3）国内外大量研究证实，本病急性期 T 淋巴亚群的细胞免疫功能低下明显，而在后期以免疫调节功能失衡为主，而中医药能扶助正气调节免疫功能。近年来研究证实，益气养阴、清热解毒中药对本病有着良好的免疫调节作用。在治疗本病中，大多用黄芪，药理证实黄芪可显著提高 NK 细胞活性及干扰素 $-\alpha$ 的效价，并对实验性病毒性心肌炎小鼠的 T 淋巴亚群有明显的调节作用。另外黄芪可提高患者外周血 IgG、IgA、IgM 及 C3 的水平，提示黄芪可增强体液免疫功能。

（4）益心气、养心阴及活血化瘀中药对病毒侵犯心肌细胞均有明显的保护作用。生脉饮可增加心肌糖原和 RNA 的含量，改善缺血心肌的合成代谢，减少心肌耗氧量，具有良好的抗自由基和抗脂质过氧化作用，能有效防治心肌损伤。

（5）丹参具有清除氧自由基和钙拮抗等作用，黄芪具有调节免疫功能的作用。随着中药剂型的不断改革，为中医药治疗本病急症、重证提供了新的方法，目前临床上广泛应用的中药针剂复方丹参注射液、黄芪注射液、参麦注射液等，均具有抗病毒、增强心肌抗病能力的作用。

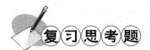

复习思考题

1. 病毒性心肌炎诊断要点有哪些？
2. 病毒性心肌炎辨证要点有哪些？
3. 如何辨治病毒性心肌炎？

第三节　充血性心力衰竭

扫码"学一学"

【西医临床导论】

充血性心力衰竭（congestive heart failure，CHF）是指心脏工作能力（心肌收缩或舒张功能）下降，即心排血量绝对或相对不足，不能满足全身组织代谢需要的病理状态。小儿各年龄期均可发生，以婴幼儿期最常见，如不及时治疗，往往导致死亡。是儿童时期危重症之一。

一、病因病理

（一）病因

小儿时期心衰以 1 岁以内发病率最高，其中尤以先天性心脏病引起者最多见。先天性心脏病中，流出道狭窄可导致后负荷（压力负荷）增加，而左向右分流和瓣膜反流则导致前负荷（容量负荷）的增加。心力衰竭也可继发于缺血性心脏病或原发性心肌病变所引起的心肌收缩障碍，常见有病毒性或中毒性心肌炎、川崎病、心肌病、心内膜弹力纤维增生症等。儿童时期以风湿性心脏病和急性肾炎所致的心衰最为多见。贫血、营养不良、电解质紊乱、严重感染、心律失常和心脏负荷过重等都是儿童心衰发生的诱因。

（二）发病机制

心脏功能从正常发展到心力衰竭，要经过一段代偿的过程，这一过程中，心脏的主要改变是心肌肥厚，心脏扩大和心率增快。心肌纤维伸长和增厚使收缩力增强，心腔扩大在一定限度内使心室容量增多，心排血量增多。如基本病因持续存在，或有所发展，则代偿性改变相应发展，出现心肌能量消耗增多，冠状动脉血供相对不足，心肌收缩速度减慢和收缩力减弱。心率增快超过一定限度时，舒张期缩短，心排血量反而减少。心排血量通过代偿不能满足身体代谢需要时，即出现心力衰竭。

二、诊断

（一）临床表现

年长儿心衰的症状与成人相似，主要表现为乏力、劳累后气急、食欲减低、腹痛和咳嗽。安静时心率增快，呼吸浅表、增速，颈静脉怒张、肝增大、有压痛，肝颈反流试验阳性。病情较重者尚有端坐呼吸、肺底部可听到湿啰音，并出现水肿，尿量明显减少。心脏听诊除原有疾病产生的心脏杂音和异常心音外，常可听到心尖区第一音减低和奔马律。

婴幼儿心衰的临床表现有一定特点，常见症状与体征为呼吸快速、表浅、频率可达50～100次/分，喂养困难，体重增长缓慢，烦躁多汗，哭声低弱，肺部可闻及干啰音或哮鸣音，心脏扩大，奔马律，肝脏呈进行性增大。水肿首先见于颜面、眼睑等部位，严重时鼻唇三角区呈现青紫。尿量减少。

（二）辅助检查

1. 胸部 X 线检查　心影多呈普遍性扩大，心搏动减弱，肺纹理增多，肺门或肺门附近阴影增加，肺部淤血，肺水肿。

2. 心电图检查　不能表明有无心衰，但有助于病因诊断，了解心房心室的肥厚程度及指导洋地黄的应用。

3. 超声心动图检查　可见心室和心房腔扩大，M 型超声心动图显示心室收缩时间间期长，射血分数降低。在心脏舒张功能不全时，二维超声心动图对诊断和引起心衰的病因判断有帮助。

（三）临床诊断依据

心衰的临床诊断主要有以下前四项，尚可结合其他项及上述相关检查作出诊断。

（1）安静时心率增快，婴儿心率>180次/分，幼儿心率>160次/分，不能用发热或缺氧解释者。

（2）呼吸困难，青紫突然加重，安静时呼吸达60次/分以上。

（3）肝大，达肋下3cm以上，或在密切观察下短时间内较前增大，而不能以横膈下移等原因解释者。

（4）心音明显低钝，或出现奔马律。

（5）突然烦躁不安，面色苍白或发灰，而不能用原有疾病解释。

（6）尿少、下肢水肿，已除外营养不良、肾炎、维生素 B_1 缺乏等原因所造成者。

三、鉴别诊断

临床须与中毒性心肌炎、心瓣膜病、心包炎、急性肾炎合并循环充血相鉴别。

四、治疗

应重视病因治疗，尽量避免诱因，强调综合措施，维护衰竭的心脏。

（一）一般治疗

休息可减轻心脏负担，可平卧或取半卧位，尽力避免患儿烦躁、哭闹，必要时可适当应用镇静剂，供给湿化氧。心力衰竭时，患者易发生酸中毒、低血糖和低血钙，新生儿时期更是如此，因此一旦发生以上情况，应予及时纠正。需予水、盐控制，一般饮食中钠盐应减少，应给予容易消化及富有营养的食品。

（二）洋地黄类药物

洋地黄类药物是儿科临床上广泛使用的强心药物之一。洋地黄作用于心肌细胞上的 Na^+，$K^+ - ATP$ 酶，抑制其活性，使细胞内 Na^+ 浓度升高，通过 $Na^+ - Ca^{2+}$ 交换使细胞内 Ca^{2+} 升高，从而加强心肌收缩力，使心室排空完全，心室舒张终末期压力明显下降，从而静脉淤血症状减轻。洋地黄能直接抑制过度的神经内分泌活性（主要抑制交感神经活性作用）。对左心瓣膜反流、心内膜弹力纤维增生症、扩张型心肌病和某些先心病等所致的充血性心力衰竭均有效。尤其是合并心率增快、房扑、房颤者更有效。小儿时期常用的洋地黄制剂为地高辛（digoxin），它既可口服，又能静脉注射，作用时间较快，排泄亦较迅速，剂量容易调节，药物中毒时处理也比较容易，因此是儿科治疗心力衰竭的主要药物。

1. 洋地黄化法　如病情较重或不能口服者，可选用毛花苷 C 或地高辛静脉注射，首次给洋地黄化总量的 1/2，余量分两次，每隔 4～6 小时给予，多数患儿可于 8～12 小时内达到洋地黄化；能口服的患者开始给予口服地高辛，首次给洋地黄化总量的 1/3 或 1/2，余量分两次，每隔 6～8 小时给予。

2. 维持量　洋地黄化后 12 小时可开始给予维持量。维持量的疗程视病情而定：急性肾炎合并心衰者往往不需用维持量或仅需短期应用；短期难以去除病因者如心内膜弹力纤维增生症或风湿性心瓣膜病等，则应注意随患儿体重增长及时调整剂量，以维持小儿血清地高辛的有效浓度。

3. 使用洋地黄注意事项　用药前应了解患儿在 2～3 周内的洋地黄使用情况，以防药物过量引起中毒。未成熟儿和年龄 <2 周的新生儿因肝肾功能尚不完善，易引起中毒，洋地黄化剂量应偏小，可按婴儿剂量减少 1/2～1/3。钙剂对洋地黄有协同作用，故用洋地黄类药物时应避免用钙剂。此外，低血钾可促使洋地黄中毒，应予注意。

4. 洋地黄毒性反应　心力衰竭愈重、心功能愈差者，其治疗量和中毒量愈接近，故易发生中毒。肝肾功能障碍、电解质紊乱、低钾、高钙、心肌炎和大剂量利尿之后的患儿均易发生洋地黄中毒。小儿洋地黄中毒最常见的表现为心律失常，如房室传导阻滞、室性早搏和阵发性心动过速等；其次为恶心、呕吐等胃肠道症状。洋地黄中毒时应立即停用洋地黄和利尿剂，同时补充钾盐。小剂量钾盐能控制洋地黄引起的室性期前收缩和阵发性心动过速。

（三）利尿剂

钠、水潴留为心力衰竭的一个重要病理生理改变，故合理应用利尿剂为治疗心力衰竭的一项重要措施。当使用洋地黄类药物而心衰仍未完全控制，或伴有显著水肿者，宜加用利尿剂。对急性心衰或肺水肿者可选用快速强效利尿剂如呋塞米或依他尼酸，其作用快而强。慢性心衰一般联合使用噻嗪类与保钾利尿剂，并采用间歇疗法维持治疗，防止电解质紊乱。

（四）血管扩张剂

小动脉的扩张，可使心脏后负荷降低，从而可能增加心搏出量，同时静脉的扩张使前负荷降低，心室充盈压下降，肺充血的症状亦可能得到缓解，对左室舒张压增高的患者更为适用。

1. 血管紧张素转换酶抑制剂　该药能有效缓解心衰的临床症状，改善左室的收缩功能，防止心肌的重构，逆转心室肥厚，降低心衰死亡率。卡托普利（巯甲丙脯酸）首剂每日 0.5 mg/kg，分 2～4 次口服，以后根据病情逐渐加量。依那普利（苯酯丙脯酸）剂量为每日 0.05～0.1 mg/kg，一次口服。

2. 硝普钠　能释放 NO，使 cGMP 升高而松弛血管的平滑肌，扩张小动脉、静脉的血管平滑肌，作用强，生效快，但持续时间短。硝普钠对急性心衰伴周围血管阻力明显增加者效果显著。在治疗体外循环心脏手术后的低心排综合征时联合多巴胺效果更佳。

3. 酚妥拉明 α受体阻断药，以扩张小动脉为主，兼有扩张静脉的作用。

（五）其他药物治疗

心衰伴有血压下降时可应用多巴胺。如血压显著下降，宜给予肾上腺素，这有助于增加心搏出量、提高血压而心率不一定明显增快。

【中医临证通论】

中医学虽无心力衰竭的病名，但类似的一些证候及治疗早已有记载，如"心悸"、"怔忡"、"水肿"、"喘证""痰饮"等。

一、病因病机

本病以心阳虚衰为主，可由他脏累及或五脏同病。患儿素体虚弱，心气不振，心血不足而致心脉失养；或病邪犯心，或他脏累及心脉，心阴受损，进一步致心阳虚衰。若久病血虚，心失血养而导致心血不足或久病阳虚，心阳受损，心阳虚衰，致血瘀内阻，留滞肺络，使肺气壅滞，心肺同病；心阳虚衰，脾阳不振，脾阳虚累及于肾，脾肾阳虚，不能温化水液，水湿内停，泛滥肌肤，则为水肿；心阳虚衰，血运受阻，瘀血内阻于肝，故见右胁下痞块。

二、辨证论治

（一）辨证要点

本病辨证首辨急缓，急性心衰，病势急重，症见面色苍白，喘息不得平卧，汗出淋漓，四肢厥逆；慢性心衰，病势较缓，症见心悸气短，动则加重，浮肿，形寒肢冷或心烦不宁。

（二）治疗原则

急性心衰，心阳暴脱者，宜温补心阳，救逆固脱；慢性心衰，心肾阳虚者，宜温补心肾，化气利水。血脉内阻者，重在活血化瘀，益气通脉。心衰控制后，以益气养阴为主。

（三）常见证型治疗

1. 心阳虚衰证

证候	心悸气促，面色苍白，多汗且额汗不温，四肢厥冷，皮肤花纹，胸憋闷，胁下痞块。舌质暗，苔白腻，脉促或沉细微弱
治法	温补心阳，救逆固脱
主方	参附龙牡救逆汤（人参　附子　龙骨　牡蛎）
加减	本方常加五味子；面色青紫，加川芎、赤芍、红花、郁金；心悸明显，加柏子仁；肢体浮肿，加茯苓、防己
推荐中成药	参附注射液，参麦注射液

2. 心肾阳虚证

证候	面色晦暗或青紫，心悸气喘，不得平卧，动则喘甚，形寒肢冷，尿少浮肿，舌质暗、苔白滑，脉促或沉
治法	温补心肾，化气利水

续表

主方	真武汤合济生肾气丸（附子 白术 茯苓 芍药 生姜 泽泻 山萸肉 山药 车前子 牡丹皮 牛膝 肉桂 熟地黄）
加减	尿少浮肿，加大腹皮、陈皮；右胁下痞块，加三棱、莪术
推荐中成药	参附注射液，参麦注射液

3. 气阴两虚证

证候	心悸怔忡，胸闷气短，疲倦乏力，头晕目眩，盗汗自汗，手心灼热。舌红少苔；脉沉细数
治法	补益气阴，收敛心气
主方	生脉散（人参 麦冬 五味子）
加减	本方常加生地黄、玄参、茯神、远志、柏子仁、酸枣仁等。五心烦热，加地骨皮、白薇；唇舌紫暗，加半夏、陈皮、桃仁、红花
推荐中成药	参麦注射液，黄芪注射液；生脉饮口服液、注射液

4. 气虚血瘀证

证候	心悸怔忡，气短，胸痛掣背，胁下痞块，下肢浮肿。口唇发绀，舌质紫暗，有瘀点、瘀斑；脉涩或结代
治法	活血化瘀，益气通脉
主方	血府逐瘀汤合参附汤（当归 生地黄 牛膝 红花 桃仁 柴胡 枳壳 赤芍 川芎 桔梗 甘草 人参 附子）
加减	胸闷痛明显，加丹参、郁金
推荐中成药	丹参注射液

三、预防与调护

（1）积极锻炼身体，增强对疾病的抵抗力。

（2）避免引起心力衰竭的各种诱因，及时控制感染，纠正贫血。

（3）对原发病要及时治疗，避免发生心力衰竭。

（4）合理饮食对心衰患儿十分重要，宜给予易消化、营养丰富的饮食，同时要限制钠和水的摄入。

【中西医诊治思路与特点】

（1）充血性心力衰竭西医采用强心、利尿及扩张血管等积极治疗，疗效较好。但一些患者急性期控制后，仍留有心悸、心律失常等慢性心衰表现，用西药治疗效果不满意。

（2）新型中成药在临床应用中具有明显优势。现代药理研究证明生脉散有增加心脏每搏输出量，提高心脏功能，改善气阴两虚之症状的功能。复方丹参注射液能增加冠脉血流量，改善心脏功能和心肌缺血；有增加心肌收缩力，减慢心率，镇静，安眠，抑制凝血等作用。

（3）在治疗心衰中，多数医家均运用人参、附子等药，因人参有类似强心苷的作用，可使离体蛙心收缩力增强，使兔、猫在体心缩幅度增大，心率减慢。附子含有去甲乌头碱，此成分对离体动物心脏、在体动物心脏和衰竭的动物心脏均有强心作用，能增加心肌收缩力，增加心输出量，亦能使培养的心肌细胞搏动频率与振幅增加。故参附汤在心衰治疗中具有积极作用，现临床多采用参附注射液。

（4）心力衰竭主要是各种原因导致心脏负荷增大。许多中药有减轻心脏负荷的作用。如肉桂对外周血管有直接的扩张作用，可使脑血管流量增高，血管阻力下降。川芎可扩张肺血管降低肺动脉压力和肺血管阻力，减轻右心房负荷。而茯苓、葶苈子等可增加肾小球滤过率和肾血流量，起到利尿作用。

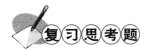

复习思考题

1. 充血性心力衰竭临床诊断依据有哪些？
2. 如何治疗充血性心力衰竭？

（冯振娥）

扫码"练一练"

第七章　泌尿系统疾病

▶ 要点导航

　　本章主要介绍泌尿系统解剖、生理特点及相关检查和泌尿系统常见疾病。要求掌握急性肾小球肾炎、肾病综合征的诊断要点及中西医治疗方法；熟悉急性肾小球肾炎、肾病综合征的病因病理、泌尿系感染的诊断及中西治疗方法；了解急性肾小球肾炎、肾病综合征的定义、发病特点及预防调护。

第一节　小儿泌尿系统解剖、生理特点及相关检查

扫码"学一学"

一、解剖特点

（一）肾脏

肾脏位于腹膜后脊柱两侧，左右各一，形似蚕豆。肾脏上极约平第12胸椎，下极约平第3腰椎，右肾略低。肾脏长度足月儿约6cm，至成人12cm。婴儿期肾位置较低，下极可低至髂嵴以下第4腰椎水平，2岁后才达髂嵴以上，且腹壁肌肉松弛，故较易扪及。

（二）输尿管

婴幼儿输尿管长而弯曲，管壁弹力纤维和肌肉发育不良，易受压扭曲而致梗阻和尿潴留，并易继发感染。

（三）膀胱

婴儿膀胱位置相对较高，尿液充盈后其顶部常在耻骨联合以上，腹部触诊时易触及。

（四）尿道

女婴尿道较短，新生儿仅1cm（性成熟期3~5cm），会阴短，尿道外口接近肛门，易受粪便污染。男婴尿道虽较长，但因常有包茎易有尿垢聚积而致上行性细菌感染。

二、生理特点

肾脏的生理功能主要为排泄体内代谢产物如尿素、有机酸等；调节水、电解质和酸碱平衡，维持内环境稳定；内分泌功能，如分泌肾素、前列腺素、促红细胞生成素等激素和生物活性物质。小儿肾脏虽具备大部分成人的功能，但发育尚未成熟，整个肾脏的调节能力较弱，肾功能仅能满足健康状态下的需要而缺乏储备。1~2岁时小儿肾脏形态及功能才达到成人水平。肾脏完成其生理活动，主要通过肾小球的滤过和肾小管的重吸收、分泌和排泄作用。

（一）肾小球滤过率

新生儿肾小球滤过率仅为成人的 1/4，为平均每分钟 $20ml/1.73m^2$，到 1～2 岁时才达成人水平。新生儿滤过率低的原因是：①入球及出球小动脉阻力高；②肾小球毛细血管通透性低；③心搏出量低，肾血流量少；④滤过膜的面积较成人小，仅为成人的 1/8。

（二）肾小管重吸收和排泄功能

新生儿及婴幼儿肾小管的重吸收功能较低，对水及钠的负荷调节较差，易发生钠潴留和水肿；对营养物质的重吸收亦不充分（新生儿葡萄糖、氨基酸和磷的肾阈值均较成人低），可有一过性生理性葡萄糖尿及氨基酸尿等。生后 10 天内的新生儿排钾能力较差，血钾偏高。

（三）浓缩与稀释功能

尿的浓缩及稀释功能可保证正常的渗透浓度。新生儿与婴幼儿稀释尿的能力接近成人，但浓缩尿液的能力较差，脱水时尿渗透压不超过 700mmol/L（成人可达 1400mmol/L）。其浓缩功能差与下列因素有关：①肾小球滤过率低；②肾小管细胞未成熟；③髓袢短，尿素生成少；④抗利尿激素分泌不足；⑤肾小管对血管加压素反应差。

（四）酸碱平衡

新生儿和婴幼儿因碳酸氢钠肾阈值低（19～22mmol/L）、泌 H^+ 和 NH_3 能力差，故血浆碳酸氢钠水平低，缓冲酸能力有限，易致酸中毒。

（五）内分泌功能

肾脏不仅是一个排泄器官，而且是一个重要的内分泌器官。它通过自分泌、旁分泌和细胞分泌的方式产生肾素、激肽释放酶、前列腺素、促红细胞生成素和 1，25－二羟维生素 D 等近 10 种激素和生物活性物质，在调节身体的血压、水、电解质平衡及钙磷代谢等许多方面起重要作用。

三、相关检查

（一）尿液常规检查

1. 尿量　小儿尿量个体差异较大，生后最初 2 日内每日尿量 15～30ml/kg，婴儿每日尿量为 400～500ml，幼儿每日 500～600ml，学龄前为 600～800ml，学龄儿 800～1400ml，若新生儿尿量每小时 < 1.0ml/kg 为少尿，每小时 < 0.5ml/kg 为无尿。婴幼儿每日少于 $200ml/m^2$，学龄前儿童每日少于 $300ml/m^2$，学龄儿童每日排尿量少于 $400ml/m^2$，即为少尿；每日尿量少于 $30～50ml/m^2$ 为无尿。

2. 外观　正常小儿新鲜尿可呈淡黄色、透明。初生后几天内含尿酸盐较多，放置后有褐色沉淀。寒冷季节尿排出后变为白色浑浊，为盐类结晶。

3. 尿渗透压和尿比重　新生儿的尿渗透压平均为 240mmol/L，尿比重为 1.006～1.008，随年龄增长逐渐增高；婴儿尿渗透压为 50～600mmol/L，1 岁后接近成人水平，儿童通常为 500～800mmol/L，尿比重范围为 1.003～1.030，通常为 1.011～1.025。

4. 酸碱度（pH） 正常小儿在普通膳食条件下尿一般为弱酸性（pH 5～7）。尿的 pH 受饮食种类影响很大，药物和多种疾病也影响尿液的 pH。

5. 蛋白质 正常小儿尿蛋白定性试验阴性，24 小时定量不超过 100mg/m^2，一次尿蛋白（mg/dl）/肌酐（mg/dl）≤0.2。当尿蛋白含量 >100mg/L 或 24 小时尿蛋白含量 >150mg 或每小时尿蛋白含量 >4mg/m^2，尿蛋白定性试验呈阳性反应即称蛋白尿。生理性蛋白尿定性一般不超过（+），24 小时尿蛋白定量 <0.5g，多见于青少年。病理性蛋白尿常分为肾前性、肾后性和肾性蛋白尿。按尿蛋白含量多少可将蛋白尿分为三类：轻度蛋白尿，24 小时尿蛋白含量 <0.5g，见于肾脏疾病的非活动期、泌尿系感染、发热性疾病等；中度蛋白尿，24 小时尿蛋白含量 0.5～2g，见于急、慢性肾小球肾炎、间质性肾炎及药物中毒等；重度蛋白尿，24 小时尿蛋白含量 >2g，主要见于肾病综合征。

6. 尿沉渣镜检

（1）红细胞　尿离心镜检法，正常红细胞为 0～2 个/HP，≥3 个/HP 为镜下血尿，>50 个/HP 多为肉眼血尿。病理性血尿见于各类肾小球肾炎、肾盂肾炎、肾结核、肾结石、尿路结石等。尿畸形红细胞是辨别肾小球性血尿和非肾小球性血尿的主要依据，其≥30% 即应考虑红细胞来自于肾小球。

（2）白细胞　尿离心镜检法，正常白细胞为 0～5 个/HP，如 >5 个/HP 排除假性脓尿，多见于尿路感染、肾结核、肾脓肿等。

（3）上皮细胞　正常小儿尿中偶见鳞状上皮和移行上皮，尿路感染时可见较多移行上皮。正常尿中不应见到肾小管上皮细胞，否则提示有肾实质损害。

（4）管型　管型是尿沉渣中最有意义的肾定位性成分。透明管型增多见于急性肾小球肾炎早期及恢复期、急性肾盂肾炎等；红细胞管型提示存在肾实质病变，如急性肾小球肾炎、过敏性紫癜性肾炎等；白细胞管型多见于肾脏有细菌性炎症或免疫性炎症反应；肾小管上皮细胞管型提示有肾小管坏死，如急性肾小球肾炎极期、急性肾功能不全或慢性肾炎晚期；颗粒管型提示有肾脏病变，但无特异性，多见于急、慢性肾小球肾炎、肾病综合征等；蜡样管型常提示肾脏有长期而严重的病变存在，多见于肾功能不全晚期、肾淀粉样变性等；脂肪管型主要见于肾病综合征等。

（二）肾功能检查

1. 肾小球功能检查 包括肾血流量、血尿素氮、血肌酐、肾小球滤过率、血中β$_2$－微球蛋白及放射性核素肾图等。

2. 肾小管功能检查 包括酚红排泄试验、尿浓缩功能试验、尿渗透压测定、尿电解质测定、尿酶测定如临床常用的有 N－乙酰－β－D 氨基葡萄糖苷酶和γ－谷氨酸转肽酶等。

（三）影像学检查

腹部平片是诊断泌尿系及其周围疾病的重要手段，肾脏的 CT 扫描和 MRI 也开始应用于临床。主要用于泌尿系的各种先天性畸形、肿瘤、结石、外伤及原因不明的血尿等疾病的协助诊断。

（四）肾穿刺活组织检查（简称肾活检）

肾活检包括光镜、免疫荧光和电镜检查，目的在于：明确临床上难以诊断的疾病（如

IgA 肾病、薄基底膜肾病等）；明确某些临床综合征或疾病的临床类型；估计疾病的预后；指导临床治疗。

1. 肾活检指征 ①难治性（激素耐药、激素依赖和频繁复发）和先天性肾病综合征；②持续蛋白尿和（或）血尿；③急性肾炎，低补体血症超过 8 周；④急进性肾炎；⑤遗传性或继发性肾小球疾病；⑥原因不明的急、慢性肾功能不全；⑦肾移植排斥反应。

2. 肾活检禁忌证 ①绝对禁忌证：有出血倾向、未控制的高血压、孤立肾、肾形态或位置异常、肾肿瘤、多囊肾、肾脓肿、肾盂肾炎等。②相对禁忌证：过度肥胖、患儿不合作、肾盂积水、腹腔积液、小肾等。

四、中医"肾常虚"与小儿肾脏解剖、生理特点的相关性

肾为先天之本，主藏精，主水液，主纳气。小儿骨骼的坚固、性功能的成熟，以及齿、发、耳等的正常发育和功能，与肾有着密切的联系。小儿初生正处于生长发育之时，肾气尚未充盛，与小儿生机蓬勃之生长发育所需比较相对不足，故小儿时期可出现五迟、五软、解颅等病证。肾主水，指肾中精气的气化作用，对全身水道的通调起着极为重要的调节作用。从小儿泌尿系统解剖生理特点来看，小儿肾脏虽具备大部分成人肾的功能，但其发育是由未成熟逐渐趋向成熟，调节功能较弱，贮备能力差，所以小儿时期，常可出现尿频、遗尿、水肿等病证。

第二节　急性肾小球肾炎

扫码"学一学"

【西医临床导论】

急性肾小球肾炎（acute glomerulonephritis，AGN）简称急性肾炎，是一组不同病原体感染后的免疫反应性肾小球疾病。临床以起病急，水肿、少尿、血尿、高血压或一过性氮质血症为特征。本病好发于 5～12 岁的学龄期儿童，7～10 岁为发病高峰。随着抗生素广泛应用于临床及现代居住条件的改变，本病的发病率明显降低。本病属自限性疾病。但始发之初，常可伴发高血压和循环充血，并发脑病和心衰等，酿成不良转归。高效降压药及利尿剂的应用，已显著降低并发症及死亡率。

一、病因病理

（一）病因

一般认为本病是一组感染后免疫病理反应，多于上感、扁桃体炎、咽炎、猩红热和皮肤脓疱疮等 A 族乙（β）型溶血性链球菌感染之后 1～3 周发病。除此之外也可见于其他细菌或病毒等感染。本节主要论述溶血性链球菌感染后肾炎。

（二）发病机制

特殊链球菌致肾炎菌株作为抗原，刺激机体产生相应的抗体形成可溶性抗原抗体复合物，经血液循环沉积在肾小球并激活补体，引起一系列免疫损伤和炎症，出现相应的症状和体征（图 7-1）。

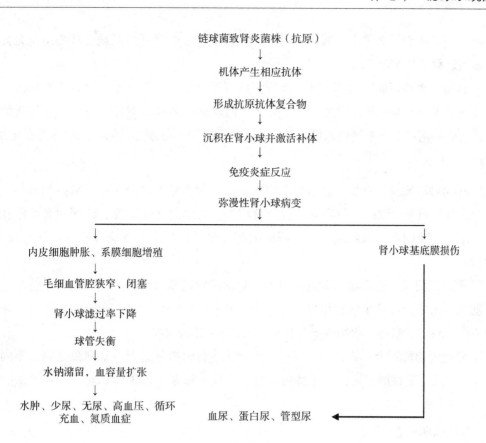

图 7 - 1 急性肾小球肾炎的发病机制

（三）病理

病变主要在肾小球，表现为程度不等的弥漫性及增殖性炎症，病程早期有明显的渗出性病变。肾小球增大、肿胀，细胞成分增多，主要为内皮细胞和系膜细胞增殖，以及炎性细胞浸润，毛细血管腔狭窄甚或阻塞。肾小管病变较轻，呈上皮细胞变性，间质水肿及炎症细胞浸润。

电镜检查可见电子致密物在上皮细胞下沉积，呈结节状分布称为驼峰，是急性感染后肾小球肾炎的特异性改变。此外颗粒样电子致密物也偶或在基膜及内皮细胞下沉积。

以上变化在起病 2 ~ 3 周即开始消退，2 月内基本恢复正常，但少数患者，此种病理变化可持续半年至一年之久。

二、诊断

（一）病史

多数病例在发病前 1 ~ 3 周有急性扁桃体炎、咽炎、皮肤疮疡和猩红热等链球菌感染的病史。

（二）临床表现

1. 症状 前驱疾病之后急性起病，表现为水肿、尿少、头痛、头晕及血尿。水肿多为轻中度水肿，主要是于眼睑面部，严重者可延及双下肢。水肿性质为非凹陷性水肿，持续 1 ~ 2 周，一般 7 ~ 10 天水肿开始消退。水肿严重时可有尿量减少，甚至无尿。血尿先为肉眼血尿，1～2周后转为镜下血尿，一般6周左右消失。但部分病例残余红细胞，尤其是尿潜血可持续数月甚至延年。

2. 体征 水肿以眼睑面部为甚，部分病例可延及下肢，但一般不出现胸腔积液、腹腔积液及阴囊水肿；血压升高可见于约三分之一的病例；多数病例面色苍白，少数病例颜面发红；重症病例可有心率增快，肝脏肿大，颈静脉怒张，肝颈静脉回流征阳性等心衰征象。

（三）并发症

1. 严重循环充血 常发生在起病1周内。由于肾小球滤过率下降，血容量增加，加之肾素分泌致外周血管收缩而使心脏前后负荷增加。表现为呼吸急促、肺部闻及湿啰音，严重者可出现呼吸困难、胸闷及频咳，两肺满布湿啰音，甚至出现心界扩大、肝大及压痛，水肿加剧。

2. 高血压脑病 由于血压骤升，脑血管痉挛，导致脑组织缺血、缺氧、血管渗透性增高而发生脑水肿。常见于病程早期，血压在150～160mmHg/100～110mmHg以上，并可有剧烈头痛、恶心、呕吐、视物障碍、惊厥、昏迷等临床表现。

3. 急性肾功能不全 病初由于尿量减少可表现暂时血尿素氮和血肌酐增高，不同程度的高钾血症及代谢性酸中毒，一般持续3日至1周，随尿量增加而好转。少数严重病例可持续数周不恢复，预后较差。

（四）辅助检查

1. 尿常规 红细胞：细胞成分最常检到者是红细胞，多者镜下可见满视野，潜血定性多为＋～＋＋＋。红细胞形态可表现畸形，皱缩呈锯齿状或其他不规则状。蛋白尿多系轻度或中度，定性为＋～＋＋，个别可达＋＋＋；定量<1g/24h或30～100mg/L；其成分以白蛋白为主，蛋白尿一般持续2～4周，个别迁延较久，但先于血尿消失。部分患者可见管型尿。但需新鲜的酸性尿才易检见。最多见的是透明管型和颗粒管型，病情较严重时能看到红细胞管型及上皮细胞管型。如见蜡样管型或粗大管型则常表示肾小管管腔扩张，细胞萎缩，而可能是原有慢性肾炎急性加剧，或系全身性疾病的肾脏受累，而非急性肾炎的典型所见。

2. 血常规及红细胞沉降率 个别病例可暂时有血红蛋白及红细胞计数轻度降低，白细胞变化不定，若明显增高应注意寻找感染灶的存在。红细胞沉降率增快，但与病情轻重无平行关系，一般于病后1～2月恢复正常，如持续增快提示肾炎仍持续。但也有红细胞沉降率已恢复而肾炎迟迟未愈者。

3. 肾功能 多数患儿有轻重不等的肾功能受累，但一般不重。肾小球滤过率均有所降低，其程度往往与肾脏病变轻重相平行。但一般不致引起尿素氮及血清肌酐的升高。少数病例可有严重的氮质血症，尿素氮及血清肌酐明显增高。临床上可同时合并高钾血症及代谢性酸中毒，但随尿量的增多而恢复正常。

4. 细菌学 前驱症未接受抗生素治疗者，可从患儿鼻咽部或皮肤感染灶培养出A族乙（β）型溶血性链球菌。但有时因前驱症状与肾炎发病的间隔时间较长，以致链球菌感染已过时，加之近年来广泛早期应用抗生素治疗，因此培养阳性率不高。

5. 免疫学 急性肾炎如属链球菌感染者，抗链球菌溶血素"O"抗体（简称抗"O"）明显升高。一般于感染2～3周后开始出现，3～5周时最高，多数在半年内恢复。补体C3

下降为重要标志。急性肾炎活动期血中补体下降的同时肾小球内可见补体成分及免疫球蛋白的沉积，且两者呈平行关系。

（五）诊断标准

（1）发病前 1～3 周多数病例有扁桃体炎等溶血性链球菌感染的病史。

（2）出现水肿，少尿、高血压、血尿等典型症状。

（3）小便常规以红细胞为主，早期可伴有蛋白尿及管型尿等。血清学检查可找到溶血性链球菌感染的证据，如抗"O"和红细胞沉降率升高。病变极期血清补体 C3 下降。

三、鉴别诊断

见表 7－1。

表 7－1　急性肾小球肾炎的鉴别诊断

疾病	鉴别
肾炎性肾病	除血尿、高血压等临床表现外，以三高一低为主要特征，尤以血浆白蛋白降低为重要鉴别点
急进性肾炎	约半数起病和典型急性肾炎相似，但血清补体浓度在正常范围，且在约 2 周后病情急剧恶化，出现进行性肾衰竭，预后差，死亡率高
病毒性肾炎	前驱期短或病毒感染与尿改变之间无间隔期，症状轻，大多无水肿、少尿及高血压，以血尿为主，蛋白尿轻微，补体多正常，肾功能正常，预后好

四、治疗

本病目前尚无特异性治疗，以对症、防止急性期合并症，保护肾功能以及清除残余病灶为其主要治疗。

（一）一般治疗

（1）监测血压、心率及尿量。

（2）起病 1～2 周内应卧床休息，至血压下降，肉眼血尿消失后，可逐步恢复活动。

（3）急性期应限制蛋白质摄入，以减轻肾脏负担，食物中钠盐以每日 1～2g 为宜，有氮质血症者每日优质蛋白质 0.5g/kg。

（二）抗生素治疗

为了彻底清除链球菌感染灶，一般首选青霉素，疗程 7～14 天。青霉素过敏者，可选用对链球菌有效的抗生素。避免肾毒性药物的使用。

（三）对症治疗

1. 利尿　可选用氢氯噻嗪每日 1～2mg/kg，分 2 次口服。无效可选用呋塞米，每日 2～3mg/kg，分 2～3 次口服或每次 1～2mg/kg 肌肉注射，每日 1～2 次。

2. 降血压　凡经休息、限盐、利尿而血压仍高者需用降压药。可选用硝苯地平等钙离子通道阻滞剂。硝苯地平每日 0.25～1mg/kg，分 3 次口服。此外血管紧张素转换酶抑制剂如卡托普利等为肾性高血压的常用药物。卡托普利初始剂量每日 0.3～0.5mg/kg，最大剂量每日 5～6 mg/kg，分 3 次口服。

（四）合并症的治疗

1. 高血压脑病

（1）降血压　常用硝普钠静脉滴注，每次 5～10mg 加入 5% 葡萄糖溶液 100ml 中或每次 50mg 加入 5% 葡萄糖溶液 500ml 中，开始以每分钟 1μg/kg 速度滴注，逐渐加量，视血压而调整速度，最大剂量为每分钟 8μg/kg，使血压达到要求水平。本剂作用迅速，半分钟即起作用，停用后作用迅速消失，故应严密观察血压变化。降压用药常辅以强利尿剂如呋塞米。

（2）止痉　对已有惊厥者，除降压外，应及时供氧、止痉等对症治疗。可选用地西泮每次 0.3～0.5mg/kg 静脉缓注。也可用苯巴比妥钠肌肉注射。惊厥控制后应予适当脱水剂防止脑水肿。

2. 严重循环充血

（1）积极利尿　选用呋塞米或依他尼酸静脉注射以减轻心脏前负荷。

（2）减轻心脏后负荷　一般可选酚妥拉明静脉注射。严重高血压者可选用硝普钠静脉滴注。心衰难以纠正者，可酌情考虑洋地黄类药物。

（3）透析　对保守治疗不见效的高血容量病例可采用透析治疗，以达到迅速脱水恢复正常血容量的目的。

3. 急性肾衰竭

（1）控制水和钠摄入　坚持"量入为出"的原则，严格限制水、钠摄入。每日液体量 = 尿量 + 显性失水（呕吐、引流量、大便）+ 不显性失水 - 内生水。不发热患儿每日不显性失水为 300ml/m^2，体温每升高 1℃，不显性失水增加 75ml/m^2。内生水在非高分解代谢状态为 250～350ml/m^2。呋塞米也可短期使用。

（2）纠正代谢性酸中毒　对于重度代谢性酸中毒，可以补充碳酸氢钠，5% 碳酸氢钠 1ml/kg，可以提高二氧化碳结合力（CO$_2$CP）1mmol/L。

（3）纠正电解质紊乱　注意对高钾血症、低钠血症、低钙血症和高磷血症的处理。

（4）饮食和营养　尽可能供给足够的能量，应选择高糖、低蛋白、富含维生素的食物。

（5）透析　若上述保守治疗无效，应尽早进行透析。

【中医临证通论】

急性肾炎归属中医的"风水肿"和"尿血"范畴。《金匮·水气篇》"面目浮肿有热，名曰风水。"突出了风水肿与热紧密相关。言明风水肿的发生与热毒相关。而尿血一证《素问》谓"热移膀胱"，《金匮要略》言"热在下焦"，《诸病源候论》称"风邪入少阴，则尿血"，《太平圣惠方》认为"小便出血皆因心脏积邪，毒流于小肠。"等论述道明了急性肾炎是外感风邪、热毒致病。

一、病因病机

人体水液的运行，依靠肺气的通调，脾气的转输，肾气的开阖，从而使三焦能够发挥决渎的作用，使膀胱气化畅行，小便通利。反之，肺、脾、肾三脏功能障碍，三焦决渎无权，膀胱气化不利，就可以发生水肿。

风邪外袭，肺失宣肃	风邪袭肺，宣降失常，通调失职，水津失布，泛溢肌肤，风水相搏而成水肿；水不外泄则尿少；膀胱气化失司，清浊不分则出现血尿蛋白尿
水湿内侵，脾失健运	因居处潮湿，或涉水冒雨，水湿侵淫，或平素酒食不节，生冷太过，湿蕴中焦，脾为湿困，健运失司，水泛肌肤而成水肿；水不外泄则尿少；脾虚气陷则尿浊；如湿郁化热，湿热交蒸，膀胱气化无权，清浊不分，亦能导致水肿及蛋白尿
湿毒浸淫，内归脾肺	肌肤因痈疡疮毒，未能清解消透，疮毒内归脾肺，导致肺脾转输水液受阻，水停体内，泛溢肌肤则发水肿，水不外泄则尿少。下焦湿热，膀胱气化失司，清浊不分，故见血尿蛋白尿

二、辨证论治

（一）辨证要点

水肿辨证重分阴阳，阳水起病急骤，水肿从面目开始，自上及下，肿势多在腰以上，小便不利而赤，或兼寒热等外象，属表实热实证。为感受风邪、热毒、湿毒、湿热之邪所致，属《金匮要略》之风水、皮水多属此类；阴水发病缓慢，浮肿多见于足跗，自下而上，小便始少而清，肿势多在腰以下，属里虚寒证，多因素体虚弱，脾肾亏损所致，《金匮要略》之正水、石水多属此类。本病以阳水风水为主，阴水少见。

（二）治疗原则

本病治疗以疏风宣肺、清热解毒、凉血止血为主。早期禁忌温补，尤其是黄芪类中药或成药，以免刺激机体免疫，延长免疫反应，导致血尿久不消失。变证以西医治疗为主，可辅以中医泻肺通腑，温阳化瘀，平肝熄风等治疗。

（三）常见证型治疗

1. 风水相搏证

证候	眼睑及颜面浮肿，继则四肢及全身皆肿，来势迅速，肢节酸重，小便不利，多有恶风寒或发热等症，或咳嗽而喘，舌苔薄白，脉浮滑或紧；或咽喉红肿疼痛，舌质红，脉浮滑数；如水邪泛滥，肿热较重，亦可见沉脉
治法	疏风宣肺，利水消肿
主方	越婢汤合麻黄连翘赤小豆汤（麻黄　石膏　生姜　大枣　甘草　连翘　赤小豆　杏仁　桑白皮）
加减	尿少，加泽泻、猪苓、茯苓；咽喉红肿疼痛，加牛蒡子、射干、黄芩、板蓝根
推荐中成药	肾炎解热片

2. 热毒浸淫证

证候	眼睑浮肿，小便短赤，泡沫不散，喉核赤肿，或身发疮痍，甚则溃烂，恶风发热，舌质红，苔黄或腻，脉浮数或滑数
治法	解毒利咽，渗湿宣痹
主方	银翘马勃散合五味消毒饮（金银花　连翘　马勃　射干　牛蒡子　野菊花　紫花地丁　蒲公英　紫背天葵）
加减	水肿明显，加车前仁、川木通；尿血明显，加白茅根、小蓟、仙鹤草；皮肤疮疡糜烂，加苦参、土茯苓、白花蛇舌草
推荐中成药	蓝芩口服液、银黄口服液

3. 湿热壅盛证

证候	遍体浮肿，皮色润泽光亮，胸腹痞闷，口干口腻，小便短赤，或大便干结，苔黄腻，脉沉数
治法	分利湿热，通腑逐水

续表

主方	疏凿饮子（商陆　泽泻　赤小豆　椒目　木通　茯苓皮　槟榔　大腹皮　生姜　羌活　秦艽）
加减	腹满便秘，合用葶苈子、大黄；头痛头晕，加白蒺藜、地龙
推荐中成药	昆明山海棠片、雷公藤多苷片

4. 水湿浸渍证

证候	全身水肿，按之没指，小便短少，身重困倦，胸闷纳呆，恶心呕吐，苔白腻，脉沉缓
治法	健脾化湿，通阳利水
主方	五皮饮合五苓散（陈皮　桑白皮　大腹皮　生姜皮　茯苓皮　白术　猪苓　泽泻　茯苓　桂枝）
加减	上半身肿，加麻黄、紫苏叶；腰以下肿甚，加防己、薏苡仁
推荐中成药	肾炎消肿片

三、预防与调护

（1）积极锻炼身体，增强体质，防止感冒。

（2）发生扁桃体炎、咽炎及脓疱疮时，及时、正规、彻底的选用青霉素类或其他敏感抗生素抗感染。慢性扁桃体炎患者可定期应用苄星青霉素。

（3）急性期尤其在起病 1~2 周内强调卧床休息，限制水及钠盐的摄入。红细胞沉降率正常后可上学。应密切观察病情，及时对症处理，以防止合并症的发生。

【中西医诊治思路与特点】

（1）本病若起病症状明显，具水肿、血尿、蛋白尿、高血压等典型症状和抗"O"、红细胞沉降率、C－反应蛋白升高及 C3 下降时诊断则易。反之若上述症状及检查改变不明显，诊断也会发生困难。一般通过病程，尿沉渣红细胞计数与潜血，尿畸形红细胞等，并通过排除其他肾脏相关疾病等方可诊断，尤其注重与 IgA 肾病的鉴别。

（2）诊断明确，早期以青霉素类药物抗感染十分必要。若病程已超过前二周，感染灶不明显，或已用过相关抗生素时，不一定再用抗生素治疗，因抗感染对肾炎无直接治疗作用。并发症及相关对症处理是急性肾炎的基本治疗，除此外本病无特殊治疗，切勿用一般性止血药治疗尿血。

（3）急性肾炎在发生并发症时以西医治疗为主。除此外本病的治疗以中医为主，早期消肿以宣肺利水为法；中后期治血尿为主，一般先凉血止血，再活血止血，后收敛止血。

（4）急性肾炎发病率虽已减少，一旦发病，快速治愈却也不易。特别是尿中红细胞与潜血的消失有一个较长的过程，早期一定慎用补益类药物，如黄芪、人参类补气药。

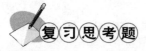

复习思考题

1. 急性肾炎的发病机制是什么？

2. 简述急性肾炎的临床表现？

3. 如何辨治风水肿？

第三节 肾病综合征

扫码"学一学"

扫码"看一看"

【西医临床导论】

肾病综合征（nephrotic syndrome，NS）简称肾病，是由于肾小球滤过膜对血浆蛋白的通透性增高、大量血浆蛋白自尿中丢失而导致一系列病理生理改变的一种临床综合征。以大量蛋白尿、低白蛋白血症、高脂血症和水肿为其主要临床特点。本病在小儿肾脏疾病中发病率仅次于急性肾炎。发病年龄多为学龄前儿童，3～5岁为发病高峰。肾病综合征见于多种原发和继发性肾小球疾病的病程中，而原发性肾病综合征约占小儿时期肾病综合征总数的90%。本节主要介绍原发性肾病综合征。

一、病因病理

（一）病因病理

原发性肾病综合征病因不明。

（二）发病机制

尚不十分清楚，目前公认与免疫有关。本病为免疫介质介导，抗原抗体复合物沉积在肾小球，细胞因子释放，激活补体参与，导致了肾小球基底膜、系膜一系列免疫损害，使肾小球基底膜、系膜出现各种病理损害，从而致肾小球基底膜通透性升高为病变中心。

（三）病理

原发性肾病综合征可见于各种病理类型肾小球肾炎。分为微小病变型和非微小病变型。与成人不同，儿童原发性肾病综合征微小病变占大多数，达76.4%。非微小病变型主要有局灶性肾小球硬化，膜增生性肾小球肾炎和膜性肾病，一般只占30%左右。病理分类对指导治疗和判断预后意义很大，在一定程度上反映了疾病较本质的认识，是目前阶段较好的分类方法。

（四）病理生理

1. 蛋白尿 大量蛋白尿是肾病综合征最根本的变化。肾病综合征的蛋白尿是由于肾小球通透性异常所致；肾小球毛细血管壁在滤过过程中起到分子筛的作用，基膜的致密层和上皮细胞足突间的过滤裂隙起到筛网作用，后者更为重要。在正常情况下有很少量的蛋白质漏入原尿中并由近端肾小管完全再吸收。肾病综合征患者肾小球毛细血管壁受免疫或其他原因不明因素的损伤，改变其对蛋白质的通透性，血浆中部分蛋白质漏入尿中。

2. 低蛋白血症 低蛋白血症主要是大量蛋白质由尿丢失所致。肾小管对滤过蛋白的再吸收不是减少而是增加，再吸收的蛋白质在近端肾小管细胞内呈玻璃样小滴，经酶分解成小分子物质再吸收入血循环，从而加速了蛋白质的分解代谢。另有些患者还在胃肠道丢失蛋白。患儿血浆白蛋白明显下降，可$<10g/L$，并有白蛋白和球蛋白比值倒置。

3. 高脂血症和高脂蛋白血症 在典型肾病综合征时血浆脂类——胆固醇、磷脂和甘油三酯增高，低密度及极低密度脂蛋白成分增加，高密度脂蛋白成分降低，其原因尚不清楚。

一般临床血浆脂类浓度和血浆白蛋白浓度呈反比，提示高脂血症可能和低白蛋白血症有关。高脂血症是早期出现心血管合并症的重要因素。部分患儿在急性发作期可出现肝肿大。

4. 水肿 水肿的严重程度一般和血浆蛋白浓度平行，血浆白蛋白低于 15g /L 以下常出现全身性水肿。低蛋白血症降低血液胶体渗透压，体液由血管内进入间质区，血容量减少。但由于代偿机制的作用，醛固酮、抗利尿激素分泌的增多，利钠因子的减少等导致钠和水的潴留，引起水肿。盐的摄入量，利尿剂的使用，心功能状态等也影响水肿的出现和其严重性。低血容量性休克很少见，但如有较大量体液丢失如呕吐腹泻，利尿和放腹腔积液等可诱发低血容量症状如少尿性氮质血症和低血容量性休克。

5. 其他 ①血清 IgG 和 IgA 水平降低，IgE 和 IgM 升高，前二者的降低是患儿易发生感染的一个原因；②重要金属（铁、铜、锌）结合蛋白质的丢失及与内分泌素结合蛋白质的丢失可引起这方面缺乏，出现相应的临床症状。

二、诊断

（一）病史

一般起病缓慢，常无明显诱因，约 30% 左右有病毒或细菌感染史。

（二）临床表现

1. 症状 浮肿为最早出现的症状，开始多见于眼睑及面部，晨间较明显。以后逐渐遍及上下肢，严重者可累及浆膜腔。尿量减少，颜色变深，或有泡沫。

2. 体征 水肿多为凹陷性，不少患儿在大腿及上臂内侧、腹部及胸部，出现和孕妇相似的皮肤白纹或紫纹。部分患者有血压升高。

（三）并发症

1. 感染 呼吸道感染最为常见，肠道和泌尿道感染也多见，尤以皮肤感染应引起注意，蜂窝织炎、腹膜炎也常发生于肾病患儿。

2. 低血容量和休克 肾病时全身水肿，但循环血容量却低于正常，特别是应用强利尿剂、腹泻或腹腔积液引流时，易进一步降低血容量而导致休克。长期应用肾上腺皮质激素使肾皮质受到抑制，在应激状态下不能满足机体需要，易发生低血容量休克和低钠血症。

3. 高凝状态和栓塞 肾病时血中部分凝血因子升高，血小板增高且集聚性增加，同时激素运用加重了血液的高凝状态。加之利尿剂的运用使血液浓缩，黏滞度增高。这些因素都是栓塞合并症产生的基础。易受累的血管有肢体血管、下腔静脉、肾静脉、肠系膜静脉、门脉及肝动、静脉，甚至冠状动脉，产生相应的临床症状。

（四）实验室检查

1. 尿液分析

（1）尿常规检查 尿蛋白定性多 +++ 以上，部分患者有短暂镜下血尿，大多可见透明管型、颗粒管型和卵圆脂肪小体。

（2）蛋白定量 肾病患儿尿蛋白/肌酐（mg/mg）>3.5，24 小时尿蛋白定量 >50mg/kg 或 40mg/（h·m^2）。

2. 血浆白蛋白、胆固醇和肾功能 血浆白蛋白低于 25g/L，胆固醇升高较其他脂质迅速。尿素氮、肌酐、内生肌酐清除率可帮助判断肾功能的不同时期。

3. 血清补体　在肾炎型肾病时有补体的持续降低。

4. 凝血全套　多数患者在病程早期和反复过程中有血浆纤维蛋白原的升高。

（五）诊断标准

1. 大量蛋白尿　24 小时尿蛋白定量 $\geq 50mg/kg$ 或晨尿蛋白/肌酐（mg/mg）≥ 2.0，1 周内 3 次晨尿蛋白定性（ + + + ~ + + + + ）。

2. 低蛋白血症　血浆白蛋白低于 25g/L。

3. 高脂血症　血浆胆固醇高于 5.7mmol/L。

4. 不同程度的水肿。

以上四项中以大量蛋白尿及低蛋白血症为诊断的必备条件。

（六）临床分型

1. 依据临床表现可分为两型

（1）单纯型肾病　只有上述表现者。

（2）肾炎型肾病　除以上表现外，还具有以下四项之一或多项者：①血尿：两周内分别 3 次以上离心尿检查红细胞 ≥ 10 个/HP，并证实为肾小球源性血尿者；②反复或持续高血压（学龄儿童血压 $\geq 130/90mmHg$，学龄前儿童 $\geq 120/80mmHg$），并除外使用糖皮质激素等原因所致；③肾功能不全，并排除由于血容量不足等所致者；④持续低补体血症。

2. 按糖皮质激素反应可分为三型

（1）激素敏感型肾病　以泼尼松足量（每天 2mg/kg 或每天 $60mg/m^2$）治疗，≤ 4 周尿蛋白转阴者。

（2）激素耐药型肾病　以泼尼松足量治疗，> 4 周尿蛋白仍阳性者。

（3）激素依赖型肾病　对激素敏感，但连续两次减量或停药 2 周内复发者。

三、鉴别诊断

见表 7 - 2。

表 7 - 2　肾病综合征的鉴别诊断

疾病	鉴别
IgA 肾病	多有上呼吸道感染等诱因，可以有不同程度蛋白尿，部分可表现为肾病综合征，但以发作性肉眼血尿和持续性镜下血尿最为常见，肾脏病理为主要鉴别依据
乙肝相关性肾炎	大多可表现为肾病综合征，但肉眼血尿、高血压和肾功能不全较少，大多数血 HBsAg 阳性，肾活检为主要鉴别依据
紫癜性肾炎	亦可表现为肾病综合征，但有过敏性紫癜的基础病史

四、治疗

（一）一般治疗

1. 休息　高度水肿或大量蛋白尿，或严重高血压者均需卧床休息。病情缓解后逐渐增加活动量。在校儿童肾病活动期应休学。

2. 饮食　高度水肿和严重高血压时应短期限制水钠摄入，病情缓解后可不再限盐。活动期食物中钠盐以每日 1~2g 为宜，每日摄入优质动物蛋白质 1.5~2g/kg。

3. 防治感染 肾病综合征在发病初期或缓解期间诱发或加重过程中，常有感染的存在，一般首选青霉素类或第三代头孢类抗生素，疗程 1~2 周。避免肾毒性药物的使用。

4. 利尿 水肿严重时可短期应用利尿剂，使用时应密切观察出入量及血电解质。

（二）激素疗法

糖皮质激素治疗主张中长程疗法，总疗程 9~12 个月，可分为两个阶段。

1. 诱导缓解阶段 开始予 2mg/（kg·d），最大剂量 ≤60mg/d，分次口服，尿蛋白转阴后改为晨顿服，共 4~6 周。

2. 巩固维持阶段 泼尼松 2mg/kg，最大剂量 60mg/d，隔日晨顿服，继续用 4~6 周，如尿蛋白持续阴性，以后每 2~4 周总量中减 2.5~5mg，至 0.5~1mg/kg 时维持 3 个月，以后每 2 周减量 2.5~5mg 至停药。疗程 6 个月为中程，9 个月及以上为长程。

（三）免疫抑制剂

对激素耐药、依赖、频繁复发（符合三条之一均称难治性肾病）的患儿，可联合应用细胞毒药物。此类药物不良反应较大，使用时注意消化道反应、肝功能损害、脱发、骨髓抑制、膀胱出血和性腺损害等不良反应。常用药物有环磷酰胺，现多主张静脉给药，每天 8~12mg/kg，每天 1 次，连用 2 天为一个疗程，每 2 周可重复一个疗程。总剂量不超过 200mg/kg，或每月 1 次静脉滴注，每次 500 mg/m^2，共 6 次。还可根据病情选用其他药物，如环孢素、霉酚酸酯、他克莫司、利妥昔单抗等。

对于激素耐药患儿，可采用激素序贯与环磷酰胺冲击治疗。以甲泼尼龙 15~30mg/kg（最大量 500mg/d）溶于 5% 葡萄糖溶液 150~250ml 中静脉滴注，每日 1 次，连续 3 次为一个疗程。随后以泼尼松 2mg/（kg·d）隔日顿服，逐渐减量。如果尿蛋白仍阳性者，应加用环磷酰胺，每天 8~12mg/kg，每天 1 次，连用 2 天为一疗程，每 2 周可重复一次，同时隔日晨顿服 2mg/kg 泼尼松，随后每 2~4 周减 5~10mg，随后以一较小剂量长期隔日顿服维持，少数可停药。

（四）抗凝治疗

肝素钠：剂量 100U/kg，每日 1 次，静脉滴注，10~14 天为一个疗程。其他如双嘧达莫、尿激酶等亦可使用。

【中医临证通论】

肾病综合征在中医学中没有相对应的病名，根据其临床表现，多数属于中医学中"水肿"的范畴。

一、病因病机

本病的病因主要是小儿先天禀赋不足，后天护养失宜，若外感六淫，或脏腑功能亏损，以致肺、脾、肾三脏功能失调，水液输化障碍，泛滥横溢而成。

阳水不退，转为阴水	初为阳水，久羁不去，伤及脾肾阳气，阳虚水泛则转为阴水
水湿内侵，脾失健运	因时令阴雨、居处潮湿，或涉水冒雨，水湿内侵，脾运失司，水液泛溢肌肤，而成水肿
饮食内伤，脾胃受损	恣食肥甘及海鲜腥味之品，酿生湿热，困阻脾胃，脾运失司，水液泛溢肌肤则发为水肿
气滞血瘀、水湿内留	水湿内困，或久病不愈，由气及血，水瘀胶着，三焦气化失司，水停体内，泛溢肌肤则发为水肿
素体虚弱、脏腑亏损	先天禀赋不足，后天调摄失养，致肺脾肾三脏亏损，津液输布失司，水停体内，泛溢肌肤而成水肿

二、辨证论治

（一）辨证要点

首先要分清虚实。初期以标实为主，可见外感、水湿、湿热、湿浊等邪气为患。后期水肿消退，以本虚为主，表现为脾虚、肾虚或脾肾两虚或肝肾阴虚等证候。病久不愈，或长期使用激素和其他免疫抑制剂，又会有虚实夹杂之候，或气虚夹有湿热，或阴虚夹湿，或阳虚血瘀等，甚至会突现湿浊内闭、肝阳上亢等危候。

（二）治疗原则

以扶正培本为主，重在益气健脾补肾，调理阴阳。必要时配合宣肺、利水、清热、化湿、降浊和活血等治法以治其标。

（三）常见证型治疗

1. 湿浊困脾证

证候	肢体浮肿，甚则胸水、腹水及阴囊水肿，尿少便溏，脘腹胀满，神倦肢冷，纳少乏力，舌质淡，苔白滑，脉沉缓或濡细
治法	运脾化湿，利水消肿
主方	丁陆胃苓汤合五皮饮（丁香　商陆　苍术　厚朴　陈皮　白术　桂枝　猪苓　泽泻　茯苓　炙甘草　桑白皮　大腹皮　生姜皮　茯苓皮）
加减	腹胀，加槟榔、青皮；脘闷纳呆，加木香、枳壳；肿甚伴胸腹水，加葶苈子、车前子
推荐中成药	肾炎消肿片

2. 湿热壅盛证

证候	遍体浮肿，皮色润泽光亮，胸腹痞闷，烦热口渴，小便短赤，或大便干结，苔黄腻，脉沉数
治法	分利湿热，利水消肿
主方	疏凿饮子（商陆　泽泻　赤小豆　椒目　木通　茯苓皮　槟榔　大腹皮　生姜　羌活　秦艽）
加减	腹满便秘，加牵牛子、大黄；气喘满，倚息不得卧，加葶苈子、桑白皮
推荐中成药	昆明山海棠片、雷公藤多苷片

3. 脾肾阳虚证

证候	水肿明显，按之凹陷难起，畏寒肢冷，面色㿠白或晦暗，尿少便溏，舌体淡胖或有齿痕，苔白，脉沉细
治法	温阳利水，实脾补肾
主方	以脾阳虚为主用实脾饮（附子　干姜　茯苓　白术　木瓜　厚朴　木香　草果　槟榔　生姜　大枣　甘草）；肾阳虚为主用真武汤（附子　茯苓　白术　生姜　白芍）
加减	偏脾阳虚加砂仁、黄芪、益智仁；偏肾阳虚加补骨脂、肉桂
推荐中成药	肾康宁片、肾炎舒颗粒

4. 肝肾阴虚证

证候	水肿，头痛头晕，五心烦热，面色潮红，腰酸腿软，舌质红，少苔或光剥，脉弦细数
治法	滋肾养肝、育阴潜阳
主方	知柏地黄九（知母　黄柏　生地黄　茯苓　牡丹皮　泽泻　山药　山萸肉）
加减	胃纳欠佳，加砂仁、陈皮；头痛头晕，加夏枯草、石决明
推荐中成药	知柏地黄丸

5. 气滞血瘀证

证候	水肿可不明显，面色晦暗或黧黑，唇色紫暗，皮肤干枯无光泽，有瘀点或瘀斑，舌质紫暗，苔少，脉涩滞
治法	活血化瘀，行气通络
主方	桃仁四物汤（桃仁　红花　当归　赤芍　生地黄　川芎）
加减	固定部位刺痛，加丹参、益母草、蒲黄；自汗易感，加黄芪
推荐中成药	三七止痛胶囊

6. 脾肾虚衰证

证候	浮肿，常伴胸水腹水，形体消瘦，面色晦滞，恶心呕吐，尿少，心悸气短，烦躁不宁，昏迷、抽搐，舌质淡胖，苔白腻，脉沉细无力
治法	扶正降浊，通腑逐水
主方	温脾汤（人参　附子　厚朴　半夏　陈皮　生姜　大黄　竹茹）
加减	呕吐频繁，加代赭石、旋覆花
推荐中成药	肾衰宁胶囊

三、预防与调护

（1）注意锻炼身体和饮食卫生，避免过于劳累。

（2）小儿患有感染性疾病应尽早规范治疗，防止感染诱发肾病。

（3）在肾病整个病程中，均应注重预防各种感染和并发症的发生。

【中西医诊治思路与特点】

（1）本病诊断重"三高一低"，尤其是蛋白尿和低蛋白血症指标的存在。对于临床表现不典型者，必要时可以借助肾穿刺，肾脏病理改变是诊断此病的"金标准"，亦是判断疗效及患儿预后的主要依据。

（2）病变一旦确认，及时确立治疗方案。病变诊断为微小病变型及时给予肾上腺皮质激素治疗，频复发者可加用免疫抑制剂。非微小病变型则对以上药物不敏感，治疗效果相对较差，病程一般更长，中医药对本型有着极好的优势。采用中西医链接的方案，较单独采用西医疗法，能够缩短病程，提高患儿生活质量，减少病情的复发。

（3）本病的治疗，初期水湿潴留体内，应急则治标，消除水肿。后期脏腑虚损，治疗的中心环节在于调整和恢复肺脾肾三脏的功能。不仅要补其脏体，更重要的是助其脏用，扶正培本，调理阴阳。

（4）肾病综合征总体病程偏长，治疗过程中要注意感染的发生和并发症出现。

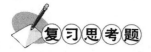复习思考题

1. 肾病综合征的诊断标准是什么？

2. 肾病综合征有哪些并发症？

3. 中医如何辨治肾病综合征？

【病案举例】

何某，男，14岁，因"反复水肿2年，复发1个月"就诊。2年前因患水肿在我院确诊为"原发性肾病综合征"，经治缓解。1个月前感冒而使水肿复发，经中西医治疗后仍有咳嗽，水肿加重。症见：面目和双下肢肿甚，腹胀，小便短少，浑浊带泡沫，晨起尤甚，午后或多饮水后小便颜色变淡。咳嗽有痰，大便稀薄，纳眠可，面白，舌淡红苔白满微腻，脉沉弦。查体：生命体征平稳，咽微红，心肺（－），肝脾不大，双眼睑和双下肢凹陷性水肿，移动性浊音（－），阴囊无水肿。辅助检查：尿常规示蛋白（＋＋＋）。肝功能示总蛋白52.6g/L，白蛋白24g/L。肾功能示尿素氮、肌酐、尿酸正常。

外邪犯肺，继动脾湿，水湿不去，生痰则为嗽，下注则为泄，外溢则为肿。诊断：中医水肿（湿浊困脾）；西医肾病综合征。治以淡渗利水，选胃苓汤加减：厚朴15g、苍术10g、陈皮10g、桂枝8g、白术15g、茯苓30g、猪苓30g、泽泻40g、青皮10g、降香10g、丹参20g、车前子30g。4剂，水煎服，每日一剂。家属和患儿不愿用激素，故予雷公藤多苷和卡托普利口服。

二诊：患儿尿量有所增加，水肿减轻不明显，咳嗽有所加重，舌脉同前。尿常规示蛋白（3＋）。肾病综合征属于"阴水"范畴，肿难消除，服药而效不显，非辨证有误。证仍属水湿弥漫，三焦不利，肺痹肠阻。在前方基础上加用小柴胡汤和己椒苈黄丸，意在通三焦之塞，荡肺肠之水。药用：桂枝8g、白术15g、茯苓30g、猪苓30g、泽泻40g、青皮10g、柴胡15g、黄芩10g、京半夏10g、党参20g、干姜15g、沉香粉（冲服）6g、防己10g、椒目10g、葶苈子20g、生大黄10g、牵牛子15g。7剂，水煎服，每日一剂。

三诊：患儿尿量大增，大便稀水，日三至四行，水肿明显消退。效不更方，去大黄，余药不变。7剂，水煎服，两日一剂。

四诊：半月后患儿复诊，尿蛋白（＋），24小时尿蛋白715mg。患儿尿量虽每日2000ml，但肿却不因尿量增而解，面色白，舌淡苔白，脉沉。其尿量增而肿却不全消，究其因，乃蛋白丢失过多，精空而水不返道，仍浮于肤也。故证属精亏脉空，脾虚水漫。治当填精补髓，实脾还水。方选新制鲤鱼汤：鲤鱼或鲫鱼500g、黄芪30g、白蔻仁10g、紫苏叶15g、柴胡15g、泽泻30g、赤小豆30g、紫皮大蒜30g、全蝎10g、琥珀10g、荷叶20g、糯米草根20g、阿胶15g、龟胶15g、牡蛎20g。14剂，水煎服，两日一剂。

五诊：患儿水肿全消，久站腰酸，汗多乏力，舌红少津，苔少，脉细尺弱。尿蛋白（＋），24小时尿蛋白800mg。辨证为阴阳气血亏损，肺脾肾虚滞。治以阴阳双补，建脏行谷。自拟双药汤加减：鲤鱼500g、生地黄30g、熟地黄30g、党参30g、南沙参30g、黄芪30g、黄精30g、麦冬20g、天冬20g、仙茅20g、仙灵脾20g、白术20g、丹参20g、川芎20g、生谷芽15g、砂仁10g、藿香梗15g。14剂，水煎服，两日一剂。

患儿肿未反复，但仍时有蛋白尿，后续门诊随访。

第四节　泌尿系感染

扫码"学一学"

【西医临床导论】

泌尿系感染（urinary tract infection，UTI）是指病原微生物侵入泌尿道，在尿液中生长繁殖，并侵犯尿路黏膜或组织而引起损伤。按病原体侵袭的部位不同，分为肾盂肾炎、膀胱炎和尿道炎。肾盂肾炎又称为上尿路感染，膀胱炎和尿道炎合称下尿路感染。在不易定位时统称泌尿系感染。本病为儿科较常见疾病，在泌尿系统疾病住院患儿中居第三位。新生儿期男孩发病率高于女孩，1岁后女孩多见。

一、病因病理

（一）病因

本病常见的诱因有泌尿道先天畸形（尤其是梗阻性畸形）、膀胱输尿管反流、全身免疫力低下、泌尿系异物如结石等。任何细菌入侵尿路均可引起尿路感染。但最常见的致病菌是革兰阴性杆菌，其中以大肠埃希菌最为常见，约占急性尿路感染的80%，其次是副大肠埃希菌、变形杆菌、克雷伯杆菌、产气杆菌、产碱杆菌和铜绿假单胞菌。5%～10%的尿路感染由革兰阳性细菌引起，主要是粪链球菌和葡萄球菌。

（二）发病机制

1. 感染途径　致病菌可由以下途径进入尿路和肾脏引起炎症。

（1）上行感染　绝大多数尿路感染是由细菌上行感染引起，即细菌经尿道上行至膀胱，乃至肾盂引起感染。其机制可能与种种原因引起膀胱输尿管反流有关。

（2）血行感染　细菌从体内的感染灶侵入血流，到达肾脏和其他尿路引起感染。此种途径少见，仅占所有尿路感染的3%以下。临床上常见的是新生儿或金黄色葡萄球菌败血症引起的血源性上尿路感染。此外，变形杆菌、铜绿假单胞菌和粪链球菌偶可经血流引起肾盂肾炎。

（3）淋巴道感染和直接蔓延　盆腔器官炎症、阑尾炎和结肠炎时，细菌可通过淋巴道进入肾脏。肾脏周围邻近器官和组织的感染亦可直接蔓延。

2. 易感因素　当各种原因使机体正常的防御机能受损时，细菌可进入尿路并生长繁殖，引起感染。常见的易感因素如下。

（1）尿路梗阻　是诱发尿路感染和使尿路感染易于上行的重要原因。

（2）膀胱输尿管反流及其他尿路畸形和结构异常　当存在膀胱输尿管反流时，膀胱含菌尿液可进入肾盂引起感染。其他如肾发育不全、多囊肾、海绵肾、马蹄肾、肾下垂、游走肾以及其他类型肾、肾盂及输尿管畸形等，均易发生尿路感染。

（3）器械使用　在尿路使用器械检查，不但会把细菌带入后尿道和膀胱，而且，常常会引起尿路损伤，故易发生尿路感染。

（4）代谢因素　①慢性失钾，可导致肾小管病损而易继发感染。②高尿酸血症、高钙血症或酸碱代谢异常，可引起肾尿酸或钙质沉着，易于发生尿路感染。糖尿病无症状细菌尿的发生率为 20%，而且易出现并发症如肾脓肿、肾周脓肿及急性肾乳头坏死等。

（5）其他不利因素　①任何慢性肾脏病均易于并发尿路感染，且较常发生肾盂肾炎。②尿道内或尿道口周围有炎症病灶易引起尿路感染。③重症肝病、晚期肿瘤、长期卧床的严重慢性疾病，以及长期使用免疫抑制剂等，均易发生尿路感染。

二、诊断

（一）病史

患儿可以有各种尿路畸形，特别是膀胱输尿管反流是引起此病的高危因素。另外，有一些患儿有各种慢性疾病，导致尿路受损或使机体免疫功能低下。

（二）临床表现

患儿症状及体征可因感染部位（上或下泌尿道）、年龄及病程而异。新生儿、婴幼儿以全身症状为主，泌尿系局部症状可不明显。年长儿除全身症状外，局部症状明显。

1. 新生儿期　全身症状重，如发热、苍白、吃奶差、呕吐、腹泻，有时可见黄疸，部分患儿可有惊厥、嗜睡、易激惹表现。泌尿系局部症状多不明显。

2. 婴儿期　全身症状明显，可见发热、精神不振等全身性感染表现。泌尿系症状常表现为尿频、顽固性尿布疹、排尿时哭叫等。下尿路刺激症状随年龄增长逐渐明显。

3. 儿童期　下尿路感染时，局部症状明显，而全身症状多不明显，表现为尿频、尿急、尿痛等尿路刺激症状，有时出现遗尿及终末血尿。上尿路感染时，全身症状较为明显，表现为发热、寒战、全身不适，可伴腰痛及肾区叩击痛，偶有一过性血尿。

4. 慢性尿路感染　病程持续 1 年以上。症状轻重不等，一般有反复发热、腰酸、乏力、消瘦、进行性贫血等。下尿路刺激症状可无或间歇出现。少数可发生高血压，甚至肾功能减退。

（三）实验室检查

1. 尿常规　清洁中段尿离心沉渣中白细胞≥5 个/HP，应考虑本病可能。白细胞尿在尿路感染时常见，但非特异性，故仅检出白细胞尚不足以诊断该病。个别病例初期可见红细胞。肾盂肾炎患儿还可出现中等蛋白尿、白细胞管型尿，晨尿的比重及渗透压减低。

2. 尿培养及菌落计数　清洁中段尿培养菌落数 $>10^5$/ml 即可确诊，$10^4 \sim 10^5$/ml 为可疑、$<10^4$/ml 多为尿标本污染。此法是诊断尿路感染的主要依据。

3. 尿涂片检菌　油镜下每个视野都能见到 1 个以上细菌，提示培养计数 $>10^5$/ml。此法简便迅速，有一定可靠性。

4. 尿抗体包被细菌检查　用荧光标记的抗 IgG 抗体检查尿沉渣中被抗体包被的细菌。此法对区别上、下尿路感染有相当的敏感性和特异性，上尿路感染阳性，下尿路感染阴性。

5. 试纸条亚硝酸盐试验和尿白细胞酯酶检测　试纸条亚硝酸盐试验诊断尿路感染的特异度高而敏感度较低，尿白细胞酯酶检测诊断尿路感染的特异度和敏感度均较高。

6. 影像学检查　常用的有 B 超、排泄性膀胱尿路造影、静态核素肾扫描等，可以辅助尿路感染的定位，检查泌尿系有无先天性或获得性畸形，了解慢性肾损害或瘢痕进展情况。

（四）诊断标准

（1）年长儿有尿路刺激症状，清洁中段尿离心沉渣中白细胞≥5 个/HP，尿细菌培养菌落数 $>10^5$/ml，可以诊断。

（2）婴幼儿，特别是新生儿，尿路刺激症状不明显，但只要有清洁中段尿细菌培养菌落数 $>10^5$/ml 或球菌≥10^3/ml，或耻骨上膀胱穿刺尿定性培养有细菌生长，即可诊断。

三、鉴别诊断

见表 7-3。

表 7-3　泌尿系感染的鉴别诊断

疾病	鉴别
急性肾炎	初期可有轻微尿路刺激症状，尿常规检查以红细胞增多为主，白细胞可少量增多，尿培养阴性
肾结核	病变如累及膀胱可出现尿路刺激症状及血尿、脓尿，尿液中可查到结核菌，有结核接触史及结核感染中毒症状，结核菌素试验阳性，静脉肾盂造影可见到肾盂肾盏出现破坏性病变
急性尿道综合征	以尿频、尿急、尿痛、排尿困难等尿路刺激症状为主要表现，但清洁中段尿培养无细菌生长或为无意义性菌尿

四、治疗

（一）一般治疗

急性期休息，多饮水，及时排尿，可减少细菌在膀胱内的停留，并可降低肾髓质及乳头部的渗透压。改善便秘。必要时加强对症支持治疗。女孩应注意外阴部清洁。

（二）抗生素治疗

早期应积极使用抗菌药物治疗。药物选择应根据感染部位、尿培养及药物敏感试验结果，尽量选择对肾脏毒性小，在肾组织、尿液、血液中都有较高浓度，抗菌谱广、抗菌能力强的药物，必要时可联合用药。若没有药敏试验结果，对上尿路感染首先选择二代以上头孢菌素、氨苄西林/棒酸盐复合物。

（三）去除病因

（1）及时矫正先天性尿路畸形，对伴发梗阻、反流等情况者应给予相应治疗。包茎严重儿宜早期手术。

（2）增强免疫力，祛除不良习惯，多饮水。

【中医临证通论】

本病属中医学"淋证"范畴。临床以小便频数短涩，滴沥刺痛，欲出未尽，小腹拘急引痛为主要特征。古代文献对本病有详尽的记载，《金匮要略·消渴小便不利淋病》指出"淋之为病，小便如粟状。小腹弦急。痛引脐中"。说明了本病的症状特点。《幼科金鉴》对小儿淋病进行了初步的分类、指出："淋病有五，热淋、冷淋、血淋、气淋、食淋是也。名虽不同，小儿得之，不过肾热流于膀胱，故令水道不利，小便赤少而数，小腹急痛引脐"。

一、病因病机

淋证的发生主要是由于感受湿热之邪，蕴结下焦，使膀胱气化功能失常所致。其病在下焦，与五脏有关。主要病位在肾与膀胱。初起以邪气实为主，正邪相搏，表现为实热证，是本病的急性阶段。湿热久稽，则耗伤气阴，或因先天畸形，肾气虚弱，复感湿热，表现为脾肾两虚，气阴不足，同时兼有湿热之邪者，属正虚邪恋的慢性阶段。

膀胱湿热	因外阴不洁，秽浊之邪上犯膀胱，或由其他脏腑湿热传入膀胱；或因过食肥甘酒热之品，积湿生热，湿热流入膀胱，热迫尿道，气化不利
气滞血瘀	郁怒伤肝，肝失疏泄，久则血失流畅，脉络瘀阻；或气郁化火，气火郁于下焦，以致膀胱气化不利
肾气虚亏	若因先天畸形，禀赋不足，肾气虚弱；或因导尿、沙石积聚，损伤肾气，肾气亏乏，皆可使外邪易于侵袭膀胱，气化不利，罹患淋证

二、辨证论治

（一）辨证要点

本病的病位在肾与膀胱。关键在于辨虚实。初起以邪气实为主，正邪相搏，表现为实热证，是本病的急性阶段。湿热久稽，则耗伤气阴，或因先天畸形，肾气虚弱，复感湿热，表现为脾肾两虚，气阴不足，同时兼有湿热之邪者，属正虚邪恋的慢性阶段。

（二）治疗原则

清热利湿为治淋大法。病久经络水液运行受阻，可温经通络，健脾除湿法治疗。日久不愈，损及脾肾，需施以健脾、益肾、滋阴、固本法。疾病过程中见有血瘀者，要配合活血化瘀之法。

（三）常见证型治疗

1. 膀胱湿热证

证候	小便频数短赤，甚则尿血，尿道灼热疼痛，尿下淋漓浑浊，舌质红苔黄腻，脉数有力
治法	清热泻火，利湿通淋
主方	八正散（萹蓄　瞿麦　栀子　滑石　木通　车前子　甘草梢　大黄）
加减	发热，加金银花、连翘；小便短赤，加生地黄、白茅根；小便带血，加小蓟、生藕节
推荐中成药	八正合剂，三金片，尿感宁颗粒

2. 肝胆湿热证

证候	小便频数短赤，寒热往来，口苦胁痛，呕恶不食，舌红苔黄，脉弦数
治法	清利肝胆，和解少阳
主方	龙胆泻肝汤（龙胆草　黄芩　栀子　生地黄　当归　木通　泽泻　车前子　柴胡）
加减	呕吐，加黄连、竹茹；尿血，加三七粉、琥珀粉；胁痛加青皮、香附
推荐中成药	龙胆泻肝丸

3. 肾阴不足证

证候	尿频，尿急，排尿痛，伴低热、头晕，腰酸乏力，舌光红，脉细数
治法	滋肾养阴，降火通淋
主方	知柏地黄九（生地黄　山药　山茱萸　牡丹皮　泽泻　茯苓　知母　黄柏）
加减	腰酸乏力，加枸杞子；骨蒸潮热，加青蒿、鳖甲、地骨皮
推荐中成药	知柏地黄丸

4. 脾肾两虚证

证候	尿频，尿急，尿道热涩疼痛，面色少华，神疲乏力，腰膝酸软，肢肿而浮，舌质淡苔白，脉细弱无力
治法	健脾补肾，缓急通淋
主方	无比山药丸合知柏地黄丸（熟地黄　山药　茯苓　泽泻　巴戟天　牛膝　山茱萸　赤石脂　杜仲　肉苁蓉　菟丝子　五味子　知母　黄柏　牡丹皮）
加减	小腹坠胀，小便点滴而出，加黄芪、党参、升麻；腰酸乏力，加桑寄生、杜仲、续断
推荐中成药	净石灵胶囊

三、预防与调护

（1）小儿平时多饮水，饮食清淡，不宜穿紧身内裤。

（2）保持内裤清洁卫生，不要坐在不干净的地方玩耍。

（3）有慢性疾病应尽早治疗，并注重增强免疫力，尽量减少尿路器械的使用。

【中西医诊治思路与特点】

（1）本病的诊断重在尿检和培养。对于反复发作者，应多从泌尿道解剖着手，同时也不能忽视全身感染，或与其他相关疾病作鉴别。

（2）如果患儿有明确的尿液检查异常，泌尿系感染的诊断可初步建立。在进一步取得尿液细菌学培养结果的同时可以开始抗生素的治疗。

（3）应注意区分上、下尿路感染。上尿路感染疗程 7～14 天。下尿路感染首选口服抗生素 2～4 天的短疗程治疗方法。

（4）对复发性泌尿系感染可考虑在控制急性发作后使用预防性抗生素治疗。选择敏感抗生素治疗剂量的 1/3 睡前顿服，首选呋喃妥因或磺胺甲噁唑。若小婴儿服用呋喃妥因伴随消化道不良反应剧烈者，可以选择 β 内酰胺类药物口服。

（5）积极寻找并去除诱因，可以有效地预防泌尿系感染并能减少复发。

（6）本病急性期多因湿热所致，病位在下，清热和渗湿为治淋大法。病久多为虚实夹杂，尤其是反复发作者，切不可一味清热利湿，否则有伤阴损阳之弊。

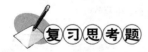

复习思考题

1. 本病的中医分型与代表方有哪些？

2. 本病治疗中抗生素运用原则是什么？

3. 对于反复发生泌尿系感染者，中医如何进行辨治？

（孙香娟）

扫码"练一练"

第八章 神经肌肉系统疾病

☞**要点导航**

本章主要介绍神经系统疾病检查方法，讲解神经系统常见的疾病。要求掌握小儿癫痫的分类及临床表现、化脓性脑膜炎、脑瘫的诊断要点及中西医治疗；熟悉小儿癫痫、病毒性脑炎、脑膜炎和吉兰-巴雷综合征的临床表现及中西医治疗；了解小儿癫痫和化脓性脑膜炎的病因病理。

扫码"学一学"

第一节 神经系统疾病检查方法

一、神经系统体格检查

小儿神经系统检查，原则上与成人相同，但由于小儿神经系统发育尚未成熟，加之小儿查体时常不合作，因而小儿神经系统检查也有其特殊性。有些检查在成人或年长儿属病理性，但在婴幼儿却是一种暂时的生理现象。因此，对小儿神经系统的检查与评价，均不能脱离相应年龄期的正常生理学特征。

（一）一般检查

1. 意识和精神行为状态 可根据小儿对各种刺激的反应来判断意识水平有无障碍，由轻而重分为嗜睡、昏睡、半昏迷和昏迷等。少数主要表现为谵妄、定向力丧失和精神行为异常等。智力低下者常表现为交流困难、脱离周围环境的异常情绪与行为等。

2. 头颅 观察头颅大小及外形。囟门增大伴膨隆、张力增高、颅缝开裂等均提示颅压增高，颅骨叩诊时尚可得"破壶音"。对疑有硬膜下积液、脑穿通畸形婴儿，可在暗室内用电筒紧贴颅骨做透照试验，前额部光圈 >2cm，枕部 >1cm，或两侧不对称时对诊断有提示作用。

3. 皮肤 某些神经疾病可伴有特征性皮肤损害，包括皮肤色素脱失斑、面部皮脂腺瘤、皮肤牛奶咖啡斑、面部血管痣等。

（二）脑神经检查

1. 嗅神经 反复观察对香水、薄荷或某些不适气味的反应。嗅神经损伤常见于先天性节细胞发育不良，或额叶、颅底病变者。

2. 视神经 主要检查视力、视野和眼底。

（1）视力 未成熟儿已能对强光表现皱眉或不安。3 个月婴儿开始用双眼注视并跟随移动中物体。年长儿可用视力表检查视力。

（2）视野　年长儿可直接用视野计。对婴幼儿，检查者可站在婴儿背后，或与其面对面地将色彩鲜艳玩具（对婴儿）或白色视标，由侧面远端缓慢移入视野内，注意婴儿眼和头是否转向玩具或患儿见到视标的表情，并以检查者自己视野作比较，粗测有无视野异常。

（3）眼底　检查婴幼儿眼底较困难，必要时扩瞳后进行。正常新生儿因血管少，视盘颜色较白，不要误为视神经萎缩。慢性颅内高压时可见视盘水肿和视网膜静脉淤血。

3. 动眼、滑车和外展神经　观察有无眼睑下垂、眼球震颤、斜视等。检查眼球向上、向下和向两侧的眼外肌运动。注意瞳孔大小及形状，以及对光反射、会聚和调节反应等。

4. 三叉神经　注意张口下颌有无偏斜，咀嚼时扪两侧咬肌及颞肌收缩力以判断其运动支功能。观察额、面部皮肤对痛刺激反应，并用棉花絮轻触角膜检查角膜反射以了解感觉支功能。

5. 面神经　观察随意运动或表情运动（如哭或笑）中双侧面部是否对称。周围性面神经麻痹时，患侧上、下面肌同时受累，表现为病变侧皱额不能、眼睑不能闭合、鼻唇沟变浅和口角向健侧歪斜。中枢性面瘫时，病变对侧鼻唇沟变浅和口角向病变侧歪斜但无皱额和眼睑闭合功能的丧失。

6. 听神经和前庭神经　观察小儿对突然声响或语声反应以了解有无听力损害。突然响声可引发新生儿惊跳或哭叫。3个月起婴儿头可转向声源方向。对可疑患者，应安排特殊听力测验。可选用旋转或冷水试验测定前庭功能。旋转试验时，检查者面对面地将婴儿平举，并原地旋转4~5圈，休息5~10分钟后用相同方法向另一侧旋转；冷水试验时，检查者以冷水（2~4ml）外耳道灌注。此法可测定单侧前庭功能，其结果较旋转试验准确。正常小儿在旋转中或冷水灌注后均出现眼震，前庭神经病变时则不能将眼震引出。

7. 咽和迷走神经　舌咽神经损害引起咽后壁感觉减退和咽反射消失。临床常合并迷走神经损害，共同表现为吞咽困难、声音嘶哑、呼吸困难及鼻音等。由于受双侧皮层支配，单侧核上性病变时可无明显症状。

8. 副神经　本神经支配胸锁乳突肌和斜方肌。病变时患侧肩部变低，耸肩、向对侧转头力减弱。

9. 舌下神经　其主要作用是将舌伸出。一侧中枢性舌下神经麻痹时，伸舌偏向对侧；而一侧周围性舌下神经瘫痪时，伸舌偏向麻痹侧，且伴舌肌萎缩与肌纤维颤动。

（三）运动功能检查

1. 肌容积　检查有无肌肉萎缩或肌容积增加。

2. 肌张力　指安静情况下的肌肉紧张度。检查时触扪肌肉硬度并做被动运动以体会肌紧张度与阻力。小婴儿可通过内收肌角、腘窝角、足跟碰耳试验、背曲角、围巾征等观察。生后4~5个月内小儿四肢屈肌张力较高属正常现象。

3. 肌力　是指肌肉做主动收缩时的力量。令患儿对抗阻力向各个可能的方向运动，从四肢远端向近端逐一检查各关节，两侧对比，注意各部位肌力。一般把肌力分6级，0级：完全瘫痪，无任何肌收缩活动；1级：可见轻微肌收缩但无肢体移动；2级：肢体能在床上移动但不能抬起；3级：肢体能抬离床面但不能对抗阻力；4级：能做部分对抗阻力的运动；5级：正常肌力。

4. 共济运动　可观察婴儿手拿玩具的动作是否准确。年长儿则能和成人一样完成指鼻、闭目直立、轮替运动等检查。

5. 姿势和步态 姿势和步态与肌力、肌张力、深感觉、小脑以及前庭功能都有密切关系。观察小儿各种运动中姿势有何异常。常见的异常步态包括：双下肢的剪刀式或偏瘫性痉挛性步态，足间距增宽的小脑共济失调步态，高举腿、落足重的感觉性共济失调步态，髋带肌无力的髋部左右摇摆"鸭步"等。

6. 不自主运动 主要见于锥体外系疾病，常表现为舞蹈样运动、扭转痉挛、手足徐动症或一组肌群的抽动等。每遇情绪紧张或进行主动运动时加剧，入睡后消失。

（四）感觉功能检查

由于疾病特征，对小儿的感觉检查一般不如成人重要。而且，临床很难在学龄前儿童获得充分合作。即使在学龄期儿童，也往往需要检查者的更多耐心及反复检查。具体检查方法与成人基本相同。

1. 浅感觉 包括痛觉、触觉和温度觉。痛觉正常者可免去温度觉测试。

2. 深感觉 位置觉、音叉震动觉。

3. 皮质感觉 闭目状态下测试两点鉴别觉，或闭目中用手辨别常用物体的大小、形态或轻重等。

（五）神经反射检查

小儿的反射检查可分为两大类，第一类为终身存在的反射，即浅反射及腱反射，检查方法同成人；第二类为暂时性反射，或称原始反射。

1. 浅反射和腱反射

（1）浅反射 腹壁反射在1岁后才可引出，最初反射呈弥散性。提睾反射在出生4~6个月才可引出。

（2）腱反射 新生儿期已可以引出肱二头肌、膝和踝反射。腱反射减弱或消失提示神经、肌肉或小脑疾病。腱反射亢进或踝阵挛提示上运动神经元疾病。恒定的一侧性反射缺失或亢进有定位意义。

2. 婴儿特有的主要反射 生后最初数月婴儿存在许多暂时性反射，这些暂时性反射可随年龄增大而逐一消失。当它们在应出现的时间内不能引出，或该消失的时间不消失，或两侧持续地不对称提示神经系统疾病。

（1）觅食反射 用食指轻触婴儿颊部，并逐渐移向口角，新生儿的头转向该侧。4~7月消失。

（2）吸吮反射 将手指伸入新生儿口中或手指触及上下口唇，即引起吸吮动作。4~7月消失。

（3）拥抱反射 小儿仰卧，检查者拉小儿双手使肩部略微离开检查台面时，突然将手抽出，小儿表现正常上肢外展、伸直，然后上肢屈曲内收呈拥抱状。4~5个月消失。

（4）握持反射 将检查者的食指从尺侧放入新生儿手中，新生儿即反射性地将手指紧握。2~3月消失。

另外，正常小儿9~10个月出现降落伞反射，此反射可持续终身。若不按时出现，提示有脑瘫或发育迟缓的可能。

（六）病理反射

包括巴宾斯基（Babinski）征、卡道克（Chaddock）征、戈登（Gordon）征和奥本海姆（Oppenheim）征等，检查和判断方法同成人。正常 2 岁以下婴儿可呈现阳性巴宾斯基征。检查者用拇指紧压婴儿足底也可引出同样阳性反应。若该反射恒定不对称或 2 岁后继续阳性时提示锥体束损害。

（七）脑膜刺激征

包括颈强直、屈髋伸膝试验（Kernig 征）和抬颈试验（Brudzinski 征）。

二、小儿神经系统辅助检查

（一）脑脊液检查

腰椎穿刺取脑脊液检查，主要包括外观、压力、常规、生化和病原学检查等，是诊断颅内感染和蛛网膜下隙出血的重要依据（表 8 - 1）。

表 8 - 1　颅内常见感染性疾病的脑脊液改变特点

	压力（kpa）	常规分析			生化分析			其他
		外观	Pandy 试验	白细胞（×10⁶/L）	蛋白（g/L）	糖（mmol/L）	氯化物（mmol/L）	
正常	0.69～1.96	清亮透明	-	0～10	0.2～0.4	2.8～4.5	117～127	
新生儿	0.29～0.78	米汤样	+～	数百～数千	0.2～1.2	3.9～5.0	110～122	涂片 Gram 染色和培养可发现
化脓性脑膜炎	不同程度增高	浑浊	+++	多核为主	增高或明显增高	明显降低	多数降低	现致病菌
结核性脑膜炎	不同程度增高	微浑，毛	+～	数十～数百	增高或明显增高	明显降低	多数降低	染色及培养可发现抗酸杆菌
病毒性脑膜炎	不同程度增高	清亮，个别微浊	-～+	正常～数百，淋巴为主	正常或轻度增高	正常	正常	可能阳性涂片墨汁染色和培养可发现
隐球菌性脑膜炎	高或很高	微浑，毛玻璃样	+～+++	数十～数百，淋巴为主	增高或明显增高	明显降低	多数降低	致病菌

（二）脑电图和主要神经电生理检查

脑电图（electroencephalography，EEG）是对大脑皮质神经元电生理功能的检查。

（1）常规 EEG　检查简单无痛。是把 20 根导线安置在头皮上检测记录脑电活动。各种波型的脑电记录帮助诊断癫痫和一些少见的脑代谢性疾病。

（2）动态 EEG　对一些难于检测出的癫痫，可采用连续 24 小时甚至数日 EEG 记录。因增加描记时间而提高了异常阳性率。若同时获得发作期 EEG，则更有助于癫痫诊断和分型。

（3）录像 EEG　不仅可长时间记录 EEG，更可实时录下患儿癫痫发作时的表现以及同步的发作期 EEG，对癫痫的诊断和分型更有帮助。

2. 诱发电位　分别经听觉、视觉和躯体感觉通路，刺激中枢神经诱发相应传导通路的反应电位。有脑干听觉诱发电位、视觉诱发电位、体感诱发电位。

3. 肌电图（EMG）　可帮助了解被测肌肉有无损害和损害性质（神经源性或肌源性）。

（三）神经影像学检查

1. 电子计算机断层扫描（computed tomography，CT）　是用增强的计算机扫描技术分析 X 线片。计算机产生二维、高分辨图像，这些图像类似于脑或其他所摄影器官的解剖切片。检查时受检查者必须在舒适情况下安静平卧。借助于 CT，医生可以广泛地探测脑和脊柱的疾病。CT 不但用于神经系统疾病的诊断，也用于监测治疗效果。

2. 磁共振成像（magnetic resonance imaging，MRI）　MRI 分辨率高，对人体无放射性损害，不出现颅骨伪影，可清楚显示脑干及后颅窝病变等，MRI 主要用于脑梗死、脑炎、脑肿瘤、颅脑先天发育畸形和颅脑外伤等的诊断；除此之外，MRI 图像对脑灰质与脑白质可产生明显的对比度，常用于脱髓鞘疾病、脑白质病变及脑变性疾病的诊断；对脊髓病变如脊髓肿瘤、脊髓空洞症、椎间盘脱出、脊椎转移瘤和脓肿等诊断更有明显的优势。然而，MRI 检查急性颅脑损伤、颅骨骨折、急性出血病变和钙化灶等不如 CT。

3. 正电子发射断层摄影（PET）　是通过显示特殊放射性核素在体内分布状态而获得大脑的内层结构和功能状态图像。把放射核素示踪剂经血液传送到脑组织，即可测定大脑的功能。例如：当被检查者在进行数学计算时，PET 可显示脑的某一部分功能最活跃，PET 同样适用于检查癫痫、脑肿瘤和脑卒中。PET 多用于研究。

4. 单光子发射断层扫描（SPECT）　是利用放射性核素了解脑的血供变化及代谢功能。一旦注射或吸入的放射核素经血入脑组织，其在大脑不同部位的强度就反映出脑的供血情况或能摄取此放射核素的神经递质感受器的功能。这种技术的精确性和特异性比 PET 差。

第二节　癫痫

扫码"学一学"

【西医临床导论】

癫痫（epilepsy，EP）是一组以脑神经元过度异常放电所引起的反复发作性、突然和短暂性的脑功能失常为特征的慢性脑部疾病。有时可呈持续状态。癫痫是世界范围常见的神经系统疾病，仅次于脑血管病而位居于神经系统常见病的第二位。发病率为 3% ~ 6%，半数以上癫痫患者在 12 岁以前发病。我国癫痫患者数众多，为 600 万 ~ 700 万，且以 20 岁以下的青少年和儿童为主体。

一、病因病理

（一）病因

根据癫痫病因不同分为三大类。

1. 特发性癫痫（原发性癫痫）　暂未找到病因，可能与遗传因素有较密切的关系。

2. 继发性（症状性）癫痫　因于多种脑部病损和代谢障碍的癫痫，如先天性疾病、产前期和围生期疾病（产伤是婴儿期癫痫的常见病因）、高热惊厥后遗症、外伤、感染、中毒、颅内肿瘤、脑血管疾病、营养代谢性疾病等。

3. 隐源性 尚未找到病因者。

（二）发病机制

癫痫的发病机制至今尚未完全清楚，主要与以下一些因素有关。

1. 神经元异常放电及其扩布 神经元异常放电是癫痫的病变基础，异常放电是离子异常跨膜运动所致，而后者的发生则与离子通道结构和功能异常有关。与癫痫的发生、发展相关的离子是钙、钾、钠及氯离子。它们之间相互协调、共同维持着神经系统的正常生理功能。离子通道是一大类维持有核细胞正常功能所必需的跨膜蛋白，它们对于可兴奋细胞特别重要，神经元细胞膜上编码离子通道的基因突变导致特定的跨膜蛋白和相关的分子结构或功能改变，这种改变与特发性癫痫密切相关。

2. 病性放电的传播 当异常的高频重复放电，使其轴突所直接联系的神经元产生较大的兴奋型突触后电位，从而连续传播。异常放电局限于大脑皮质的某一区域时，表现为部分性发作。若在此局部的反馈回路中长期传导，则导致持续性部分性发作。

3. 病性放电的终止 其机制未明，主要由于脑内各梯层的主动抑制机制。即在癫痫发作时，癫痫灶内巨大突触后电位，通过负反馈的作用激活抑制机制，使细胞膜长时间处于过度去极化状态，抑制放电过程的扩散，并减少癫痫灶的传入性冲动，促使发作放电的终止。

二、诊断

（一）病史

1. 发作史 癫痫患儿可无明显异常体征，详细而准确的发作史对诊断特别重要。癫痫发作应具有发作性和重复性这一基本特征。详细询问从先兆、发作起始到发作全过程，有无意识障碍，是局限性或是全面性发作，发作次数及持续时间，有无任何诱因，以及与睡眠关系等。

2. 与脑损伤相关的过去史 如围产期异常、运动及智力发育落后、颅脑疾病与外伤史等。

3. 癫痫、精神病及遗传代谢病家族史。

（二）临床表现

1. 发作分类（表8-2）

表8-2　癫痫的发作分类

1981年分类疾病
1. 部分性发作（从一侧大脑半球开始）
（1）单纯部分性发作（无意识障碍）
运动症状的发作
躯体感觉性或特殊感觉症状的发作
有自主神经症状的发作
有精神症状的发作
（2）复杂部分性发作（伴有意识障碍）
单纯部分性发作起病，继而出现意识障碍

续表

1981 年分类疾病
发作开始就有意识障碍
（3）部分性发作发展至全身性发作
单纯部分性发作发展至全身性发作
复杂部分性发作发展至全身性发作
单纯部分性发作发展成复杂部分性发作然后继发全身性发作
1981 年分类疾病
2. 全身（全面）发作
（1）失神发作和不典型失神发作
（2）肌阵挛发作
（3）阵挛发作
（4）强直发作
（5）全身性强直 – 阵挛发作
（6）失张力发作
（7）婴儿痉挛
3. 不能分类的发作：因资料不充足或不完全以及迄今分类标准尚无法归类的发作

2. 常见发作类型的典型表现

（1）部分性发作　神经元过度放电从一侧大脑半球的某一部分开始，仅限于身体的一侧。

①单纯部分性发作（无意识障碍）：运动的特征是非同步的阵挛或强直运动，而脸颈和肢体易受累。在单纯部分性发作中，头扭转合并眼斜向凝视特别常见。单纯部分性发作时有些患者诉有先兆（如胸部不适和头痛），这些可能是发作的唯一表现。

Ⅰ 运动性发作：表现为一侧某部位的抽搐。

Ⅱ 感觉性能发作：躯体感觉性或特殊感觉症状的发作。

Ⅲ 有自主神经症状的发作：发作时可有自主神经的症状。

Ⅳ 有精神症状的发作：表现为幻觉、错觉、记忆障碍、认知障碍、情感障碍或语言障碍等。

②复杂部分性发作（伴有意识障碍）：可能以单纯部分性发作开始，有或没有先兆，随之意识受损，或者反之；复杂部分性发作的发生可能与意识改变一致。患单纯部分发作和复杂部分性发作儿童中约有 1/3 有先兆，包括茫然、不快感、上腹不适或恐惧。

Ⅰ 单纯部分性发作起病，继而出现意识障碍。

Ⅱ 发作开始就有意识障碍。

③部分性发作发展至全身性发作：

Ⅰ 单纯部分性发作发展至全身性发作。

Ⅱ 复杂部分性发作发展至全身性发作。

Ⅲ 单纯部分性发作发展成复杂部分性发作然后继发全身性发作。

（2）全身（全面）发作

①失神发作和不典型失神发作：表现为突然正在活动的动作停止，意识丧失，面色苍

白，两眼凝视，手中如有物可落地，但人不跌倒，每次发作 2~10 秒。

②肌阵挛发作：表现为某部位的肌肉或肌群，甚至全身肌肉突然快速有力的收缩，引起肢体、头颈、躯干或全身突然而快速抽动。发作时脑电图可见多棘慢波、棘慢波或尖慢波。

③阵挛发作：肢体、面部或躯干呈节律性抽动。

④强直发作：表现为持续（5~20 秒或更长）而强烈的肌肉收缩，使身体固定于某些特殊体位，如偷眼偏斜、双臂外旋、呼吸暂停、角弓反张等。

⑤全身性强直-阵挛发作（大发作）：突然意识丧失，两手握拳，四肢抽动，口吐白沫，呼吸暂停，口唇青紫，常将舌咬伤，小便失禁，有时突然跌倒在地。每次抽动 1~3 分钟而自止，抽后入睡，醒后叫头痛，四肢痛。有时发作前有先兆。

⑥失张力发作：突然短暂的肌张力丧失，以致不能维持原来的姿势。可以局部或全身肌张力丧失，历时 1~3 秒，连续数次，发作后清醒。

⑦婴儿痉挛：通常在 4~8 月龄间起病，其特征是颈部，躯干和四肢短暂的对称性的收缩。至少有三种类型的婴儿痉挛症：屈肌型、伸肌型和混合型。屈肌型痉挛成串出现，颈、臂和小腿突然痉挛和躯干屈曲点头；而伸肌型痉挛产生躯干和四肢的伸展，是婴儿痉挛症不常见的类型。混合型婴儿痉挛由屈曲伸展交替组成，是最常见的婴儿痉挛症。发作可能持续数分钟。在每次痉挛间有短暂间隔。婴儿痉挛症发作之前或后可有哭喊，因而在一些病例中可能与绞痛相混淆。痉挛可在睡眠和觉醒状态下发生，但多发生在病人睡意朦胧或者刚醒来之时。婴儿痉挛症的脑电图表现是高峰节律紊乱，由高电压的双侧高电压与不同步的无序的慢波活动组成，或者呈高峰节律紊乱的变型。

（三）辅助检查

1. 脑电图　脑电图是诊断癫痫和确定发作类型的客观指标之一。检查有癫痫波、棘波或尖波、棘慢复合波、尖慢复合波和高幅阵发慢活动等痫性放电波，对癫痫的诊断有重要意义。脑电图正常不能排除癫痫的诊断。

2. 影像学检查　神经影像学检查和脑电图结合分析有助于明确病因。CT 最易发现小的钙化灶，核磁共振成像（MRI）可发现隐匿的脑皮质畸形、灰质异位、动脉畸形、小瘤等。阳电子发射横层扫描（PETS）和单光子发射数据层扫描（SPECT）分别测脑的葡萄糖代谢和脑血流灌注。发作间期，病灶的代谢水平和血流量均降低，在发作过程中，二者均增高。

3. 其他实验室检查　疑有代谢紊乱时常需测血糖、钙、钠等。新生儿要测肾功能。疑有颅内感染查脑脊液。对于伴有智力低下的患儿，有时需做遗传代谢病筛查、染色体检查、基因分析、脑脊液检查。

三、鉴别诊断

表 8-3。

表 8 - 3 癫痫的鉴别诊断

疾病	鉴别
癔症	明显的精神因素引发，发作时紧闭双眼，瞳孔反射及意识存在。慢慢倒下无损伤，四肢抽动无规律，周围有人时发作加重，用暗示方法可终止其发作。脑电图正常
屏气发作	好发于婴幼儿。常在情绪影响下剧哭，旋即呼吸暂停，青紫。严重者意识丧失，肢体抽动，角弓反张。1～3分钟缓解。首次发作多在 3～15 个月，5～6 岁后发作消失。脑电图正常
晕厥	由于一过性脑缺血缺氧引起，多见于青春期。多发生于体位性低血压、剧痛、劳累、阵发性心律不齐、家族性 Q-T 间期延长等。发作时有不安、头晕眼花、恶心呕吐、出汗、苍白、心率加快或血压短暂下降，继而意识丧失，持续数分钟，平卧即可改善，偶有抽搐。脑电图正常。发作后肢冷乏力

四、治疗

对癫痫患儿应努力控制发作，尽量提高患儿的生活质量。

（一）一般治疗

（1）尽量保证患儿的正常生活，合理安排生活学习，帮助患儿和家属对本病有正确认识，能积极主动配合治疗。

（2）症状性癫痫需除去病因以控制发作，如脑占位病变、代谢异常。

（3）药物治疗无效，有脑的局限病灶，发作频繁影响精神发育者，可手术治疗。

（二）药物治疗

抗癫痫药物的使用原则如下。

1. 早期治疗 明确诊断后应尽早给予抗癫痫药物，但对首次发作，如症状不严重、平素健康、智力正常、查体及影像检查无异常者，可暂不用药，须密切观察。

2. 正确选择药物 主要根据发作类型，首选单用药，次选联用药，疗程不宜短，停药宜渐减，同时考虑药物不良反应。

（1）卡马西平 卡马西平对于部分性癫痫有较好的疗效，特别是颞叶癫痫经常作为首选。初始剂量每次 100～200mg，每天 1～2 次，逐渐增加剂量直至最佳疗效。

（2）苯妥英钠 对全身性癫痫和部分性癫痫的效果均很好。剂量为 5～10mg/（kg·d）。

（3）丙戊酸钠 主要用于单纯或复杂失神发作、大发作的单药或合并用药治疗，有时对复杂部分性发作也有一定疗效。剂量为 15～60mg/（kg·d）。

（4）乙琥胺 仅用于单纯失神发作和肌痉挛。吸收快，约25%以原形由肾排泄，与其他癫痫病治疗药物很少相互作用，几乎不与血浆蛋白结合。

（5）氯硝西泮 直接作用于地西泮受体，起效快，但易出现耐药使作用下降。剂量为 0.1～0.2mg/（kg·d）。

（6）苯巴比妥（鲁米那） 对大发作疗效最好，对部分发作、癫痫持续状态亦有效，对小发作无效。剂量为 3～5mg/（kg·d）。

（7）扑米酮（又称扑痫酮） 适用于其他抗癫痫药难以控制的患者。剂量为 10～25mg/（kg·d）。

（8）拉莫三嗪 主要适用于部分性发作、继发性全身强直 - 阵挛性发作、Lennox - Gastaut 综合征、不典型失神发作等。

（9）托吡酯 对多种类型的癫痫发作有治疗作用。

【中医临证通论】

本病中医亦称癫痫，俗称羊角风，属"痫证"范畴。其临床特征为突然仆倒，意识丧失，口吐涎沫，两目直视，四肢抽搐，或口中作猪羊叫，移时苏醒，醒后一如常人。历代医家对痫症多有精辟论述，如隋·巢元方《诸病源候论》指出："诸方说痫，名证不同，其发之源，大体有三，风痫、惊痫、食痫是也"总之，本病的发生其内因缘于先天不足，以及胎疾。

一、病因病机

（1）先天因素常因胎元不实，元阴不足，或孕期失养，胎中受惊，致气血逆乱。后天因素包括颅脑损伤，积瘀伤络；时疫温毒，凌心犯脑；虫症入血，寄居脑窍；厥脱窒息，药物毒物，损伤脑窍；脑瘤内生，脑窍畸形，痰瘀阻滞；惊恐伤肝，气逆动食伤脾，气机失调及各种原因造成的心、脾、肝、肾亏损。

（2）本病病在脑窍，涉及心、肝、脾、肾四脏。疾病性质为邪实正虚，邪实者，积痰为主，瘀血、逆气、郁火为之助虐；正虚者，因反复发作，致心、肝、脾、肾内亏，气血耗散，痰浊内生隐伏。发作期风痰上涌，气血停滞，邪阻心窍，内乱神明，外闭经络，故一时发作。因痰有聚散、气有逆顺、风有动静，故时发时止。休止期脏腑气阴亏虚，痰浊内生。久发不愈，脏腑愈虚，痰结愈深；痰浊不除，反复发作，乃成痫疾。

顽痰阻窍	小儿脾运不健，津液凝聚为痰，阻塞经络，上逆窍道，脏腑气机升降失常，清阳不升，浊阴不降，痰蒙清窍而致
血滞心窍	产时受损或跌仆脑部受损，瘀血内生，瘀阻于上，或瘀血挟痰上冲于头，脑络闭阻，神志被蒙，虚风随生，则形成癫痫
惊后成痫	惊风重者反复发作，风邪与痰浊互结，阻闭心窍，横窜经络，形成癫痫，时发时止

二、辨证论治

（一）辨证要点

癫痫发作前常有先兆，如头晕胸闷，心慌眼花，肢麻恐惧等。发作轻者，意识丧失时间短，抽搐轻微或无，面色苍白，或突然动作停止，或短暂两目上视、眨眼、点头、咀嚼动作；重者意识丧失时间长，抽搐涎涌，惊叫啼哭，小便自遗。发作时局部抽动多属风痰中络；全身抽动多属肝风扇动；发作时面色青紫，舌暗红脉涩为血瘀气逆；面色时红时白，脉弦滑乍大乍小为惊恐气乱；发作时痰鸣气粗，舌红苔黄腻为痰火偏盛；痰鸣流涎，舌苔白腻为痰湿偏盛。平素面色萎黄为脾胃虚弱；面色晦暗为肝肾阴虚；面色苍白为心脾两虚；面色潮红为阴虚火旺；平素小便黄少，心烦少寐，舌红为心肝有热，纳少脘痞，多寐少动，舌淡胖嫩苔腻为脾虚有痰；小便清长，四肢不温，舌淡为气阳不足；平素目睛红赤为肝火盛，两目干涩为肝阴虚。

（二）治疗原则

本病治疗应分清标本，发作时宜先治其标，治疗原则为涤痰熄风、镇惊开窍。因惊所致者，治以镇静安神；因风所致者，治以熄风定痫；因痰所致者，治以涤痰开窍；瘀血所致，治以化瘀通窍。发作控制后治其本，分别治以健脾化痰、调补气血、养心益肾。发作时视其证候轻重缓急，也可标本同治。

（三）常见证型治疗

1. 发作期

（1）惊痫

证候	主证起病前有受惊恐史，发作前心中惊恐，发作时吐舌惊叫大啼，恍惚失魂，惊惕不安，面色时红时白，自言自语，摸索寻找，原地转圈等，苔薄白，脉弦滑
主方	镇惊丸（茯神　麦冬　朱砂　远志　石菖蒲　枣仁　牛黄　黄连　钩藤　珍珠　胆南星　天竺黄　水牛角　甘草）
加减	癫痫发作严重，加全蝎、蜈蚣、僵蚕；心神不安，加磁石；痰多胸闷，加川贝，砂仁

（2）痰痫

证候	发作时突然跌仆，神识不清，痰涎壅盛，喉间痰鸣，口吐痰沫，抽搐不甚，或精神恍惚而无抽搐，瞪目直视，呆木无知，苔白腻，脉弦滑
治法	涤痰开窍
主方	涤痰汤（半夏　陈皮　甘草　竹茹　枳实　生姜　胆南星　人参　石菖蒲）
加减	抽搐频繁，加全蝎、蜈蚣；痰涎涌盛，加白金丸；纳呆、腹胀，加神曲、莱菔子；心神不安，加磁石

（3）风痫

证候	发作前头痛眩晕，发作时昏仆倒地，人事不知，四肢抽动明显，颈项强直扭转，两目上视或斜视，牙关紧闭，面色红赤，脉象弦滑，苔白腻
治法	熄风定痫
主方	定痫丸（天麻　川贝母　胆南星　半夏　陈皮　茯苓　茯神　丹参　麦冬　石菖蒲　远志　全蝎　僵蚕　琥珀　朱砂　竹沥　姜汁　甘草）
加减	心火偏旺而烦躁不安，加黄连、栀子、竹叶，肝火偏旺而头痛剧烈，加龙胆草、菊花；频繁抽搐，加蜈蚣、僵蚕；颈项强直，加钩藤，石决明

（4）瘀痫

证候	多见于有外伤及产伤史者。发作时头晕眩仆，昏不知人，四肢抽搐，头部刺痛，痛处固定，面唇青紫，形体消瘦，肌肤枯燥色暗，大便干结，舌暗有瘀斑，脉细涩
治法	活血化瘀，通窍定痫
主方	通窍活血汤（赤芍　川芎　桃仁　红花　生姜　麝香　大枣　老葱　甘草）
加减	抽搐频繁，加全蝎、地龙；面唇青紫、血瘀较重，加当归、三七、丹参；频发不止，加失笑散

2. 休止期

（1）脾虚痰盛证

证候	癫痫反复发作，次数较频，时作眩晕，面色萎黄，食欲不振，大便稀溏，体倦神疲，气短乏力，腹胀泛恶，胸腹痞闷，咯吐痰涎，舌淡苔白腻，脉细弱
治法	健脾化痰
主方	六君子汤（人参　白术　茯苓　甘草　陈皮　半夏）
加减	大便稀，加山药、扁豆，眩晕、舌淡者，加黄芪、龙眼肉、红枣；预防抽搐发作，加钩藤、天麻、胆南星

（2）脾肾两虚证

证候	病程日久，越发越重，眩晕耳鸣，智力迟钝，腰膝酸软，四肢不温，食欲不振，大便稀溏，神疲乏力，舌淡红，苔白，脉沉细无力
治法	补益脾肾
主方	河车八味丸（紫河车　地黄　牡丹皮　大枣　茯苓　泽泻　山药　麦冬　五味子　肉桂　熟附片　鹿茸）
加减	时作眩晕，加当归、白芍；睡眠不宁，加夜交藤、合欢皮；智力迟钝，加人参、石菖蒲；大便稀溏，加扁豆、炮姜

三、预防与调护

（1）做好妊娠保健，避免造成癫痫的先天因素。产期防止分娩意外，避免产伤、窒息。注意小儿身心健康，饮食有节，避免暴饮、暴食及精神刺激。保持心情舒畅，起居有规律，防恼怒惊恐、过度劳累。

（2）预防中枢神经系统疾病，一旦患病，应查明病因并及时针对病因治疗，以防发生癫痫。

（3）外出时应有人相随，以防意外。发作时不能强行扳动，防止损伤；将头偏向一侧，解开衣领，用裹纱布的压舌板置于上下磨牙间，以防咬伤舌头；痰多者吸痰，保持呼吸道通畅。

【中西医诊治思路与特点】

（1）根据本病典型临床症状，结合病史、体检、典型脑电图改变等诊断则易。若发作隐匿，脑电图不典型，诊断较难。一般通过反复询问病史，详细体格检查，动态脑电图（可经过度换气、睡眠、光或声音刺激、药物等诱发试验和反复检查，阳性率可提高），头颅CT，核磁共振，遗传代谢病筛查等方可诊断。

（2）诊断明确，则应早期合理使用抗癫痫药物。但对首次发作，如症状不严重、平素健康、智力正常、查体及影像检查无异常者，可暂不用药，但须密切观察。

（3）癫痫发作期多为时短暂，规律性的治疗难以按病期考虑，治疗的时间以休止期为主，所以对休止期的辨证治疗十分重要。中药治疗癫痫应分清标本，发作时宜先治标，以涤痰熄风，镇惊开窍为主。发作控制后治其本，以健脾化痰，调补气血，养心益肾为主。

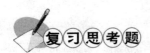
复习思考题

1. 癫痫发作的共同特征是什么？
2. 癫痫的发作类型有哪些？
3. 癫痫的中医治疗原则是什么？
4. 试述痰瘀与癫痫的关系。

第三节 化脓性脑膜炎

【西医临床导论】

化脓性脑膜炎（purulent meningitis）简称化脑，系由各种化脓菌感染引起的脑膜炎症。其临床特征为发热、头痛、呕吐、惊厥、脑膜刺激征及脑脊液改变。婴幼儿常见，90%以上病例发生在生后1个月至5岁，自使用抗生素以来其病死率已由50%～90%降至10%以下，但仍是小儿严重感染性疾病之一。其中脑膜炎双球菌引起者最多见，临床表现有其特殊性，为传染病，不在本节叙述，本节着重介绍化脑的共同特点及其他较常见细菌引起的非流行性化脓性脑膜炎。

扫码"学一学"

扫码"看一看"

一、病因病理

（一）病因

化脓性脑膜炎可由任何化脓性细菌引起。最常见的致病菌为脑膜炎球菌、肺炎球菌和流感嗜血杆菌。其次为金黄色葡萄球菌、链球菌、大肠埃希菌、变形杆菌、沙门菌及铜绿假单胞菌等。新生儿脑膜炎以大肠埃希菌和溶血性链球菌为多见。开放性颅脑损伤所引起的多数为葡萄球菌、链球菌和铜绿假单胞菌。

（二）病理

各种致病菌所致的化脓性脑膜炎的病理变化大体上相似。在细菌毒素和多种炎症相关细胞因子作用下，形成以软脑膜、蛛网膜和表皮脑组织为主的炎症反应，表现为广泛性血管充血、大量中性粒细胞浸润和纤维蛋白渗出，同时伴有不同程度的血管源性和细胞毒性脑水肿。在疾病早期或轻型病例，炎性渗出主要在大脑顶部表面，随后蔓延至大脑基底部和脊髓表面。发病数周后，若脑膜粘连致使脑脊液的吸收障碍和循环受阻，可引起交通性或非交通性脑积水。如并发脑动脉炎，可引起脑缺血或脑梗死。

（三）发病机制

细菌抵达脑膜可通过多种途径，如淋巴或血流播散、外伤或医源性感染等。通常脑膜炎是由菌血症发展而来。细菌多由上呼吸道侵入，先在鼻咽部隐匿、繁殖，继而进入血流，直接抵达营养中枢神经系统的血管，或在该处形成局部血栓，并释放出细菌栓子到血液循环中。由于小儿防御、免疫功能弱，病原菌容易通过血－脑屏障到达脑膜引起化脑。婴幼儿的皮肤、黏膜、肠胃道以及新生儿的脐部也常是感染侵入门户。鼻旁窦炎、中耳炎、乳突炎既可作为病灶窝藏细菌，也可因病变扩展直接波及脑膜。

二、诊断

（一）病史

多数病例在发病前可有呼吸道感染，胃肠道感染，皮肤疖肿等感染病史，或颅脑外伤病史。

（二）临床表现

1. 感染中毒及急性脑功能障碍表现 包括有高热、烦躁不安以及进行性加重的意识障碍症状。起病时神志一般清醒，随着病情加重逐渐可从精神萎靡、嗜睡、昏睡、昏迷到深度昏迷。严重者在24小时内即出现惊厥。

2. 颅内压增高表现 患儿表现头痛、呕吐，婴儿可表现前囟张力增高、前囟饱满、头围增大等。合并脑疝时，则有突然意识障碍加重、瞳孔不等大、呼吸不规则等体征。

3. 脑膜刺激征 神经系统检查常见颈强直、Kernig征与Brudzinski征阳性。婴幼儿还可表现有前囟饱满，有时皮肤划痕试验阳性。新生儿表现则很不典型，查体可仅见前囟张力增高，而少有其他脑膜刺激征。

（三）并发症

1. 硬脑膜下积液 1岁以下婴儿多见，肺炎链球菌和流感嗜血杆菌脑膜炎患儿多见。若加上无症状者，其发生率可高达85%～90%。临床特点为：①长期发热，在治疗中体温不退或热退数日后又复升；②病程中出现进行性前囟饱满、颅缝分离、头围增大、惊厥、呕吐、意识障碍等，应进行颅骨透光检查，必要时头部CT扫描。

2. 脑室管膜炎 多见于婴儿、诊治不及时及革兰阴性杆菌感染者。临床特点为频繁惊厥，甚至呼吸衰竭，病情危重，疗效不佳，是造成神经系统严重后遗症的原因之一。确诊依赖侧脑室穿刺，脑室内脑脊液显示异常。

3. 抗利尿激素异常分泌综合征 炎症累及下丘脑和垂体后，可发生抗利尿激素不适当分泌，导致水钠潴留。临床表现为低钠血症和血浆渗透压降低，可加剧脑水肿，致惊厥和意识障碍加重，或直接因低钠血症引起惊厥发作。

4. 脑积水 常见于治疗不当或延误治疗的患者，尤其多见于新生儿和小婴儿，为脓性渗出物堵塞狭小孔道或发生粘连而引起脑脊液循环障碍所致。

5. 各种神经功能障碍 由于炎症波及耳蜗迷路，10%～30%的患儿并发神经性耳聋。其他如智力低下、癫痫、视物障碍和行为异常等。

（四）辅助检查

1. 一般检查

（1）外周血常规 白细胞总数及中性粒细胞明显增加。白细胞总数可高达（20～40）×10^9/L，中性粒细胞分类可达80%～90%。贫血常见于流感杆菌脑膜炎。

（2）血培养 早期、未用抗生素治疗者可得阳性结果。能帮助确定病原菌。新生儿化脑的血培养阳性率较高。

2. 脑脊液检查 脑脊液检查是确诊本病的重要依据。常规检查脑脊液可见外观浑浊或稀米汤样，压力增高。镜检白细胞总数显著增多，≥1000×10^6/L，以中性粒细胞为主；糖含量显著降低，常＜1.1mmol/L，甚至测不出；蛋白质含量增多，常≥1000mg/L。

脑脊液涂片革兰染色找菌是明确脑膜炎病因的重要方法，通常阳性率为70%～90%。脑脊液细菌培养是确定病原菌最可靠的方法。

3. 头颅CT扫描 急性化脓性脑膜炎通常不需要做CT检查，但对于有显著颅内压增高，出现局限性神经系统异常体征，治疗中有持续发热、头围增大等情况，疑有并发症的患儿，应进行CT检查，以便及时处理和随访。

三、鉴别诊断

见表8-4。

表8-4 化脓性脑膜炎的鉴别诊断

疾病	鉴别
结核性脑膜炎	典型结核性脑膜炎脑脊液外观毛玻璃样，有时因蛋白含量过高而呈黄色。白细胞数（200～300）×10^6/L，偶尔超过1000×10^6/L，单核细胞占70%～80%。糖、氯化物均明显减低。蛋白增高达1～3g/L，脑脊液涂片可找到抗酸杆菌。应注意身体其他部位结核病灶表现
病毒性脑炎	起病一般较急，脑脊液外观清亮，白细胞数（0～数百个）×10^6/L，早期多核细胞稍增多，以后即以淋巴细胞为主，蛋白轻度增高，糖、氯化物正常。脑脊液中特异性抗体和病毒分离有助诊断
中毒性脑病	系急性感染及毒素所引起的一般脑部症状反应，多因脑水肿所致，而非病原体直接作用于中枢神经系统，故有别于中枢神经系统感染。其临床特征为谵妄、抽搐、昏迷，可有脑膜刺激症状或脑性瘫痪。脑脊液仅压力增高，其他改变不明显

四、治疗

本病属急症，因此治疗必须及早、有力、足量、足疗程，治疗的关键是抗菌治疗和急危症处理。

（一）一般治疗

（1）流通室内空气，温度适宜，仔细观察病情变化，注意呼吸、脉搏、血压等生命体征的变化。

（2）控制液量，一般在正常生理需要量的75%，避免加重脑水肿。

（3）恢复期加强神经肌肉功能恢复，减少后遗症。

（二）抗菌治疗

1. 用药原则 足量，早期，足疗程，联合用药。选用对病原菌敏感、可穿透血脑屏障的抗生素，使其在脑脊液中达到杀菌水平。目前主要选择的药物为第三代头孢菌素，包括头孢噻肟钠200mg/（kg·d），或头孢曲松钠100mg/（kg·d），疗效不理想时可联合使用万古霉素40mg/（kg·d），对β-内酰胺类药物过敏的患儿，可改用氯霉素100mg/（kg·d）。

2. 病原菌明确后抗生素的选择

（1）肺炎链球菌 首选青霉素30万～60万U/（kg·d），不少于2～3周；对青霉素中度耐药者选第三代头孢菌素；高度耐药者选万古霉素和（或）氯霉素。

（2）流感嗜血杆菌 首选氨苄西林200mg/（kg·d）；耐药者改用第三代头孢菌素，疗程不少于2～3周。

（3）B组链球菌 首选氨苄西林或青霉素，疗程不少于14～21天。

（4）大肠埃希菌、铜绿假单胞菌、金黄色葡萄球菌：首选头孢呋辛，疗程不少于3周，或至脑脊液无菌后2周。

（三）对症治疗

（1）及时处理高热、惊厥，纠正呼吸循环衰竭。

（2）及时使用脱水剂，减轻颅内高压，预防发生脑疝。

（3）除脑膜炎双球菌外，在使用抗生素的同时可静脉注射地塞米松 0.6mg/（kg·d），分 4 次静脉注射，连用 2～3 日，以减轻因抗生素快速杀菌所产生的内毒素对细胞因子调节炎症反应的促进作用，还可降低血管通透性，减轻脑水肿和颅内高压。

（四）并发症的治疗

1. 硬膜下积液 少量液体不必穿刺，积液多时应反复进行穿刺放液，一般每次每侧不超过 15ml，多数病例经此治疗可痊愈。少数病例为硬膜下积脓，除穿刺放液外，需根据病原菌注入相应抗生素，必要时进行外科处理。

2. 脑室膜炎 除全身抗生素治疗外，可作侧脑室控制引流，减轻脑室内压，并注入适宜抗生素。

3. 脑性低钠血症 适当限制液体入量，逐渐补充钠盐。

【中医临证通论】

化脓性脑膜炎属中医"温病"、"痉病"和"急惊风"范畴。"春温"、"风温"、"瘟疫"有类似的症状描述。

一、病因病机

病因为感受外来热毒之邪。起病之前，多有毒邪侵犯他脏之症，因热毒壅盛，正气亏虚，无力御邪，热毒循经上犯脑窍，发为本病。其病位在脑，热毒壅结，腐化成脓。脑者，精明之腑，毒酿成脓，除见热毒炽盛之发热、烦躁、渴饮等症外，常见精明失主表现。脑为奇恒之腑，与心、肝两脏关系密切，热乘心神则神识不明，可见精神萎靡，嗜睡或昏迷；邪热犯肝则风阳邸张，可见剧烈头痛、呕吐或惊厥。重者热毒内闭，阳气外脱，可致危殆。热毒痈脓留阻脑内，络脉不畅，血行瘀滞，毒瘀互结，脓液积聚，可致脓肿；脑窍闭塞，瘀阻水停，发为积水；痰瘀阻滞，气阴亏虚，经脉失养，可遗留失明、失聪、癫痫、面瘫或肢体瘫痪。

二、辨证论治

（一）辨证要点

本病初起热炽毒盛，继而毒腐成脓，临床以卫气营血辨证为主，同时要注意辨别邪正消长。年幼、体弱者在热炽时易于出现内闭外脱的变证；日久气血亏耗者，可成邪恋正虚或气阴两虚。

（二）治疗原则

本病治疗以清热解毒为原则。

（三）常见证型治疗

1. 卫气同病证

证候	发热恶寒，头痛项强，恶心呕吐，精神不振或烦躁嗜睡，口渴喜饮，舌质红，苔薄黄，脉数
治法	清热解毒，疏表祛邪
主方	银翘散合白虎汤（金银花　连翘　竹叶　荆芥　牛蒡子　薄荷　淡豆豉　甘草　桔梗　芦根　石膏　知母　粳米）

续表

加减	头痛剧烈，加菊花、钩藤、蔓荆子；嗜睡苔腻加郁金、石菖蒲；大便秘结，加大黄、芒硝；皮肤有出血点，加牡丹皮、水牛角

2. 气营两燔证

证候	头痛剧烈，壮热神昏，颈项强直，频繁呕吐，口渴唇干，或烦躁谵妄，前囟凸起，四肢抽搐，大便干结，小便黄赤，舌红绛，苔黄燥，脉弦数
治法	清气凉营，泄热解毒
主方	清瘟败毒饮（生石膏 生地黄 水牛角 黄连 栀子 桔梗 黄芩 知母 赤芍 玄参 连翘 甘草 牡丹皮 鲜竹叶）
加减	大便燥结，加生大黄、芒硝，瘀斑甚，加紫草、侧柏叶；呕吐，加竹茹、姜半夏；头痛重，加菊花、白芷、藁本；抽搐频作，加钩藤、石决明、僵蚕、蜈蚣
推荐中成药	安宫牛黄丸、神犀丹

3. 毒邪内闭证

证候	突然高热，剧烈头痛，反复呕吐，神昏抽搐，面红气粗，舌质红，苔黄干，脉弦有力
治法	清热解毒，开窍熄风
主方	清瘟败毒饮合羚羊钩藤汤（生石膏 生地黄 水牛角 黄连 栀子 桔梗 黄芩 知母 赤芍 玄参 连翘 甘草 牡丹皮 鲜竹叶 羚羊角粉 霜桑叶 川贝母 鲜生地黄 钩藤 菊花 茯神 白芍 甘草）
加减	痰涎壅盛，加鲜竹沥、天竺黄、猴枣散；腑实热证，配大黄、芒硝；抽搐甚，加全蝎、蜈蚣、僵蚕或至宝丹；窍闭不开，加安宫牛黄丸鼻饲
推荐中成药	安宫牛黄丸、至宝丹

4. 气阴两虚证

证候	身热不退或低热起伏，神疲气弱，肌肉酸痛，甚则口干舌燥，纳食不香，多汗自汗，舌红少津或光剥无苔，脉细数
治法	益气养阴，清解余邪
主方	生脉散合大补阴丸（人参 麦冬 五味子 黄柏 知母 熟地黄 龟板 猪脊髓）
加减	低热，加地骨皮；汗多，加黄芪、牡蛎；纳呆，加焦三仙；筋脉拘急加鸡血藤、丝瓜络

三、预防与调护

化脑尤其是肺炎球菌脑膜炎，大多是由上呼吸道感染发展而来，因此对婴儿的呼吸道感染必须予以重视，建立良好的生活制度，注意保暖，多见阳光，多吸新鲜空气，进行必要的户外活动以增强抵抗力，减少与呼吸道感染患者的接触，以防止呼吸道感染的发生。新生儿脑膜炎的预防则与围生期保健有关，应彻底治疗产妇感染。新生儿如果暴露在严重污染环境中，则应使用抗生素预防。

【中西医诊治思路与特点】

（1）由于各种脑膜炎的病原菌、临床特征、治疗方法与预后各不相同，因此首先要区别是否为化脓性脑膜炎，确定细菌种类，早诊断、早治疗是决定预后的关键。

（2）对于本病，应强调对可疑患儿及早进行脑脊液检查，但对于颅压增高明显、严重心肺功能受累及休克、腰穿部位皮肤感染的患儿不宜即刻行腰穿。

（3）本病治疗以西医选用敏感抗生素和对症急救为主。同时结合中医辨证论治，可以提高疗效。尤其神昏、抽搐患儿服用中药安宫牛黄丸、至宝丹等效果显著。

（4）本病中医辨治以清热解毒、消痈祛脓为原则，根据不同临床表现，配合清心开窍、平肝熄风、活血化瘀等法。若阳气欲脱者，急以回阳固脱；正气亏虚者，辅以补气养血。

（5）本病属严重疾病，病死率高，存活者易留有后遗症如脑积水、癫痫、智能低下和神经系统后遗症。预后与患儿年龄、感染细菌种类、病情轻重，治疗早晚，有无并发症及细菌对抗生素的敏感性等有关。婴幼儿抵抗力差，早期诊断较困难，故预后差。新生儿化脑病死率可达65%~75%，特别是宫内感染肠道细菌预后极差。金黄色葡萄球菌及肠道细菌引起者由于细菌耐药，治疗困难病死率亦高。肺炎链球菌所致化脑病死率可达15%~25%，且易于复发、再发。

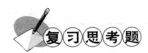

复习思考题

1. 化脓性脑膜炎的临床表现有哪些？如何才能做到早诊断、早治疗？
2. 化脓性脑膜炎的脑脊液特点是什么？
3. 化脓性脑膜炎的中医辨证要点是什么？

第四节　病毒性脑炎、脑膜炎

扫码"学一学"

【西医临床导论】

病毒性脑炎、脑膜炎（viral encephalitis, meningitis）是由多种病毒引起的急性中枢神经系统感染性疾病。由于病原体致病特点和宿主反应过程的差异，形成不同类型疾病。若炎症过程主要在脑膜，则表现为病毒性脑膜炎，主要累及大脑实质时，则以病毒性脑炎为临床特征。大多患者具有病程自限性。

一、病因病理

（一）病因

病毒性脑炎多由肠道病毒、常见传染病病毒或疱疹病毒引起，包括柯萨奇病毒、埃可病毒、流行性腮腺炎病毒、流感病毒、腺病毒、微小病毒、呼吸道合胞病毒、副流感病毒、狂犬病毒、淋巴细胞性脉络丛脑膜炎病毒、单纯疱疹病毒、水痘-带状疱疹病毒、巨细胞病毒、EB病毒等。约80%以上病毒性脑膜炎由肠道病毒引起。

（二）病理

脑膜充血、水肿，淋巴细胞浸润。脑组织水肿、软化或坏死，病变为局限性或弥漫性，呈弥漫性者可累及大脑、脑干、小脑及脑膜。显微镜下可见病灶中心小静脉周围淋巴细胞、单核细胞及浆细胞浸润，局部出血性软化坏死灶，有时还可见到白质脱髓鞘变化。根据病变的范围和程度可分为三个类型，即弥漫型、脑干型、假肿瘤型。病理改变一般以单纯疱疹病毒脑炎较为严重，常见颞叶和额叶的出血性坏死，而柯萨奇病毒和淋巴细胞性脉络膜丛脑膜炎、病毒性脑炎则病变较轻。

（三）发病机制

感染途径主要为血行播散。病毒自呼吸道或胃肠道局部增殖后进入血液，形成病毒血症，然后病毒随血液循环透过血–脑屏障，侵犯脑膜引起炎症；或进入神经细胞内增殖，干扰神经细胞代谢，由于病毒在血管内引起血管内皮细胞增生，导致循环障碍，破坏神经组织，造成脑炎。也可由于神经组织对病毒抗原的强力反应导致脱髓鞘病变和血管、血管周围破坏性病变。

二、诊断

（一）病史

病前多有呼吸道或消化道感染病史。

（二）临床表现

1. 症状　大多起病急，常有发热，头痛，恶心呕吐，全身乏力，肌肉酸痛，程度不同的精神萎靡，嗜睡，谵语或意识障碍。婴儿呈前囟饱满。亦有以精神表现为主者，可见兴奋多语或行为异常。以脑膜炎改变为主者，患儿意识多不受累，较少有惊厥发作，可有颈项强直，但无局限性神经系统体征。以脑炎改变为主者，患儿可频繁惊厥发作，出现幻觉、异常动作、木僵状态。单纯疱疹病毒脑炎常有口唇或角膜的疱疹或周身皮损；流行性腮腺炎脑炎伴腮腺肿大；柯萨奇病毒和埃可病毒脑炎可有各种皮疹、心肌炎表现；腺病毒脑炎则见运动失调、面神经瘫痪、踝阵挛、腱反射消失、双侧巴宾斯基征阳性；流感脑炎常见一侧或两侧的强直性瘫痪；急性横贯性脊髓炎见于流行性腮腺炎病毒和 EB 病毒感染者；多发性神经根炎除见于上述两者外，还可见于巨细胞病毒感染者。

2. 体征　可见咽部充血，肢体瘫痪或颅神经麻痹，颈项强直，脑膜刺激征阳性，腱反射正常或亢进，锥体束征阳性。可因受累脑区的不同而出现不同的局限性神经系统体征，如类似急性横贯性脊髓炎、多发性神经根炎、急性偏瘫、脑干脑神经核受累或急性小脑共济失调等。

3. 临床分型

（1）弥漫型　临床表现与流行性乙型脑炎不易区分，常先有轻度的全身不适，随后迅速进展而陷入昏迷、惊厥，可发热，病程 1~2 周。

（2）脑干型　常以面神经瘫痪、呛咳、吞咽困难、肢体麻木、无力等为首发症状，还可有动眼神经麻痹、假性球麻痹的表现，脑脊液压力常在正常范围以内，眼底无明显病理变化。

（3）假肿瘤型　常有头痛、呕吐、肢体活动差或瘫痪、失语，也可以精神症状为主要表现，可出现局灶性神经系统症状，很快出现颅内高压症。

（三）辅助检查

1. 脑脊液检查　多数压力增高，外观清亮或微浑。白细胞数常增加，一般在 $300 \times 10^6/$L 以内，早期以中性粒细胞为主，2~3 天后以淋巴细胞为主。蛋白质大多正常或轻度增高，糖和氯化物正常。脑脊液直接涂片无细菌发现。单纯疱疹病毒脑炎脑脊液中可有红细胞。

2. 病毒学检查 可从脑脊液中分离出埃可病毒、柯萨奇病毒、腮腺炎病毒、腺病毒、淋巴细胞性脉络丛脑膜炎病毒等。单纯疱疹病毒从脑脊液中分离的阳性率不高，可见到核内包涵体，但无特异性，血清学测出抗单纯疱疹病毒的 IgM 抗体则有诊断意义。EB 病毒脑炎的脑脊液中有异常淋巴细胞，并可查出嗜异凝集抗体和抗 EB 病毒抗体。分别测定患儿急性期和恢复期的双份血清，如特异性抗体滴度呈 4 倍以上升高，对诊断相应的病毒感染有帮助。

3. 脑电图 可表现为多灶性、弥漫性的高频或低频漫波改变。

三、鉴别诊断

见表 8 – 5。

表 8 – 5　病毒性脑炎的鉴别诊断

疾病	鉴别
化脓性脑膜炎	根据典型脑脊液改变，如白细胞数、中性粒细胞数明显增加，糖含量减低而蛋白质增高，一般不难作出鉴别。但已用抗生素治疗后的化脓性脑膜炎，其脑脊液的改变与本病较为相似，应从病史、病原学等方面予以区别
瑞氏综合征	伴有发热、昏迷、惊厥的瑞氏综合征很难与重症病毒性脑炎、脑膜炎鉴别。但瑞氏综合征是急性进行性脑病，以 6 个月至 4 岁小儿多见。病理特点是急性脑水肿和肝、肾、心等内脏的脂肪变性。有血氨值增高、血糖含量减低和血转氨酶活性增高等典型改变
急性中毒性脑病	有时与脑脊液改变的病毒性脑炎、脑膜炎不易鉴别。但中毒性脑病往往有败血症、重症肺炎或中毒型菌痢等原发疾病存在

四、治疗

本病缺乏特异性治疗。但由于病程自限性，急性期正确的支持与对症治疗，是保证病情顺利恢复、降低病死率和致残率的关键。

（一）一般治疗

在疾病过程中应加强护理，对危重患儿应专人守护，或入 ICU 监护治疗。注意营养供给，维持水和电解质平衡，保持呼吸道通畅，保护皮肤和黏膜的清洁，避免压疮和继发感染。

（二）抗病毒治疗

疗效不确定。早期使用碘苷（疱疹净）、阿糖腺苷、无环鸟苷对治疗单纯疱疹病毒脑炎有一定疗效。转移因子、干扰素等可提高患儿对病毒的抵抗力。

（三）对症治疗

按常规处理高热、惊厥、脑水肿，及时处理颅内压增高和呼吸、循环功能障碍。对重症一般多主张使用地塞米松 0.1～0.2mg/kg 静脉滴注，以退热和减轻脑水肿。

【中医临证通论】

病毒性脑炎、脑膜炎多属中医"温病"、"急惊风"范畴。温病中"暑温"、"暴痉"、"暑风"，有类似的症状描述。

一、病因病机

病因为外感温热邪毒，感染途径不一，多从口鼻而入。先犯肺卫者，可见畏寒、发热、鼻塞流涕等症。先犯脾胃者，可见恶心、呕吐、腹痛、腹泻等症。若患儿体虚或痰湿内蕴，则邪毒内陷，发为本病。其病机以痰热为主，病位在心、肝、脑窍。偏热者，邪陷心肝，导致发热、头痛、项强，随之心神失主，肝风妄动，轻则嗜睡、烦躁，重则昏愦不语、频频抽搐。偏痰者，易致蒙心阻络，以致神识迷乱，或见精神异常，抑郁呆滞，喃喃自语，或烦躁不宁，毁物哭闹，亦可如癫痫样发作。痰阻经络，血行不畅，肢体失用，肢软无力，行路困难，甚至瘫痪。

二、辨证论治

（一）辨证要点

辨病位在心、在肝。其神识改变病在心，抽搐瘫痪病在肝，痰热侵扰脑窍，精明之府失常。其次辨热毒与痰浊，发病急，热势盛者，症见热毒炽盛诸症；发病缓，无发热，以精神神经症状为主者，症见痰浊内阻表现。恢复期、后遗症期辨虚实，虚为阴伤气耗，实乃痰阻经络。

（二）治疗原则

治疗以清热熄风、涤痰开窍、活血通络为主。急性期热炽者，侧重清热解毒，清心凉肝，窍闭者当开窍，抽搐者当熄风；恢复期余热未清者，清解余邪。若以痰浊内阻为主者，痰阻脑窍以涤痰开窍为主，痰阻经络以涤痰通络为主。

（三）常见证型治疗

1. 急性期

（1）痰热壅盛证

证候	起病急骤，热势较高，神识不清或谵语妄动，项背强直，阵阵抽搐，唇干渴饮，喉中痰鸣，恶心呕吐，大便秘结或泄泻，舌红绛，苔黄或黄腻，脉数
治法	清热祛痰
主方	清瘟败毒饮（生石膏　生地黄　水牛角　黄连　栀子　桔梗　黄芩　知母　赤芍　玄参　连翘　甘草　牡丹皮　鲜竹叶）
加减	初起有表证伴头痛、呕吐，宜银翘散加葛根、法半夏、板蓝根、石决明、钩藤；若病初有腹泻腹痛，宜葛根芩连汤加地锦草、藿香、薏苡仁、陈皮、焦山楂；若神昏谵妄抽搐，宜清营汤合羚角钩藤汤，药用水牛角、生地黄、钩藤、黄连、黄芩、龙胆草、板蓝根、玄参、僵蚕
推荐中成药	安宫牛黄丸、至宝丹、紫血丹

（2）痰气郁结证

证候	缓慢起病，神志抑郁，表情淡漠，目光呆滞，喃喃自语，或肢体乏力，纳食不佳，小便自遗，苔白，脉弦滑。表现为狂躁者，症见神识昏乱，烦闹不安，善惊易怒，甚至毁物伤人，舌红，苔腻或黄，脉滑数
治法	涤痰开窍
主方	涤痰汤（半夏　陈皮　甘草　竹茹　枳实　生姜　胆南星　人参　石菖蒲）
加减	偏痰火，加龙胆草、黄芩、重楼；躁乱不宁，加磁石、礞石、牡蛎、石决明；兼抽搐，加钩藤、天麻、僵蚕、全蝎

2. 恢复期（痰阻经络证）

证候	神识不明，肢体麻木，瘫痪，或见面瘫，斜视，舌紫黯，脉弦滑
治法	涤痰通络
主方	指迷茯苓丸合桃红四物汤（茯苓　半夏　枳壳　风化硝　生姜　当归　川芎　桃仁　红花　赤芍　生地黄）
加减	肢体强直，加僵蚕、全蝎、白花蛇、舌草、鸡血藤；肢体震颤，加白芍、当归、龟板、鳖甲；汗多，加龙骨、牡蛎；肉削骨槁，加黄芪、党参、地黄、枸杞、沙苑子、菟丝子；肢凉，加桂枝、附片
推荐中成药	大活络丹、人参再造丸

五、预防与调护

（1）积极锻炼身体，增强体质，防止感冒。

（2）积极防治病毒感染，防止脑炎的发生。

【中西医诊治思路与特点】

（1）目前西医能有效治疗病毒性脑炎、脑膜炎的抗病毒药物不多，因此对于病毒性脑炎、脑膜炎的治疗，西医主要是对症处理，中医药则有其独特优势。临床上应发挥中医药治疗的优势，采用中西医结合的综合疗法方为稳妥。

（2）本病以积极预防为主，对于病毒感染性疾病，要及时治疗，预防传变。

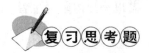

复习思考题

1. 如何鉴别病毒性脑炎、脑膜炎与化脓性脑膜炎？

2. 试述病毒性脑炎、脑膜炎中医辨证分型。

3. 病毒性脑炎、脑膜炎的临床表现有哪些？

第五节　吉兰－巴雷综合征

【西医临床导论】

扫码"学一学"

吉兰－巴雷综合征（Guillain－Barre syndrome，GBS）又称急性感染性多发性神经根经炎，是小儿最常见的急性周围神经病。以肢体对称性弛缓性瘫痪为主要临床特征，多为上行性进展，病程自限。该病是感染后的自身变态反应性疾病，也被称为急性感染后多发性神经病。该病的病理特征为炎性脱髓鞘病变，所以又命名为急性炎症性脱髓鞘性多神经根神经病。该病是进展迅速而又大多可恢复的以运动神经受累为主的周围神经病，多见于儿童，夏秋季好发，男略多于女，农村高于城市。大多数在数周内完全恢复，但严重者急性期可死于呼吸肌麻痹。

一、病因病理

（一）病因及发病机制

GBS 的病因虽不完全明了，但近年的相关研究取得很大进展，多数学者强调本病是一种急性免疫性周围神经病，多种因素均能诱发本病，但以空肠弯曲菌等前驱感染为主要诱因。

1. 感染因素　约 2/3 的 GBS 患者在病前 6 周内有明确前驱感染史。病原体主要包括下述几类。

（1）空肠弯曲菌　是 GBS 最主要前驱感染病原体。

（2）巨细胞病毒　占前驱感染第二位病原体。

（3）其他病原体　主要包括 EB 病毒、带状疱疹病毒、AIDS 和其他病毒，以及肺炎支原体感染等，致病机制与巨细胞病毒相似。

2. 疫苗接种　仅少数 GBS 的发病与某种疫苗注射有关，主要是狂犬病毒疫苗（发生率 1/1000），其他可能有麻疹疫苗、破伤风类毒素和脊髓灰质炎口服疫苗（发生率百万分之一）。

3. 免疫遗传因素　人群中虽经历相同病原体前驱感染，但仅有少数人发生 GBS。从而推测存在遗传背景的易感个体，如特异的 HLA 表型携带者，受到外来刺激（如感染）后引起的异常免疫反应，破坏神经原纤维，导致本病的发生。

（二）病理分类和特征

由于前驱感染中病原体种类差异和宿主免疫遗传因素影响，GBS 患者周围神经可主要表现为髓鞘脱失，或轴索变性，或两者皆有。可主要损及周围神经的运动纤维或同时损伤运动和感觉纤维，从而形成不同特征的临床和病理类型，主要分为以下四种类型。

（1）急性炎症性脱髓鞘性多发性神经炎（AIDP）　在 T 细胞、补体和抗髓鞘抗体作用下，周围神经运动和感觉原纤维同时受累，呈现多灶节段性髓鞘脱失，伴显著巨噬细胞和淋巴细胞浸润，轴索相对完整。

（2）急性运动轴索性神经病（AMAN）　结合免疫复合物（补体和特异性抗体）的巨噬细胞经 Ranvier 结侵入运动神经纤维的髓鞘和轴突间隙，共同对轴膜免疫性攻击，引起运动神经轴突瓦勒（Wallerian）样变性。病程初期髓鞘相对完整无损。

（3）急性运动感觉轴索性神经病（AMSAN）　也是轴突 Wallerian 样变性为主，但同时累及运动和感觉神经纤维，病情大多严重，恢复缓慢。

（4）Miller-Fisher 综合征（MFS）　为 GBS 特殊亚型，临床主要表现为眼部肌肉麻痹和共济失调，无肢体瘫痪。患者血清抗 GQ_{lb} 抗体增高，而支配眼肌的运动神经末梢、本体感觉通路和小脑神经元均富含此种神经节苷脂。

二、诊断

（一）病史

病前可有腹泻或呼吸道感染史。

（二）临床表现

1. 运动障碍 是本病的主要临床表现。呈急性或亚急性起病，四肢尤其下肢弛缓性瘫痪是本病的基本特征。两侧基本对称，瘫痪可能在数天或数周内从下肢向上发展，但绝大多数的进行性加重不超过 3～4 周。最急者也可在起病 24 小时或稍长时间内出现严重肢体瘫痪，或呼吸肌麻痹，引起呼吸急促，声音低微和发绀。部分患者伴有对称或不对称脑神经麻痹，以核下性面瘫最常见，其次为外展等支配眼球运动的脑神经。当波及两侧后组颅神经时，患者呛咳、声音低哑、吞咽困难，口腔唾液积聚，很易引起吸入性肺炎并加重呼吸困难，危及生命。个别病例出现从上向下发展的瘫痪。

2. 感觉障碍 感觉障碍症状相对轻微，很少有感觉缺失者，主要表现为神经根痛和皮肤感觉过敏。由于惧怕牵拉神经根加重根痛，可有颈项强直，Kernig 征阳性。神经根痛和感觉过敏大多在数日内消失。

3. 自主神经功能障碍 症状也较轻微，主要表现为多汗、便秘、不超过 12～24 小时的一过性尿潴留、血压轻度增高或心律失常等。

本病病程自限。肌肉瘫痪停止进展后数周内，大多数患儿肌力逐渐复原，3～6 个月内完全恢复。但有 10%～15% 患儿遗留不同程度肌无力，1.7%～5% 死于急性期呼吸肌麻痹。

（三）辅助检查

1. 脑脊液检查 80%～90% 的 GBS 患者脑脊液中蛋白增高但白细胞计数和其他均正常。然而，这种蛋白－细胞分离现象一般要到起病后第 2 周才出现。

2. 神经传导功能测试 以髓鞘脱失为病理改变者，如 AIDP 患者，主要呈现运动和感觉神经传导速度、远端潜伏期延长和反应电位时程增宽，波幅减低不明显。以轴索变性为主要病变者，如 AMAN 患者，主要呈现运动神经反应电位波幅显著减低，而 AMASN 则同时有运动和感觉神经电位波幅减低，传导速度基本正常。

三、鉴别诊断

见表 8－6。

表 8－6 吉兰－巴雷综合征的鉴别诊断

疾病	鉴别
肠道病毒引起的急性迟缓性麻痹	我国已基本消灭野生型病毒脊髓灰质炎的发生，但仍有柯萨奇、埃可等其他肠道病毒引起的急性弛缓性瘫痪。根据其肢体瘫痪不对称，脑脊液中可有白细胞增多，周围神经传导功能正常，以及急性期粪便病毒分离，容易与 GBS 鉴别
急性横贯性脊髓炎	在锥体束休克期表现四肢弛缓性瘫痪需与 GBS 鉴别，但急性横贯性脊髓炎有尿潴留等持续括约肌功能障碍和感觉障碍，而且，急性期周围神经传导功能正常

四、治疗

（一）一般治疗及护理

本病虽缺少特效治疗，但病程自限，大多可完全恢复，积极的支持治疗和护理措施，是顺利康复的关键。对瘫痪正在继续进展的患儿，都应积极的支持治疗和观察。

（1）保持呼吸道通畅，勤翻身，防止坠积性肺炎或压疮。

（2）吞咽困难者要鼻饲，以防吸入性肺炎。

（3）保证足量的水分、热量和电解质供应。

（4）尽早对瘫痪肌群康复训练，防止肌肉萎缩，促进恢复。

（二）呼吸肌麻痹的抢救

呼吸肌麻痹是本病死亡的主要原因。对出现呼吸衰竭，或因咳嗽无力，及后组颅神经麻痹致咽喉分泌物积聚者，应及时作气管切开或插管，必要时使用呼吸机以保证有效通气和换气。

（三）药物治疗

对病情进行性加重，尤其有呼吸肌或后组脑神经麻痹者，可试用静脉注射大剂量免疫球蛋白 400mg/（kg·d），连用 5 天。也有按 2g/kg 一次负荷剂量静脉滴注。有效者 24～48 小时内可见麻痹不再进展，但也有不见效者。其总疗效与血浆置换相当。

【中医临证通论】

吉兰－巴雷综合征归属中医的"痿证"范围。外感湿热之邪为其主要原因。

一、病因病机

本病好发于夏秋季节，此时天暑下逼，地湿上腾，最易感受湿热病邪。《素问·生气通天论》指出"湿热不攘……弛张为痿。"湿阻气机，痹阻经脉，肢体失养，则麻木不仁，软瘫不收，胸闷脘痞。湿热相搏，中于肌肤，传于经脉，则宗经失引，肉萎而肢体不用；若热重于湿，邪热耗伤阴津，则可见肺胃津伤之证；临床也有寒湿侵袭所致者，寒易凝滞伤阳，出现脾肾阳虚等证，甚则变生阴竭阳脱之危候。

进入恢复期，其病机在于湿浊壅滞，经脉不畅。湿热之邪，伤于脾胃，致脾胃运化失司，生化乏源，气血亏耗，肢体失于濡养，以至经脉弛张，肌肉萎软，日久逐渐消瘦。病久迁延，累及肝肾，肝肾阴虚，筋萎骨槁，肢体瘦削，以致长期瘫痪，留下后遗症。

二、辨证论治

（一）辨证要点

本病辨证首辨虚实，急性期四肢麻木疼痛，继而瘫痪痿软，多为实证，恢复期，肢体软弱无力，神疲倦怠，多为虚证。

（二）治疗原则

湿热阻络，宜清热利湿通络。寒湿阻滞，脾肾阳虚，宜祛寒湿，温脾肾。脾胃虚弱，宜健脾益气。肝肾阴虚，宜滋补肝肾。

（三）常见证型治疗

1. 急性期

（1）湿热阻络证

证候	四肢乏力，酸沉疼痛，继而瘫痪痿软，下肢为重，两侧对称，或胸部束带感，腹胀脘闷，食欲不振，口苦黏腻，渴不喜饮，舌质红苔黄腻，脉滑数
治法	清热利湿通络
主方	四妙丸（苍术　黄柏　牛膝　薏苡仁）
加减	肢体酸麻胀痛，加桑枝、伸筋草、秦艽、鸡血藤；苔黄厚腻，去黄柏，加藿香、茯苓、白蔻仁；夏季暑湿困阻，加藿香、佩兰、六一散；伴发热身重，加石膏、寒水石、滑石；初起冒暑感冒症状未解，合新加香薷饮；腹泻明显者，以葛根芩连汤。若患儿肢软无力，肌肉瘦弱，皮肤干燥，心烦口渴，面色潮红，尿黄便秘，可用沙参麦冬汤
针刺	大椎、腰阳关、命门、华佗夹脊、曲池、合谷、手三里、足三里、三阴交

（2）寒湿阻滞证

证候	突然双下肢先瘫或四肢麻木甚至瘫痪无力，手足发凉，甚则肢冷汗出，或胸部束带感，进而吞咽困难，呼吸急促，唇甲青紫，或有痰鸣，舌质淡苔薄白，脉沉迟
治法	祛寒湿，温脾肾
主方	麻黄附子细辛汤合参术汤（麻黄　附子　细辛　党参　白术　黄芪　茯苓　陈皮　炙甘草）
加减	肢冷困重，加苍术；汗出恶风，重用黄芪、茯苓；肢冷便溏，加干姜、白蔻仁；纳呆食少，加谷麦芽
针刺	尺泽、外关、八邪、足三里、委中、昆仑、八风

（3）脾胃虚弱证

证候	恢复期肢体软瘫无力，弛缓不收，或四肢麻木瘫软，面色不华，神疲乏力，气短懒言，食欲不振，腹胀便溏，舌质淡苔薄白，脉沉细弱
治法	健脾益气通络
主方	参苓白术散（人参　茯苓　白术　桔梗　山药　甘草　白扁豆　莲肉　砂仁　薏苡仁）
加减	肢体麻痹，加桂枝、秦艽、鸡血藤；大便溏薄，加煨姜、炒苍术、焦山楂；下肢浮肿，加泽泻、车前子、木瓜；迁延日久，肝肾阴虚，四肢痿弱无力，形体瘦削，头晕耳鸣，舌红少苔，脉细弱，用虎潜丸
针刺	脾俞、胃俞、命门、华佗夹脊、足三里、解溪、曲池、合谷。肝肾阴虚者，肝俞、肾俞、腰阳关、命门、足三里、三阴交、太溪、曲池、合谷

三、预防与调护

加强锻炼，预防病毒感染，避免过劳，改善居住环境，可减少发病。

【中西医诊治思路与特点】

（1）吉兰－巴雷综合征患者的强化监护、精心护理和合并症的预防是治疗的重点。由于本病的临床和病理过程多属可逆性及自限性，所以在急性期，特别是呼吸肌麻痹时，应积极进行抢救，采用综合的治疗措施，使患者度过危险期。

（2）耐心细致的护理工作是降低病死率、减少并发症的关键。

（3）疾病恢复期主要采用中医治疗，配合功能锻炼，有助于疾病痊愈，常采用针灸、按摩、体疗以促进神经功能恢复，防止肌肉萎缩。

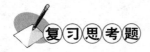复习思考题

1. 什么是吉兰－巴雷综合征？

2. 吉兰 – 巴雷综合征临床表现有哪些？

3. 如何辨治吉兰 – 巴雷综合征？

第六节　脑性瘫痪

扫码"学一学"

【西医临床导论】

脑性瘫痪（cerebral palsy，CP）简称脑瘫，是指出生前到生后 1 个月以内发育时期各种原因所致的非进行性脑损伤。主要表现为中枢性运动障碍和姿势异常。症状应在婴儿期内出现，多数在 6 个月左右即有明显异常。病程呈静止性，即症状不会进行性加重。随年龄增加，运动功能渐趋好转。以早产、低出生体重及围产期脑损伤最常见。也有半数左右患儿无明确病史。发病率一般为每千例活产婴儿 2 例左右。约 70% 为痉挛型，15% 为手足徐动型，5% 为共济失调型。其他类型及混合型约占 10%。

一、病因病理

（一）病因

脑性瘫痪的病因很多，出生前、围产期及出生后的多种疾病均可致本症。出生前因素主要有胚胎脑发育畸形、母孕早期严重营养缺乏、创伤、感染、中毒及其他理化损伤等；围产期因素主要有窒息、核黄疸、早产、产伤、低出生体重等；出生后因素包括新生儿期各种重症感染、窒息、外伤等。

（二）病理

常见病理改变有大脑皮质萎缩，脑沟、脑池及蛛网膜下隙增宽等。神经元细胞数目减少，胶质细胞增生，锥体束弥漫性变性。病变可波及局部脑区，也可累及整个半球或双侧受累。皮质下白质萎缩，髓鞘形成不良，或有白质囊性变。核黄疸可引起苍白球及下视丘部的对称性脱髓鞘。

二、诊断

（一）病史

母孕早期严重营养缺乏、创伤、感染病史，出生时窒息、核黄疸、早产、产伤等病史，生后窒息、外伤病史。

（二）临床表现

由于脑瘫的病因不同，临床上常表现为不同脑区受累的特征。根据相应的临床特点，脑瘫可分为多种类型。

1. 痉挛型　占本病的 70% 左右，是最常见的临床类型。主要表现为肌张力"折刀样"增高，以屈肌张力增高为主，下肢内收肌群尤为显著。患儿双大腿外展困难，膝部屈曲不易伸直，腓肠肌收缩而致跟腱挛缩、足褶屈。竖立抱起时两下肢伸直、内收并内旋，两腿交叉呈剪刀状。行走时呈"剪刀状"痉挛性瘫痪步态，足尖着地。上肢表现为肘、腕关节屈曲。受累肢体呈典型上运动神经元性瘫痪，腱反射亢进，病理反射阳性。

根据受累部位的不同，痉挛型脑性瘫痪又可分为四肢瘫、偏瘫、三肢瘫及单瘫等。其中以四肢瘫或偏瘫较为多见，其他类型少见。

2. 手足徐动型 主要病变在锥体外系，表现为四肢、头面部或全身肌肉的"蠕虫样"不自主运动。紧张、兴奋时加重，安静时减轻，入睡后多动消失。多动症状在进行有意识的动作时尤为明显，如取拿物品时不能顺利接触该物品，而是上肢高举或伸向后方，摇动，全身用力、面部肌肉活动增多，表情怪异。协同运动功能极差。由于颜面肌肉、舌肌及发声肌肉受累而常伴有语言障碍。单纯手足徐动型脑性瘫痪常肌张力减低，腱反射不亢进，亦无病理反射。但本型常与痉挛型合并存在。

3. 共济失调型 较少见，主要表现为小脑体征，常见眼球震颤，辨距不良，步态不稳、摇晃及意向性震颤等。肌张力偏低，腱反射不亢进。

4. 其他类型 除上述外，尚有以下少见类型。①强直型：主要表现为铅管样或齿轮状肌张力增高等锥体外系症状，腱反射不亢进。②肌张力低下型：表现为肌张力低下，但腱反射存在或亢进。③震颤型：表现为静止性震颤，与锥体外系受累有关。

脑性瘫痪常由于较广泛的脑损伤，故合并其他神经系统异常者较为常见。如25% ~ 80%的患儿伴有智力低下，25% ~ 50%的患儿合并癫痫，并有少数病例合并语言障碍或感知觉及行为异常等。

（三）辅助检查

1. 脑电图 脑瘫患儿合并癫痫者较多，故应常规进行脑电图检查以排除该合并症。常见异常包括背景活动减慢、局限性慢波灶或发作性痫样放电等。

2. 诱发电位 怀疑有视、听功能异常的患儿可做视觉及听觉诱发电位，以尽早发现异常，及时进行干预。

3. 颅脑 CT 主要用于明确有无器质性病变及病变部位等。常见的异常包括广泛性脑萎缩、脑软化及白质发育不良等。对于部分病例可用于提示病因，如先天性脑发育畸形、宫内感染等。

4. 智商测定 评价智力和社会适应状况，明确患儿是否合并智力低下。

三、鉴别诊断

见表 8 - 7。

表 8 - 7　脑性瘫痪的鉴别诊断

疾病	鉴别
进行性中枢性瘫痪	如遗传性痉挛性截瘫、脑白质营养不良、颅内及脊髓肿瘤等。这些疾病所致的中枢性瘫痪应和痉挛型脑瘫鉴别。由于此类疾病所致的瘫痪有进行性加重的特点，结合各自的临床特征，不难鉴别
锥体外系变性病	如苍白球黑质变性、震颤麻痹综合征、亨廷顿舞蹈病等，应与手足徐动型或其他类型的以锥体外系症状为主的脑性瘫痪鉴别。但此类疾病起病一般较晚、病程呈进行性发展等特征与脑性瘫痪明显不同
遗传性共济失调	如 Friedreich 综合征、橄榄桥小脑变性等，应与小脑症状为主的共济失调型脑性瘫痪鉴别。鉴别要点是前者随年龄增长症状逐渐加重，而后者症状无变化
婴儿型脊髓性肌萎缩症	与肌张力低下型脑性瘫痪一样，表现为肌张力低下。但前者的腱反射消失、肌萎缩发生较早且明显、常伴肌束颤动等特点与脑性瘫痪不同

四、治疗

（一）治疗原则

（1）早发现、早干预。婴幼儿运动系统处于发育阶段，尽早发现加以纠正容易取得较好的疗效。

（2）按运动发育规律，促进正常运动发育，抑制异常运动和姿势。

（3）综合治疗。除针对运动障碍治疗外，对合并语言障碍，癫痫、智力低下、行为异常也需进行治疗。

（4）家庭训练和医师指导相结合。

（二）主要治疗措施

1. 功能训练

（1）躯体训练　利用机械、物理的手段，训练粗大运动，特别是下肢的功能。常用Vojta、Bobath 方法及上田法。

（2）技能训练　主要训练上肢和手的功能，提高日常生活能力。

（3）语言训练　包括发音训练、咀嚼吞咽功能训练，听力障碍者配制助听器。

2. 矫形器的应用　配合使用一些辅助器械及支具可帮助矫正异常姿势，抑制异常反射。

3. 手术治疗　主要适用于痉挛型，可矫正畸形，恢复或改善肌张力和肌力的平衡。

4. 其他治疗　如水疗、电疗、针灸、推拿等。

【中医临证通论】

脑性瘫痪归属中医的"五迟"、"五软"、"痴呆"、"痿证"范畴。

一、病因病机

主要病机为肝肾不足，元气不充，脉络不畅，肢体不用，脑髓空虚。

肾精不足	禀赋不足，肾精亏虚。筋骨不健，故肢体痿弱、瘫痪、立、行困难。脑髓不充，故智力低下，精神不振
肝肾阴虚	肝肾精血不足，不能营注于筋骨，故见肢体瘫痪。阴亏虚热内生，引动肝风，故见筋脉拘急，手足徐动，时有抽搐
脾胃虚弱	脾胃虚弱，气血化生无源，筋骨肌肉失养，故见肢体瘫痪。气血不足，脑髓失养，故见神情呆滞，智力低下。脾主唇口之肌肉，脾虚则口唇软薄，咀嚼无力
瘀阻脑络	久病不愈，气血运行不畅，络脉痹阻，故见肢体痿弱不用。血脉不通，阳气瘀阻，故见四肢麻木及四肢厥冷等症

二、辨证论治

（一）辨证要点

本病以脏腑辨证为主，病在肝肾，表现为手足徐动或智力低下；病在脾肾，表现为肌肉痿软无力，肌张力低下；病在肝脾，表现为肢体拘急，颈项强直，肌肉瘦弱。

（二）治疗原则

治疗重在扶正固本，培补脾肾。

（三）常见证型治疗

1. 肾精不足证

证候	肢体瘫痪，痿弱不用，颈软不支，立、行困难，囟门闭迟，智力低下，精神不振，面色无华，舌质淡，舌苔白，脉细微无力
治法	填精益髓，补肾壮骨
主方	左归丸（熟地黄　山药　山茱萸　枸杞子　菟丝子　鹿角胶　龟板胶　牛膝）
加减	智力低下，加冬虫夏草、石菖蒲；畏寒肢冷，加仙茅、仙灵脾、巴戟天

2. 肝肾阴虚证

证候	肢体瘫痪，筋脉拘急，肌肉萎缩，手足徐动，足履不正，语言不利，时有抽搐，烦躁易怒，潮热盗汗，舌质红，少苔，脉细数
治法	补肾养肝，熄风潜阳
主方	大定风珠（白芍　阿胶　龟板　熟地黄　火麻仁　五味子　牡蛎　麦冬　炙甘草　鳖甲　鸡子黄）
加减	肢体抽搐，加全蝎、僵蚕；潮热盗汗，加黄柏、生石决明；筋脉拘急、肌肉萎缩，加木瓜、当归

3. 脾胃虚弱证

证候	肢体瘫痪，神情呆滞，智力低下，口软唇弛，咀嚼无力，涎出不禁，面色萎黄，泛恶纳呆，舌质淡，苔白，脉沉弱
治法	补脾健中，益气养血
主方	归脾汤（白术　当归　白茯苓　黄芪　龙眼肉　远志　木通　酸枣仁　木香　甘草　人参）
加减	智力低下，加石菖蒲、郁金；涎出不禁，加益智仁；泛恶纳呆，加厚朴、神曲

4. 瘀阻脑络证

证候	肢体痿弱不用，或四肢麻木，智力减退，毛发枯槁，肌肤甲错，四肢厥冷，舌质紫暗，脉细涩
治法	活血化瘀，醒脑通络
主方	通络活血汤（赤芍　当归　鸡血藤　桃仁　丹参　川芎　红花　地龙）
加减	四肢麻木，加乳香、没药；肌肤甲错、毛发枯槁，加熟地黄、何首乌

五、预防与调护

（1）大力宣传优生优育。

（2）减少产伤，避免早产，积极防治新生儿窒息。

【中西医诊治思路与特点】

（1）尽量减少可能发生脑性瘫痪的危险因素。

（2）早期诊断、早期干预。一旦发现运动异常，尽早加以纠正，易取得较好疗效。

（3）利用各种有益手段对患儿进行全面综合治疗。

（4）针刺及肢体按摩对脑性瘫痪的康复有帮助。

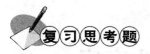

复习思考题

1. 脑瘫临床分型如何？
2. 如何辨治脑瘫？

（史正刚　吴丽萍）

扫码"练一练"

第九章 小儿精神行为障碍性疾病

扫码"学一学"

☞**要点导航**

　　本章主要讲解小儿精神行为障碍性疾病。要求掌握多动综合征、多发性抽动综合征、厌食、遗尿症的辨证论治；熟悉多动综合征、多发性抽动综合征的病因病理、诊断与鉴别诊断、遗尿症的病因病理与临床表现，厌食的病因病机及诊断要点；了解多动综合征、遗尿、厌食的定义与发病情况。

第一节　儿童多动综合征

【西医临床导论】

　　儿童多动综合征又称注意力缺陷多动症（attention deficit hyperactivity disorder，ADHD），是指发生于儿童时期，主要表现为与患儿年龄不相称的过度活动、注意力不集中、冲动任性、情绪不稳并伴有认知障碍和学习困难的一组综合征。本病是最常见的一种儿童行为问题，其患病率为3%～5%，好发年龄为6～14岁。男女比例为4～9:1。预后良好，绝大多数患儿到青春期逐渐好转而痊愈。

一、病因病理

　　本病病因复杂，可能与以下因素有关。

　　1. 遗传因素　研究提示本病的发生有肯定的遗传作用，遗传度0.65～0.90，且为多基因遗传。

　　2. 器质性因素　母孕期、围生期及出生后各种原因所致的轻微脑损伤可能是部分患儿发病的原因，但证据不确切。

　　3. 神经解剖学因素　脑影像学研究发现本病存在脑结构及功能异常，如部分患儿胼胝体和尾状核的体积减小，尾状核、额区、前扣带回代谢减少。

　　4. 神经生理学因素　脑电图功率谱分析发现慢波功率增加，α波功率减小、平均频率下降。提示本病患儿存在中枢神经系统成熟延迟或大脑皮质的觉醒不足。

　　5. 神经生化因素　本病可能与中枢神经递质代谢障碍和功能异常有关，包括多巴胺和肾上腺素更新率降低，多巴胺和去甲肾上腺素功能低下等。

　　6. 心理－社会因素　早期智力开发过度，学习负担过重，不良的社会环境、家庭环境，如贫穷、父母感情破裂、教育方式不当等均为本病的危险因素。

　　7. 其他因素　本病可能与锌、铁缺乏，血铅增高及食物添加剂等因素有关。

二、诊断

(一) 临床表现

1. 活动过度 活动过度是指与同年龄、同性别大多数儿童相比，儿童的活动水平超出了与其发育相适应的应有的水平。在婴儿期，表现为格外活泼，睡眠不安；在幼儿期，表现为好动，难以安静地玩耍；上学后，活动过度表现更为突出，上课坐不住，小动作多，下课后招惹同学，好奔跑喧闹；进入青春期后，小动作减少，但可能主观感到坐立不安。

2. 注意障碍 患儿注意力很易受环境的影响而分散，因而注意力集中的时间短暂。对来自各方的刺激几乎都起反应，不能过滤无关刺激，所以注意力难以集中。

3. 情绪不稳、冲动任性 患儿情绪不稳，哭笑无常，提出的要求必须立刻满足，显得很任性，否则会哭闹发脾气。患儿自我克制能力差，容易激惹，在遇到一些不愉快的刺激时，往往过分激动，或作出愤怒的反应。行动前不经考虑，也不顾后果，以致感情用事，甚至在冲动之下伤人毁物。

4. 认知障碍和学习困难 部分患儿存在空间知觉障碍、视听转换障碍等。虽然智力正常或接近正常，但由于注意障碍、活动过度和认知障碍，学习困难，学业成绩常明显落后于其智力应有的水平。

(二) 辅助检查

翻掌试验、指鼻试验、指－指试验阳性。

(三) 诊断要点

(1) 起病于 7 岁前，满足以下 2、3 条至少 6 个月。

(2) 以注意障碍、活动过度、好冲动为主要临床表现。

(3) 对社会功能（学业或人际关系等）产生不良影响。

(4) 排除精神发育迟滞、广泛发育障碍、情绪障碍等。

三、鉴别诊断

见表 9 – 1。

表 9 – 1　儿童多动综合征的鉴别诊断

疾病	鉴别
精神发育迟滞	患儿可伴有多动和注意障碍，但追溯病史，可发现其自幼生长发育较同龄正常儿童迟缓，社会适应能力低下，学业水平与智力水平多相当，测智商低于 70
儿童孤独症	患儿除多动、注意障碍外，还存在儿童孤独症的三大类核心症状，即：社会交往障碍、交流障碍、兴趣狭窄和刻板重复的行为方式
儿童精神分裂症	本病发病高峰年龄为青春前期和青春期，在早期出现注意力不集中、学习成绩下降的同时，常伴有其他情绪、行为或个性方面的改变，且随着病情的发展，会逐渐出现感知觉障碍、思维障碍、情感淡漠和不协调、行为怪异、意向缺乏等精神分裂症的症状

四、治疗

（一）药物治疗

1. 中枢兴奋药　主要用于6～14岁患儿，可减轻多动、冲动，改善注意力。

（1）哌甲酯，又名利他林。该药有效率为75%～80%，每日5～40mg（0.3～1.0mg/kg），分2～3次口服。哌甲酯控释剂，每天晨间服用一次，疗效可维持12小时。用药宜从小剂量开始，根据疗效和不良反应调整用药剂量。

（2）匹莫林，又名苯异妥因。该药有效率基本同哌甲酯，起始剂量为每晨10～20mg，每日服用1次。如症状改善不明显，且无明显药物不良反应者，可每周增加10～20mg。一般日量不超过100mg，周末及节假日停药。

2. 其他药物　非兴奋剂药物，托莫西汀，是一种选择性去甲肾上腺素重摄取抑制剂，同时具有对额叶中多巴胺的抑制作用。

如患儿经上述治疗无效，或不适于选用上述药物，或伴有明显情绪问题，可选用可乐定、抗抑郁药。抗抑郁药可选用丙米嗪、地昔帕明、舍曲林等。

（二）非药物治疗

1. 认知行为治疗　可改善多动、冲动和攻击行为，并使患儿学会适当的社交技能。

2. 家庭治疗　目的在于：①协调和改善家庭成员间关系，尤其是亲子关系。②给家属必要的指导，使他们了解该病，正确地看待患儿的症状，有效地避免与孩子之间的矛盾和冲突，和谐地与孩子相处和交流，掌握行为矫正的方法，并用适当的方法对患儿进行行为方面的矫正。

3. 学校教育　应给老师提供咨询和帮助，使老师了解该病，运用适合于患儿的方法对患儿进行教育，采取适当的行为矫正方法改善患儿症状，针对患儿的学习困难给予特殊的指导和帮助。

4. 感觉统合治疗、脑电生物反馈治疗　对本病均有一定的治疗作用。

【中医临证通论】

本病在古籍中无专门记载，据其神志涣散、冲动不安、多语多动的特征，可归入"脏躁"、"躁动"证中，据其认知障碍和学习困难，与"健忘""失聪"证有关。《圣济总录·心脏门》云："健忘之病，本于心虚。血气衰少，精神昏愦，故志动乱而多忘也"。言其病本在心虚。

一、病因病机

人的情志活动以五脏精气为物质基础，正常时应以藏为补，病态时则以露为病。若心气不足，心失所养可致心神失守而情绪多变，注意力不集中；肾精不足，髓海不充则脑失精明而不聪；肾阴不足，水不涵木，肝阳上亢，可有多动，易激动；脾虚精亏则静谧不足，兴趣多变，言语冒失，健忘，脾虚肝旺，又加重多动与冲动。若脏腑阴阳失调，则产生阴失内守、阳躁于外的种种情志、动作失常的病变。正如经言："阴不胜其阳，则脉流薄疾，并乃狂。"病位涉及心、肝、脾、肾。

先天禀赋不足，肝肾亏虚	父母体质较差，肾气不足，或妊娠期间孕妇精神调养失宜等，致使胎儿先天不足，肝肾亏虚，精血不充，脑髓失养，元神失藏
情绪意志失调，心脾两虚	小儿由于生长发育迅速，阴精相对不足，导致阴不制阳，阳胜而多动。小儿年幼，心脾不足，情绪未稳，若教育不当，溺爱过度，放任不羁，所欲不遂，则脾意不藏，心神不定，躁动不安，冲动任性，失忆善忘
饮食失调，痰火内扰	过食辛热炙煿，则心肝火炽；过食肥甘厚味，则酿生湿热痰浊；过食生冷，则损伤脾胃；病后失养，脏腑损伤，气血亏虚，均可导致心神失养、阴阳失调，而出现心神不宁、注意力涣散和多动

二、辨证论治

（一）辨证要点

1. 辨脏腑　病在心者，情绪不稳定，注意力不集中，多梦烦躁；病在肝者，好动难静，易于冲动，容易发怒；病在脾者，做事有头无尾，记忆力差；病在肾者，学习成绩低下，记忆力欠佳，或有遗尿、腰酸乏力等。

2. 辨阴阳　阴静不足者，注意力不集中，自我控制差，情绪不稳，神思涣散；阳亢躁动者，动作过多，冲动任性，急躁易怒。

（二）治疗原则

以调和阴阳为治疗原则。根据脏腑病机，分别采取补益心肾、滋肾平肝、补益心脾治疗。病程中见有痰浊、瘀血、痰火等兼证，则佐以化痰、祛瘀、清热等治法。

（三）常见证型治疗

1. 肝肾阴虚证

证候	手足多动，神思涣散，注意力不集中，烦躁多动，冲动任性，难以静坐，或有记忆力欠佳、学习成绩低下；形体消瘦，颧红盗汗，手足心热，时有盗汗，或有遗尿、腰酸乏力，大便干结，舌红少津，苔少薄黄，脉细弦
治法	滋养肝肾，补脑益智
主方	杞菊地黄丸（熟地黄　山茱萸　山药　枸杞子　菊花　牡丹皮　泽泻　茯苓）
加减	易怒急躁，加石决明、钩藤；暴躁多动，加栀子、青黛、龙胆草；健忘不寐，加酸枣仁、柏子仁；盗汗，加浮小麦、牡蛎、龙骨
推荐中成药	静灵口服液

2. 心脾两虚证

证候	神思涣散，注意力不集中，多动而不暴躁，情绪不稳，做事有头无尾，记忆力差，思维缓慢；面色无华，神疲乏力，形体消瘦或虚胖，多梦少寐，自汗盗汗，舌质淡，苔薄白，脉虚弱
治法	养心安神，健脾益智
主方	归脾汤合甘麦大枣汤（人参　白术　当归　茯苓　黄芪　龙眼肉　远志　酸枣仁　木香　甘草　小麦　大枣）
加减	注意力不集中，加益智仁、龙骨；多梦少寐，加夜交藤、五味子；记忆力差，加石菖蒲
推荐中成药	柏子养心丸

3. 痰火内扰证

证候	多语多动，冲动任性，易于激动，兴趣多变，注意力不集中；胸中烦热，夜寐不安，目赤口苦，喉间痰多，大便秘结，小便黄赤，舌质红，苔黄腻，脉滑数
治法	清热泻火，化痰宁心

续表

主方	黄连温胆汤（黄连　陈皮　法半夏　竹茹　枳实　茯苓　炙甘草　大枣）
加减	胸闷恶心，加莱菔子、麦芽、紫苏梗；大便秘结，加玄明粉、生大黄；面色晦暗，舌有瘀斑、脉涩，有产伤及外伤史者，加桃仁、红花、川芎

三、预防与调护

（1）孕妇应保持心情愉快，禁烟酒，慎用药物，避免早产、难产及新生儿窒息。

（2）注意防止小儿脑外伤、中毒及中枢神经系统感染。

（3）保证儿童有规律地生活，培养良好的生活习惯。

【中西医诊治思路与特点】

（1）儿童多动综合征的诊断主要靠家长和学校老师提供的病史，但要考虑动作过多和注意力不集中是病理表现还是活泼好动，应结合出生史、家族史、环境因素及体格检查情况，是否存在行为冲动和精细动作不协调如反掌试验、指鼻试验、指－指试验阳性等，进行全面分析后做出诊断。

（2）西医治疗儿童多动综合征，缺乏特效治疗手段，应强调心理、教育和药物相结合的原则。

（3）中医治疗儿童多动综合征已有很多临床研究和个案报道，但普遍存在取效较慢，病程各阶段证型不断变化，需要组方和药量随之变化，加之服药不方便等缺点，导致患者依从性差，脱诊率高。但中医治疗本病疗效持续时间长、无明显不良反应、反跳少，且组方因人而异，对增进食欲、提高记忆力和免疫力有独特作用。本病的发生与社会家庭及自身关系密切，故中医治疗应针对儿科特点寻求新的制剂，改变药物剂型和给药方法，使药物能较快地发挥作用，配合心理行为治疗，协调好家属、患儿和老师的关系，多方配合，以期使儿童多动综合征的中医治疗取得更好的疗效。

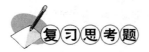

复习思考题

1. 如何鉴别儿童多动综合征与精神发育迟滞？

2. 儿童多动综合征如何进行脏腑辨证？

第二节　多发性抽动综合征

【西医临床导论】

扫码"学一学"

多发性抽动综合征（multiple tics syndrome，MT）又称抽动－秽语综合征（Tourette Syndrome，TS）或进行性抽搐、托力特（Tourette）综合征。是一种较常见的儿童行为障碍性疾病。临床以慢性、波动性、多发性运动肌快速抽动，并伴有不自主爆发性发声及猥秽语言、模仿言语伴奇癖生活方式为特征。据文献报道本病在整体人群的发病率为0.07%，年发病率为 0.05/万。男女比例为 3 ~ 4:1，其病程在一年以上，常有起伏波动可自行缓解或加重的特点。

一、病因病理

扫码"看一看"

1. 遗传因素　本病与遗传因素有关，但遗传方式尚不明确，可能为常染色体显性遗传，外显率受多种因素的影响而不全。

2. 神经生化因素　本病与神经生化因素之间的关系非常复杂，患儿可能存在以下异常：①多巴胺活动过度或受体超敏。②苍白球等部位谷氨酸水平增高。③去甲肾上腺素功能失调。④5 - 羟色胺水平降低。⑤乙酰胆碱不足，活性降低。⑥ γ - 氨基丁酸抑制功能降低。⑦基底节和下丘脑强啡肽功能障碍。

3. 脑器质性因素　50% ~ 60% 的患儿存在非特异脑电图异常；少数患儿存在头颅 CT 的异常，如脑萎缩；部分患儿存在左侧基底节缩小及胼胝体减小，提示患儿可能存在皮质 - 纹状体 - 丘脑 - 皮质通路的异常和脑的侧化异常；PET 研究提示患儿存在双侧基底节、额叶皮质、颞叶的代谢过度。

4. 社会 - 心理因素　应激可诱发具有遗传易感性的个体发生本病。

5. 其他　有研究报道本病可能与 β 溶血性链球菌感染引起的自身免疫反应有关。药物（中枢兴奋剂、抗精神病药）也可诱发本病。

二、诊断

（一）临床表现

抽动是一种不由自主、突发、快速、反复发生、无节律的、方向固定的运动或发声。抽动大致可分为简单运动抽动及复合运动抽动，前者如眨眼、抬眉、张口、噘嘴、示齿、伸颈、转头、耸肩及其他动作；后者如连续的甩手，自己打自己某个部位，蹦跳、触摸、把手或物体举到鼻前做闻的动作等。

发声也可分为简单的发声抽动及复合的发声抽动，前者如发出"啊""喔""嘘""切"等单调的短促声响，还可表现为清喉、吸鼻涕的声音等。复合发声抽动为不合时宜的重复某些词句，模仿别人语言或模仿某句话的最后几个字，或反复说一些骂人的词句（秽语）。

病初往往是面部的异常动作，一种或多种动作同时存在或不断变换，逐渐发展到颈部、肩部或躯干其他部位。抽动的部位、数量、频度、复杂程度或严重程度可随时间而改变。抽动虽为不自主地发生，但又可受意识控制片刻。各种异常动作每天发作次数多少不等，往往频频发生，但不影响正常生活，入睡后异常动作消失，本病不影响智力发育。

（二）诊断标准

根据《国际疾病诊断分类手册第十版》（ICD - 10）制定的诊断标准如下。

（1）起病于 21 岁以前，大多数在 2 ~ 15 岁之间。

（2）有复发性、不自主、重复的、快速的、无目的的抽动，影响多组肌肉。

（3）多种抽动和一种或多种发声抽动，两者同时出现于某些时候，但不一定必须同时存在。

（4）能受意志克制数分钟至数小时。

（5）在数周或数月内，症状的强度有变化。

（6）抽动一天发作多次，几乎天天如此。病程超过1年以上，且在同一年之中症状缓解不超过2个月以上。

（7）已排除小舞蹈病、肝豆状核变性、癫痫肌阵挛发作、药源性不自主运动及其他锥体外系病变。

三、鉴别诊断

见表9-2。

表9-2 多发性抽动综合征的鉴别诊断

疾病	鉴别
习惯性抽搐	多发生于4~6岁，男性多见，一组肌肉突然瞬间的收缩，快速而不自主，并经常重复，如眨眼、皱鼻或咳嗽声。发病前常有某些诱因，如结膜炎愈后仍有眨眼动作，此病一般病情较轻，病程较短，无秽语症状。但此症与多发性抽动综合征并无严格的界限，部分患儿可发展为多发性抽动综合征
风湿性舞蹈症	6岁以后多见，女孩居多，常表现为面部及四肢各种异常动作，动作形式不固定，且影响正常生活，病程很少持续2个月以上，此外有其他风湿病的证据
肌阵挛型癫痫	为癫痫的一种类型，症状与运动抽动相似，但症状出现时必有痫样脑电发放，无发声抽动，脑电图检查有助诊断，抗癫痫治疗有效

四、治疗

（一）药物治疗

1. 针对抽动的治疗

（1）氟哌啶醇 该药治疗抽动有效率为70%~80%。起始剂量为0.5mg，睡前服。如疗效不显，且无明显不良反应者，可每周增加0.5mg，一般日量为0.5~6mg。服用期间应注意该药的不良反应，及时予以处理。

（2）哌咪清 该药疗效与氟哌啶醇相当。起始剂量为0.5~1mg，睡前服。如疗效不显，无明显不良反应者，可每周增加1mg，一般日量为1~10mg。该药镇静作用及锥体外系反应均较轻，但约10%患儿出现心脏传导阻滞，故应监测心电图变化。

（3）硫必利 该药疗效不如氟哌啶醇，但不良反应较小。常用剂量为每次50~100mg，每日2~3次。主要不良反应有头晕、无力、嗜睡等。

（4）可乐定 该药适用于伴有儿童多动综合征的多发性抽动症患儿。起始剂量为每日0.05mg，如疗效不显，可每周增加0.05mg，一般日量为0.05~0.3mg，分2~3次服用。该药不良反应较小，部分患儿出现过度镇静，少数患儿出现头晕、头痛、乏力、口干、易激惹，偶见体位性低血压。长期大量服药停用时宜逐渐停药，以免引起血压急剧增高。

此外，有不少报道利培酮、奥氮平、喹硫平、氟西汀、氯硝西泮等治疗本病也均有一定疗效。

2. 针对伴发症的治疗

（1）强迫症 可选用氯丙帕明、舍曲林等治疗。

（2）儿童多动综合征 首选可乐定治疗。如疗效不显，可选用抗抑郁药。对于症状较重，经以上治疗效果较差者，可用氟哌啶醇合并哌甲酯治疗。

（二）心理治疗

应加强支持性心理治疗、认知治疗、交际治疗和家庭治疗，从而帮助患儿和家属正确认识该病，正确看待和处理所遇到的问题（如同学的耻笑等），消除环境中对患儿症状产生不利影响的各种因素，改善患儿情绪，增强患儿自信。

习惯逆转训练、放松训练、阳性强化法、矫枉过正法等行为治疗对该病也有一定帮助。

（三）其他

应合理安排患儿生活，避免过度兴奋、紧张、劳累、感冒发热等，从而避免诱发或加重该病。

【中医临证通论】

本病在中医学古代文献中未见记载，根据临床表现似属于"慢惊风"、"筋惕肉瞤"、"肝风"、"抽搐"等范畴。《素问·阴阳应象大论》云："风胜则动。"《小儿药证直诀》云："凡病或新或久，皆引肝风。风动则上于头目，目属肝，风入于目，上下左右如风吹，不轻不重，儿不能任，故目连劄也"言其病位在肝。

一、病因病机

本病的病因与禀赋不足、产伤、窒息、感受外邪、情志失调等因素有关，多由五志过极，风痰内蕴而引发。病位主要在肝，与心、脾、肾密切相关。

肝风内动	小儿肝常有余，易被六淫所感，情志所伤，导致木失调达，郁结不疏，化火生风，而见摇动、耸肩、眨眼等，即"风胜则动"
痰火扰神	小儿脾常不足，若过食肥甘厚味，损伤脾胃，水谷不化，反生湿热痰浊，痰热互结，气郁化火。火属阳，阳主动，气机动乱，故病势急剧，肌肉抽动不已，痰浊阻于气道，蒙蔽清窍，则喉间痰声辘辘，呼叫、秽语不止
脾虚肝旺	禀赋不足或病后失养，损伤脾胃，致脾胃气虚，脾虚则肝旺，肝木乘伐脾土，虚风内动，故抽动频作，抽搐无力。脾失健运，痰浊内生，气道不利，清窍被蒙，则见诸多痰饮之象。口唇为脾之官，脾虚肝旺，则噘嘴、口唇蠕动
阴虚风动	素体真阴不足，或热病伤阴，或肝病及肾，肾阴虚亏，水不涵木，虚风内动，故头摇肢搐。阴虚则火旺，木火刑金，肺阴受损，金鸣异常，故喉发异声

二、辨证论治

（一）辨证要点

本病重在辨虚实。其标在风火痰湿，其本在肝脾肾三脏，尤与肝最为密切。肝风内动，属实证，其抽动频繁有力，烦躁易怒，面红目赤，脉弦实有力。痰火扰神，属实证，其抽动频作，甚或骂人，喉中痰鸣，脉滑数。脾虚肝亢，属虚证，其面黄体瘦，精神倦怠，抽动无力，舌淡苔薄，脉细弱无力。阴虚风动，属虚证，其形体消瘦，两颧潮红，抽动无力，舌红苔少。

（二）治疗原则

以平肝熄风，豁痰定抽为治疗原则；虚证以滋肾补脾，柔肝熄风为治疗原则，虚实夹杂治当标本兼顾，攻补兼施。

（三）常见证型治疗

1. 肝风内动证

证候	摇头、耸肩、皱眉、眨眼、噘嘴、喊叫、踢腿等不自主动作，频繁有力，伴烦躁易怒，头痛头晕，咽喉不利，红赤作痒，或胁下胀痛，面目红赤，大便干结，小便短赤，舌红苔黄，脉弦实有力
治法	平肝熄风，泻火止抽
主方	龙胆泻肝汤合天麻钩藤饮（龙胆草　黄芩　栀子　泽泻　木通　车前子　当归　生地黄　柴胡　甘草　天麻　钩藤　石决明　牛膝　杜仲　益母草　桑寄生　夜交藤　茯神）
加减	腹胀明显，加薏苡仁、厚朴、茯苓；胸胁胀痛，加佛手、青皮；大便秘结，加槟榔、瓜蒌仁；喉中有痰，加浙贝母、竹茹
推荐中成药	当归龙荟丸

2. 痰火扰神证

证候	起病急骤，头面、躯干、四肢、不同部位的肌肉抽动，呼叫、秽语不止，喉间痰声辘辘，烦躁口渴，睡卧不安，舌红，苔黄或腻，脉弦滑数
治法	清火涤痰，熄风镇惊
主方	涤痰汤（陈皮　半夏　竹茹　枳实　胆南星　人参　石菖蒲　茯苓　甘草）
加减	喉间痰鸣，加竹沥
推荐中成药	礞石滚痰丸

3. 脾虚肝亢证

证候	面黄体瘦，精神不振，胸闷胁胀，喉中吭吭作响，皱眉眨眼，嘴角抽动，肢体动摇，夜睡不安，纳少厌食，舌质淡，苔白或腻，脉沉滑或沉缓
治法	健脾化痰，平肝息熄风
主方	缓肝理脾汤合二陈汤（桂枝　人参　茯苓　白术　白芍　陈皮　山药　白扁豆　半夏　生姜　大枣）
加减	皱眉抽动明显，加钩藤、石决明；纳少厌食，加神曲、麦芽；形寒肢冷，加附子

4. 阴虚风动证

证候	形体消瘦，两颧潮红，五心烦热，性情急躁，口出秽语，挤眉眨眼，耸肩摇头，肢体震颤，睡眠不宁，大便干结，舌质红绛，舌苔光剥，脉细数
治法	滋阴潜阳，柔肝熄风
主方	大定风珠（白芍　阿胶　龟板　熟地黄　胡麻仁　五味子　牡蛎　麦冬　鳖甲　鸡子黄　炙甘草）
加减	惊悸不安，加茯苓、钩藤、炒酸枣仁；急躁易怒，加郁金、栀子
推荐中成药	杞菊地黄丸

三、预防与调护

（1）平时注意合理的教养，并重视患儿的心理状态，保证患儿有规律性地生活，培养良好的生活习惯。

（2）不过食辛辣炙煿的食物或兴奋性、刺激性的饮料。

【中西医诊治思路与特点】

（1）多发性抽动综合征病因和发病机制尚未完全明了，症状波动明显，在发病早期常被误诊，该病虽有一定的自愈性，但往往因各种因素诱发和加重，严重影响了患者的身心健康。

（2）目前西医治疗本病多采用氟哌啶醇等多巴胺受体阻断药类药物，虽有一定的疗效，但停药后易出现反跳，长期应用这些药物，常出现上课嗜睡、活动减少、认知迟钝、静坐不能、情绪低劣、扭转痉挛、迟发性运动障碍等不良反应。

（3）中医治疗多发性抽动综合征针对性强、标本兼顾、疗效肯定、毒副作用小，且治疗方法多样，有其优势和特色。针灸治疗该病能多靶点、多方位对机体进行整体调节，无毒副作用，疗效确实而持久，并能调节患者身体阴阳，使其达到"阴平阳秘"，现代研究亦证明针灸具有双向调节神经系统的功能，使其兴奋与抑制达到相对平衡。

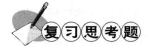

复习思考题

1. 多发性抽动综合征有哪些主要表现？

2. 如何诊断多发性抽动综合征？

医案（刘弼臣）

李某，男，5岁。初诊日期：1986年10月20日。

患儿不由自主地挤眼弄眉，腹部肌肉抽动，喉中发声近两年。曾在几个医院检查，均诊为抽动-秽语综合征。给予氟哌啶醇及地西泮等治疗无效。性情急躁，睡眠尚好，便调，纳可。舌红，舌尖如草莓，苔白，脉细无力。证属阴虚风动。治以滋阴熄风，三甲复脉汤化裁。

处方：龟板先煎15g，鳖甲先煎15g，生牡蛎先煎15g，炙甘草10g，白芍15g，阿胶烊化10g，桂枝5g，生地黄10g，麦冬10g，茯神10g，钩藤10g。五剂，水煎服，日一剂。

10月24日二诊：药后病情明显好转，现仅腹部轻微抽动，喉间已不出声，舌脉如前。前方加当归10g，七剂，水煎服，日一剂。

10月31日三诊：近几天腹部肌肉也未见抽动，偶见轻微挤眼。近四日来感冒，咳嗽有痰，上方去鳖甲、龟板，加菊花10g，杏仁10g，全蝎3g。七剂。

解肌宁嗽丸10丸，早晚各1丸。

11月8日四诊：三日前腹部又有轻微抽动，近两日未有抽动，舌淡红苔白。桂枝加龙骨牡蛎汤加味。处方：桂枝10g，白芍10g，炙甘草3g，生姜二片，大枣五枚，生龙骨、牡蛎先煎各15g，钩藤10g，饴糖冲服30g，川楝子10g，全蝎3g，蜈蚣一条。七剂，水煎服，日一剂。

11月22日述服药后挤眼、腹部抽动、喉间出声均未复作。继用桂枝加龙牡汤加味巩固而安。[引自：北京中医杂志，1988，（5）：7]

按：本例患儿挤眼弄眉，腹部肌肉抽动，喉中出声三症，此起彼伏，为风动之象。性情急躁，舌红、脉细无力为阴虚之征。故证属阴虚水不涵木，虚风内动。据此病机，医者用三甲复脉汤化裁以滋阴养血、平肝熄风，五剂后抽动大减。三甲复脉汤出自《温病条辨》，为温病后期热邪久留，真阴被烁，虚风内动所设。用于本例，病虽不同，但病机相似，故亦取效。可见医者诊病用药之灵活。本案症状减轻后用桂枝加龙骨牡蛎汤是取其桂枝汤调和营卫，加龙骨牡蛎潜镇摄纳。如此，则阳能固，阴亦能守。正如徐忠可所说："阴虚之人，大概当助肾。故以桂枝芍药，通阳固阴，甘草姜枣，和中上焦之营卫，使阳能生阴，而以安肾宁心之龙骨牡蛎，为补阴之主。"

第三节　遗尿

扫码"学一学"

【西医临床导论】

遗尿又称尿床，是指3周岁以上的小儿在睡眠中出现不自主的排尿的一种病症。一般每周≥2次。患儿男多于女，比例约为2∶1，多见于10岁以下儿童。未经治疗的遗尿患儿，每年有15%的儿童自行缓解，故大多预后良好，但重症患儿白天睡眠亦遗尿，严重影响患儿的身心健康与生长发育。若与先天缺陷有关的遗尿病情难愈。在婴幼儿期，由于发育不完善，排尿自控能力尚未形成，较大儿童因白天嬉戏过度，夜间熟睡不醒，偶有夜间遗尿者，均不属病态。

一、病因病理

遗尿分原发性及继发性两种。

原发性遗尿：指自出生后从未能在入睡后控制过排尿，多数为功能性，没有明确的病因，但80%患儿膀胱的容量比同龄正常儿童小，且有家族史的倾向。随着年龄的增长，遗尿现象逐渐消失。

继发性遗尿：指自出生后曾有一个阶段（一般1年以上）已能在入睡后控制排尿，而后出现遗尿，可由于泌尿生殖器官的局部刺激，如包皮过长、尿路感染、先天性尿道畸形等引起，其次与癫痫、糖尿病、尿崩症等全身疾病有关。但是绝大多数儿童遗尿的出现与疾病无关，是出于心理因素或其他多种因素造成的。如更换环境，临睡前特别兴奋，情绪不愉快等。另外，排尿习惯训练不良也是引起遗尿的重要原因。

X线影像诊断发现，部分遗尿与隐性脊柱裂有关。

二、诊断

（一）临床表现

一般入睡后2~3小时即尿床，可数天1次或每晚1次，甚至一晚尿床2~3次。严重病例白天睡眠时也有尿床。患儿深睡不易唤醒，尿后不自知。日久有自卑心理，不合群。个别患儿睡时精神特别紧张，唯恐睡后遗尿，晚上睡眠时间少，影响第二天的活动及学习，食欲不振。

（二）诊断要点

（1）发病年龄在3周岁以上，寐中小便自出，醒后方觉。

（2）睡眠较深，不易唤醒，每夜或隔几天发生尿床，甚则每夜遗尿数次。

（3）尿常规及尿培养无异常发现。

（4）部分患儿腰骶部X线摄片显示隐性脊柱裂。

三、鉴别诊断

见表 9 - 3。

表 9 - 3　遗尿的鉴别诊断

疾病	鉴别
尿失禁	尿液不自主流出，多为先天发育不全或脑病后遗症所致
神经性尿频	白昼尿频尿急，入睡后尿频消失

四、治疗

（一）生理疗法

1. 家庭指导　①睡前 2 小时不饮流食，睡前把尿排尽；②不遗尿时要鼓励，尿床后也要和蔼对待，不得用任何方法惩罚患儿；③为患儿保密，以免伤害其自尊心。

2. 膀胱锻炼法　包括膀胱扩张和排尿中断锻炼：白天多饮流汁，尿多就能使膀胱容积变大，晚上不易尿床。同时鼓励孩子白天憋尿，尽可能延长排尿时间，每天至少测 1 次尿量，正常膀胱容量为 10ml/kg。膀胱容量正常的孩子教其做排尿中断锻炼，即当膀胱排空一半时要孩子中断排尿，然后让其从 1 数到 10，再把另一半尿排完，排尿中断锻炼能提高膀胱括约肌的控制能力。

3. 夜间叫醒法

（1）自我叫醒法　孩子睡床后，令其闭目冥想，想象夜里一有尿意就要自己起床排尿，一直想到入睡。有人给 5 岁以上孩子用此法，治愈率达 77%。

（2）声音叫醒法　家长应定时唤醒孩子排尿；较大儿童可用闹钟唤醒。睡前自己开闹钟，3～4 小时 1 次，使其能自动上厕所。

（3）采用"叫醒器"　其原理是当尿刚排出即接通电流，发出警报，叫醒小儿立即起床排尿。通过"叫醒器"逐渐培养小儿于睡眠中有意识地清醒起床排尿。

（二）药物治疗

1. 去氨加压素　除强大的抗利尿作用外，还可促进记忆功能和调节睡眠状态，以使从膀胱传入中枢的觉醒神经通路顺畅。100μg/次，晚饭前口服，疗程 3～6 个月。

2. 盐酸丙咪嗪　能减轻逼尿肌收缩和增加膀胱容量，亦可通过减少尿中 Na^+ 和 K^+ 的排出，达到抗利尿的作用。睡前 1 小时口服，5～8 岁 25mg；8～12 岁 50mg；12 岁以上 75mg。一般疗程 2～3 个月，然后逐渐减量 3～4 个月。缺点是复发率极高和潜在的药物毒性。

【中医临证通论】

遗尿亦称为遗溺，早在《灵枢·本输》就有"三焦者……入络膀胱，约下焦。实则闭癃，虚则遗溺。遗溺则补之，闭癃则泻之"的记载。《诸病源候论·小儿杂病诸候·遗尿候》说："遗尿者，此由膀胱有冷，不能约于水故也。……肾主水，肾气下通于阴，小便者，水液之余也，膀胱为津液之腑，既冷气衰弱，不能约水，故遗尿也。"嗣后，历代医家均认为小儿遗尿多系虚寒所致，常用温补之法。明清时期拓展了肝经郁热的病机，验之当今，此类遗尿多与尿路感染有关。

一、病因病机

肾气不固	多由先天不足引起，如早产、双胎、胎怯、脏腑及脊骨发育未全，神气未充，都能影响肾气固摄，致使膀胱失约而成遗尿
肺脾气虚	由后天不足引起，如素体虚弱，屡患咳喘泻利，或大病之后，肺脾俱虚，肺经治节不行，脾气下陷，三焦气化失司，则膀胱失约，津液不藏，而成遗尿
心肾失交	心肾失交，水火不济，心火炎于上，心神不宁，肾精亏于下，膀胱失约，则夜梦纷纭，梦中遗尿。此外，痰湿素盛，夜间熟睡不醒，呼叫不应，也常遗尿
肝经郁热	肝郁气滞，郁而化火，或湿热内蕴，侵犯肝经，肝失疏泄，三焦水道通利失司，膀胱气化失职而不藏，故成遗尿

二、辨证论治

（一）辨证要点

主要辨脏腑。肾虚遗尿，夜尿多而清长，畏寒肢冷，神萎智弱；肺脾气虚，尿短而频，神疲气弱，容易出汗；心肾失交遗尿，寐不安宁，梦中遗尿或夜间梦语，尿量不多，气味腥臊；肝经郁热，尿少色黄，臊臭异常，烦躁口干。

（二）治疗原则

治疗以温肾固涩，补肺健脾，清心滋肾，疏肝清热为主。

（三）常见证型治疗

1. 肾气不固证

证候	睡中经常遗尿，甚者一夜数次，小便清长，神疲乏力，面白肢冷，腰腿酸软，记忆力减退或智力较差，舌淡，苔少，脉沉细无力
治法	温补肾阳，固涩小便
主方	桑螵蛸散合巩堤丸（桑螵蛸　龙骨　龟板　人参　当归　茯神　远志　石菖蒲　熟地黄　附子　菟丝子　补骨脂　韭菜子　益智仁　五味子　白术　茯苓）
加减	寐深沉睡不易唤醒，加炙麻黄；五心烦热，加栀子、黄柏
推荐中成药	五子衍宗丸、苁蓉益肾颗粒

2. 脾肺气虚证

证候	睡中遗尿，少气懒言，常自汗出，易感冒，面色萎黄，食欲不振，大便溏薄，舌淡，苔薄白，脉细无力
治法	补肺益脾，固涩膀胱
主方	补中益气汤合缩泉丸（黄芪　人参　白术　当归　陈皮　升麻　柴胡　生姜　大枣　炙甘草　益智仁　台乌药　山药）
加减	寐深，加炙麻黄、石菖蒲；纳呆，加焦山楂、焦神曲
推荐中成药	补中益气丸

3. 心肾失交证

证候	梦中遗尿，尿量不多，气味腥臊，尿色较黄，寐不安宁，或夜间梦语，舌红，苔薄少津，脉沉细
治法	清心滋肾，安神固涩
主方	导赤散合交泰丸（生地黄　竹叶　木通　甘草　黄连　肉桂）
加减	苔黄腻，加黄柏、滑石，或加用龙胆泻肝丸；久病不愈，身体消瘦，虽有郁热但肾阴已伤，加知柏地黄丸

4. 肝经湿热证

证候	寐中遗尿，小便量少色黄气味臊臭，夜梦纷纭或寐中龇齿，性情急躁，目睛红赤，舌质红，苔黄腻，脉滑数
治法	清热利湿，泻肝止遗
主方	沈氏闭泉丸（栀子　白芍　白术　白薇　益智仁）
加减	夜卧不宁，龇齿梦呓显著，宜清胆和胃，理气化痰，用黄连温胆汤
推荐中成药	龙胆泻肝丸

三、预防与调护

（1）患儿白天不要玩耍过度，睡前少饮水。

（2）每晚按时唤醒患儿排尿，逐渐养成自控排尿的习惯。

（3）晚餐以干食为主，辅食略咸一些，但晚餐后尽量不喝水，对减少尿量、减少遗尿有帮助。

【中西医诊治思路与特点】

（1）国外已有研究证实，长期遗尿将会降低患儿的生活质量，影响患儿心理和人格的健康发展，导致孤僻、自卑、表达能力下降。引起社会交往障碍等心理问题，进而影响其学习和智能发育，严重者甚至导致偏执、暴力倾向和自杀倾向等，如经久不愈，可迁延至成年，严重影响患者的精神和生活，最终导致人格障碍，是目前严重威胁患儿身心健康的疾病之一。因此医生和家长都应该重视遗尿患儿自我意识评价的状态，对患儿进行常规心理评估，及早发现问题，避免指责和惩罚，适当鼓励，正性强化等方法，通过使用各种良好的应对方式，进行心理疏导，减少应激原的刺激，最大程度减少原发性遗尿症对患儿成长造成的不良心理影响，全面协助原发性遗尿症患儿身心健康发展。

（2）目前西医治疗遗尿症常用盐酸丙米嗪、山莨菪碱、甲氯芬酯、盐酸阿替丁等，但有一定毒副作用，且停药后易复发。

（3）中医治疗小儿遗尿，以温肾健脾、缩泉止遗为主要治法，可有效提高大脑皮层对排尿反射的敏感性，增强"警戒点"的功能，加强其与自主神经及周围神经的联系，使之功能协调，并引起逼尿肌收缩，膀胱内压升高，具有疗效好、见效快、无毒副作用及无痛苦等优势。

（4）隐性脊柱裂是一种难以被人们发现的脊柱先天性发育畸形，绝大多数位于腰骶部。在小儿遗尿症的诊治工作中，发现有相当多的患儿经检查证实伴有隐性脊柱裂。这些患儿往往症状较重，除遗尿外，尚存在尿频、尿急、轻度急迫性尿失禁等多种排尿功能异常，此类患者治疗较困难。

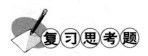

复习思考题

1. 如何鉴别遗尿与神经性尿频、尿失禁?

2. 遗尿辨证分几型?肾气不固型遗尿如何辨证论治?

第四节 厌食

【西医临床导论】

扫码"学一学"

厌食是指小儿较长时间（连续 2 个月）食欲不振、甚则拒食的一种常见病症，临床特征是对所有食物均不感兴趣，甚至厌恶进食。各年龄儿童均可发病，多发于 1～6 岁的小儿，起病较缓慢，病程较长，本病一般预后良好，长期不愈可使患儿体重减轻、精神疲惫、抗病力弱，易患他病，甚至严重的营养不良，影响生长发育及逐步出现神经精神异常。

一、病因病理

（一）病因

（1）家长溺爱。对小儿进食采取不适当的态度，反而引起神经性厌食。

（2）不良的饮食习惯。高蛋白、高糖饮食使食欲下降；两餐之间随意吃糖果、点心等零食，吃饭不定时，生活不规律都影响食欲。

（3）夏季气候过热，湿度过高，过食冷饮均影响消化液的分泌而影响食欲。

（4）食物过精、偏食造成锌、铜、铁、硒等微量元素缺乏，或过量补维生素 A 或维生素 D 引起中毒亦致厌食。

（二）病理

（1）因局部或全身性疾病影响消化功能，使胃肠平滑肌张力低下，消化液分泌减少，酶的活性降低。

（2）中枢神经系统受人体内外环境刺激的影响，对消化功能的调节失去平衡，长期厌食可导致体质减弱和营养不良。

二、诊断

（一）临床表现

（1）消化功能减退。较长时间（2 月以上）食欲不振、厌食、异食癖。

（2）生长发育落后。生长发育停滞，性发育延迟。

（3）免疫功能降低，容易导致感染。

（二）诊断要点

（1）有喂养不当、病后失调、先天不足或情志失调的病史。

（2）长期（连续 2 个月以上）食欲不振，厌恶进食，食量明显少于同龄正常儿童。

（3）形体偏瘦，但精神尚好，活动如常。

（4）除外其他慢性疾病引起的食欲不振。

三、治疗

（一）一般治疗

（1）消除各种精神因素，改善饮食习惯，建立正确的生活制度和纠正家长对小儿饮食的不正确态度，如家长不应过分注意小儿进食，当小儿拒食，不必持续劝诱，更不可以强迫进食，以正常饥饿引起食欲为宜。

（2）胃蛋白酶合剂。2岁以下，每次3ml；2岁以上，每次5ml，每日3次。其他还可用酵母片、B族维生素，如核黄素（维生素 B_2）、维生素 B_{12}、烟酸。

（二）病因治疗

明确厌食病因，治疗原发病，如积极控制慢性感染、补充所缺乏的营养素等。

（三）补锌治疗

锌缺乏者用锌制剂，锌能使味蕾细胞迅速再生，改善味蕾的敏锐度，又能提高消化功能，对缺锌的患儿有效率达90%以上。

口服锌制剂：常用葡萄糖酸锌、硫酸锌、醋酸锌等，口服锌元素 $0.5 \sim 1mg/(kg \cdot d)$，相当于葡萄糖酸锌 $3.5 \sim 7mg/(kg \cdot d)$，硫酸锌 $2.3 \sim 4.5mg/(kg \cdot d)$，醋酸锌 $1.5 \sim 3mg/(kg \cdot d)$，疗程 $1 \sim 3$ 个月。

静脉补锌：不能口服或口服吸收不良者静脉用硫酸锌，早产儿为 $0.3\ mg/(kg \cdot d)$，足月儿 <5 岁为 $0.1\ mg/(kg \cdot d)$，>5 岁 $2.5 \sim 4\ mg/d$，最大量 $<4mg/d$。

（四）对症治疗

（1）严重厌食，出现明显消耗症状或代谢性酸中毒者，静脉补液。

（2）继发感染者，针对不同病原体进行抗感染治疗。

（3）免疫力下降，经常感染者，可少量输新鲜血，或注射丙种球蛋白。

【中医临证通论】

厌食属于中医学的"恶食""不思食""不嗜食"等范畴，1980 年以来确立了厌食的病名并作了系统地阐述。

一、病因病机

喂养不当	婴儿期未按期添加辅食；或过食肥甘厚味，或恣意零食、偏食；或饥饱无度，均可损伤脾胃，脾胃运纳失职，产生厌食
他病伤脾	脾喜燥恶湿，得阳则运；胃喜润恶燥，得阴则和。若患他病，误用攻伐或苦寒或过用温燥耗伤脾阳及胃阴，可使脾胃运纳失常，而致厌食
先天不足	先天脾胃薄弱之儿，生后往往即表现不欲吮乳，加之后天失养，脾胃更加怯弱，乳食难进
情志失调	小儿神气怯弱。若卒受惊吓；或所欲不遂等，均可致情志佛郁，疏泄失职，中焦气滞，脾胃升降、运纳失职，则形成厌食

二、辨证论治

（一）辨证要点

辨轻重。本病主要病变脏腑在脾胃，辨证当区分以运化功能失健为主之轻症，和以脾胃气阴亏虚为主之重症。凡病程短，仅表现纳呆食少，无明显消瘦，舌脉及二便无明显异常者为脾失健运之轻症；病程长，不思进食，乏力多汗，并伴面色少华，形体偏瘦，舌质淡者为脾胃气虚；若食少饮多，口舌干燥，大便秘结，舌红少津，苔少或花剥者为脾胃阴虚。

（二）治疗原则

以运脾开胃为基本法则。根据病机分别采用运脾和胃、健脾益气、养胃育阴之法。并可酌情应用理气宽中，消食开胃，化湿醒脾之品。

（三）常见证型治疗

1. 脾胃不和证

证候	食欲不振，厌恶进食，食而乏味，或伴胸脘痞闷，嗳气泛恶，大便不调，偶尔多食后则脘腹饱胀，形体尚可，精神正常，舌淡红，苔薄白或薄腻，脉尚有力
治法	调和中州，运脾开胃
主方	不换金正气散（苍术　厚朴　陈皮　藿香　半夏　甘草）
加减	脘腹胀满，加莱菔子；舌苔白腻，加佩兰；汗多身重，加荷叶、扁豆花；嗳气泛恶，加竹茹；大便偏干，加枳实、莱菔子；大便偏稀，加炒山药、薏苡仁
推荐中成药	小儿香橘丸

2. 脾胃气虚证

证候	不思进食，食而不化，大便溏薄夹不消化食物，面色少华，形体偏瘦，肢倦乏力，舌质淡，苔薄白，脉缓无力
治法	健脾益气，助运纳食
主方	异功散（人参　白术　茯苓　陈皮　甘草）
加减	苔腻便稀，去白术，加苍术、薏苡仁；大便溏薄，加炮姜、肉豆蔻；饮食不化，加焦山楂、炒谷芽、炒麦芽；汗多易感冒，加黄芪、防风；情志抑郁，加柴胡、佛手
推荐中成药	小儿健脾丸

3. 脾胃阴虚证

证候	不思进食，食少饮多，皮肤失润，大便偏干，小便短黄，甚或烦躁少寐，手足心热，舌红少津，苔少或花剥，脉细数
治法	增液养胃，健脾助运
主方	养胃增液汤（石斛　乌梅　沙参　玉竹　白芍　甘草）
加减	口渴烦躁，加天花粉、芦根、胡黄连；大便干结，加火麻仁、郁李仁、瓜蒌仁；夜寐不宁，加牡丹皮、莲子心、酸枣仁；食少不化，加谷芽、神曲；四肢倦怠，加炒山药、太子参

三、预防与调护

（1）掌握正确的喂养方法，饮食起居按时、有度，饭前勿食糖果饮料，夏季勿贪凉饮冷。根据不同年龄给予富含营养，易于消化，品种多样的食品。母乳喂养的婴儿4个月后应逐步添加辅食。

（2）出现食欲不振时，要及时查明原因，采取针对性治疗措施。

（3）注意精神调护，培养良好的性格，教育孩子要循循善诱，切勿训斥打骂，变换生活环境要逐步适应，防止惊恐恼怒损伤。

【中西医诊治思路与特点】

（1）现代医学在临床上针对厌食可能存在的病理因素，多采用胃肠动力型药物和补充维生素、微量元素等，但仅可缓解症状，不能根治，且长期服用易产生耐药性，有些药物还有明显的不良反应。

（2）中医药治疗厌食有独到之处，以整体观念和辨证论治为原则，以治疗脾胃为基础，兼顾肝肾进行整体调节。若单一药物疗法效果不佳，可采取食疗或结合西医治疗；若患儿服药困难，可采用其易接受的外治法；同时还应注意患儿心理及饮食习惯的调节，走多元化综合治疗之路。

（3）饮食疗法应遵循"胃以喜为补"的原则。即首先从患儿喜爱的食物来诱导开胃，暂不需要考虑其营养价值如何，待其食欲增进后，再按需要供给，可使某些顽固性厌食患儿，获得食欲改善。

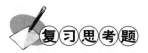

复习思考题

1. 厌食的饮食疗法为什么要遵循"胃以喜为补"的原则？

2. 厌食为什么要补锌？具体如何补？

（罗世杰）

扫码"练一练"

第十章　造血系统疾病

扫码"学一学"

要点导航

　　本章主要介绍小儿造血功能及血液特点，造血系统常见的疾病。要求掌握营养性缺铁性贫血、特发性血小板减少性紫癜的诊断要点、鉴别诊断及治疗；熟悉营养性缺铁性贫血的病因病理、再生障碍性贫血的诊断要点及中西医治疗方法、急性白血病分类及分型及证治；了解贫血的定义及分类、急性白血病的化疗方法。

第一节　小儿造血功能及血液特点

一、小儿造血特点

　　小儿造血与成人造血在造血部位和血红蛋白（hemoglobin，Hb）种类方面具有很大不同，小儿造血可分为胚胎期造血和生后造血两个阶段。

（一）胚胎期造血

　　可分为中胚叶造血、肝脾造血、骨髓造血三个阶段，胚胎期的造血特点见表10-1。

表 10 - 1　胚胎期造血特点

造血阶段	造血部位	开始时间	结束时间	主要血红蛋白种类
中胚叶造血	卵黄囊	第3孕周	第6孕周	胚胎型血红蛋白
肝脾造血	肝脏和脾脏	第6~8孕周	第20~24孕周	胎儿型血红蛋白
骨髓造血	骨髓	第16孕周	维持终身	成人型血红蛋白

（二）生后造血

　　主要为骨髓造血。婴幼儿期骨髓均为红骨髓，全部参与造血，以满足生长发育的需求。5~7岁长骨中出现具有潜在造血能力的黄骨髓，红骨髓逐渐被黄骨髓代替。当造血增加时，黄骨髓可转变为红骨髓，发挥造血功能。婴幼儿由于缺少黄骨髓，当机体需要增加造血时（如出现感染、贫血、溶血等），就会出现髓外造血，即肝脾淋巴结恢复造血状态，肝脾淋巴结肿大，外周血出现有核红细胞和幼稚中性粒细胞，病因去除后，可恢复正常的骨髓造血状态。

二、小儿血常规特点

（一）红细胞数和血红蛋白量及种类

　　胎儿期由于组织缺氧刺激红细胞生成，故刚出生时红细胞数较高，为（5.0~7.0）×

10^{12}/L，Hb 150～220g/L。随着自主呼吸的建立，血氧含量增加，红细胞生成素减少，此外胎儿红细胞寿命较短，破坏较多，导致"生理性溶血"，加之婴儿生长发育迅速和血容量增加，至2～3个月时达最低水平，出现"生理性贫血"，红细胞数降至3.0×10^{12}/L，Hb100～110g/L，早产儿可低至70～90g/L，一般6个月时恢复正常水平。

血红蛋白种类：从胚胎到成人共有6种，可形成胚胎型、胎儿型、成人型。生长发育过程中，Hb种类会发生转换。胚胎第12周时胚胎型Hb即消失，而HbF成为胎儿期主要的Hb，生后HbF进行性降低，逐渐被HbA取代。初生时HbF占70%，2岁时占2%以下，成人型血红蛋白HbA出生时占30%，1岁时达成人水平，占95%以上。

（二）白细胞数与分类

主要分2种类型，即粒细胞（中性、嗜碱性、嗜酸性）和淋巴细胞（单核细胞）。初生时白细胞总数为（15～20）$\times 10^9$/L，婴儿期维持在10×10^9/L，学龄期后接近成人水平。白细胞分类主要是中性粒细胞与淋巴细胞比例的变化。出生时中性粒细胞约占65%，淋巴细胞约占30%，生后4～6天两者比例相等，形成第一次交叉，以后淋巴细胞约占60%，中性粒细胞约占35%，至4～6岁两者比例又相等，形成第二次交叉，7岁后与成人相似。

（三）血小板数

与成人相当，约为（100～300）$\times 10^9$/L。

三、中医学对血的认识

（一）血的生成与循行

血是人体最重要的物质基础，血在经脉中循环滋润五脏六腑四肢百骸。血液正常循行需要心的统帅，肺的灌输，脾的统摄，肝的贮藏，以及精血的互生。任何脏腑功能失调，都会引起血液的生成、输布、循环失常，导致血液病变。

1. 心主血脉　心为血之统帅，《素问·阴阳应象大论》篇曰："心主血"、"在体为脉，在脏为心"。全身的血液，依赖心气的推动，通过经脉而输送到全身，发挥其濡养作用。心气的推动是否正常，在血液循环中起着十分重要的作用。

2. 肺朝百脉　心主血脉，肺朝百脉。《素问·经脉别论》篇曰："脉气流经，经气归于肺，肺朝百脉，输精于皮毛。毛脉合精，行气于腑，腑精神明，留于四藏。"肺主气，气的推动是血液运行的基本动力，而血的运行，依赖气的推动，随着气的升降而运行至全身。肺主一身之气而司呼吸，调节着全身的气机，辅助心脏推动和调节血液的运行。

3. 脾为血源　《灵枢·决气》曰："中焦受气取汁，变化而赤，是谓血"，故脾胃为气血生化之源。若中焦脾胃虚弱，不能运化水谷精微，化源不足，往往导致血虚。脾主统血，五脏六腑之血全依赖脾气统摄，脾气健旺，则气之固摄作用健全，而血液不会溢出脉外。

4. 肝主藏血　肝具有贮藏血液和调节血量的功能。根据人体动静的不同情况，调节脉管中的血液流量，使循环血量维持相对平衡的水平。此外，通过肝的疏泄功能调畅气机，对血液通畅的循行起着作用。《素问·调经论》曰："肝者，其充在筋，以生血气"。

5. 肾藏精，精血同源　《素问·生气通天论》曰："骨髓坚固，气血皆从"，说明血的生成来源于骨髓。又"肾主骨，生髓"，肾在血液的生成中主要有两方面的作用：一是肾中精气化生元气，促进脾胃化生水谷精微，进而奉心化赤为血；二是肾藏精，精与血可以互化，即血可养精，精可化血，即古之所谓"精血同源""肝肾同源"之说。

（二）血的生理与病理

血的生理功能包括濡养、运载等功用。《难经·二十二难》"血主濡之"把血的功用作了明确的概括。全身各部五脏六腑四肢百骸无一不是在血的濡养作用下发挥其生理功能的。《素问·五脏生成》篇曰："肝受血而能视，足受血而能步，掌受血而能握，指受血而能摄"。第二，气为血之帅，血为气之母，血可以运载气到达身体各个部分，而发挥气血的重要功能。第三，血是神志活动的主要物质基础和心主血脉的重要体现。《灵枢·平人绝谷》篇曰："血脉和利，精神乃居。"《灵枢·营卫生会》曰："血者，神气也。"血液供给充足，神志活动正常。

病理状态下血液生成减少或耗损过多，血液输布异常或血流缓慢停滞，或血液为外邪所干，皆可导致血虚、血瘀、血热、血溢等各种血液病证。

第二节　贫血概论

一、贫血的概念

贫血（anemia）是指外周血中单位容积内的红细胞数、血红蛋白量或红细胞压积低于正常标准，是常见的临床症状，不是最终或独立的疾病诊断。

二、诊断标准

根据世界卫生组织（WHO）标准，血红蛋白的低限在 6 个月 ~ 6 岁者为 110g/L，6 ~ 14 岁为 120g/L，海拔每增高 1000 米，Hb 升高 4%，低于此值者为贫血。6 个月内婴儿由于生理性贫血等影响，Hb 变化较大，目前尚无统一标准。我国小儿血液学会会议（1989 年）暂定：新生儿 Hb <145g/L，1 ~ 4 个月 Hb <90g/L，4 ~ 6 个月 Hb <100g/L 者为贫血。

三、贫血的分类

（一）贫血程度分类（根据血红蛋白含量）（表 10 - 2）

表 10 - 2　贫血程度分类

程度	儿童 Hb 含量	新生儿 Hb 含量
轻度	90 ~ 120 g/L	120 ~ 144 g/L
中度	60 ~ 90 g/L	90 ~ 120 g/L
重度	30 ~ 60 g/L	60 ~ 90 g/L
极重度	<30g/L	<60g/L

扫码"学一学"

扫码"看一看"

（二）贫血的形态学分类（表 10 – 3）

表 10 – 3   贫血的形态学分类

	红细胞平均容积 MCV（fl）	红细胞平均血红蛋白 MCH（pg）	红细胞平均血红蛋白 浓度 MCHC（%）
正常值	80 ~ 94	28 ~ 32	32 ~ 38
正细胞正色素性贫血	80 ~ 94	28 ~ 32	32 ~ 38
小细胞低色素性贫血	<80	<28	<32
大细胞正色素性贫血	>94	>32	32 ~ 38

（三）病因及发病机制分类

1. 血红蛋白生成不足

（1）造血物质缺乏   缺铁、维生素 B_{12}、叶酸、维生素 B_6 缺乏等。

（2）骨髓造血功能障碍   单纯红细胞再生障碍性贫血、再生障碍性贫血、慢性病贫血、肾性贫血、骨髓浸润所致贫血（白血病、恶性淋巴瘤等）、铅中毒等。

2. 红细胞破坏增多，即溶血性贫血

（1）红细胞内在缺陷   ①红细胞膜的缺陷：遗传性球形红细胞增多症、棘形细胞增多症等。②红细胞酶的缺陷：葡萄糖 – 6 – 磷酸脱氢酶缺乏、丙酮酸激酶缺乏等。③血红蛋白异常：地中海贫血、血红蛋白病等。

（2）红细胞外的异常   ①免疫性血型不合、自身免疫性、药物引起等。②非免疫性药物、化学、物理、中毒、感染等。

3. 红细胞丢失增多，即失血性贫血

（1）急性失血   出血性疾病、外伤等。

（2）慢性失血   肠道畸形、钩虫病、特发性肺含铁血黄素沉着症等。

四、贫血的诊断

贫血并非一种独立的疾病。应通过详细询问病史、全面的体格检查和必要的实验室检查明确诊断。

（一）病史

1. 发病年龄   生后 2 天内出现贫血、黄疸，考虑新生儿溶血症（血型不合）。营养性贫血多见于 6 个月至 3 岁婴幼儿。

2. 病程经过和伴随症状   起病急、发展快提示急性溶血。起病缓慢提示慢性溶血、营养性贫血、肿瘤引起的贫血。伴有黄疸、血红蛋白尿提示溶血。

3. 喂养史   纯母乳喂养，未添加辅食多为营养性巨幼细胞贫血。饮食搭配不合理可能为缺铁性贫血。

4. 过去史   询问有无消化系统、慢性肾病等其他系统疾病。

5. 家族史   球形红细胞增多症、地中海贫血等为与遗传有关的贫血。

（二）体格检查

1. 生长发育   慢性贫血多有生长发育障碍。重型地中海贫血还有特殊面容（颧额突、眼距宽、鼻梁低）。

2. 皮肤、黏膜 皮肤、黏膜苍白程度与贫血程度成正比，观察甲床、结合膜、唇黏膜较为可靠。贫血伴皮肤、黏膜出血，注意排除白血病和出血性疾病。伴有黄疸提示溶血性贫血。

3. 肝、脾、淋巴结 贫血伴明显淋巴结肿大提示造血系统恶性肿瘤（白血病、恶性淋巴瘤）。肝、脾明显肿大且以脾大为主多提示遗传性溶血性贫血。

（三）辅助检查

1. 红细胞形态 红细胞呈球形提示遗传性球形红细胞增多症。红细胞呈小细胞低色素考虑缺铁性贫血、地中海贫血（有异形、靶形、碎片）。

2. 网织红细胞 增多提示骨髓造血活跃，可见于溶血或失血。减少提示骨髓造血低下，可见于再生障碍性贫血、营养性贫血。

3. 骨髓检查 对白血病、再生障碍性贫血、恶性肿瘤骨髓转移等有诊断意义。对特发性血小板减少性紫癜、类白血病反应等有协助诊断意义。

4. 血红蛋白分析检查 血红蛋白电泳、包涵体生成试验、血红蛋白碱变性试验对地中海贫血、血红蛋白病有诊断意义。

5. 红细胞脆性试验 增高见于遗传性球形细胞增多症。减低见于地中海贫血。

五、贫血的治疗原则

（一）去除病因

这是治疗的关键。未明确病因前，应尽量避免无针对性的治疗。

（二）一般治疗

预防感染、适当护理、注意饮食质量和搭配。

（三）药物治疗

维生素 B_{12}、叶酸治疗营养性巨幼细胞贫血。铁剂治疗缺铁性贫血。肾上腺皮质激素用于治疗自身免疫性溶血性贫血、先天性纯红细胞再生障碍性贫血等。

（四）输血治疗

首先严格掌握适应证。对慢性贫血，如代偿功能好，可不必立即输血。但如严重贫血导致心功能不全时，应及时输血。其次提倡成分输血，一般选用浓缩红细胞，每次 $5\sim10ml/kg$，注意输血量和速度，速度不宜过快，以免引起心力衰竭、肺水肿。

（五）造血干细胞移植

对某些严重遗传性溶血性贫血（如重型地中海贫血）和再生障碍性贫血，造血干细胞移植是目前有可能根治的治疗措施，但受人类白细胞抗原相配的造血干细胞来源的限制。

（六）并发症处理

婴幼儿贫血患者易合并感染、营养不良、消化功能紊乱等，应予积极治疗。

第三节 营养性缺铁性贫血

【西医临床导论】

营养性缺铁性贫血（iron deficiency anemia，IDA）是由于体内铁缺乏导致血红蛋白合成减少的一类贫血，是儿童期最常见的贫血类型。生后6个月至3岁小儿发病率最高。本病为小细胞低色素性贫血，其铁代谢特点为血清铁蛋白、血清铁、转铁蛋白饱和度降低、总铁结合力增高，铁剂治疗有效。

扫码"学一学"

一、铁的代谢

（一）人体内铁元素的含量及分布

正常成人体内含铁总量，男性约为50mg/kg，女性约为35mg/kg，新生儿约为75mg/kg。总铁量中约64%用于合成血红蛋白，32%以铁蛋白及含铁血黄素形式贮存于骨髓、肝脾内，3.2%合成肌红蛋白，<1%的微量铁存在于含铁酶内和以运转铁形式存在于血浆中。

（二）铁的来源

1. 从食物中摄取铁 食物中的铁分为血红素铁和非血红素铁，前者吸收率高于后者。动物性食物含铁高且为血红素铁，吸收率可达10%～25%；植物性食物中的铁属于非血红素铁而吸收率低（1.7%～7.9%）。母乳与牛乳含铁量均低，但母乳的铁吸收率比牛乳高。

2. 红细胞释放的铁 体内红细胞衰老或破坏所释放的血红蛋白铁几乎全部被再利用。

（三）铁的吸收和转运

食物中的铁以Fe^{2+}形式在十二指肠吸收后被氧化成Fe^{3+}，一部分与细胞内的去铁蛋白结合，形成铁蛋白暂时保存在肠黏膜细胞中；另一部分与细胞质中载体蛋白结合后进入血液，与血浆中的转铁蛋白结合，被运送到需铁和贮铁组织，供给机体利用。红细胞破坏后释放的铁，也同样与转铁蛋白结合后被运送到骨髓等组织，被利用或贮存。当体内缺铁或造血功能增强时，铁蛋白合成减少，肠黏膜细胞内的铁大部分进入血液，铁的吸收增加。肠腔内一些因素也影响铁的吸收。维生素C、果糖、氨基酸、稀盐酸等还原物质使Fe^{3+}变成Fe^{2+}，促进铁的吸收；植物纤维、蛋、牛奶、茶、咖啡、抗酸药物等可抑制铁的吸收；磷酸、草酸等可与铁形成不溶性铁酸盐，难于吸收。

正常情况下，血浆中仅1/3的转铁蛋白与铁结合，此结合的铁称为血清铁（serum iron，SI）；其余2/3的转铁蛋白可在体外加入一定量的铁使其成饱和状态，所加的铁量即为未饱和铁结合力。血清铁与未饱和铁结合力之和称为血清总铁结合力（total iron binding capacity，TIBC）。血清铁在总铁结合力中所占的百分比称为转铁蛋白饱和度（transferrin saturation，TS）。

（四）铁的利用与储存

铁到达骨髓造血组织后与原卟啉结合形成血红素，血红素与珠蛋白结合形成血红蛋白。此外，铁还在肌红蛋白和某些酶（如细胞色素C、单胺氧化酶、琥珀酸脱氢酶等）的合成中被利用。在体内未被利用的铁以铁蛋白及含铁血黄素的形式贮存。在机体需要铁时，贮存铁可被利用，通过还原酶的作用，释放 Fe^{2+}，然后被氧化成 Fe^{3+}，与转铁蛋白结合后转运到需铁的组织。

（五）铁的排泄

一般情况下每日仅有极少量的铁排出体外。小儿每日排出量约为 $15\mu g/kg$，2/3 随脱落的肠黏膜细胞、红细胞、胆汁由肠道排出，其他经肾脏和汗腺排出。

（六）铁的需要量

小儿由于生长发育的需要，每日需摄入的铁量相对成人多。成熟儿自生后 4 个月至 3 岁每天约需铁 1mg/kg；早产儿需铁较多，约为 2mg/kg。

二、病因病理

（一）病因

1. 初生儿机体贮铁不足　多见于其母有严重缺铁性贫血，早产儿、双胞胎及低体重儿。

2. 铁摄入不足　饮食中铁供给不足是本病常见病因。长期腹泻、消化道畸形、吸收不良等，也可导致本病。

3. 生长发育过快　由于生长越快，铁需要量越大，未及时补充，则易发生本病。

4. 铁丢失或消耗过多　腹泻时铁丢失过多；反复感染等可导致消耗过多。

（二）发病机制

1. 缺铁对血液系统的影响　缺铁导致血红素形成不足，因而血红蛋白合成减少，新生的红细胞胞质较少；而缺铁对细胞的分裂、增殖影响较小，故红细胞数量减少的程度不如 Hb 减少明显，从而形成小细胞低色素性贫血。缺铁的病理生理包括以下三个阶段：①铁减少期：此阶段主要为储存铁减少，但供红细胞合成 Hb 的铁尚未减少；②红细胞生成缺铁期：此期储存铁进一步减少，红细胞生成所需的铁亦不足，但循环中的 Hb 量尚未减少；③缺铁性贫血期：此期出现小细胞低色素性贫血及一些非造血系统的症状。

2. 缺铁对其他系统的影响　缺铁影响肌红蛋白合成和含铁酶活性，导致细胞功能异常。尤其是单胺氧化酶活性的降低，可影响神经递质的合成，造成疲乏、注意力不集中或减退、学习能力和智力降低等表现。此外，缺铁还可导致免疫功能异常和胃肠功能紊乱，易患感染性疾病，出现舌炎、胃酸分泌减少、脂肪吸收不良等。

三、诊断

通过病史采集、体格检查和相关实验室检查可初步明确诊断，但确诊必须进行有关铁代谢方面的实验室检查。

（一）临床表现

1. 一般表现　起病缓慢，精神不振，食欲减退，注意力不集中，皮肤、黏膜逐渐苍白。

2. 造血器官表现　由于骨髓外造血反应，肝、脾、淋巴结常轻度肿大。年龄越小，贫血越重，病程越久，则肝脾肿大越明显。

3. 易发生感染 因 T 淋巴细胞功能减弱，而常易发生呼吸道感染。

（二）辅助检查

（1）外周血常规示小细胞低色素性贫血，血红蛋白减少比红细胞减少更明显。

（2）铁代谢检查示血清铁蛋白（SF） < 15μg/L、红细胞游离原卟啉（FEP） > 0.89μmol/L、血清铁（SI） < 10.7μmol/L，总铁结合力（TIBC） > 62.7μmol/L，转铁蛋白饱和度（TS） < 0.16。

（3）骨髓象示有核细胞增生活跃，粒红比例正常或红系增多，红系以中、晚幼红细胞增多明显，各期红细胞胞体均小，胞质少，染色偏蓝。骨髓铁染色示细胞内铁（铁粒幼细胞） < 15%，细胞外铁明显减少或消失。

四、鉴别诊断

见表 10 - 4。

表 10 - 4 营养性缺铁性贫血的鉴别诊断

疾病	鉴别
慢性感染性贫血	主要为小细胞性贫血。但本病特点是低色素不明显，骨髓中铁粒幼红细胞减少，而骨髓外铁增高。血清铁虽降低，但血清总铁结合力不增高，且铁剂治疗无效
地中海贫血	本病多有家庭遗传史，血涂片可见较多的靶形红细胞及有核红细胞，血清铁及骨髓可染铁增多，血红蛋白电泳异常。重型地中海贫血还有特殊面容（颧额突、眼距宽、鼻梁低）
铁粒幼细胞性贫血	本病表现为小细胞低色素性贫血或双型性贫血，多为进行性贫血。骨髓红系增生，铁染色见较多的环铁粒幼红细胞，血清铁增高，铁剂治疗无效

五、治疗

（一）一般治疗

（1）加强护理，避免感染，保证充分休息。

（2）合理搭配饮食，适当增加含铁丰富的食物，如瘦肉、蛋黄、动物血或肝等。

（3）仔细查询病因，积极治疗导致缺铁的原发病，如钩虫感染、先天性消化道畸形等。

（二）铁剂治疗

（1）尽量口服，选用易于吸收的亚铁盐。临床常用硫酸亚铁、富马酸亚铁等。

（2）按元素铁计算补铁剂量，每日元素铁 4 ~ 6mg/kg，一日 3 次，于两餐间口服。

（3）可同时口服维生素 C、橙汁等，促进铁吸收。忌与茶、牛奶、咖啡、抗酸剂等同时服用，以免妨碍铁剂吸收。

（4）疗程宜长，不仅要纠正 Hb 值，还应补充贮备铁，在贫血纠正后宜再补铁 6 ~ 8 周。

（5）对口服不耐受或胃肠道疾病影响铁吸收者，可用右旋糖酐铁肌肉注射或静脉注射。

（三）输血

轻中度贫血患者一般无须输血。重度贫血伴心功能不全或严重感染，或急需外科手术的患儿可输注浓缩红细胞。贫血愈重每次输血量少，以免加重心功能不全。

【中医临证通论】

根据本病的临床表现，中医认为营养性贫血属"血劳"，根据不同表现，也有将上述疾病称为"虚劳"，古医籍中的"萎黄"、"黄肿病"、"血虚"等有关病证中也有相关记载。

一、病因病机

血液是维持人体生命的重要物质，在气之作用下，循行全身，滋养全身组织器官。血液由五谷之精微物质化生而成。《灵枢·决气篇》所说："中焦受气取汁，变化而赤是谓血。"可见脾胃是血液生化之源泉。《张氏医通》谓"气不耗，归精于肾而为精，精不泄，归精于肝而化清血"。可知，血液的生化主要是脾肾两脏。由于小儿"脾常不足，肾常虚"，故损伤脾肾两脏的各种病因均可致贫血。

喂养失宜	小儿脾常不足，胃肠狭小，容谷不多，多食则胃易伤；过饥则伤脾，均致脾胃运化失常，气血生化不足，全身组织器官失养而发生贫血
脏腑虚弱	小儿先天禀赋不足，或长期泄泻，或用药不当，滥用大苦大寒，攻伐有毒之品，较大儿童学习压力过重，忧虑伤脾等原因，损伤脏腑，影响脾胃运纳，气血生化亏乏，或心血暗耗，从而发生贫血
感染诸虫	小儿神识未开，易感染肠道寄生虫，诸虫寄生肠道，伤及脾胃运纳功能，虫体耗损气血，久之则发为贫血

二、辨证论治

（一）辨证要点

贫血以虚证为主，因此在配合病因治疗、饮食调养的同时，治疗上应以益气健脾、补益气血、滋补肝肾为主要原则。

（二）常见证型治疗

1. 脾胃虚弱证

证候	面色萎黄，口唇色淡，爪甲无泽，神疲乏力，食少便溏，恶心呕吐，舌质淡、苔薄腻，脉细弱
治法	健脾和胃，益气养血
主方	六君子汤（人参 白术 陈皮 茯苓 半夏 炙甘草）
加减	食少纳差，加焦三仙；腹泻甚，加炒扁豆、薏苡仁；若有异食癖、善食易饥等虫积者，加榧子、槟榔、苦楝皮
推荐中成药	健脾丸

2. 心脾两虚证

证候	心悸气短，面色萎黄，倦怠乏力，食少纳差，头昏多梦，唇甲淡白，舌淡胖，苔薄，脉细弱
治法	健脾养心，益气补血
主方	归脾汤（白术 黄芪 人参 茯苓 当归 龙眼肉 酸枣仁 远志 木香 炙甘草）
加减	本方常加熟地黄、白芍等。腹胀，加厚朴、陈皮；便溏食少，加苍术、肉豆蔻
推荐中成药	归脾丸

3. 肝肾阴虚证

证候	面色苍白或萎黄，潮热盗汗，口舌干燥，肌肤甲错，或皮肤瘀斑瘀点，鼻衄齿衄，舌红，苔少，脉细数
治法	滋补肝肾，填精生血
主方	左归丸（熟地黄　山药　枸杞子　山茱萸　牛膝　菟丝子　龟板　鹿角胶）
加减	本方常加旱莲草、女贞子等。潮热甚，加地骨皮、银柴胡；皮肤瘀斑瘀点，加牡丹皮、水牛角、仙鹤草、生地黄；头昏，加钩藤、石决明
推荐中成药	六味地黄丸

4. 脾肾阳虚证

证候	面色苍白，唇甲淡白，畏寒肢冷，食少便溏，或浮肿，少气懒言，自汗，精神萎靡，舌淡胖或有齿痕，苔薄白或白腻，脉沉细
治法	温补脾肾，益气养血
主方	右归丸（熟地黄　山药　枸杞子　山茱萸　菟丝子　鹿角胶　附子　肉桂　杜仲　当归）
加减	本方常加黄芪、党参等。浮肿，加茯苓，白术、泽泻；食少便溏，加苍术、肉豆蔻
推荐中成药	复方皂矾丸

三、预防与调护

（1）加强护理，避免感染，注意休息，保护心脏功能。纠正不合理的饮食搭配和习惯。

（2）对于轻症贫血，除纠正饮食习惯外，结合食疗或调理脾胃，效果明显。

（3）对于重症贫血，除使用铁剂外，仍需结合中医调理脾胃，减轻西药不良反应。

【中西医诊治思路与特点】

（1）缺铁性贫血是我国重点防治的小儿常见病之一。早发现、早诊断、早预防，并采用食物铁强化等措施尤其重要。

（2）一般诊断思路包括，首先必须满足贫血的诊断标准，明确贫血程度。其次建议首先采用一般血液学检查，如血红蛋白、红细胞计数、红细胞指数、外周血涂片形态学观察，确定是否为小细胞低色素性贫血。然后通过有关铁代谢指标的检查，确定是否为缺铁性贫血。最好通过病史采集、体格检查和相关实验室检查，以明确病因。

（3）中医药是治疗缺铁性贫血的理想途径之一。根据辨病与辨证相结合的原则，以小剂量含铁中药与健脾益气之品相伍，辅以补肾养血之药，注重整体调理。

（4）调整饮食，补充含铁量高的食物如鸡肝、花生、菠菜等，有助于贫血的纠正。

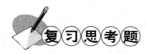

复习思考题

1. 根据小儿不同阶段铁代谢的特点归纳缺铁原因。

2. 贫血辨证分几型？心脾两虚型贫血如何辨证论治？

扫码"学一学"

第四节 再生障碍性贫血

【西医临床导论】

再生障碍性贫血（aplastic anemia，AA）是骨髓造血功能障碍所致的严重贫血，伴白细胞及血小板减少。主要表现是贫血、出血和反复感染，无肝脾或淋巴结肿大。根据其临床表现、起病情况和病程分为急性和慢性两型。急性型起病急，病程短，发病率高；慢性型起病缓，病程长，迁延难愈。

一、病因病理

1. 化学因素 主要为苯及其衍生物和某些药物。其中以氯霉素导致再障发生率最高。

2. 物理因素 主要是各类电离辐射，其所致再障具有明显的累积剂量相关性，即接触电离辐射达到一定累积剂量即可导致骨髓造血干细胞和造血微环境损伤而发生再障。

3. 生物因素 多种病原体感染可导致再障，尤以病毒感染为主。其中肝炎后再障起病急，病情严重，多为急性再障，预后较差。

二、诊断

（一）临床表现

1. 贫血 呈进行性，轻重程度不一。表现为皮肤苍白、乏力和气促等。

2. 出血 好发于皮肤、鼻腔、牙龈及口腔、黏膜等处，严重者可有便血、尿血或颅内出血。

3. 反复感染 常发生于呼吸道和皮肤、黏膜感染，可表现为反复高热，甚至并发败血症。

（二）辅助检查

1. 血常规 全血细胞减少。贫血呈正细胞正色素性，网织红细胞减少。白细胞总数明显减少，主要为粒细胞减少，淋巴细胞相对增多。

2. 骨髓象 骨髓增生低下，细胞总数明显减少，淋巴细胞百分比增高，浆细胞、组织嗜碱细胞、网织细胞等非造血细胞增多。

（三）诊断标准（2007 年厦门小儿再生障碍性贫血诊疗建议）

（1）全血细胞减少，如只有 1 或 2 系下降，则需有血小板计数降低。

（2）一般无脾肿大。

（3）骨髓检查显示至少 1 个部位增生减低或重度减低，伴有巨核细胞明显减少（全片 <7 个）。如增生活跃，须有巨核细胞明显减少，骨髓小粒中非造血细胞及脂肪细胞增多（有条件者做骨髓活检等检查）。

（4）能除外引起全血细胞减少的其他疾病，如阵发性睡眠性血红蛋白尿、骨髓增生异常综合征、急性造血功能停滞、骨髓纤维化、急性白血病等。

（5）一般抗贫血药物治疗无效。

（四）分型标准

同时符合下列三项血常规标准中的两项者，应诊断为**重型再障**（severe aplastic anemia，SAA）。

（1）网织红细胞 <1%，绝对计数 $<15 \times 10^9$/L。

（2）中性粒细胞绝对计数 $<0.5 \times 10^9$/L。

（3）血小板 $<20 \times 10^9$/L。

根据分型标准，再障可分为三种类型：①急性再障（重型再障 - Ⅰ型，SAA - Ⅰ）：病情进展迅速，血象下降较快，一般在 3 个月内达到 SAA 标准者。②慢性重型再障（重型再障 - Ⅱ型，SAA - Ⅱ）：病情较缓慢，>3 个月进展到上述 SAA 标准者。③一般慢性再障（chronic，CAA）：外周血常规未达到 SAA 标准者。

其他参考分型：

（1）极重型再障（very severe aplastic anemia，VSAA）　国外 Camitta 诊断标准中，将 SAA 外周血中性粒细胞绝对计数 $<0.2 \times 10^9$/L 者，定为 VSAA。

（2）中型再障（moderate aplastic anemia，MAA）　①骨髓细胞成分 <50%；②加以下三条中的两条：a. 中性粒细胞计数 $<1.0 \times 10^9$/L；b. 网织红细胞绝对值 $<30 \times 10^9$/L；c. 血小板计数 $<60 \times 10^9$/L，持续 6 周以上。

（3）难治型再障（refractory aplastic anemia，RAA）　正规治疗 1 年以上无明显血象回升者为 RAA。

三、鉴别诊断

见表 10 - 5。

表 10 - 5　再生障碍性贫血的鉴别诊断

疾病	鉴别
低增生性急性白血病	临床表现有贫血、出血和发热，肝、脾及淋巴结一般不肿大，血象表现为全血细胞减少，骨髓象中原始幼稚细胞百分比达白血病诊断标准
骨髓增生异常综合征	本病以贫血为主要临床表现，伴有不同程度的出血。血常规表现为 1 系或 2、3 系血细胞减少，骨髓象多示增生活跃，至少有 2 系病态造血
特发性血小板减少性紫癜	本病以出血为主要临床表现，贫血程度与出血程度相一致。血小板计数减少，出血时间延长，骨髓检查巨核细胞增多，成熟障碍；红细胞代偿性增生活跃。多数患者血清可检出抗血小板抗体

四、治疗

（一）一般治疗

（1）去除病因，停用可能致病的药物，如系化学物质或放射性物质所致，应停止接触。

（2）适当休息，加强营养，注意饮食卫生。对重症患儿应行保护隔离，防止交叉感染。

（二）对症治疗

1. 输血　适用于贫血较重（血红蛋白 <60g/L）且有缺氧症状者，最好输注浓缩红细胞。血小板明显降低（$<20 \times 10^9$/L）伴明显出血者可输注血小板。

2. 抗感染 对有明确感染者应采用抗生素，应做血培养及其他病灶如鼻咽分泌物、痰、大小便培养等。无明显感染者，切不可用抗生素预防感染，以免发生菌群紊乱和真菌感染。

（三）药物治疗

1. 免疫抑制剂

（1）抗胸腺细胞球蛋白（ATG）和抗淋巴细胞球蛋白（ALG） 治疗急性和重型再障的主要药物。不同品种 ATG/ALG 应用剂量不同，使用时需参照说明书。用前须做过敏试验，5~7 天为 1 个疗程。应用 ALG 或 ATG 都应与肾上腺糖皮质激素合用，以预防血清病的发生。

（2）环孢素（CsA） 每日 5~8 mg/kg，分早晚两次口服。应根据血药浓度调整剂量。疗程一般至少 6 个月，见效后需继续服用，直到血常规达到最高值，再继续服用 1 年，然后逐渐减量，维持治疗 1 年以上。

2. 雄性激素 对于慢性再障有明显疗效，也是重型再障进行免疫抑制治疗的重要辅助治疗。可选用去氢甲基睾丸素（美雄酮、大力补）、司坦唑醇（康力龙），十一酸睾酮（安雄）或达那唑等。一般宜小剂量开始，探索可以耐受的最佳剂量长期口服。需同时口服护肝药物，并定期检查肝功能。

3. 肾上腺糖皮质激素 临床证实长期常规剂量糖皮质激素治疗再障无效，且不良反应明显，故应当避免。但仍可短程应用防治抗胸腺细胞球蛋白所致过敏反应和血清病；还可作为环孢素的辅助治疗。

4. 促红细胞生成素（EPO） 与粒-单集落刺激因子（GM-CSF）合用，可增加疗效，但停药后血常规又下降。

5. 大剂量静脉丙种球蛋白 用于急性再障，每日 1g/kg，每月 1 次，共 6 次。多与 ALG 或 ATG、CsA 联用。

6. 其他药物 如一叶秋碱、莨菪类、硝酸士的宁、多抗甲素、碳酸锂等，主要用于治疗慢性再障。虽然曾报道有一定疗效，但均需与雄性激素合用方能起效，可酌情选用或不用。

（四）造血干细胞移植

对于重型再障患者如能找到人类白细胞抗原相合的供者或脐带血，应首选异基因造血干细胞移植，疗效更为肯定。

【中医临证通论】

根据本病的临床表现，中医认为再生障碍性贫血属"髓劳"，根据急性、慢性不同表现，又分为"急髓劳"和"慢髓劳"。在古医籍中也有"虚劳"、"血虚"等病证的记载。

一、病因病机

热毒炽盛，迫血妄行	小儿纯阳之体，易罹患热病。若调护失宜，外感温热邪毒，热毒内伏，灼伤脉络，迫血妄行，则致多种出血
先禀不足，肝肾亏虚	父母素虚，肾气不足，或孕妇调养失宜等，致使胎儿先天禀赋不足，肝肾亏虚，精血不充
脾气亏损，统化不足	小儿脾常不足，脾气亏损一使化源不足，精血不生而贫血；二使脾不统血而出血
久病失养，阴阳两虚	久病失养，脏腑损伤，气血亏虚，均可导致阴阳失调，精髓亏枯，生血障碍

二、辨证论治

（一）辨证要点

本病病程初期，即急髓劳期，多为温热毒邪炽盛，气血两燔，治以清热解毒、凉血止血。后期即慢髓劳期，病程较长，以虚劳血虚为主，治疗以健脾益气、益肾填精、补血生血为主要原则，并注意气血阴阳的相互资生关系，即在补气时佐以养血，补阴时佐以温阳。

（二）常见证型治疗

1. 热毒炽盛证

证候	身热心烦，口渴喜饮，全身皮肤瘀斑、瘀点，色鲜红，可伴鼻衄、齿衄、吐血、便血，大便干结，小便短少，舌红，苔黄，脉数
治法	清热解毒、凉血止血
主方	犀角地黄汤（水牛角 生地黄 牡丹皮 赤芍）
加减	本方常加青黛、白花蛇舌草等。鼻衄，加侧柏叶、代赭石；尿血甚，加大蓟、小蓟、白茅根；便血甚，加地榆、槐花
推荐中成药	云南白药

2. 脾气亏损证

证候	面色萎黄，口唇色淡，神疲乏力，食欲不振，大便或溏或秘，或皮肤瘀斑瘀点，鼻衄齿衄，舌质淡、苔薄白或微黄，脉细弱
治法	健脾益气，养血摄血
主方	补中益气汤（黄芪 人参 白术 当归 陈皮 升麻 柴胡 生姜 大枣 炙甘草）
加减	本方常加白芍、龙眼肉等。大便溏稀，加诃子、炮姜；大便干结，加莱菔子、火麻仁；皮肤瘀斑瘀点反复，色紫暗者，加丹参、赤芍、红花
推荐中成药	补中益气丸

3. 肝肾阴虚证

证候	面色无华，潮热盗汗，口舌干燥，眩晕、目干畏光，急躁易怒、肢体麻木，肌肤甲错，或皮肤瘀斑、瘀点，鼻衄齿衄，舌红，苔少，脉细数
治法	滋肾养肝，补益精血
主方	左归丸（熟地黄 山药 枸杞子 山茱萸 牛膝 菟丝子 龟板 鹿角胶）
加减	本方常加旱莲草、女贞子等。潮热甚者，加地骨皮、银柴胡；阴虚血热，加牡丹皮、水牛角、仙鹤草、生地黄；头昏，加钩藤、石决明；乏力便溏，加党参、白术
推荐中成药	再障生血片

4. 脾肾阳虚证

证候	面色苍白无华，畏寒肢冷，食少便溏，或浮肿，少气懒言，自汗，精神萎靡，唇甲苍白，舌淡胖或有齿痕，苔薄白或白腻，脉沉细
治法	温补脾肾，益气养血
主方	右归丸合理中汤（熟地黄 山药 枸杞子 山茱萸 菟丝子 鹿角胶 附子 肉桂 杜仲 当归 人参 白术 干姜 炙甘草）
加减	本方常加黄芪、党参等。浮肿，加茯苓、泽泻；出血明显者，加仙鹤草、白茅根
推荐中成药	复方皂矾丸

5. 阴阳两虚证

证候	面色少华，手脚心热，盗汗，口渴咽干，但不思饮，畏寒，便溏，面白无华，少量出血，舌淡，苔白，脉细数或虚大。或既有阴虚见症又有阳虚表现，或阴虚阳虚见症均不明显
治法	阴阳双补
主方	金匮肾气丸合当归补血汤（熟地黄　山药　山茱萸　茯苓　泽泻　牡丹皮　桂枝　附子　当归　黄芪）
加减	腹胀，加木香、陈皮；便溏食少，加苍术、肉豆蔻；舌紫暗，加丹参、鸡血藤、川芎、赤芍
推荐中成药	金匮肾气丸

三、预防与调护

（1）避免服用可能致病的药物，避免接触电离辐射及有毒化学物质。

（2）注意饮食卫生，注意皮肤及口腔保持清洁。

【中西医诊治思路与特点】

（1）再障诊断依赖西医。有出血、贫血、感染的临床表现，加之全血细胞的下降，应高度疑似本病，及时作骨髓穿刺确诊。

（2）儿童处于生长发育期，红骨髓面积较大，局部增生灶较多，故需做多部位骨髓穿刺检查，或同时进行骨髓活检，应避免仅以胸骨穿刺检查作为诊断和鉴别诊断依据。

（3）再障治疗是长期的过程，需要坚持数年，应避免轻易停止治疗，或盲目和随意调整药物剂量。口服药物必须使用到血常规恢复到最高值（血常规回升至某一水平后不再上升），再坚持 1 年以上，然后缓慢减量，减量过程需 1~2 年。

（4）纯中医药治疗本病疗效尚不理想，多主张中西医结合治疗。对于久用补益法无效且无出血倾向者，宜尝试加用活血化瘀药，药用丹参、鸡血藤、川芎、当归、赤芍之类。至于滋阴、补阳处方时，宜遵循阴为阳之基，阳为阴之统的阴阳学说遣方用药，当补阴者在补阴为主的药中加少量补阳药；当补阳者在补阳为主的药中加少量补阴药，这样就不致有孤阴不生，独阳不长之虞。即景岳"善补阳者，必于阴中求阳；善补阴者，必于阳中求"之理。

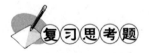

复习思考题

1. 试述急性再障的血常规特点。

2. 从阴阳学说的角度阐述阴阳两虚证的辨证施治。

第五节　急性白血病

【西医临床导论】

白血病（leukemia）是造血系统恶性增生性疾病。其特点为造血组织中某一系血细胞克

扫码"学一学"

隆性增殖，进入血液并广泛浸润各组织和器官从而引起一系列临床表现。临床以起病急骤，发热、贫血、出血、骨骼疼痛、肝脾淋巴结肿大为主要表现。我国小儿恶性肿瘤中白血病发病率最高。急性白血病约占95%，其中淋巴细胞白血病约占80%。发病高峰年龄是2～5岁。

一、病因病理

1. 病毒因素 人类T细胞白血病病毒（逆转录病毒，HTLV）可引起人类T淋巴细胞白血病，高发地区的正常人血清中可测得HTLV抗体，证明病毒确可引起人类白血病。

2. 物理和化学因素 电离辐射、苯及其衍生物、氯霉素和某些细胞毒药物均可诱发急性白血病。其机制可能是由于破坏了机体免疫功能，使免疫监视功能降低，因而导致血细胞发生癌变。

3. 遗传因素 患染色体疾病如21-三体综合征、Fanconi贫血、原发性免疫缺陷病等患者的白血病发病率比一般小儿明显增高，提示白血病的发生可能与遗传有关。

二、分类和分型

急性白血病的分类和分型是指导治疗和判断预后的基础。目前常规采用的分型方法为形态学（morphology，M）、免疫学（immunophenotyping，I）、细胞遗传学（cytogenetics，C）和分子生物学（molecular，M），即MICM分型。

（一）细胞形态学分型

根据白血病细胞的形态可分为急性淋巴细胞白血病（acute lymphoblastic leukemia，ALL）和急性非淋巴细胞白血病（acute non-lymphoblastic leukemia，ANLL）两大类型。ALL根据细胞的大小和形态又分为L_1、L_2和L_3三种亚型，L_1最常见，预后最好，L_3型预后最差。ANLL根据细胞类型分为M_0～M_7型。M_0型为急性髓系白血病细胞未分化型，M_1型为急性粒细胞白血病细胞未分化型，M_2型为急性粒细胞白血病细胞部分分化型，M_3型为急性早幼粒细胞白血病，M_4型为急性粒-单核细胞白血病，M_5型为急性单核细胞白血病，M_6型为急性红白血病，M_7型为急性巨核细胞白血病。

（二）免疫学分型

利用针对人类白细胞分化抗原系统的多种单克隆抗体检测白血病细胞膜和胞质抗原，分析其表型，可将急性白血病分为ALL和ANLL两大类型。ALL又分为T淋巴细胞系（T-ALL）和B淋巴细胞系（B-ALL）。

（三）细胞遗传学改变

包括染色体数量及核型改变，其中低二倍体（染色体45条）预后较差，高二倍体（染色体47条）预后较好。ALL常见染色体核型异常包括t（12:21）；t（9:22）；t（4:11）。AML常见染色体核型异常包括t（8:21）；t（15:17）；t（11:19）等。

（四）分子生物学分型

目前应用分子生物学方法发现与急性白血病相关的特异性基因，如与ALL相关的免疫球蛋白重链基因重排、T淋巴细胞受体基因重排和融合基因。

三、诊断

（一）临床表现

1. 起病 大多较急。早期症状有面色苍白、乏力、食欲低下、鼻衄或齿龈出血等。

2. 发热 可由感染和白血病本身所致。感染常引起高热，易发展为败血症，死亡率高，需积极治疗。白血病性发热多为低热且抗生素治疗无效。

3. 贫血 出现较早，呈进行性加重，表现为苍白、乏力、活动后气促等。

4. 出血 以皮肤和黏膜出血多见，表现为瘀斑、瘀点、鼻出血、齿龈出血、消化道出血和血尿。偶有颅内出血，为引起死亡的重要原因之一。各型白血病中以 M_3 型出血最为严重。

5. 肝、脾、淋巴结肿大 以 ALL 多见。纵隔淋巴结肿大多见于 10 岁以上男孩，以及 T 细胞型及高细胞型，可引起压迫症状而发生呛咳、呼吸困难和静脉回流受阻。

6. 骨和关节浸润 小儿骨髓多为红骨髓，易被白血病细胞侵犯，故骨关节痛较为常见，局部红肿现象多不明显，常伴胸骨压痛，尤多见于 ALL。

7. 中枢神经系统浸润 多见于化疗后缓解期，常见症状为头痛、呕吐、嗜睡、视盘水肿等颅内压增高表现。脑脊液离心涂片发现白血病细胞有确诊价值。

8. 睾丸浸润 表现为局部肿大，一般无触痛、质硬，确诊需活检。

9. 绿色瘤 是急性粒细胞白血病的一种特殊类型，白血病细胞浸润眶骨、颅骨、胸骨、肋骨或肝、肾、肌肉等，在局部呈块状隆起而形成绿色瘤，此瘤切面呈绿色，暴露于空气中绿色迅速消退。此瘤所含的绿色素性质尚未明确，可能是光紫质或胆绿蛋白的衍生物。

10. 其他器官浸润 部分患儿有皮肤、牙龈、口腔黏膜浸润，多见于单核细胞白血病。

（二）辅助检查

1. 血常规 红细胞及血红蛋白均减少，大多为正细胞正色素性贫血。白细胞数增高者约占 50% 以上，常 $> 25 \times 10^9/L$。白细胞分类示原始细胞和幼稚细胞占多数。血小板数减少。

2. 骨髓象 骨髓检查是确诊和评定疗效的重要依据。骨髓中该类型白血病的原始及幼稚细胞极度增生，红细胞系和巨核细胞系减少。但有少数患者的骨髓表现为增生低下。

3. 组织化学染色 可协助鉴别细胞类型。ALL 过氧化酶和苏丹黑染色呈阴性反应，或阳性原始细胞 <3% ；ANLL 多呈阳性反应，是鉴别 ANLL 和 ALL 的重要标志。

四、鉴别诊断

见表 10-6。

表 10-6 急性白血病的鉴别诊断

疾病	鉴别
再生障碍性贫血	本病血常规呈全血细胞减少，但肝、脾、淋巴结不肿大，骨髓有核细胞增生低下，无幼稚细胞增生，骨髓小粒中非造血细胞及脂肪细胞增多
传染性单核细胞增多症	本病肝、脾、淋巴结常肿大，外周血白细胞数增高，出现异型淋巴细胞而易与急性淋巴细胞白血病混淆。但无出血及贫血，病程多呈良性经过，血清嗜异性凝集反应阳性，骨髓无白血病改变

续表

疾病	鉴别
类白血病反应	造血系统对感染、中毒和溶血等因素刺激的一种异常反应，以外周血出现幼稚白细胞或白细胞数增高为特征。当原发病被控制后，血常规即恢复正常。患儿血小板数多正常，白细胞出现中毒颗粒和空泡形成，中性粒细胞碱性磷酸酶积分显著增高

五、治疗

以化疗为主的综合治疗，治疗原则为：早期、联合、足量、足疗程，依次进行诱导缓解、巩固治疗、髓外白血病预防、早期强化、维持和加强治疗。

（一）联合化疗

1. 诱导缓解治疗 最大程度地杀灭白血病细胞，使患儿达到完全缓解。ALL 常采用 VDLP 方案（长春新碱 + 柔红霉素 + 左旋门冬酰胺酶 + 泼尼松）。ANLL 常采用 DA 方案（柔红霉素 + 阿糖胞苷）或 DAE 方案（柔红霉素 + 阿糖胞苷 + 依托泊苷）。

2. 巩固治疗 ALL 首选 CAM 方案（环磷酰胺 + 阿糖胞苷 + 巯嘌呤）。ANLL 常选用有效的原诱导方案治疗 1~2 个疗程。

3. 髓外白血病的预防 由于大多数药物不能进入中枢神经系统、睾丸等部位，因此中枢神经系统白血病和睾丸白血病是导致骨髓复发和治疗失败的原因之一。ALL 常采用大剂量甲氨蝶呤加四氢叶酸解救，以及定期甲氨蝶呤、阿糖胞苷、地塞米松三联鞘注。

4. 强化治疗和维持治疗 ALL 一般选用巯嘌呤和甲氨蝶呤维持治疗。ANLL 选用 DA（柔红霉素 + 阿糖胞苷）或 HA（三尖杉酯碱 + 阿糖胞苷）或 EA（阿糖胞苷 + 依托泊苷），总疗程 2.5~3.5 年。

（二）支持治疗

1. 防治感染 治疗期间患儿出现发热、粒细胞减少时，应尽快给予广谱抗生素治疗。同时应用复方磺胺甲噁唑预防卡氏肺孢子虫肺炎。

2. 成分输血 严重贫血时可输注浓缩红细胞，血小板严重减少时可输注浓缩血小板。

3. 高尿酸血症 化疗早期由于大量白血病细胞破坏可导致高尿酸血症或急性肾衰竭。WBC $> 25 \times 10^9$/L 时必须同时服用别嘌呤醇，同时注意补充大量水分，碱化尿液。

4. 造血干细胞移植 其原理是在移植前对患儿施以极强烈的骨髓摧毁性治疗，然后输入供者的造血干细胞（骨髓、外周血、脐血），供者造血干细胞在受体体内生长时，将产生移植物抗白血病的作用，以此达到彻底清除白血病细胞的目的。目前低危型 ALL 治愈率已达 70%~85%，多不主张采用移植，因此要严格掌握移植时机和指征。

【中医临证通论】

白血病在中医古籍中无专门记载。根据其常见临床症状，在祖国医学中属于"血证"、"虚劳"、"癥积"范畴。

一、病因病机

感受外邪，邪热炽盛	小儿纯阳之体，易罹患热病，外感温热邪毒，内陷心营，则见高热神昏及各种出血之症
热毒炽盛，迫血妄行	外感温热邪毒，热毒内伏，灼伤脉络，迫血妄行，则致多种出血。若火热迫肺，上循其窍，或热伤胃络，血随火动，或热聚膀胱，血渗入肤，多致紫癜、鼻衄、齿衄、血尿等症
久病不愈，气阴两虚	外感温热之邪，日久不去；或先天禀赋不足，后天失养，而致气血不足，肝肾亏损之症
正气不足，痰瘀互结	小儿为稚阳稚阴之体，若病后治疗不当，过用重坠、有毒之品，或外感热毒之邪，日久不去等，均可致正气虚损。若气虚则不能布津行血，阴虚则津枯血滞，导致痰瘀互结，留于脏腑，则发为积聚

二、辨证论治

（一）辨证要点

对本病的治疗，应根据"急则治其标，缓则治其本"之原则，若起病急骤，病属实、属热者，治当清热解毒，凉血止血等法；若病久不愈，正气不足者，当益气养血，滋补肝肾；或有痰瘀互结，虚实夹杂者，当软坚散结为主，佐以扶助正气。

（二）常见证型治疗

1. 热毒炽盛证

证候	高热持续不退，骨骼疼痛，烦躁不安，口渴喜饮，大便干结，小便短少，唇红舌红，苔黄厚，脉数
治法	清热解毒
主方	黄连解毒汤（黄芩　黄连　黄柏　栀子）
加减	本方常加青黛、白花蛇舌草、土茯苓等。舌红少津，加青蒿、鳖甲
推荐中成药	紫雪丹

2. 血热妄行证

证候	全身皮肤瘀斑、瘀点，密集量多，色泽鲜红，伴鼻衄、齿衄、吐血、便血，胁下包块，臀核肿大，身热心烦，口渴尿赤，舌红绛，苔黄，脉数
治法	清热泻火，凉血止血
主方	犀角地黄汤（水牛角　生地黄　牡丹皮　赤芍）
加减	本方常加青黛、白花蛇舌草等。吐血，加白芨、藕节；咯血，加藕节、仙鹤草；尿血，加大蓟、小蓟、白茅根；便血，加地榆、槐花；鼻衄，加栀子炭、侧柏叶
推荐中成药	云南白药

3. 气阴两虚证

证候	面色苍白，头晕乏力，心悸，低热不退，手足心热，自汗盗汗，舌淡，苔少，脉细数
治法	益气养血，滋阴清热
主方	生脉散合知柏地黄丸（人参　麦冬　五味子　知母　黄柏　熟地黄　山茱萸　山药　泽泻　茯苓　牡丹皮）
加减	乏力自汗明显，加黄芪、当归；长期低热，加龟板、鳖甲、青蒿、银柴胡
推荐中成药	知柏地黄丸

4. 痰瘀互结证

证候	胁下包块，臀核肿大，伴面色少华、皮肤出血，低热，舌有瘀斑瘀点，苔腻，脉涩
治法	活血化瘀，软坚散结
主方	鳖甲煎丸（鳖甲 大黄 桃仁 葶苈子 半夏 人参 阿胶 赤芍 桂枝 厚朴 牡丹皮 黄芩）
加减	本方常加丹参、红花等。出血甚者，加白茅根、茜草根；乏力自汗甚者，加黄芪、当归
推荐中成药	大黄䗪虫丸，鳖甲煎丸

三、预防与调护

（1）避免接触电离辐射及有毒化学物质。

（2）注意口腔护理，保持皮肤清洁，预防口腔及皮肤感染。

【中西医诊治思路与特点】

（1）实验室检查对白血病的诊断分型至关重要，直接决定化疗方案。

（2）随着儿童急性白血病治愈率的提高，防治与化疗相关的远期毒副作用和并发症成为重点。化疗药物对白血病细胞有强烈的杀伤作用，但也有不良反应，可抑制骨髓，损伤正常细胞，降低机体免疫功能。为使化疗药充分发挥其治疗作用，减轻不良反应，在使用化疗药期间，可用中药扶正或调理，减轻不良反应，有利于提高疗效。

（3）目前国际上强调对每个白血病患儿实施个体化治疗策略。由于急性白血病采用化疗为主的综合治疗，疗程为 2.5～3.5 年，因此应在基础方案的前提下，根据患儿的白血病分型、营养和免疫状况、对化疗的反应，调整化疗方案，并采用不同的辅助和支持治疗。

（4）中医药早期以清热凉血，解毒化斑为主，后期以提高机免疫力，减少化疗对身体的损害为宗旨。

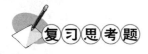

复习思考题

1. 结合急性白血病的发病机制阐述其主要临床表现。

2. 试述痰瘀互结型病机及辨证治要点。

第六节　特发性血小板减少性紫癜

扫码"学一学"

【西医临床导论】

特发性血小板减少性紫癜（idiopathic thrombocytopenic purpura，ITP）是小儿时期最常见的出血性疾病。临床以自发性皮肤、黏膜及内脏出血，血小板计数减少为临床特点。本病在各年龄时期均可发生，尤多见于 2～8 岁小儿，通常分为急性和慢性两种类型。

一、病因病理

1. 免疫因素 患儿发病前多有前驱病毒感染史，病毒感染使机体产生相应的抗体与血小板膜糖蛋白发生交叉反应，导致血小板被单核－巨噬细胞系统清除，血小板寿命缩短。

2. 脾、肝作用　脾、肝是清除血小板的主要场所，脾脏也是产生抗血小板抗体的主要场所。脾脏产生的血小板相关免疫球蛋白 G（PAIgG）吸附在血小板膜，引起血小板被单核－巨噬细胞吞噬，同时由于血小板与巨核细胞有共同抗原性，因此抗血小板抗体同样作用于巨核细胞，导致巨核细胞成熟障碍，使血小板生成减少。

二、诊断

（一）临床表现

1. 急性型　病程≤6 个月，多见于婴幼儿，约占 90%。男女发病率相近。起病急骤，发病前 1~3 周多有病毒感染史。主要表现为自发性皮肤、黏膜广泛出血，多为针尖大小的皮下出血点，或瘀斑、紫癜，分布不均，以四肢为多，常伴鼻衄或齿衄，消化道或泌尿道出血少见，严重者可发生颅内出血。淋巴结不大，肝脾偶见轻度肿大。病程多为自限性，85% 以上可自行缓解，部分病例迁延不愈转为慢性。

2. 慢性型　病程 >6 个月，多见于学龄期儿童，女性为男性的 3~4 倍。起病缓慢，出血症状轻，反复发作，可伴轻度脾肿大和贫血。出血程度与血小板计数有关。

（二）辅助检查

1. 血常规　血小板计数减少，急性型常 $<20 \times 10^9/L$，慢性型一般为 $30 \times 10^9/L \sim 80 \times 10^9/L$。

2. 出、凝血时间检测　出血时间延长，凝血时间正常，血块收缩不良。

3. 抗血小板抗体测定　血小板相关抗体 PAIgG、PAIgM、PAIgA、PAC3 均可增高，与血小板减少程度成正比。另外血清中抗血小板膜糖蛋白 GPⅡb、Ⅲa、Ⅰb 自身抗体增高。

4. 骨髓象　巨核细胞增多或正常，成熟障碍。产生血小板的巨核细胞减少。

（三）诊断依据（1998 年山东荣成诊疗建议）

（1）皮肤黏膜自发性出血，多为出血点、瘀斑、鼻衄等。

（2）外周血血小板 $<100 \times 10^9/L$。

（3）骨髓巨核细胞增多或正常，成熟障碍，产板型巨核细胞减少。

（4）脾脏无肿大。

（5）具有以下 4 项中任何 1 项：① 肾上腺皮质激素治疗有效；② 脾切除有效；③ 血小板相关抗体（PAIg、PAC3）或特异性抗血小板抗体阳性；④ 血小板寿命缩短。

（6）排除其他引起血小板减少的疾病，如再生障碍性贫血、白血病、骨髓增生异常综合征（MDS）、其他免疫性疾病以及药物性因素等。

三、鉴别诊断

见表 10-7。

表 10-7　特发性血小板减少性紫癜的鉴别诊断

疾病	鉴别
过敏性紫癜	对称性分布出血性紫癜，臀部和双下肢多见，血小板计数正常
再生障碍性贫血	以发热、贫血、出血为主要表现，贫血较重，无肝脾淋巴结肿大。血常规三系降低，骨髓增生减低，巨核细胞明显减少或缺如，非造血细胞增多

续表

疾病	鉴别
血小板无力症	是一种常染色体隐性遗传疾病。自幼发病，出血程度随年龄增长而减轻。血小板计数不减少，出血时间延长，血小板聚集试验反应减低

四、治疗

（一）一般治疗

出血明显应卧床休息，避免外伤。避免服用阿司匹林等影响血小板功能的药物。有感染症状者应积极控制感染。鼻衄应予肾上腺素棉球或油纱条填充鼻腔以止血。

（二）肾上腺皮质激素

可降低毛细血管通透性，抑制血小板抗体产生和单核巨噬细胞吞噬有抗体吸附的血小板。常用泼尼松每日 1.5~2mg/kg 口服。若出血严重，可采用冲击治疗，地塞米松每日 1~2 mg/kg 或甲泼尼龙每日 20~30mg/kg 静脉滴注，连用 3 天，然后改为泼尼松口服。疗程最长不超过 4 周。慢性型 ITP 可待出血减轻，血小板上升至安全水平（$30 \times 10^9/L$）后，逐渐减量至能维持出血基本消失的最小剂量。

（三）大剂量静脉丙种球蛋白

可封闭单核巨噬细胞受体，抑制巨噬细胞对血小板的结合与吞噬，减少抗血小板抗体产生。用法为每日 1g/kg 静脉滴注，连用 2 天，或 2g/kg 静脉滴注 1 次。慢性型可每隔 2~3 周 1 次。

（四）免疫抑制剂

主要用于治疗慢性型 ITP。环磷酰胺每次 $300~600mg/m^2$，静脉滴注，每周 1 次。有效者可持续用药至 6~12 周。主要不良反应有骨髓抑制、脱发、出血性膀胱炎。长春新碱 $1.5mg/m^2$，每周 1 次静脉滴注，连续 4~6 次。主要不良反应有脱发、周围神经炎、骨髓抑制。

（五）其他药物

达那唑每日 15~20mg/kg，分次口服，连用 2~4 个月。主要不良反应为肝功能损害，停药后可恢复。干扰素 –α 每次 5 万~10 万 U/kg，皮下或肌肉注射，每周 3 次，连续 4 周。主要不良反应有不同程度发热。

（六）成分输血

血小板 $<10 \times 10^9/L$，有严重出血或危及生命的出血需紧急处理者，可输注浓缩血小板，同时给予皮质激素或 IVIG，减少血小板的破坏。因患儿血中存在抗血小板抗体，输入血小板很快被破坏，所以在一般情况下不主张输血小板。

（七）脾切除

应严格掌握切脾指征，尽可能推迟切脾时间。脾切除指征：①危及生命的严重出血或急需外科手术者；②病程 >1 年，年龄 >5 岁，且有反复严重出血，药物治疗效果不好，骨髓巨核细胞增多者；③ 病程 >3 年，血小板持续 $<30 \times 10^9/L$，有活动性出血，年龄 >10 岁，药物治疗无效者。

【中医临证通论】

中医学无此病名，根据本病以血液溢于皮肤、黏膜之下，出现瘀斑、瘀点为主要表现，故中医可予鼻衄、齿衄、肌衄、尿血、便血等命名。现代中医教科书将其归属中医血证"紫癜"范畴。《小儿卫生总微论方·血溢论》提出："小儿诸血溢者，由热乘于血气也。血得热则流溢，随气而上，从鼻出者为衄血；从口出者多则为吐血，少则为唾血；若流溢渗入大肠而下者，则为便血；渗入小肠而下者，为溺血。又有从耳目牙缝龈舌诸窍等出者，是血随经络虚处着溢，自皮孔中出也。"

一、病因病机

外感时邪，热毒内蕴	小儿为纯阳体，若感受外邪，易从阳化热化火，灼伤血络，血溢脉外，留于肌肤之间，则皮肤、黏膜出血而为紫癜。若邪毒炽盛，损伤肠络，迫血妄行，则致吐血
肝肾阴虚，迫血妄行	久病或热病之后，则肝肾阴亏，阴虚火旺，迫血妄行，则致出血
脾肾阳虚，统摄无权	由于小儿"脾常不足，肾常虚"，脾肾不足，精气不充，阳气化生不足，气损及阳，阳气亦虚，血溢脉外，则出血
气弱血虚，气虚不摄	久病失养，或因出血过多，血去气伤，气虚不能摄血，则血溢脉外而出血
瘀血内阻，血不归经	内有瘀血，血脉阻滞，血行不畅，血不循经，血溢脉外，则出血

二、辨证论治

（一）辨证要点

中医学认为本病有虚实两类。实证多为疾病早期，热毒迫血妄行，紫癜色鲜明；虚证多久病不愈，紫癜反复，色暗淡。

（二）常见证型治疗

1. 血热妄行证

证候	起病急骤，皮肤瘀斑成片，色深红，或有鼻衄、齿衄等出血症状，壮热烦躁，面赤唇红，口咽干燥，渴喜冷饮，大便干燥，小便黄赤，唇红舌红，苔黄燥，脉滑数
治法	清热解毒，凉血止血
主方	犀角地黄汤（水牛角　生地黄　牡丹皮　赤芍）
加减	本方常加栀子、玄参等。鼻衄，加白茅根、侧柏叶；尿血，加大蓟、小蓟；有外感症状属风寒者，加荆芥穗、防风；属风热者，加薄荷、牛蒡子；若因出血过多而出现面色苍白，四肢厥冷，脉微弱者，急用独参汤
推荐中成药	云南白药

2. 肝肾阴虚证

证候	紫癜时作时止，尿血反复不愈，低热盗汗，五心烦热，大便干结，小便黄少，舌红，苔少，脉细数
治法	滋阴降火，凉血止血
主方	知柏地黄丸合二至丸（知母　黄柏　熟地黄　山茱萸　山药　泽泻　茯苓　牡丹皮　女贞子　旱莲草）
加减	低热不退，加地骨皮、银柴胡；鼻衄齿衄，加白茅根、侧柏叶、代赭石
推荐中成药	知柏地黄丸

3. 脾肾阳虚证

证候	病程日久，紫癜反复出现，瘀斑瘀点色淡，面色少华，神疲乏力，畏寒怕冷，腹胀便溏、浮肿、腰酸，舌体胖大有齿痕，苔薄白或白腻，脉沉迟
治法	温补脾肾、补血止血
主方	右归丸合理中汤（熟地黄 山药 枸杞子 山茱萸 菟丝子 鹿角胶 附子 肉桂 杜仲 当归 人参 白术 干姜 甘草）
加减	本方常加党参、黄芪等。浮肿，加茯苓、白术、泽泻；食少便溏，加苍术、肉豆蔻
推荐中成药	金匮肾气丸

4. 气不摄血证

证候	病程日久，紫癜反复出现，瘀斑瘀点色淡，面色少华，神疲乏力，头晕心悸，动辄更甚，或大便色黑，舌淡白，苔少，脉细弱
治法	益气摄血
主方	归脾汤（白术 黄芪 人参 茯苓 当归 龙眼肉 酸枣仁 远志 木香 炙甘草）
加减	本方常加赤芍、牡丹皮等。紫癜明显者，加槐花、血余炭、仙鹤草；畏寒肢冷，加炮姜、艾叶、肉苁蓉
推荐中成药	归脾丸

5. 血瘀气滞证

证候	病程日久，反复不愈，瘀斑紫暗，时或腹痛拒按，胁下痞块，唇舌紫暗，或有瘀斑瘀点，苔厚，脉弦涩
治法	理气化瘀，活血止血
主方	桃仁汤（桃仁 当归 虻虫 水蛭 桂枝 大黄 芒硝 甘草）
加减	本方常加川芎、白芍等。胁下痞块，加三棱、莪术、鳖甲；胁肋胀痛，加柴胡、川楝子
推荐中成药	大黄䗪虫丸，鳖甲煎丸

三、预防与调护

（1）积极防治上呼吸道感染及肠道寄生虫病。

（2）急性期或出血量多时，应限制小儿活动，尽量卧床休息，避免外伤。

【中西医诊治思路与特点】

（1）特发性血小板减少性紫癜，现多称为免疫性血小板减少性紫癜，急性型多为自限性，预后较好。慢性型自发缓解少，部分发展为难治性，治疗效果差。

（2）本病的诊断主要依赖外周血小板计数和骨髓穿刺，急期以糖皮质激素和丙球冲击为重要治疗方法。

（3）中医认为激素乃助阳之品，大剂量应用后机体出现阴虚火旺之证，"少火生气，壮火食气"，故易出现气阴两虚；但随着激素的撤停，外来之助阳之品减少，阴损及阳，最终形成阴阳两虚，并以阳虚为主的寒热错杂之势。结合ITP以虚为本，火伤血络，络伤血瘀为标，慢性型虚、热、瘀俱见的特点，中西医结合治疗ITP较单用西药治疗有增强疗效、不良反应小、可减少由激素减量或停用引起的症状反弹及远期疗效好等优点。

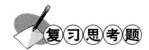复习思考题

1. 简述特发性血小板减少性紫癜的诊断要点与鉴别诊断。

2. 如何理解紫癜慢性期虚、热、瘀的特点及其分型论治？

（杨　昆）

第十一章　结缔组织及免疫性疾病

要点导航

　　本章主要讲解结缔组织及免疫性疾病。要求掌握风湿热、过敏性紫癜、皮肤黏膜淋巴结综合征的诊断要点、鉴别诊断及中西医治疗方法，幼年特发性关节炎的临床分型及中西医治疗方法；熟悉风湿热、过敏性紫癜、皮肤黏膜淋巴结综合征、幼年特发性关节炎的病因病理及临床表现；了解以上疾病的定义、范围、发病特点和预防调护。

第一节　概述

　　免疫（immunity）是机体的生理性保护机制，其本质是识别自身，排斥异己。具体功能包括：防御各种感染；免疫自稳，清除衰老、损伤或死亡的细胞；免疫监视，识别和清除突变细胞。免疫功能失调可导致异常免疫反应，即变态反应、自身免疫反应、免疫缺陷及发生恶性肿瘤。

扫码"学一学"

一、小儿免疫系统发育特点

　　小儿免疫状况与成人明显不同，导致了儿童免疫性疾病的特殊性。传统观点认为小儿时期，特别是新生儿期免疫系统未发育成熟。实际上小儿在出生时免疫器官和免疫细胞均已相当成熟。免疫功能低下可能与尚未接触抗原，没有建立免疫记忆机制有关。具体表现在：

（一）单核-巨噬细胞

　　新生儿单核细胞发育已完善，但因缺乏辅助因子，其趋化、黏附、吞噬、氧化杀菌、产生 G-CSF、IL-8、IL-6、IFN-γ、IL-12 和抗原递呈能力均较成人差。新生儿因为接触抗原或过敏原的类型和剂量不同直接影响单核-巨噬细胞功能，将影响新生儿日后的免疫状态。

（二）中性粒细胞

　　受分娩的刺激，生后 12 小时外周血中性粒细胞计数较高，72 小时后渐下降，继后逐渐上升，约 6~7 岁达成人水平。由于储藏库空虚，严重新生儿败血症易发生中性粒细胞减少。未成熟儿中性粒细胞 FcRⅢ表达下降，出生后 2 周才达到成人水平。中性粒细胞功能暂时性低下，是易发生化脓性感染的原因。

（三）T 淋巴细胞及细胞因子

　　1. 成熟 T 细胞　成熟 T 细胞占外周血淋巴细胞的 80%，因此外周血淋巴细胞计数可反映 T 细胞数量。新生儿时期淋巴细胞数目较少，6~7 个月时超过中性粒细胞的百分率，6~7 岁时两者相当；此后随年龄增长，淋巴细胞数目逐渐减少降至老年的低水平。

2. T 细胞表型和功能 绝大多数脐血 T 细胞（97%）为 CD45RA$^+$ "初始" T 细胞（成人外周血为 50%），而 CD45RO$^+$ 记忆性 T 细胞极少。新生儿 T 细胞表达 CD25 和 CD40 配体较成人弱，辅助 B 细胞合成和转换 Ig、促进吞噬细胞和 CTL 的能力差。

3. Th 亚群 新生儿 Th2 细胞功能较 Th1 细胞占优势，有利于避免母子免疫排斥反应。

4. 细胞因子 新生儿 T 细胞产生 TNF 和 GM－CSF 仅为成人的 50%，IFN－γ、IL－10 和 IL－4 为 10%~20%。随着抗原的反复刺激，各种细胞因子水平逐渐升高。如 IFN－γ 于生后 175 天即达到成人水平。

5. NK 和 ADCC NK 的表面标记 CD56 出生时几乎不表达，整个新生儿期亦很低，NK 活性于生后 1~5 月时达成人水平。抗体依赖的、细胞介导的细胞毒性作用（ADCC）功能仅为成人的 50%，1 岁时达到成人水平。

（四）B 淋巴细胞及 Ig

1. B 细胞表型和功能 胎儿和新生儿有产生 IgM 的 B 细胞，但无产生 IgG 和 IgA 的 B 细胞。分泌 IgG 的 B 细胞于 2 岁时、分泌 IgA 的 B 细胞于 5 岁时达成人水平。

2. IgG 是唯一能通过胎盘的免疫球蛋白。大量 IgG 通过胎盘发生在妊娠后期。新生儿自身合成的 IgG 比 IgM 慢，生后 3 个月血清 IgG 降至最低点，至 10~12 个月时体内 IgG 均为自身产生，8~10 岁时达成人水平。

3. IgM 胎儿期已能产生 IgM，出生后更快，男孩于 3 岁时、女孩于 6 岁时达到成人血清水平。脐血 IgM 水平增高，提示宫内感染。

4. IgA 发育最迟，至青春后期或成人期才达成人水平。

（五）补体和其他免疫分子

1. 补体 母体的补体不转输给胎儿，新生儿补体经典途径（C3、C4、C5、CH50 等）活性是其母亲的 50%~60%，至生后 3~6 月达成人水平。旁路途径的各种成分发育更为落后。未成熟儿补体经典和旁路途径均低于成熟儿。

2. 其他免疫分子 新生儿血浆纤维蛋白浓度仅为成人的 1/3~1/2，未成熟儿则更低。

二、结缔组织疾病概述

结缔组织病是一组累及多系统、多器官结缔组织的疾病，属于自身免疫性疾病范畴。血清中有多种自身抗体，组织病理为淋巴细胞浸润，结缔组织黏液样水肿、纤维蛋白样变性和血管炎，糖皮质激素、免疫抑制剂治疗有效。

自身免疫性反应是由于不同原因（包括物理、化学和生物学因素）诱导的宿主异常免疫反应，是错将自身组织和细胞作为靶向进行反应。若这种自身免疫反应非常强烈，引起组织严重和持久的结构和功能破坏，出现临床症状，则称为自身免疫性疾病。

此类疾病发病机制均有共同规律，即感染原刺激具有遗传学背景（多基因遗传）的个体，发生异常的自身免疫反应。除常见的风湿性疾病如风湿热、幼年特发性关节炎、系统性红斑狼疮等疾病外，许多原因不明的血管炎性疾病如过敏性紫癜、皮肤黏膜淋巴结综合征等，现已明确为自身免疫性疾病，并纳入结缔组织病的范畴。另一些病因不明的疾病如 1

型糖尿病、重症肌无力、格林－巴利综合征、原发性血小板减少性紫癜等，现已确认其发病机制为自身免疫性反应所致。

第二节 风湿热

【西医临床导论】

风湿热（rheumatic fever）是 A 组乙型溶血性链球菌感染后发生的全身性结缔组织及免疫性疾病。临床以游走性关节炎、心脏炎、舞蹈病、环形红斑和皮下小结为主要特征，可反复发作。急性期可危及患儿生命，慢性反复发作可致永久性心脏瓣膜病变。本病初次发作多见于学龄儿，无性别差异，冬春季多见，居住环境潮湿、寒冷容易致病。预后大多良好。

一、病因病理

（一）病因

A 组乙型溶血性链球菌是本病的主要病原。影响本病发生的因素有：①链球菌在咽峡部存在的时间；②特殊的致风湿热 A 组溶血性链球菌株；③患儿的遗传学背景。

（二）发病机制

1. 抗链球菌免疫反应 分子模拟 A 组乙型溶血性链球菌各种抗原分子结构与机体器官抗原存在同源性，因抗链球菌免疫反应导致器官损害，是风湿热的主要发病机制。

（1）荚膜由透明质酸组成，与人体关节滑膜有共同抗原。

（2）细胞壁外层蛋白质中 M 蛋白及相关蛋白、中层多糖中 N－乙酰葡糖胺和鼠李糖与人体心肌和心瓣膜有共同抗原。

（3）细胞膜的脂蛋白与人体心肌肌膜和丘脑下核、尾状核之间有共同抗原。

2. 自身免疫反应

（1）免疫复合物病 与链球菌抗原模拟的自身抗原与链球菌抗体可形成循环免疫复合物沉积于人体关节滑膜、心肌、心瓣膜，激活补体产生炎性病变。

（2）细胞免疫反应异常 ①外周血淋巴细胞的反应异常；②抗原诱导的白细胞、自然杀伤细胞功能异常；③扁桃体单核细胞反应异常。

3. 毒素 链球菌产生的外毒素和酶类的毒性作用。

（三）病理

1. 急性渗出期 心脏、关节、皮肤等结缔组织发生炎性反应，心包膜纤维素性渗出，关节腔内浆液性渗出。本期持续约 1 个月。

2. 增生期 主要发生于心肌和心内膜（包括心瓣膜），特点为形成风湿小体（Aschoff 小体）。风湿小体好发部位为关节处皮下组织和腱鞘，形成皮下小结，是诊断风湿热的病理依据，本期持续约 3~4 个月。

3. 硬化期 风湿小体中央变性和坏死物质被吸收，纤维组织增生、瓣膜增厚形成瘢痕，二尖瓣最常受累，此期约持续 2~3 个月。

大脑皮质、小脑、基底核可见散在非特异性细胞变性和小血管透明变性。

二、诊断

（一）病史

1~5 周前有链球菌咽峡炎病史。急性起病，发热和关节炎是最常见的主诉，心脏炎是最严重的表现。

（二）临床表现

1. 一般表现　发热体温在 38~40℃，无一定热型，1~2 周后转为低热。隐匿性起病仅为低热或无发热，其他表现有面色苍白、多汗、疲倦、精神不振、胃纳不佳等。

2. 心脏炎　首次发作以心肌炎和心内膜炎最多见，同时累及心肌、心内膜和心包膜者称为全心炎。

（1）心肌炎　症状轻重不一。心力衰竭者安静时心动过速，心尖冲动弥散；心音低钝，可闻及奔马律；心尖部轻度收缩期吹风样杂音。X 线检查心脏扩大，心脏搏动减弱；心电图示 P–R 间期延长，伴有 ST–T 异常或有心律失常。

（2）二尖瓣关闭不全　表现为心尖部 2/6~3/6 级吹风样全收缩期杂音，向腋下传导，二尖瓣相对狭窄时表现舒张中期杂音；主动脉瓣关闭不全胸骨左缘第三肋间舒张期叹气样杂音。急性期多为充血水肿，多次复发可造成永久性风湿性心瓣膜病，超声心动图能敏感发现隐匿性心瓣膜炎。

（3）心包炎　积液量很少时临床难以发现，有时听到心底部心包摩擦音，可有心前区疼痛；积液量多时心前区搏动消失，心音遥远，有颈静脉怒张、肝大等心包填塞表现。X 线检查心影呈烧瓶形；心电图示低电压，早期 ST 段抬高，随后出现 T 波改变；超声心动图可确诊少量心包积液。

3. 关节炎　为膝、踝、肘、腕等大关节游走性多关节炎，表现为关节红、肿、热、痛，活动受限，愈后不留畸形。可延续 3~4 周。

4. 舞蹈病　也称 Sydenham 舞蹈病。表现为全身或部分肌肉的无目的不自主快速运动，如伸舌歪嘴、挤眉耸肩、语言障碍、细微动作不协调等。在兴奋或注意力集中时加剧，入睡后消失。舞蹈病常在其他症状后数周至数月出现，也可为首发症状，女孩多见，可单独存在或与心脏炎并存。舞蹈病病程 1~3 个月，个别病例在 1~2 年内复发。

5. 皮肤症状

（1）环形红斑　为大小不等环形或半环形边界明显的淡色红斑，中心苍白，出现在躯干和四肢近端，可持续数周。

（2）皮下小结　呈坚硬无痛结节，与皮肤不粘连，于肘、膝、腕、踝等关节伸面或枕部、前额头皮以及胸、腰椎棘突的突起部位，常伴有严重心脏炎。约 2~4 周自然消失。

（三）辅助检查

1. 链球菌感染证据　咽拭子培养阳性；链球菌感染一周后 ASO 滴度上升，两个月后渐下降。同时测定抗脱氧核糖核酸酶 B、抗链激酶、抗透明质酸酶阳性率可提高到 95%。

2. 风湿热活动指标　白细胞计数和中性粒细胞增高、红细胞沉降率增快、C–反应蛋白阳性、α_2–球蛋白和黏蛋白增高等，但仅能反映疾病的活动情况，对疾病诊断并无特异性。

附：Jones 诊断标准

1992 年修改的 Jones 诊断标准包括 3 个部分：①主要表现；②次要表现；③链球菌感染证据。在确定链球菌感染证据的前提下，有两项主要表现或一项主要表现伴两项次要表现即可作出诊断见表 11 – 1。

表 11 – 1　风湿热的 Jones 诊断标准

主要表现	次要表现	链球菌感染证据
心脏炎	发热	咽拭子培养阳性或快速链球菌抗原试验阳性
多关节炎	关节痛	抗链球菌抗体滴度升高
舞蹈病	红细胞沉降率增高	
环形红斑	CRP 阳性	
皮下小结	P – R 间期延长	

注：主要表现为关节炎者，关节痛不再作为次要表现；主要表现为心脏炎者，P – R 间期延长不再作为次要表现。在有链球菌感染证据的前提下，存在以下 3 项之一者应考虑风湿热：①排除其他原因的舞蹈病；②无其他原因可解释的隐匿性心脏炎；③以往已确诊为风湿热，存在一项主要表现，或有发热和关节痛，或急性期反应物质增高，提示风湿热复发。

三、鉴别诊断

见表 11 – 2。

表 11 – 2　风湿热的鉴别诊断

疾病	鉴别
风湿性关节炎	(1) 幼年类风湿关节炎：多于 3 岁以下起病，常侵犯指趾小关节，无游走性，反复发作遗留关节畸形，X 线骨摄片可见关节面破坏、关节间隙变窄和邻近骨骼骨质疏松 (2) 急性化脓性关节炎：为全身脓毒血症的局部表现，中毒症状重，好累及大关节，血培养阳性
风湿性心脏炎	(1) 感染性心内膜炎：多表现贫血、脾大、皮肤瘀斑或其他栓塞症状，血培养可获阳性结果，超声心动图可见到心瓣膜或心内膜有赘生物 (2) 病毒性心肌炎：杂音不明显，较多出现过早搏动等心律失常，实验室检查可发现病毒感染证据

四、治疗

（一）一般治疗

急性期无心脏炎患儿卧床休息 2 周；心脏炎无心力衰竭患儿卧床休息 4 周；心脏炎伴心力衰竭卧床休息 8 周以上，以后逐渐增加活动量。

（二）控制链球菌感染

应用青霉素 80 万单位肌肉注射，每日 2 次，持续 2 周；青霉素过敏者，可改用其他对链球菌有效的抗生素治疗。

（三）抗风湿治疗

心脏炎时宜早期使用糖皮质激素，泼尼松每日 2mg/kg，最大剂量 ≤60mg/d，分次口服，2~4周后减量，总疗程8~12周。无心脏炎患儿可用阿司匹林，每日100mg/kg，最大剂量≤3g/d，分次口服，2周后逐渐减量，疗程4~8周。

（四）对症治疗

风湿热有充血性心力衰竭应及时给予大剂量糖皮质激素，如甲泼尼龙，每日1次，剂量10~30mg/kg，慎用或不用洋地黄。必要时氧气吸入，给予利尿剂和血管扩张剂。舞蹈病可用苯巴比妥等镇静剂。

【中医临证通论】

本病中医多属于"痹证"范畴。若并发心脏炎，按照"心悸""心痹"论治。

一、病因病机

本病的病因有内外之别。素体虚弱是发病的内因，外因是感受风、寒、湿、热之邪。小儿为稚阴稚阳之体，易受外邪所侵，邪滞经络，损伤脏腑气血。

感受外邪	外感风寒湿邪，或邪郁化热。邪阻经络，气血痹阻，经脉失养，而成痹证。邪留肌腠之间，可见环形红斑；凝于肌筋可见皮下小结；阴虚风动则手足舞蹈，挤眉眨眼
心脾阳虚	正虚邪恋，损伤五脏气血，心脉痹阻，血不养心，阴损及阳，心脾阳虚，失于温化则心悸怔忡，浮肿尿少，手足不温

二、辨证论治

（一）辨证要点

本病辨证以八纲辨证、脏腑辨证为纲。

1. 辨虚实　急性期为正盛邪实，发热及关节肿痛或心悸气短较为明显。恢复期为正虚邪恋，邪滞经络，久痹脏腑气血亏虚，可遗留皮下结节、舞蹈病。

2. 辨轻重　仅关节肿痛，无心悸、气短、乏力者，病情尚轻；若心悸气短、水肿气急，面色苍白，口唇青紫，四肢逆冷，脉结代者，病情危重。

（二）治疗原则

急性期以邪实为主，治以清热解毒，祛风散寒，利湿清热；恢复期以虚为主，治当补脾养心，益气和血。

（三）常见证型治疗

1. 湿热阻络证

证候	发热恶风，汗出不解，口渴欲饮，关节肿痛，局部灼热或呈游走性，可有皮肤红斑，小便黄赤，大便秘结，舌质红，苔黄厚腻，脉滑数
治法	清热利湿，祛风通络
主方	宣痹汤（防己　薏苡仁　滑石　连翘　晚蚕砂　栀子　赤小豆　杏仁　半夏）
加减	本方常加桂枝、知母、忍冬藤、秦艽。口干烦渴，加生石膏、黄芩；关节肿胀明显，加威灵仙、丝瓜络；皮肤红斑，加牡丹皮、紫草
推荐中成药	四妙丸

2. 寒湿阻络证

证候	关节酸痛，局部不红，遇寒加重，得温痛减，或有低热，手足欠温，舌质淡苔白腻，脉滑或沉
治法	散寒除湿，养血祛风
主方	蠲痹汤合独活寄生汤（羌活　独活　桂枝　秦艽　海风藤　桑枝　当归　川芎　乳香　木香　甘草　桑寄生　杜仲　牛膝　细辛　茯苓　肉桂　防风　人参　芍药　干地黄）
加减	关节肿胀，加防己、木瓜祛湿；肌肤麻木不仁，加海桐皮、豨莶草；疼痛剧烈，局部不红，可加制附片
推荐中成药	雪莲注射液

3. 风湿淫心证

证候	发热迁延难退，头重身困，心悸气短，关节肿痛，舌质淡，苔白腻，脉濡滑
治法	祛风除湿，通络宁心
主方	大秦艽汤（秦艽　防风　当归　白芍　白芷　羌活　独活　川芎　生地黄　熟地黄　细辛　石膏　黄芩　白术　茯苓　甘草）
加减	本方常加赤芍、蚕砂、威灵仙。心悸肢冷，加桂枝、白芍、郁金；纳呆泛恶，加竹茹、法半夏、生姜

4. 心脾阳虚证

证候	心悸怔忡，动则气短，难以平卧，面色无华，浮肿尿少，手足不温，舌质淡胖，苔薄白，脉结代
治法	健脾养心温阳利水
主方	真武汤合金匮肾气丸（茯苓　白芍　白术　附子　生姜　桂枝　附子　茯苓　干地黄　山药　泽泻　牡丹皮　山茱萸）
加减	喘息汗出，加人参、煅龙骨

5. 气虚血瘀证

证候	病程日久，神疲乏力，心悸气短，动则尤甚，面晦颧红，唇甲发绀，形体瘦弱，舌质紫暗，苔薄，脉细弱或结代
治法	养血活血，益气通脉
主方	补阳还五汤（黄芪　当归　赤芍　川芎　地龙　桃仁　红花）
加减	纳呆食少，乏力明显，加党参、白术

三、预防与调护

（1）每月注射长效青霉素120万单位，预防注射时间至少5年；有风湿性心脏病患儿，可作终身药物预防；对青霉素过敏者可改用红霉素类药物口服，每月口服6~7天，持续时间同前。

（2）宜多晒太阳，避免居室潮湿，注意保暖。

（3）急性期关节肿痛时需制动，心脏炎者要卧床休息。

（4）饮食要营养丰富、容易消化。

（5）疾病后期适当地进行体育锻炼。

【中西医诊治思路与特点】

（1）本病西医有明确的诊断标准，目前临床病例症状表现不典型，Jones诊断标准，有漏诊情况。发病原因明确为 A 组乙型溶血性链球菌感染。早期提倡应用抗生素，清除感染灶，对症应用抗风湿药。

（2）近年来，早期积极运用中医药方法辨证论治，或在本病的重证、变证之中，合理运用中西医结合治疗，明显提高了临床疗效，也大大降低了本病后遗症的发生率，减少对心脏、关节的损害。

（3）预防治疗每月注射长效青霉素 120 万单位，预防注射时间至少 5 年，终身药物预防治疗，对于本病的复发，减少对心脏的累及至关重要。

（4）肾上腺皮质激素可以减轻机体的非特异性炎症，确诊风湿性心脏炎宜早期使用糖皮质激素；风湿热有充血性心力衰竭时，应及时给予大剂量糖皮质激素，慎用或不用洋地黄，以免引起洋地黄中毒。

（5）益心气、活血化瘀中药对受损的心脏有明显的保护作用。黄芪具有调节免疫功能的作用。在风湿性心脏炎急症、重证治疗中，目前临床上广泛应用的中药针剂复方丹参注射液、黄芪注射液、参麦注射液等，均具有增强心肌抗病能力和改善免疫功能的作用。

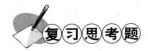

复习思考题

1. 风湿热在临床根据哪些症状体征判断病情？
2. 风湿热的发病机制是什么？试述风湿热（痹证）的中医病因病机。
3. 风湿热有哪些临床表现？试述风湿热的诊断与鉴别诊断。

第三节　幼年特发性关节炎

【西医临床导论】

幼年特发性关节炎（juvenile idiopathic arthritis，JIA）是儿童时期常见的风湿性疾病，以慢性滑膜炎为主要特征，约 20% 患儿可能留下关节永久损害或失明。国际风湿病联盟儿科委员会专家组已于 2001 年将（16 岁以下）不明原因的关节肿胀，持续 6 周以上者命名为幼年特发性关节炎。

一、病因病理

（一）病因

1. 感染因素　对本病虽有许多关于与感染有关的报道，但都不能证实。

2. 遗传因素　资料证实本病具有遗传学背景。

3. 免疫学因素　许多证据支持自身免疫性疾病：①患儿血清和关节滑膜中存在自身抗体；②关节滑膜液中查出 IgG 包涵体和类风湿因子的吞噬细胞；③多数患儿的血清 IgG、IgM 和 IgA 上升；④血清炎性细胞因子明显增高。

（二）发病机制

（1）各种感染性微生物作为外来抗原，作用于具有遗传学背景的人群，触发异常免疫

扫码"学一学"

反应，引起自身组织损害。

（2）自身组织成分，也可作为抗原引发针对自身组织的免疫反应，进一步加重免疫损伤。

（三）病理

主要为慢性非化脓性滑膜炎。早期受累关节呈非特异性充血、水肿、纤维蛋白渗出、淋巴细胞和浆细胞浸润；发作后滑膜组织增厚，软骨下骨质被侵蚀，关节面被纤维性或骨性结缔组织所代替，发生粘连，引起关节畸形、僵直；胸膜、心包膜和腹膜呈非特异性纤维素性浆膜炎，虹膜睫状体肉芽肿样浸润。

二、诊断

本病的诊断主要依靠临床表现，采用排除诊断法。凡16岁以下儿童不明原因关节肿胀，持续6周以上，排除其他疾病后可诊断本病。

（一）临床表现

根据起病最初6个月的临床表现可分为三型。

1. 全身型　任何年龄均可发病，大多起病于5岁以前。

（1）发热是本型的突出特征。发热至少2周以上，一日内可出现1~2次高峰，伴有关节炎，同时伴随以下2~5项之一或更多症状。

（2）短暂的、非固定的红斑样皮疹。

（3）淋巴结肿大。

（4）肝脾肿大。

（5）浆膜炎　如胸膜炎及心包炎、腹膜炎。

本型的发热呈弛张热，每天体温波动在36~40℃之间；其皮疹随体温升降出现或消退；关节症状主要是关节痛或关节炎，常在发热时加剧，热退后缓解；部分有神经系统症状。

2. 多关节炎型

（1）类风湿因子阴性的多关节炎型　①本型任何年龄均可发病，但起病有1~3岁和8~10岁两个高峰。②受累关节≥5个，多为对称性，大小关节均可受累。10%~15%患者最终出现严重关节炎。

（2）类风湿因子阳性的多关节炎型　①多于儿童后期起病，女孩多见。②关节症状较重。③后期可侵犯髋关节，最终半数以上发生强直变形。

3. 少关节炎型

（1）发病最初6个月有1~4个关节受累。疾病又分为两个亚型：①持续型少关节炎型：整个疾病过程关节受累均在4个以下；②扩展型少关节炎型：在疾病发病6个月后发展成关节受累≥5个。

（2）本型女孩多见，起病多在5岁以前。

（3）多好发大关节如膝、踝、肘或腕关节，常为非对称性。虽然关节炎反复发作，但很少致残。

（4）患儿发生慢性虹膜睫状体炎可致视物障碍，甚至失明。

（二）辅助检查

1. 炎症反应的证据　红细胞沉降率增快，少关节型红细胞沉降率多正常，多关节型和全身型急性期 C - 反应蛋白、IL - 1、IL - 6 等增高。

2. 自身抗体

（1）类风湿因子（RF）　RF 阳性提示严重关节病变及有类风湿结节。RF 阴性中约 75% 患儿能检出隐匿型 RF，对诊断有一定帮助。

（2）抗核抗体（ANA）　40% 的患儿出现低中度的 ANA。

（3）血常规　急性期可有轻 - 中度贫血，外周血白细胞总数和中性粒细胞增高，甚至类白血病反应。

（4）X 线检查　早期（病程 1 年左右）X 线表现为关节附近软组织肿胀、关节周围骨质疏松和滑膜炎；晚期可出现关节面破坏和软骨间隙变窄、融合，尤其是 RF 阳性者，以手腕关节多见。

（5）其他影像学检查　骨放射性核素扫描、CT、MRI 有助于发现骨关节损害。超声波可以发现关节腔渗出和滑膜增厚。

三、鉴别诊断

见表 11 - 3、11 - 4、11 - 5。

表 11 - 3　特发性关节炎与高热、皮疹、全身症状为主疾病的鉴别

疾病	鉴别
败血症	突然发热可伴寒战，周身细小粟粒疹，有全身中毒症状，血白细胞升高，血培养阳性
结核	长期低热，倦怠、消瘦，局部关节肿痛，结核菌素试验阳性
病毒感染	发热明显，有病毒感染史，伴咽痛、流涕，血常规白细胞及中性粒细胞降低、病毒分离或病毒抗体检测阳性

表 11 - 4　特发性关节炎与关节受累为主疾病的鉴别

疾病	鉴别
风湿热	风湿热往往有明确的游走性关节痛、上呼吸道感染史（如链球菌感染）等
化脓性关节炎	发病急，绝大多数累及单侧大关节，局部红、肿、热、痛明显，且伴有全身中毒症状，白细胞及中性粒细胞均明显增高。大多数经血行感染，红细胞沉降率增快，细菌检查阳性
结核性关节炎	常伴有其他部位的结核病变和结核中毒症状，很少同时侵犯 2 个以上关节，X 线检查以骨质破坏为主，有时可出现冷脓肿
创伤性关节炎	有明确的外伤史，通过询问病史、关节腔穿刺或 X 线片检查做出诊断

表 11 - 5　特发性关节炎与其他风湿性疾病合并关节炎的鉴别

疾病	鉴别
系统性红斑狼疮	有相当一部分 JIA 患者 ANA 抗体阳性，而系统性红斑狼疮往往有典型的面部蝶形皮疹，肾脏累及率高
血管炎综合征	此类疾病如过敏性紫癜，虽然可能会伴有明显关节痛，甚至活动障碍，但它往往与紫癜同时发作，并且以下肢多见，往往有过敏史

四、治疗

（一）一般治疗

除急性期外，适当参加运动，参加正常的学习。

（二）药物治疗

1. 非甾体抗炎药（一线药）

（1）阿司匹林肠溶片 推荐剂量每日 60～80mg/kg，分 4～6 次口服，1～4 周见效，病情缓解后逐渐减量，最后以最低临床有效剂量维持，持续数月至数年。

（2）萘普生 为高效低毒类抗炎药，剂量为每日 10～15mg/kg，分早晚两次口服。

（3）布洛芬 对各种类型的类风湿病均有效，剂量每日 30～40mg/kg，分 2～3 次口服，全身型剂量为 40mg/kg。

2. 缓解病情抗风湿药（二线药）

（1）羟氯喹 剂量为每日 5～6mg/kg，最大剂量≤0.25g/d，分 1～2 次口服，疗程 3 个月至 1 年。

（2）柳氮磺吡啶 剂量为每日 50mg/kg，服药 1～2 个月即可起效。

3. 肾上腺皮质激素 非甾体抗炎药或其他治疗无效的全身型风湿热伴虹膜睫状体炎者是激素指征。泼尼松每日 0.5～1mg/kg（最大剂量每日≤40mg）。危重病例可用甲泼尼龙冲击，每日 5～10mg/kg，连用 3 日。

4. 免疫抑制剂

（1）甲氨蝶呤 剂量为 $10mg/m^2$，每周 1 次顿服。服药 3～12 周即可起效。

（2）其他免疫抑制剂 环孢素、环磷酰胺、来氟米特和硫唑嘌呤、雷公藤多苷。

5. 其他 大剂量免疫球蛋白治疗难治性全身型风湿热，疗效尚未确认。

（三）理疗

对保持关节活动、肌力强度极为重要。根据具体情况选择锻炼方式或手段，防止和纠正关节残疾。

【中医临证通论】

根据临床症状本病可归属于中医"温病"、"痹证"、"尪痹"等范畴。

一、病因病机

湿热流注，气营两燔	外感风湿之邪，由表入里，郁而化热，湿热损伤气血，痹阻脉络则关节肿痛。热毒内传，充斥表里，气血不畅，热灼津伤，炼津为痰，痰火互结则发热、关节肿痛
寒湿阻滞，痰瘀互结	外感风寒入里，凝滞络脉，气血不畅，脉络痹阻则成本病。痹病日久，瘀痰内生，凝结关节，僵硬变形。寒邪伤阳，阳虚寒凝，或阳邪伤阴，致阴虚火旺，耗损气血，引起筋骨关节失养，痛而变形，屈伸受限
肝肾阴虚	日久病邪内舍于脏，损伤脏气，耗伤阴津，肝肾精血不足，加之邪气痹阻经络，流注筋骨关节，渐至筋挛骨松、关节变形，形成残疾

二、辨证论治

（一）辨证要点

本病以正气亏虚、肝肾不足为本；风、寒、湿、热痹阻关节经络，久致痰瘀阻络为标。初起实证多见，治疗应以祛邪为主，根据感受风、寒、湿、热邪的不同特点进行辨证。病久痰瘀阻络，气血耗伤，损及肝肾，治疗以扶正为主，当根据痰、瘀、气、血及脏腑分型论治。

（二）治疗原则

急性期以清热利湿，解毒凉营为主；恢复期以化痰祛瘀，补益肝肾为主。

（三）常见证型治疗

1. 湿热流注证

证候	起病较急，多伴发热，手足小关节红肿灼痛，屈伸不利，活动受限，烦渴多汗，大便干结，舌红苔黄腻，脉滑数或细数
治法	清热利湿，祛瘀通络
主方	宣痹汤（防己　薏苡仁　滑石　连翘　晚蚕砂　栀子　赤小豆　杏仁　半夏）
加减	本方长加丝瓜络、忍冬藤、桑枝、地龙、赤芍、茺蔚子。关节肿痛较剧，加威灵仙、延胡索；大关节受累，肌肉萎缩，舌紫暗，加木瓜、乌梢蛇、桃仁
推荐中成药	四妙丸

2. 气营两燔证

证候	高热弛张，斑疹显现，面红目赤，汗多渴饮，烦躁谵语，关节疼痛，舌质红绛，舌苔黄，脉洪数
治法	清气泄热，凉营化斑
主方	清瘟败毒饮（石膏　生地黄　水牛角　黄连　知母　桔梗　黄芩　栀子　赤芍、牡丹皮　玄参　竹叶　连翘　甘草）
加减	高热烦躁明显，加金银花、龙胆草；汗多口渴，加石斛、天花粉；下肢肿痛，小便短赤，加海桐皮、防己
推荐中成药	蒲地蓝口服液

3. 寒湿郁滞证

证候	形寒肢冷，关节拘急疼痛，活动受限，患处不红不热，得温痛减，遇寒加重，晨僵，舌淡苔白滑，脉沉细
治法	温经散寒，活血通络
主方	乌头汤（麻黄　川乌头　黄芪　赤芍　甘草）
加减	寒盛，加细辛；湿盛，加苍术、薏苡仁；风盛，加海风藤、乌梢蛇；关节腔有积液，加白芥子重用麻黄；关节肿大变形，加当归、红花
推荐中成药	大活络丹

4. 痰瘀痹阻证

证候	痹证日久，关节漫肿，僵硬变形，活动不便，或痛如针刺，口燥，舌质紫暗，或有瘀斑，苔白腻，脉涩或弦滑
治法	化痰行瘀，蠲痹通络
主方	八珍汤（党参　白术　茯苓　当归　川芎　白芍　生地黄　炙甘草）

续表

加减	本方常加鸡血藤、苏木、细辛。皮下有结节，加胆南星、天竺黄；关节痛如针刺，加莪术、三七；疼痛不已，加穿山甲、全蝎、地龙
推荐中成药	尪痹冲剂

5. 肝肾亏损证

证候	反复发作关节疼痛，拘挛不利，局部轻度灼热红肿，伴头晕目眩，舌干口燥，手足心热，腰膝痠软，舌光红，脉细数
治法	滋补肝肾，养血通络
主方	独活寄生汤（独活　桑寄生　杜仲　牛膝　细辛　秦艽　茯苓　肉桂　防风　川芎　人参　甘草　当归　芍药　干地黄）
加减	本方常加山药、牡丹皮、泽泻。短气自汗，加黄芪；关节不利者，加桑枝、地龙、白僵蚕；关节疼痛较重者，加姜黄、豨莶草
推荐中成药	六味地黄丸

三、预防与调护

（1）注意防寒、防潮和保暖。

（2）饮食宜营养丰富，少食辛辣刺激性食物，酌情选择各种补养食品，增强机体的抗病能力。

（3）注意功能锻炼，循序渐进，持之以恒。

【中西医诊治思路与特点】

（1）本病是一组以慢性关节炎为主伴有全身多系统受累的自身免疫性疾病，是由不同病因引起的综合征。临床起病急，变化多，西药主要是对症抗感染治疗。

（2）中医治疗早期祛邪为主，恢复期以扶正为要，辨证加入活血通络中药，可减轻化学药物的不良反应，减少后遗症的发生。

（3）幼年特发性关节炎早期诊断非常重要。由于 MRI 能够全面评估关节的病变，包括滑膜、关节积液、软骨、韧带、肌腱和腱鞘等改变，有望成为早期幼年特发性关节炎诊断的敏感检测手段。早期开始有效的治疗，可以改善预后。

（4）幼年特发性关节炎常常使用激素，但要注意应用糖皮质激素适应证是全身型、合并虹膜睫状体炎患者。

（5）幼年特发性关节炎有导致关节畸形可能，鼓励患儿尽可能早地下地锻炼，避免肢体功能受限。

（6）免疫功能的调节仍然是治疗本病的关键。目前西医对于本病应用生物制剂进行治疗，费用高，不良反应大，疗效不够确切。中医的整体观，黄芪颗粒、槐杞黄颗粒长期口服以及中药涂敷、罨包等外治法与内治法相结合，可以发挥中医的治疗优势。

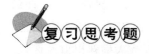复习思考题

1. 幼年特发性关节炎的临床表现有哪些？

2. 幼年特发性关节炎如何进行辨证分型治疗？

3. 哪几种类型会导致致残或失明？

第四节 过敏性紫癜

【西医临床导论】

过敏性紫癜又称亨-舒综合征（Henoch-Schonlein syndrome，Henoch-Schonlein-Purpura，HSP），是以全身小血管炎为主要病变的免疫性疾病。临床特点为血小板不减少性紫癜，常伴关节肿痛、腹痛、便血、血尿和蛋白尿。多发生于 2~8 岁的儿童，男孩多于女孩；一年四季均可发病，以春秋二季居多。部分患儿半年内复发，也可反复 1 年以上。多数患儿预后良好，发生肾衰竭或伴脑出血者预后不良。

一、病因病理

（一）病因

本病的病因尚未明确，可能与某些食物（蛋类、乳类、肉类等）、药物（抗生素、阿司匹林等）、微生物（细菌、病毒、寄生虫等）、疫苗接种等有关。

（二）发病机制

发病机制尚不清楚。可能是各种刺激因子，包括感染原和过敏原作用于具有遗传背景的个体，导致 B 淋巴细胞活化，产生大量抗体，引起全身免疫功能紊乱，形成大量的免疫复合物沉积在血管壁上，损伤全身的小动脉、小静脉和毛细血管，引起广泛的小血管炎。

（三）病理

广泛的小血管炎，以毛细血管炎为主，亦可波及小静脉和小动脉。血管壁可见胶原纤维肿胀和坏死，中性粒细胞浸润，周围散在核碎片。血管间质水肿，有浆液性渗出，同时可见渗出的红细胞。血管内皮细胞肿胀，可有血栓形成。病变累及皮肤、关节、肾脏和胃肠道，少数涉及心、肺、脑等脏器。轻者可为轻度系膜增生、微小病变、局灶性肾炎，重者为弥漫增殖性肾炎伴新月体形成。

二、诊断

主要依靠典型的皮肤紫癜，或同时伴腹痛、关节肿痛、肾脏损害等表现来进行诊断。

（一）病史

多为急性起病。起病前有上呼吸道感染史或过敏史。

（二）临床表现

1. 皮肤紫癜 反复出现皮肤紫癜为本病特征。多见于双下肢、臀部，对称分布，伸侧较多，上肢、面部及躯干较少。初起为大小不等紫红色斑丘疹，高出皮面，压之不褪色，数日后转为暗紫色，最终呈棕褐色而消退。重症患儿紫癜可融合成片或大疱伴出血性坏死；部分病例可伴有荨麻疹和血管神经性水肿。一般 1~2 周消退，不留痕迹，也可迁延数周或数月。

扫码"学一学"

扫码"看一看"

2. 胃肠道症状　约见于 2/3 病例，由血管炎引起肠壁水肿、出血或坏死所致。多以阵发性剧烈腹痛为主，常位于脐周或下腹部，可伴呕吐，部分患儿可有血便，偶有肠套叠、肠梗阻或肠穿孔等严重并发症出现，需急诊外科手术治疗。

3. 关节症状　约 1/3 病例可出现膝、踝、肘、腕等大关节肿痛，可游走性的单发也可多发，活动受限，数日内消失，不留后遗症。

4. 肾脏症状　30%～60%病例有肾脏受累的临床表现。多发生于起病 1 个月内，也可在其他症状消失后发生。症状轻重不一，多数患儿出现肉眼血尿或镜下血尿、蛋白尿和管型尿，或伴血压增高及水肿，称为紫癜性肾炎；少数呈肾病综合征表现。肾脏病变轻重与预后关系密切，多数患儿肾脏病变能完全恢复，少数发展为慢性肾炎，甚至死于慢性肾衰竭。

5. 其他表现　偶发颅内出血，导致惊厥、昏迷等。偶尔累及循环系统发生心肌炎和心包炎，累及呼吸系统发生喉头水肿、哮喘、肺出血等。

（三）辅助检查

1. 外周血常规　白细胞正常或增加，中性粒细胞和嗜酸性粒细胞可增高；血小板计数正常或升高，出凝血时间正常，血块退缩试验正常。部分患儿毛细血管脆性试验阳性。

2. 尿常规　肾脏受累时可出现镜下血尿及蛋白尿、管型，重症有肉眼血尿。

3. 便常规　有消化道症状者可出现便血或大便隐血试验阳性。

4. 免疫学检查　红细胞沉降率增快；血清 IgA 升高，IgM、IgG 正常，亦可轻度升高；抗核抗体及类风湿因子阴性；C3、C4 正常或升高；重症血浆黏度增高。

5. 腹部超声检查　有利于早期肠套叠诊断，头颅 MRI 对有中枢神经系统症状患儿可予确诊；肾脏症状较重和迁延者可行肾穿刺以了解肾脏受累情况。

三、鉴别诊断

见表 11-6。

表 11-6　过敏性紫癜的鉴别诊断

疾病	鉴别
特发性血小板减少性紫癜	皮肤、黏膜可见出血点及瘀斑，不高出皮肤，分布在全身各处，可伴鼻出血、齿出血、血尿、血便。血小板计数减少，出血时间延长，骨髓中成熟巨核细胞减少
急腹症	腹痛、腹肌紧张、右下腹压痛、反跳痛伴呕吐，腹部平片有气液平面，腹部超声有利于早期鉴别
系统性红斑狼疮	有皮疹、关节炎、肾脏损伤。但有发热史，日光性皮炎，面部蝶形红斑、浆膜炎，抗核抗体阳性，可找到狼疮细胞等有利于鉴别

四、治疗

本病无特异性治疗方法，主要采用支持和对症治疗。

（一）一般治疗

卧床休息，积极寻找和去除致病因素，如控制感染及肉蛋奶含蛋白食物，驱虫，修补治疗龋齿；有血管神经性水肿时，可应用抗组胺药物和钙剂；消化道出血时应短期禁食，静脉滴注西咪替丁每日 20～40mg/kg。

（二）激素与免疫抑制剂

急性期对腹痛、关节痛可缓解症状，但不能预防肾脏损害，也不能改善预后。重症过敏性紫癜性肾炎可加用免疫抑制剂如环磷酰胺或雷公藤多苷片等治疗。

（三）抗凝治疗

本病可有纤维蛋白原沉积，尤其是紫癜性肾炎者，可选用肝素、尿激酶、双嘧达莫抑制血小板聚集和血栓形成。

【中医临证通论】

紫癜是小儿常见的出血性疾病之一，以血溢于脉外、皮肤之下，以双下肢出现瘀点、瘀斑，压之不褪色为特征，常伴腹痛、关节肿痛、尿血或便血。根据临床症状本病属于中医"紫癜"、"血证"、"肌衄"、"葡萄疫"等范畴。

一、病因病机

中医认为本病的发生主要是感受外邪，饮食失节，脉络瘀阻所致。小儿为稚阴稚阳之体，易为六淫外邪所伤。风热毒邪侵淫腠理，燔灼营血；或素体阴虚血分有热，复感风热，风热与血热相搏，壅盛成毒，致脉络损伤，血溢脉外。血不循经是其主要病机，与心、肺、脾关系密切，也可涉及肝、肾。

外感因素	外邪入里化热，气血相搏，迫血妄行，血不循经，泛溢肌肤；邪热损伤胃肠血络，下注膀胱，瘀血阻滞四肢经络关节
胃肠积热	饮食不节，脾胃运纳失司，内热聚生，外发于肌肤，迫血外溢而成紫癜；饮食不洁内生虫积，也可诱发本病
气虚血瘀	禀赋不足，或疾病反复发作后脏腑受损，气虚血瘀，气不统血，瘀血滞于经络脏腑之间，血不循经则成紫癜
肝肾阴虚	久病损伤肝肾，阴液耗伤，阴虚生热，损伤脉络而成紫癜出现腹痛、关节痛，反复发作者表现突出

二、辨证论治

（一）辨证要点

本病应首先辨清标本虚实。初起热毒较盛，新病以阳证、热证、实证居多；治应清热解毒凉血；久病以虚实夹杂或虚证为多。血热、气虚为病，治当滋阴清热，益气健脾；若合并瘀血，当佐以活血化瘀。

（二）治疗原则

清热解毒，凉血止血，健脾益肾，活血化瘀。

（三）常见证型治疗

1. 风热伤络证

证候	紫癜见于下肢及臀部为多，对称分布，颜色鲜红，大小不一可融合成片，或伴瘙痒，发热，咳嗽咽红，或关节肿痛、腹痛，或便血、尿血，舌红，苔薄黄，脉浮数
治法	清热疏风，解毒凉血
主方	银翘散（金银花　连翘　牛蒡子　薄荷　淡豆豉　桔梗　竹叶　荆芥　甘草）

续表

加减	本方去淡豆豉、桔梗、竹叶，加赤芍、牡丹皮、生地黄、白茅根、鸡血藤。皮肤瘙痒，加地肤子、蝉蜕；尿血，加白茅根、小蓟；关节肿痛，加秦艽、牛膝；腹痛，加木香、延胡索
推荐中成药	银翘解毒片

2. 血热妄行证

证候	起病急骤，壮热面赤，口渴喜冷饮，皮肤瘀点瘀斑密集成片，伴鼻衄、齿衄，大便干结，小便黄赤，舌质红绛，苔黄燥，脉弦数
治法	清热解毒，凉血止血
主方	犀角地黄汤（犀角(水牛角代) 生地黄 牡丹皮 赤芍）
加减	本方加制大黄、黄芩、黄连。皮肤紫癜多，加茜草炭、三七粉；鼻衄量多，加白茅根、炒栀子；尿血，加小蓟、仙鹤草；便血，加地榆炭
推荐中成药	清热解毒口服液

3. 湿热痹阻证

证候	皮肤紫癜多见于关节周围，以膝踝关节为主，关节肿胀灼热疼痛，肢体活动受限，偶见腹痛、尿血，纳少，恶心，舌质红，苔黄腻，脉滑数或弦数
治法	清热利湿，通络止痛
主方	四妙散（黄柏 薏苡仁 牛膝 苍术）
加减	本方加茜草、土茯苓。关节肿痛，活动受限，加赤芍、鸡血藤；尿血，加小蓟、石韦；腹痛明显，加延胡索、蒲黄、木香
推荐中成药	四妙丸

4. 胃肠积热证

证候	瘀斑遍布，色红，下肢多见，腹痛阵作，口臭纳呆，腹胀便秘，或伴齿龈肿衄血，便秘，舌红，苔黄腻，脉滑数
治法	泻火解毒，清胃化斑
主方	葛根芩连汤合小承气汤（葛根 黄芩 黄连 甘草 大黄 枳实 芒硝厚朴）
加减	瘀斑紫暗，加大青叶、焦山栀；腹痛甚，加白芍、丹参、延胡索；便血，加槐花炭、地榆炭
推荐中成药	四磨汤口服液

5. 气虚血瘀证

证候	病情反复发作，斑疹紫暗，腹痛绵绵，关节肿痛，神疲倦怠，面色萎黄，纳少，舌淡边尖有瘀点瘀斑，苔薄白，脉细弱
治法	益气活血，化瘀消斑
主方	黄芪桂枝五物汤（黄芪 桂枝 白芍 生姜 大枣）
加减	关节肿痛，加独活、威灵仙、防己、薏苡仁；腹痛便血，加地榆、木香；食欲不振，加砂仁、神曲
推荐中成药	补中益气丸

6. 肝肾阴虚证

证候	起病缓慢，形体消瘦，潮热盗汗，腰膝酸软，头晕耳鸣，便血，尿血，舌质红，少苔，脉细数
治法	滋阴补肾，活血化瘀
主方	茜根散（茜草根 黄芩 生地黄 侧柏叶 阿胶 甘草）
加减	本方加女贞子、地骨皮、银柴胡。五心烦热，盗汗，腰膝酸软者，加六味地黄丸；尿血者，加三七粉、琥珀粉
推荐中成药	六味地黄丸

三、预防与调护

（1）注意寻找引起本病的各种原因，去除致病原。

（2）注意清除慢性感染灶，积极治疗各种感染。

（3）急性期或出血量多时，要卧床休息。

（4）密切观察病情变化，如便血患儿的出血量、腹部体征、血压及神志的情况。

（5）发病期间饮食宜清淡，避免摄入蛋白类食物。

【中西医诊疗思路】

（1）本病出现典型紫癜，临床诊断比较明确，目前西医主要对症抗感染、改善毛细血管通透性。腹痛明显者可予糖皮质激素抑制免疫功能，改善腹痛。如果腹痛出现在紫癜之前，临床常常出现误诊，所以要注意紫癜与急腹症的鉴别。

（2）过敏性紫癜多因呼吸道感染诱发，病初中药多以清热疏风，凉血止血，驱除外邪；同时可以针对感染原加用西药抗感染。饮食不节对过敏性紫癜的发病有一定影响，急性期要控制一切高蛋白类食物如肉、蛋、奶制品，必要时也要控制植物蛋白，待病情稳定后再逐渐观察添加。

（3）免疫功能紊乱是本病的发病基础，糖皮质激素既不会改善预后，也不能缩短病程，加之不良反应大，所以不作为常规用药，仅用于腹型患者腹痛严重的短期治疗。

（4）中药具有调节免疫功能的作用，病初中药多以清热疏风，凉血止血，驱除外邪；后期则健脾益肾，活血化瘀，减少肾脏损害。

（5）本病的预后与肾脏是否受损直接相关，肾脏受损可在发病后 1 个月内出现，也可在其他症状消退后出现，故要定期随访尿常规。

典型病案

患儿张某，男，6 岁 4 月，2011 年 11 月 17 日，因"腹痛 5 天，发现双下肢瘀斑瘀点半天"入院。

患儿因调摄失宜，于入院前 5 天出现阵发性腹痛，痛位剑突下，夜间明显，无呕吐，无腹泻，无发热、咽痛，家长自予"健胃消食片"及"板蓝根冲剂"口服，药后少效。4 天前患儿仍感腹痛，时轻时重，以剑下及脐周为主，纳食欠佳，无发热，无恶心、呕吐，大便干，家属带患儿去当地社区门诊就诊，诊断"急性胃炎"予"奥美拉唑针"及"山莨菪碱针"及"庆大霉素针"治疗 1 次，治疗后未收效。3 天前家属又带患儿在当地医院就诊，予"头孢克洛颗粒"及"抗病毒颗粒"口服，治疗后患儿腹痛无明显缓解，1 天前到我院儿科门诊，表现阵发性腹痛难忍，直立行走受限，蜷卧于诊断床。查体时发现双下肢有散在细小瘀斑瘀点，呈对称分布，高出皮面，大小不等，压之不褪色，以伸侧面为主，无关节肿痛，腹软，剑突下及脐周有压痛，无反跳痛及肌紧张。急查腹部 B 超示：腹膜后多发淋巴结肿大。右下腹探查未见明显异常。考虑"过敏性紫癜"可能，遂收住入院。

入院时体征：T 37.0℃，P 102 次/分，R 26 次/分，BP 100/70mmHg 神志清，精神欠佳，蜷卧体位，双下肢可见散在瘀斑瘀点，双侧对称，高出皮面，压之不褪色，以伸侧面为主。舌质红，苔白腻，脉滑数。

辅助检查

（1）腹部 B 超 腹膜后多发淋巴结肿大。右下腹探查未见明显异常。

（2）血常规 白细胞 11.1×10^9/L，血红蛋白 132g/L，淋巴细胞百分比 21.1%，单核细胞百分比 5.0%，中性粒细胞百分比 73.01%，血小板计数 214×10^9/L。

中医诊断：紫癜病（湿热内蕴）。

西医诊断：过敏性紫癜（腹型）。

入院后予头孢西丁钠针抗感染、维生素 C 改善毛细血管通透性；西咪替丁针保护胃黏膜，抗免疫；双嘧达莫片抗血小板聚集；甲泼尼龙针抗感染治疗。

中药治以清热解毒，健脾通利，处方如下。

白术 9g，麸炒枳实 10g，炒谷芽 15g，炒麦芽 15g，鸡内金 9g，紫草 15g，山药 15g，茯苓 12g，木香 6g，甘草 6g，赤芍 9g，白芍 9g，熟大黄 6g，败酱草 12g，连翘 9g，青黛 3g。

4 剂，日一剂，水煎 2 次 200ml，分 2 次服。

患儿入院后，积极完善相关检查：尿沉渣正常；红细胞沉降率 8.00mm/h 正常；肝肾功、心肌酶、电解质均正常。粪常规：镜检食物残渣 +/HP，隐血试验 ±。凝血功能：纤维蛋白原 1.50g/L↓，凝血酶时间测定 16.50 秒↑，凝血酶时间比率 1.27↑；免疫球蛋白 G 7.20g/L↓。复查血常规：白细胞 10.04×10^9/L，中性粒细胞百分比 82.7%，中性粒细胞绝对值 8.31×10^9/L，淋巴细胞百分比 16%，血红蛋白 127g/L，血小板计数 268×10^9/L，与病情相符。治疗 1 天后，患儿腹痛仍明显，以夜间为甚，未见新发皮疹。

2011 年 11 月 20 日

入院第 3 天加用芦丁片改善毛细血管通透性，甲泼尼龙 40mg 每日 1 次静脉滴注加强抗感染治疗 3 天至入院第 6 天，阵发性腹痛无缓解，中药难以服入，纳食少，偶有呕吐，查体：双下肢瘀点已消，腹软，剑突及脐周有压痛，复查腹部 B 超：腹膜后未见明显肿大淋巴结，肝、胆、胰、脾未见明显异常，考虑患儿腹痛仍为肠道免疫性炎症所致，入院第 7 天将甲泼尼龙改为 40mg，每日 2 次，静脉滴注，治疗 1 天后，患儿腹痛渐减轻至消失，改用泼尼松片维持治疗 2 天后停药。

2011 年 11 月 24 日

患儿腹痛无反复，纳食可，大便偏干，1~2 日 1 次，舌质红，苔白腻，脉滑，予中草药以理气健脾，清热利湿为则，处方如下。

木香 6g，砂仁 6g，生白术 9g，茯苓 12g，生地黄 9g，山药 15g，赤芍 9g，白芍 9g，紫草 15g，炒薏苡仁 12g，金银花 12g，连翘 9g，败酱草 12g，炒麦芽 15g，炒谷芽 15g，延胡索 9g，炙甘草 9g。

7 剂，日一剂，水煎 2 次 200ml，分 2 次服。

2011 年 12 月 1 日

中药服用 3 剂后患儿诸症好转，各项体征明显改善，故予出院。出院时情况：患儿无发热，无腹痛，无咳嗽，无流涕，纳寐可，大便偏干，咽部略红，双扁桃体 Ⅰ°大。双肺呼吸音粗，未及干湿啰音。全腹软，无压痛。无肌肉紧张及反跳痛。中药以清热利湿，益气健脾摄血为则，处方如下。

薏苡仁 15g，陈皮 9g，熟大黄 6g，瓜蒌子 15g，炒枳实 10g，生地黄 12g，赤芍 9g，败酱草 12g，木香 6g，土茯苓 12g，生白术 9g，紫草 15g，连翘 9g。

7 剂，日一剂，水煎 2 次 200ml，分 2 次服。

出院时建议患儿家属：①避风寒，调饮食，防感冒。②服维生素 C 片及双嘧达莫片，以巩固疗效，泼尼松片逐渐减量至停药。③定期门诊随访，定期复查尿、粪常规。

过敏性紫癜属于免疫性疾病，发病早期腹痛明显而皮疹尚未显露，一般治疗难以奏效且无急腹症体征，应警惕本病的可能。疾病过程中表现为热、瘀、湿。该患儿诊断明确，临床特点为皮肤瘀点、瘀斑逐渐消退，但腹痛反复难解。在排除其他疾病因素后，仍考虑过敏性紫癜腹型，为免疫性炎症表现，属于糖皮质激素适应证，采用中医治疗可达清化湿邪，理气通络之效，但当时患儿服用中药困难，故加大甲泼尼龙用药剂量后，腹痛明显缓解，在患儿能服用中药时给予中药，并逐渐减用激素，使病情获得缓解。清除余邪，化瘀健脾为后续治疗的原则。这个病例为中西医结合治疗的有效案例，充分体现中西医结合治疗在疾病演变过程中的灵活应用。

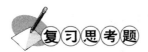

复习思考题

1. 试述过敏性紫癜的诊断及临床分型。

2. 过敏性紫癜中医如何分型论治？

3. 简述过敏性紫癜的鉴别诊断。

第五节　皮肤黏膜淋巴结综合征

扫码"学一学"

【西医临床导论】

皮肤黏膜淋巴结综合征（mucocutaneous lymphnode syndrome，NCLS）又称川崎病（Kawasaki disease，KD），于 1967 年由日本川崎富作首先报道。是一种以全身性中小动脉炎为主要病理改变的血管炎综合征。临床表现以发热、皮疹、球结膜充血、口腔黏膜充血、手足红斑和硬性水肿及颈部淋巴结肿大为主要特征。本病一年四季均可发病，发病年龄以 6 ~ 18 个月婴幼儿多见，80% 在 5 岁以下，男:女为 1.5:1。

一、病因病理

（一）病因

本病病因尚不明确。流行病学资料提示立克次体、葡萄球菌、链球菌、短棒菌菌、反转录病毒、支原体感染为其病因，但均未能证实。

（二）发病机制

本病的发病机制尚不清楚。推测是由于免疫功能的作用，如超抗原（热休克蛋白65，HSP65 等）可不经过单核 – 巨噬细胞，直接通过与 T 细胞抗原受体结合。在 T 细胞诱导下，B 淋巴细胞多克隆活化和凋亡减少，产生大量免疫球蛋白和细胞因子。其中抗中性粒细胞抗体、抗内皮细胞抗体和细胞因子损伤血管内皮细胞，使其表达细胞间黏附分子和内皮细胞性白细胞黏附分子等黏附分子，导致血管壁进一步损伤。

（三）病理

本病的病理变化为全身性中小动脉炎，好发于冠状动脉，病理过程可分为四期。

Ⅰ期：1~9天，小动脉周围炎症，冠状动脉主要分支血管壁上的小动脉和静脉受到侵犯，心包、心肌间质及心内膜炎症细胞浸润，包括中性粒细胞、嗜酸性粒细胞及淋巴细胞。

Ⅱ期：12~25天，冠状动脉主要分支全层血管炎，血管内皮水肿，血管平滑肌层及外膜炎症细胞浸润。弹力纤维和肌层断裂，可形成血栓和动脉瘤。

Ⅲ期：28~31天，动脉炎症逐渐消退，血栓和肉芽形成，纤维组织增生，内膜明显增厚，导致冠状动脉部分或完全阻塞。

Ⅳ期：数月至数年，病变逐渐愈合，心肌瘢痕形成，阻塞的动脉可能再通。

二、诊断

（一）临床表现

1. 一般表现

（1）发热 突然发热，体温波动在39~40℃之间，持续7~14天或更长，呈稽留或弛张热型，抗生素治疗无效。

（2）球结合膜充血 于起病3~4天出现双侧球结膜充血，无脓性分泌物，热退后消散。

（3）唇及口腔表现 口腔黏膜弥漫充血，唇充血皲裂，可有血痂，舌乳头突起、充血呈杨梅舌。

（4）手足症状 急性期手足硬性水肿和掌跖红斑，恢复期指趾端甲下和皮肤交界处出现膜状脱皮，指趾甲有横沟，重者指、趾甲亦可脱落。

（5）皮肤表现 多形性红斑和猩红热样皮疹，常在第一周出现，肛周皮肤发红、脱皮。

（6）颈淋巴结肿大 单侧或双侧颈部淋巴结肿大，坚硬有触痛，但表面不红，无化脓。病初出现，热退时消散。

2. 心脏表现 病程第1~6周出现心包炎、心肌炎、心内膜炎、心律失常，发生冠状动脉瘤或狭窄者，可无临床表现，少数可有心肌梗死的症状。冠状动脉损害多发生于病程的第2~4周，也可发生于疾病恢复期。心肌梗死和冠状动脉瘤破裂可致心源性休克甚至猝死。

3. 其他 可有间质性肺炎、无菌性脑膜炎、消化系统症状、关节痛和关节炎。

（二）辅助检查

1. 血液学检查 周围血白细胞增高，以中性粒细胞为主，伴核左移。轻度贫血，血小板早期正常，第2~3周时增高。红细胞沉降率增快、C-反应蛋白、血浆纤维蛋白原和血浆黏度增高，血清转氨酶升高。

2. 免疫学检查 血清IgG、IgM、IgA、IgE和血循环免疫复合物升高；TH_2类细胞因子如IL-6增高，总补体和C3正常或增高。

3. 心电图 早期示非特异性 ST – T 变化；心包炎时可有广泛 ST 段抬高和低电压；心肌梗死时 ST 段明显抬高、T 波倒置及异常 Q 波。

4. 胸部平片 可视肺部纹理增多、模糊或有片状阴影，心影可扩大。

5. 超声心动图 急性期可见心包积液，左室内径增大，二尖瓣、主动脉瓣或三尖瓣反流；可有冠状动脉扩张（直径 >3mm，≤4mm 为轻度；4~7mm 为中度）、冠状动脉瘤（≥8mm），冠状动脉狭窄。

6. 冠状动脉造影 超声检查有多发性冠状动脉瘤或心电图有心肌缺血者，应进行冠状动脉造影，以观察冠状动脉病变程度。

（三）诊断标准

发热 5 天以上伴有下列 5 项临床表现中 4 项者，排除其他疾病后，即可诊断川崎病。

（1）四肢变化：急性期掌跖红斑，手足硬性水肿；恢复期指趾端膜状脱皮。

（2）多形性红斑。

（3）眼结合膜充血，无脓性分泌物。

（4）唇充血皲裂，口腔黏膜弥漫性充血，舌乳头突起、充血呈草莓舌。

（5）颈部淋巴结肿大。

三、鉴别诊断

见表 11 – 7。

表 11 – 7　皮肤黏膜淋巴结综合征的鉴别诊断

疾病	鉴别
猩红热	病后 1~2 天出现皮疹，为粟粒状弥漫性均匀皮疹，疹间皮肤潮红，指趾肿胀不明显，有口周苍白圈、帕氏线、杨梅舌等特殊体征，青霉素治疗有效
幼年类风湿关节炎	持续低热反复发作，皮疹时隐时现（热退疹隐），关节疼痛，无手足硬肿、指趾端膜样脱皮、球结膜充血、口唇潮红、皲裂及杨梅舌，无冠脉损害等症状

四、治疗

本病目前尚无特效治疗方法。强调及时诊断、早期抗免疫治疗治疗，抗凝治疗以及对症支持治疗。

1. 阿司匹林 每日 30~50mg，分 2~3 次口服，热退后 3 天逐渐减量，2 周左右减至每日 3~5mg/kg，维持 6~8 周。如有冠状动脉病变时，应延长用药时间，直至冠状动脉恢复正常。

2. 静脉注射丙种球蛋白（IVIG） 剂量为 1~2g/kg，于 8~12 小时静脉缓慢输入，要求在发病早期（10 天内）应用，部分患儿对 IVIG 效果不好，可重复使用 1~2 次。可迅速退热，预防冠状动脉病变发生。应同时合并应用阿司匹林，剂量和疗程同上。应用 IVIG 患儿在 9 个月内不宜进行麻疹、风疹、腮腺炎等疫苗预防接种。

3. 糖皮质激素 IVIG 治疗无效的患儿可考虑使用糖皮质激素。因激素可促进血栓形成，易发生冠状动脉瘤和影响冠脉病变修复，故不宜单独应用。可以与阿司匹林和双嘧达莫合并应用。常选用泼尼松，剂量为每日 2mg/kg，用药 2~4 周。

4. 其他治疗

（1）抗血小板聚集　除阿司匹林外可加用双嘧达莫，每日 3~5 mg/kg，一日三次口服。

（2）对症治疗　如补充液体、保护肝脏、控制心力衰竭、纠正心律失常等，有心肌梗死时应及时进行溶栓治疗。

（3）心脏手术　严重的冠状动脉病变需要进行冠状动脉搭桥术。

【中医临证通论】

古代文献对本病没有确切的描述，根据本病的临床表现中医归属于"温病"范畴。

一、病因病机

本病主要是外感温热时邪，邪热侵入机体，与气血相搏，毒热炽盛充斥气营，侵犯营血所致。

肺胃蕴热	温热之邪侵犯肺胃，蕴于肌肤，上攻咽喉，毒热搏结，痰阻脉络，表现发热、皮疹、目赤、咽红唇口红赤、肢体硬肿、痰核凝聚
气营两燔	热毒内迫气营，温毒多从火化，侵入营分，邪火上逆，火热炽盛，心营受灼，表现斑疹、杨梅舌、指纹紫等症
气阴两伤	热盛伤津，气血耗损，气阴两伤，血行不畅，不能外荣肌表而致膜样脱皮、脱甲诸症

二、辨证论治

（一）辨证要点

本病以温病卫气营血辨证为主。初起表现卫气同病，邪毒深入则表现气营（血）两燔，热退后多为气阴两伤或正虚邪恋。病初宜清热解毒，辛凉透表；气营两燔配合清热凉血；热退则益气养阴，清除余邪，全程贯穿活血化瘀。

（二）治疗原则

清热解毒，清气凉营，活血化瘀，益气养阴。

（三）常见证型治疗

1. 肺胃同病证

证候	起病急骤，持续发热，不恶寒或微恶风，口渴喜饮，无汗，目赤头痛，口咽潮红，手掌足底潮红，面部、躯干部初现皮疹，颈部臖核肿大，胃纳减退，或有吐泻，舌边尖红，苔薄白或薄黄，脉浮数，指纹紫达风气之间
治法	清热解毒，辛凉解表
主方	银翘散合白虎汤（金银花　连翘　桔梗　薄荷　牛蒡子　竹叶　荆芥穗　淡豆豉　甘草　鲜芦根　石膏　知母　粳米　甘草）
加减	有轻度腹泻，加炒薏仁、车前子；颈部臖核肿大，加浙贝母、牡蛎；皮疹鲜红，加大青叶、赤芍
推荐中成药	健儿清解液

2. 气营两燔证

证候	壮热不退，汗出不畅，渴欲冷饮，目赤唇红，斑疹鲜红，偶有瘙痒，单侧或双侧颈部臖核肿大，坚硬触痛，表面不红，不化脓，手足肿胀坚实，掌跖及指趾端潮红，杨梅舌，指纹紫或脉细数

续表

治法	清热解毒，凉营化瘀
主方	清营汤（犀角（水牛角代）　生地黄　玄参　竹叶　麦冬　丹参　黄连　金银花　连翘）
加减	瘰核肿大，加夏枯草、僵蚕；口唇干燥，加沙参、天花粉；斑疹瘙痒，加当归、地肤子
推荐中成药	蒲地蓝口服液

3. 阴虚内热证

证候	身热已退或有低热，神疲乏力，自汗盗汗，手足硬肿及红斑消退，指趾末端出现膜样脱皮，口渴喜饮，或心悸，舌红少津，苔少或花剥，指纹紫，脉细数或结代
治法	益气养阴，清除余邪
主方	沙参麦冬汤（沙参　麦冬　玉竹　桑叶　甘草　天花粉　白扁豆）
加减	热未退净，加地骨皮、银柴胡；纳呆食少，加谷芽、麦芽、山药；心悸脉结代，加生脉散、丹参
推荐中成药	生脉饮口服液

三、预防与调护

（1）本病病因未明，尚无对病因的特异性预防措施。

（2）补充足够的水分，饮食宜清淡、新鲜。

（3）限制活动，清洁口腔。

（4）注意观察患儿病情变化，如体温、面色、呼吸、脉搏及心脏检查。

【中西医诊治思路与特点】

（1）本病患儿年龄多见于婴幼儿，发热持续不退，有明显的黏膜损伤要高度考虑本病。本病明确诊断，尽早治疗是关键。目前西医主要是对症支持及抗凝治疗。

（2）中医根据温病传变按照卫气营血，根据病情的不同阶段分型辨证治疗，清热解毒为总的治疗原则，活血化瘀贯穿于治疗的始终。复方丹参注射液，活血化瘀，可以改善微循环，抑制血小板聚集。中药煎剂黄芪可以提高免疫功能，抗疲劳，抗缺氧，减少血小板黏附率，明显减少血栓形成，预防反复感染；麦冬、沙参可以阻止血管内瘢痕形成；连翘抗炎、抗病毒，能增强毛细血管致密性。

（3）西药首选阿司匹林防止血小板聚集及血栓形成。在疾病早期（10天内）输注IVIG降低冠状动脉瘤的发生。

（4）本病发热明显，血小板升高明显易形成血栓及冠状动脉瘤，故要及时补充足够的水分，除用阿司匹林防止血小板聚集外，还可加用双嘧达莫片口服。

（5）本病可在疾病的各个阶段出现冠状动脉瘤，故要在发病的初期以及发病后的1、3、6个月定期检查超声心动图。恢复期的治疗对小儿的生存质量尤为重要。对于陈旧性冠状动脉瘤需要介入或者外科治疗。

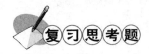

复习思考题

1. 试述川崎病的诊断与西医治疗要点。

2. 川崎病如何分型辨证治疗？

3. 川崎病需要与哪些疾病进行鉴别诊断？

（周　盈）

扫码"练一练"

第十二章　营养代谢性疾病

⟡要点导航

本章主要讲解营养代谢性疾病。要求掌握小儿肥胖症的诊断及鉴别诊断、蛋白质－能量营养不良的诊断要点与辨证论治、维生素 D 缺乏性佝偻病的诊断和中西医治疗方法；熟悉小儿肥胖症的中西医治疗方法、蛋白质－能量营养不良的饮食治疗原则及病因病理、疳证定义和范围、维生素 D 缺乏性佝偻病的病因病理；了解小儿肥胖症的病因病理、维生素 D 缺乏性佝偻病的定义以及维生素 D 的生理功能。

第一节　小儿肥胖症

扫码"学一学"

扫码"看一看"

【西医临床导论】

小儿肥胖症（obesity）是由于长期能量摄入超过人体消耗，使体内脂肪过度积累，体重指数［等于体重（千克）除以身高（米）的平方］达到或超过同年龄、同性别儿童的 95 百分位数以上的一种营养障碍性疾病。近年对中国学龄儿童肥胖流行病学分析显示：其发展速度以每 5 年超过 1 倍的趋势增长，大城市儿童肥胖率已达 8.1%。小儿肥胖症不仅影响儿童的健康，而且有 10%～30% 可发展为成人肥胖症，发生率随肥胖发生的年龄及严重程度而增加，而后者与冠心病、高脂血症、代谢综合征、痛风、胆石症、糖尿病等严重危害人类健康的疾病有关。

肥胖症分单纯性肥胖和继发性肥胖。单纯性肥胖占肥胖症患儿的 95%～97%，不伴有明显的神经、内分泌及遗传代谢性疾病。而继发性肥胖是指由各种内分泌、遗传、代谢性疾病所致的肥胖，不仅身体脂肪的分布不均，而且常有智力障碍和特殊的外表。本节主要讨论单纯性肥胖。

一、病因及病理生理

（一）病因

单纯性肥胖症是由遗传和环境因素共同作用而产生的。主要有以下几方面。

1. 饮食因素　摄入的营养素超过机体代谢需要，多余的能量转化为脂肪贮存于体内，引起肥胖。进食过快也是发生肥胖的原因之一。

2. 活动量过少　缺乏适当的体育锻炼和活动过少，能量消耗减少，引起肥胖。同时，肥胖儿童由于活动不便、动作笨拙，多不喜欢运动，形成恶性循环。

3. 遗传因素　肥胖有高度遗传性，父母皆肥胖者，其后代肥胖率高达 70%～80%，而双亲正常的后代发生肥胖者仅 10% ~ 14% 。目前认为，肥胖基因和肥胖抑素受体基因是部分人类肥胖发生的必需基因。

4. 其他　睡眠时间越短越有可能发生肥胖。母亲孕期吸烟，使胎儿的生长受到限制，生后对能量的需求增高，也是导致小儿肥胖的高危因素。此外，精神创伤或心理异常等也可导致儿童摄入过量。

（二）病理生理

人体脂肪组织的增加包括脂肪细胞数目增加或脂肪体积增大。正常体重的新生儿脂肪细胞总数约为成人的 1/5 ~ 1/4，在整个生长发育过程中，脂肪细胞数要增加 4 ~ 5 倍。目前认为在孕后期、生后第一年和青春期这三个时期是脂肪细胞数目增多的关键时期。若在这三个阶段内营养素摄入过多，引起脂肪细胞数目增多并且体积增大，导致的肥胖为多细胞性肥胖，因增加的细胞数不会消失，仅脂肪细胞体积缩小，故治疗比较困难且容易复发；不在此阶段发生的肥胖，仅出现脂肪细胞体积增大，治疗容易奏效。肥胖儿童可以有下列病理生理改变。

1. 体温调节和能量代谢　肥胖儿童对外界体温的变化不敏感，用于产热的能量消耗较正常儿童少。

2. 脂类代谢　常有血清甘油三酯、胆固醇、极低密度脂蛋白和游离脂肪酸增加，而高密度脂蛋白减少。

3. 蛋白质代谢　血尿酸可增高。

4. 内分泌

（1）生长激素　血浆生长激素减少，分泌高峰消失。

（2）性激素　雌激素水平增高。

（3）糖皮质激素　尿 17－羟类固醇、17－酮类固醇和皮质醇均可增高，但血浆皮质醇正常或轻度增加，昼夜规律存在。

（4）胰岛素和糖代谢　有高胰岛素血症且有胰岛素抵抗，糖代谢异常，可有糖耐量降低或糖尿病。

二、诊断

（一）病史

患儿可以有肥胖家族史或精神抑郁史，或有嗜食高糖高脂的不良习惯史，且多数不喜体育运动。

（二）临床表现

肥胖可发生于任何年龄，但最常见于婴儿期、5 ~ 6 岁和青春期，出现严重症状者多见于青少年时期。小儿常表现出食欲旺盛，喜食甜食和高脂食物。明显肥胖儿常有疲乏感，不爱参加体力活动，活动时有心慌、气短或腿痛。严重肥胖者由于脂肪堆积，限制胸廓扩展和膈肌运动，使肺通气量和换气量减少，可造成缺氧、气急、发绀、红细胞增多、心脏增大或出现充血性心力衰竭，甚至死亡。

患儿皮下脂肪丰满，分布均匀，腹部膨隆下垂，严重肥胖者胸腹、臀部及大腿皮肤可出现白纹或紫纹。由于体重过重，行走时下肢负荷过重，可致膝外翻和扁平足。

肥胖小儿性发育较早，但最终身高可能低于正常小儿，另外还常伴有心理上的障碍，如自卑、胆怯、孤独等。

（三）辅助检查

1. 血脂　血清甘油三酯、总胆固醇大多增高，严重患者血清 β - 白蛋白也增高。

2. 胰岛功能试验　常有高胰岛素血症及胰岛素抵抗。

3. 生长激素激发试验　生长激素水平偏低，生长激素兴奋试验的峰值也较正常小儿为低。

4. 雌激素　雌激素水平增高。

（三）诊断依据

（1）2 岁以上小儿，体重指数达到或超过同年龄、同性别儿童的 95 百分位数以上属于肥胖，在 85 ~ 95 百分位之间为超重。而小于 2 岁小儿，不考虑肥胖的诊断，也不采用体重指数评估肥胖程度，采用身高比体重进行评价。国外一般将相应身高比体重超过 95 百分位数定义为超重。

（2）有过度营养、运动不足、行为偏差的特征。

（3）除外某些内分泌、代谢、遗传、中枢神经系统疾病引起的继发性肥胖或药物引起的肥胖。

（4）脂肪分布均匀，以腹部、肩部、面颊部、乳房等处尤为明显。

凡具有上述 4 项者，可诊断为单纯性肥胖症。

三、鉴别诊断

见表 12 - 1。

表 12 - 1　小儿肥胖症的鉴别诊断

疾病	鉴别
库欣综合征	呈向心性肥胖，满月脸，水牛背，多血质面容，毛发多，有胡须和阴毛。常伴高血压、糖代谢异常，皮质醇含量升高，昼夜节律消失，肾上腺或头颅 CT 和核磁共振可助诊
肥胖生殖无能症	继发于下丘脑和垂体病变，其脂肪主要分布在颈、颏下、乳房、下肢、会阴和臀部，手指、足趾相对较细，身材矮小，第二性征延迟或不出现

四、治疗

（一）治疗原则

小儿单纯性肥胖症主要是通过饮食调整、运动疗法和心理治疗，以使体重控制在接近理想状态，但不影响小儿健康及正常生长发育为原则。小儿肥胖控制有四项禁忌：严禁短期快速减重，严禁饥饿，变相饥饿疗法，严禁药物减重、严禁手术去脂。

（二）治疗方法

1. 饮食疗法　选用低脂肪（以不饱和脂肪酸代替饱和脂肪酸）、低糖类和高蛋白的食谱。此外，为满足小儿食欲，避免饥饿感，可多食全谷类和纤维素食品，同时要保证供给适量维生素、矿物质和水，并培养儿童良好的饮食习惯。

2. 运动疗法 适当运动可促使脂肪分解，减少胰岛素分泌，使脂肪合成减少，加强蛋白质合成，促进肌肉发育。应根据患儿个体情况，选择适宜的轻或中等强度运动，尤其注意饭后进行一定量运动，如散步、游泳、骑车等。每天半小时到 1 小时，每周坚持 5 天。

3. 其他疗法 脂肪酶抑制剂奥利司他以及中枢去甲肾上腺素、5 - 羟色胺和多巴胺再摄取抑制剂西布曲明等，可以降低食欲或增加消耗，但该类药物疗效不持久，且不良反应大，目前一般不主张儿童使用。若对生活方式干预的效果不佳和高度肥胖者，可能需要联合药物治疗。心理疗法有一定辅助作用。基因疗法则随人类肥胖基因逐渐完善和确定而成为一种很有前途的疗法。若患儿合并内分泌或低氧血症等疾病，需适当对症治疗。如体重指数大于 40 可采用外科手术疗法。

【中医临证通论】

中医没有肥胖症的病名，但在中医文献中可见到相关的记载，《黄帝内经·素问灵枢集注》说："中焦之气，蒸津液，化其精微……溢于外则皮肉膏肥，余于内则膏肓丰满。"指出肥胖症的发生与食物摄入过量有关。

一、病因病机

脂膏来源于食物，属于津液的一种。正常情况下，食物经脾胃的吸收、转运，肺的输布，肝的疏泄，肾的蒸腾汽化而运行、营养全身。若肺脾肾功能失调，则水液代谢紊乱，水液内停，酿湿成痰，痰湿壅滞，达于肌肤，滋生肥胖。本病的基本病机是脾胃运化失常，痰湿、脂膏内停。痰湿、脂膏为其主要病理产物。而湿痰日久入络，阻滞气机，使气滞血瘀，瘀血与脂膏胶结难解，加重正气损伤，变证百出。故肥胖的病变部位主要在脾、胃，涉及肝、肾，亦与肺有关，属本虚标实之证。

过食肥甘	过食肥甘厚味，损伤脾胃，使脾胃酿湿生热，或脾虚水湿不运，日久聚湿为痰，发为肥胖。且脾虚水谷不运，食积内生则进一步损伤脾胃，加重肥胖
懒于锻炼	暴饮暴食，肥甘过度，懒于锻炼身体，又加睡眠超时，致气血不展，精微过剩，聚湿成痰，久成肥胖
脾肾两虚	脾肾亏损，不能蒸腾运化水湿，聚而成痰，壅滞于体内，发生肥胖
阴虚火亢	热病伤阴或素体阴虚，肝阴不足，阳气亢旺，炼液成痰，壅于肌肤，滋生肥胖

二、辨证论治

（一）辨证要点

本病首先需辨别所伤脏腑，若过食肥甘，见肢体乏力困重，腹满，纳呆，舌淡胖苔白，脉缓，多属脾虚；若先天禀赋不足，或病后损伤脾肾，可见腰膝酸软，肢冷畏寒，舌淡苔白，脉沉缓；若面潮红，五心烦热，头昏眼花，舌红苔少，脉弦细，多属肝阴不足，虚火亢盛。其次辨轻重。除体重超过正常外，全身症状轻，属于轻症；若伴有睡眠呼吸暂停，气短，心悸，发绀等，属于重症。

（二）治疗原则

治疗以补虚泻实为主，调理中焦脾胃，化湿涤痰。

（三）常见证型治疗

1. 脾虚湿阻证

证候	肥胖，肢体困重，乏力，少气懒言，纳差，腹满，小便少，舌淡红苔白腻，脉缓
治法	运脾除湿，行气消滞
主方	平胃散（苍术　厚朴　陈皮　甘草）
加减	腹满明显，加槟榔、木香、香附；大便稀溏，加炮姜、车前子
推荐中成药	香砂平胃丸

2. 脾肾两虚证

证候	肥胖，疲乏无力，腰膝酸软，畏寒肢冷，懒言少动，舌淡红苔白，脉沉缓无力
治法	补益脾肾，温阳化湿
主方	苓桂术甘汤合真武汤（桂枝　白术　茯苓　甘草　附子　生姜　芍药）
加减	腰膝酸软，加桑寄生、杜仲、怀牛膝；畏寒肢冷，加淫羊藿、巴戟天
推荐中成药	五子衍宗丸、附子理中丸

3. 阴虚火亢证

证候	肥胖，面色潮红，五心烦热，头昏眼花，腰痛酸软，舌红苔少，脉弦细
治法	滋阴降火，平肝补肾
主方	杞菊地黄丸（枸杞　菊花　熟地黄　山萸肉　山药　泽泻　牡丹皮　茯苓）
加减	头昏头痛，加川芎；烦躁易怒，加川楝子、栀子
推荐中成药	七消丸

4. 脾胃积热证

证候	肥胖，消谷善饥，肢体困倦，头胀眩晕，懒言少动，伴口渴喜饮，或大便秘结，舌苔黄腻，脉滑数
治法	清胃泻热，化湿和中
主方	泻黄散（藿香　石膏　栀子　防风　甘草）
加减	口渴，加芦根、天花粉、黄连；便秘，加草决明、大黄
推荐中成药	藿香清胃胶囊

三、预防与调护

（1）小儿养成良好的进食习惯，不偏食糖类、高脂等高热量食物。

（2）多进行适当的运动。

【中西医诊治思路与特点】

（1）对于2岁以上肥胖小儿，需注重单纯性肥胖与继发性肥胖的鉴别，必要时做相关检查以助诊。

（2）单纯性肥胖症的发生与饮食因素有很大关系，应注意小儿饮食营养的合理搭配。

母孕后三个月，应避免营养过度，以减少肥胖儿的出生；小儿养成良好的进食习惯，不偏食糖类、高脂等高热量食物，减量饮食，并鼓励多运动。

（3）多数肥胖症小儿有心情抑郁，自信力不足等心理问题，故对此类患儿应合理给予心理疏导，有利于疾病的康复。针灸和推拿疗法对此病的疗效较显著，且不良反应小，可考虑选用。

（4）肥胖症患儿应定期到儿科专科门诊随访。

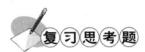
复习思考题

1. 试分析单纯性肥胖症对人体有哪些危害。

2. 从五脏相关理论分析肥胖的病机。

扫码"学一学"

第二节　蛋白质－能量营养不良

【西医临床导论】

蛋白质－能量营养不良（protein－energy malnutrition，PEM）是一种慢性营养缺乏症，由各种原因所致的能量和（或）蛋白质缺乏，以致机体不能维持正常代谢，迫使消耗自身组织，从而出现体重不增或减轻，生长发育停滞，皮下脂肪逐渐减少或水肿等表现，常伴有全身各系统功能紊乱及免疫力低下。在临床上，如以能量供应不足为主，表现为体重明显减轻、皮下脂肪减少者，称为消瘦型；如以蛋白质供应不足为主，表现为水肿者，称为水肿型；介于两者之间者为消瘦－水肿型。本病没有明显季节性和性别差异，主要见于5岁以下儿童，起病缓慢，病程迁延，影响儿童正常的生长发育，而重症是其死亡的首要原因。

一、病因病理

（一）病因

1. 喂养因素　多为供给不足、喂养不当和不良饮食习惯所致。婴幼儿生长发育迅速，对营养物质的需要相对较多，供给足够的营养物质才能满足需要。如因母乳不足而未及时添加其他代乳品，或人工喂养调配不当，或母乳喂养时间过长未及时添加辅食、骤然停奶，或长期以淀粉类食品为主，以及不良饮食习惯（如偏食、挑食、零食过多）等均可导致长期摄入不足而发病。

2. 疾病因素　消化系统解剖和功能上的异常，如唇裂、幽门梗阻、慢性腹泻、肠吸收不良综合征等可影响饮食的消化和吸收；长期发热、各种急慢性传染病的恢复期等导致分解代谢增加，营养需求量增多；慢性消耗性疾病，如糖尿病、大量蛋白尿、甲状腺功能亢进、恶性肿瘤等使代谢消耗过多。

3. 先天因素　多见于胎儿营养不良引起的低体重出生儿、早产、多胎、宫内感染及先天代谢缺陷病等。

（二）发病机制

1. 新陈代谢失调（图 12 - 1）

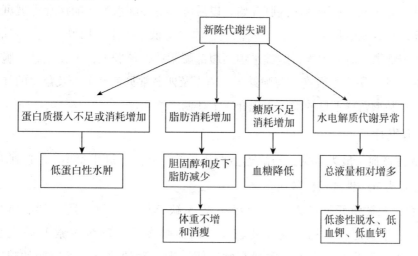

图 12 - 1 蛋白质 - 能量营养不良的新陈代谢失调发病机制

2. 各系统组织器官功能低下（图 12 - 2）

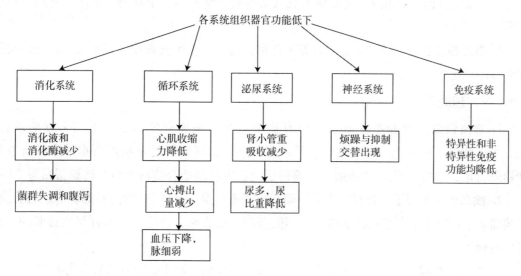

图 12 - 2 蛋白质 - 营养不良各系统组织器官功能低下发病机制

二、诊断

（一）病史

多数小儿有喂养不当或患各种疾病，进而影响营养物质吸收的病史。

（二）临床表现

1. 消瘦型营养不良 多见于 1 岁以内的婴儿。最早出现的症状是体重不增，继则体重下降，皮下脂肪减少甚至消失，病久则身高也会低于正常，同时智力发育受到影响。皮下脂肪减少的顺序是：首先是腹部，其次为躯干、臀部、四肢，最后为面颊部，其中腹部皮下脂肪厚度可作为判断营养不良程度的重要指标。随病程的进展，则有如下表现。

（1）四低 ①体重低；②皮下脂肪少；③肌张力低；④体温低。

（2）五差 ①皮肤弹性差；②精神状态差；③消化功能差；④心、肾功能差；⑤免疫功能差。

2. 水肿型营养不良 常见于幼儿。因营养不良性水肿，体重下降尚不明显，不能以体重来评估其营养状况。水肿多从内脏开始，以后可出现踝部水肿，随病程进展可延至躯干、面部、眼睑，甚者发生腹腔积液、胸腔积液；体温常低于正常，四肢欠温；表情淡漠，不喜活动，哭声低微，时有烦躁；胸部平坦而腹部膨胀；常伴肝大，毛发干枯、脆细、稀疏、易脱落，指（趾）甲生长缓慢、薄脆易折；躯干及四肢常见色素沉着及角化的红斑疹。

消瘦－水肿型营养不良的临床表现介于上述两者之间。

（三）并发症

1. 营养性贫血 最为常见，与缺乏蛋白质、铁、叶酸、维生素 B_{12} 等造血所需原料有关，最常见者为营养性缺铁性贫血。

2. 维生素及微量元素缺乏 尤以维生素 A 缺乏最为常见，还可伴有维生素 B、C 的缺乏。由于生长迟缓，钙、磷需要较少，因而继发严重的维生素 D 缺乏较为少见。近年来，发现严重营养不良患儿常伴有铁、锌、铜、硒的缺乏，尤以锌的缺乏明显。

3. 感染 由于免疫力低下，易患各种感染，特别是婴幼儿腹泻，而腹泻又可加重营养不良，形成恶性循环。另外，还常继发支气管肺炎、结核病、中耳炎、泌尿系感染及败血症等。

4. 自发性低血糖 迁延不愈的营养不良患儿可突然发生低血糖，若不及时诊治，可因呼吸暂停而死亡。

（四）辅助检查

1. 血清蛋白 营养不良型水肿可有血清白蛋白浓度降低，但由于其半衰期较长，轻、中度营养不良变化不大，故不够灵敏。某些代谢周期短的血浆蛋白水平降低具有早期诊断价值，如维生素 A 结合蛋白、前白蛋白、甲状腺结合前白蛋白、转铁蛋白等。

2. 胰岛素生长因子 在营养不良早期，当体重、身高等体格发育指标尚无改变前，血浆胰岛素生长因子Ⅰ水平就已下降，且不受肝功能的影响，故是营养不良早期诊断的灵敏可靠指标。

3. 血清氨基酸 血清必需氨基酸、牛磺酸含量降低，而非必需氨基酸变化不大。

4. 其他 血清淀粉酶、脂肪酶、胆碱酯酶、转氨酶、碱性磷酸酶、胰酶和黄嘌呤氧化酶等活性均降低，但经治疗后可迅速恢复正常；血脂、血胆固醇均有不同程度的下降，血糖水平降低，但糖耐量曲线与糖尿病患儿相同；血清微量元素、维生素及电解质水平均下降。

（五）诊断标准

根据小儿年龄、喂养史、体重低下、生长迟缓、皮下脂肪减少、全身各系统功能紊乱，以及其他营养素缺乏的症状和体征，结合实验室检查，营养不良典型病例的诊断并不困难。目前常用的分型和分度（均值离差法）如下，三项指标中有一项或同时存在，均可诊断。临床分型和分度见表 12－2。

表 12 - 2 蛋白质 - 能量营养不良的临床分型和分度

分型/分度	轻度	中度	重度
体重低下（体重/年龄）	中位数 - 2SD	中位数 - 2SD ~ 3SD	中位数 - 3SD
生长迟缓（身高/年龄）	中位数 - 2SD	中位数 - 2SD ~ 3SD	中位数 - 3SD
消瘦（体重/身高）	中位数 - 2SD	中位数 - 2SD ~ 3SD	中位数 - 3SD

三、鉴别诊断

见表 12 - 3。

表 12 - 3 蛋白质 - 能量营养不良的鉴别诊断

疾病	鉴别
肾病综合征	水肿型营养不良早期和肾病综合征均可见水肿，低蛋白血症，但后者以大量蛋白尿为必备条件，且有高脂血症等临床表现

四、治疗

（一）去除病因

在查明病因的基础上，积极治疗原发病。

（二）调整饮食及补充营养物质

根据营养不良的程度、消化功能和对食物的耐受力逐步调整营养。调整原则是由少到多，由稀到稠，由单一到多样化，直到患儿恢复到正常饮食，营养改善为止。

轻度营养不良可从每日 60 ~ 80kcal/kg 开始，较早较快添加含蛋白质和高热量的食物；中、重度营养不良从每日 40 ~ 60kcal/kg 开始，并根据情况逐渐少量增加，当增加能量至满足追赶生长需要时，一般可达 150 ~ 170kcal/kg。待体重接近正常后，再恢复至正常生理需要量。蛋白质摄入量从每日 1.5 ~ 2.0g/kg 开始，逐渐增加至每日 3.0 ~ 4.5g/kg。

由于营养治疗后，组织修复增加，因此维生素和矿物质的供给量应大于每日推荐量。治疗早期即应给予一次剂量的维生素 A（5000IU），每日给铁元素 3 ~ 6mg/kg，锌 0.5 ~ 1mg/kg 外，还需及时补充钾、镁、钙等矿物质和多种维生素。

（三）促进消化及改善代谢

（1）给予各种消化酶，如胃蛋白酶、胰酶、B 族维生素等以辅助消化。

（2）应用蛋白同化类固醇制剂，如苯丙酸诺龙，能增加由氨基酸合成蛋白质，抑制氨基酸分解生成尿素，纠正负氮平衡，并可使钙、磷、钾、硫和肌酸蓄积，每次肌肉注射 0.5 ~ 1.0mg/kg，每周 1 ~ 2 次，连续 2 ~ 3 周。

（3）胰岛素可降低血糖，增加饥饿感，每次肌肉注射 2 ~ 3U，每日 1 次。注射前口服 20 ~ 30g 葡萄糖，1 ~ 2 周为 1 疗程；因营养不良患儿均存在不同程度缺钾，应用胰岛素时要注意补钾。

（4）锌制剂可提高味觉敏感度，增加食欲，每日可口服锌元素 0.5 ~ 1.0mg/kg。

（四）治疗并发症

（1）严重贫血时，可少量多次给予输血，每次 <10ml/kg，且输血速度应慢。合并细菌

感染时，应查明病灶并给予相应的抗生素治疗。

（2）合并感染、严重脱水、酸中毒、电解质紊乱、休克、低血糖昏迷及维生素 A 缺乏引起眼部损害等情况时，应给予及时处理。

【中医临证通论】

本病属于中医"疳证"范畴。疳证是由于喂养不当，或受多种疾病的影响，使脾胃受损，纳化失司，久之气液耗伤，脏腑肌肤毛发失养，而引起的一种慢性疾病。临床表现以形体消瘦，饮食异常，面黄发枯，精神萎靡或烦躁不安为特征，病久容易合并其他疾病甚至危及生命，因而古代医家把小儿疳证列为儿科四大要证（痧、痘、惊、疳）之一。

"疳"有两种含义：其一曰"疳者甘也"，是指小儿恣食肥甘厚腻，损伤脾胃，形成疳证；其二曰"疳者干也"，是指气液干涸，形体羸瘦。前者言其病因，后者述其病机及证候特征。

一、病因病机

疳证的病因，主要是由于喂养不当，或其他疾病的影响，或先天禀赋不足，脾胃受纳腐熟运化的功能失调，气血津液化生不足造成生长发育不良，进而累及他脏所致。脾主运化，胃主受纳，二者共司食物的消化、吸收及其精微物质的输布，以营养全身。故脾健胃和，则气血津液化生有源，全身上下得以滋养；反之，脾胃失和，则气血不足，津液亏耗，全身肌肤、筋骨、经脉、脏腑失于濡养，日久形成疳证。疳证的基本病机是脾胃受损，津液消亡。主要病变部位在脾胃，可涉及五脏，钱乙曰："疳皆脾胃病，亡津液之所作也。"

喂养不当	饮食太过，则可发生伤乳、伤食，导致胃不受纳，脾失健运，发为乳食积滞。若反复发生，则积久不消，气液亏耗，转化成疳；饮食过少，气血生化之源匮乏，体失荣养，亏损而为疳证
疾病影响	患病后失于调治或攻伐太过，致脾胃受损，津液耗伤，气血亏损，肌肉消灼，而成疳证
禀赋不足	先天胎禀不足，脾胃功能薄弱，运纳失权，水谷精微摄取不足，气血亏耗，体失濡养，形成疳证

二、中医辨证论治

（一）辨证要点

本病有主证、兼证之不同，主证宜以八纲辨证为纲，重在辨清虚、实；兼证宜以脏腑辨证为纲，以分清疳证所累及之脏腑。

（1）根据脾胃受损程度不同，主证可分为疳气、疳积、干疳三种证候。病初面黄发疏，食欲欠佳，形体略瘦，大便不调，精神如常，属脾胃失和，病情轻浅之虚证轻症，称为疳气；病情进展，形体明显消瘦，肚腹膨隆，烦躁多啼，夜卧不宁，善食易饥或嗜食异物者，属脾虚夹积，病情较重之虚实夹杂证，称为疳积；病程久延失治，形体极度消瘦，貌似老人，杳不思食，腹凹如舟，精神萎靡者，属脾胃衰败，津液消亡之虚证重症，称为干疳。

（2）兼证常在疳积重症或干疳阶段出现。脾病及心，心火上炎则口舌生疮，称为"口疳"；脾病及肝，肝阴不足，不能上承于目，则目生云翳，干涩夜盲，谓之"眼疳"；脾病及肺，肺气受损，则潮热久嗽，称为"肺疳"；脾病及肾，肾精不足，骨失所养，则鸡胸龟背，称为"骨疳"；脾阳虚衰，水湿泛溢肌肤则发为水肿，称为"疳肿胀"；气血大衰，血络不固则牙龈出血，皮肤紫癜，为疳证恶候；若出现神萎息微，杳不思纳者，为阴竭阳脱的危候，瞬息可有阴阳离决之变。

（二）治疗原则

本病以顾护脾胃为本，通过调理脾胃，逐渐恢复其运化功能。根据疳气、疳积、干疳的不同阶段，而采取不同的治法。疳气以和为主；疳积以消为主，或消补兼施；干疳以补为主。出现兼证者，应按脾胃本病与他脏兼证合参而治之。

（三）常见证型治疗

1. 主证

（1）疳气

证候	形体略见消瘦，面色少华，毛发稀疏，食欲不振，精神欠佳，性急易怒，大便干稀不调，舌质略淡，苔薄微腻，脉细
治法	和脾健运
主方	资生健脾丸（人参　白术　山药　茯苓　薏苡仁　白扁豆　莲肉　泽泻　藿香　白蔻仁　麦芽　神曲　山楂　桔梗　枳壳　枳实　黄连　炙甘草）
加减	腹胀嗳气，去人参、白术，加苍术、厚朴、鸡内金；夜卧不宁，加钩藤
推荐中成药	健脾八珍膏

（2）疳积

证候	形体明显消瘦，肚腹胀大，甚则青筋暴露，面色萎黄，毛发稀疏结穗，食欲减退，精神烦躁，夜卧不宁，或伴有动作异常，揉鼻挖眉，吮齿磨牙，或善食易饥，大便下虫，或嗜食异物，舌质偏淡，苔腻，脉沉细而滑
治法	消积理脾
主方	肥儿丸（人参　白术　茯苓　神曲　炒山楂　麦芽　黄连　胡黄连　使君子　芦荟　甘草）
加减	腹胀明显，加大腹皮、枳实、木香；多饮善饥，加石斛、天花粉
推荐中成药	疳积散、肥儿丸

（3）干疳

证候	形体极度消瘦，皮肤干瘪起皱，大肉已脱，呈老人貌，毛发干枯，面色无华，精神萎靡，啼哭无泪，杳不思食，或见肢体浮肿，或见皮肤瘀点、瘀斑等，舌质淡嫩，苔少，脉细弱无力
治法	补益气血
主方	八珍汤（党参　白术　茯苓　熟地黄　当归　白芍　川芎　甘草）
加减	四肢欠温，去熟地黄、当归，加肉桂、炮姜；夜寐不安，加五味子、夜交藤
推荐中成药	十全大补丸

2. 兼证

（1）眼疳

证候	两目干涩，畏光羞明，眼角赤烂，甚则黑睛浑浊，白睛遮翳，或夜间视物不明等
治法	养血柔肝，滋阴明目
主方	石斛夜光丸（石斛　天冬　麦冬　生地黄　熟地黄　五味子　枸杞子　人参　茯苓　山药　菟丝子　白蒺藜　肉苁蓉　菊花　草决明　犀角　羚羊角　黄连　青葙子　杏仁　川芎　枳壳）
加减	眼角赤烂明显，加谷精草、石决明、白蒺藜
推荐中成药	杞菊地黄丸

（2）口疮

证候	口舌生疮，甚者糜烂，秽臭难闻，面红唇赤，五心烦热，夜卧不宁，小便短赤，舌质红，苔薄黄，脉细数
治法	清心泻火，滋阴生津
主方	泻心导赤散（黄连　木通　生地黄　灯心草　甘草）
加减	烦热明显，加栀子、连翘；舌红少苔或乏津，加麦冬、玉竹
推荐中成药	小儿化毒散、栀子金花丸

（3）疳肿胀

证候	足踝浮肿，甚则四肢、全身浮肿，面色无华，神疲乏力，四肢欠温，小便短少，舌质淡嫩，苔薄白，脉沉缓无力
治法	健脾温阳，利水消肿
主方	防己黄芪汤合五苓散（防己　黄芪　白术　猪苓　茯苓　泽泻　桂枝　甘草）
加减	浮肿以腰以下肿为甚，加附子、补骨脂、仙灵脾
推荐中成药	金水宝、至灵胶囊

三、预防与调护

（1）提倡母乳喂养，按时添加辅食，注重各种营养素的补充。

（2）纠正偏食、饮食时间无规律等不良饮食习惯。

（3）定期测量小儿的身高、体重，发现小儿生长较慢、体重不增或减轻时，要尽快查明原因，及时治疗。

【中西医诊治思路与特点】

（1）此病治疗关键在于去除病因，若有消化道畸形、慢性消耗性疾病或细菌感染，则需要西医积极治疗。

（2）本病重在合理的营养方案，制订能量供给计划，每日的各种食物比例都应详尽，对于病情的恢复有着极其重要的作用。

（3）疳证病机关键是脾胃受损，气液耗伤，故调治脾胃尤其重要。但小儿脾胃虚弱，胃小且弱，调理过程中注意补脾不碍脾，化积不伤胃，缓缓长期调理。

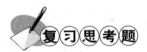

复习思考题

1. 蛋白质-能量营养不良的临床表现。

2. 疳证常证如何辨治？

第三节　维生素 D 缺乏性佝偻病

扫码"学一学"

【西医临床导论】

维生素 D 缺乏性佝偻病（rickets of vitamin D deficiency）简称佝偻病，是由于小儿体内维生素 D 不足，致使钙磷代谢失常的一种慢性营养性疾病，以正在生长的骨骺端软骨板不能正常钙化，造成骨骼病变为其主要特征。本病常发于冬春两季，3 岁以内，尤以 6~12 个月婴儿发病率较高。北方地区发病率高于南方地区，城市高于农村，人工喂养的婴儿发病率高于母乳喂养者。本病轻者如治疗得当，预后良好；重者若失治、误治，可导致骨骼畸形，留有后遗症，影响儿童正常生长发育。

一、病因病理

（一）维生素 D 的来源

维生素 D 是一组具有生物活性的脂溶性类固醇衍生物，包括维生素 D_2（麦角钙化醇）和维生素 D_3（胆钙化醇）。其来源有外源性和内源性两种。外源性维生素 D 主要来源于植物和动物两种，其生理作用基本相同。植物中的麦角固醇经紫外线照射后才变为可被人体吸收的麦角钙化醇。内源性维生素 D 主要是人体或动物皮肤中的 7 - 脱氢胆固醇经日光中紫外线照射转变为胆钙化醇，为人类维生素 D 的主要来源。

婴幼儿主要通过三个途径获得维生素 D。

（1）胎儿通过胎盘从母体获得维生素 D，胎儿体内的 25 - （OH）D_3 可以满足生后一段时间的生长需要。

（2）日光照射皮肤可合成维生素 D，日照时间、波长以及暴露皮肤的面积与皮肤产生的维生素 D 量有关。

（3）从母乳和天然食物中获得维生素 D，但量极少，而配方奶和米粉中增加了维生素 D，婴幼儿可从中获得较多的维生素 D。

（二）维生素 D 的代谢

维生素 D_2 和维生素 D_3 在人体内均无生物活性，它们被摄入血循环后与血浆中的维生素 D 结合蛋白相结合后被转运、贮存于肝脏、脂肪、肌肉等组织内。维生素 D 在体内必须经过两次羟化作用后始能发挥生物效应：首先经肝细胞微粒体和线粒体中的 25 - 羟化酶作用生成 25 - 羟维生素 D_3，这是维生素 D 在人体血循环中的主要形式。25 - （OH）D_3 与 α - 球蛋白结合被运载至肾脏，经近端肾小管上皮细胞线粒体内的 1 - α 羟化酶再次羟化，转变为 1，25 - （OH）$_2D_3$。维生素 D 的合成和分泌受到多种因素的调节：①自身反馈作用：正常情况下维生素 D 的合成和分泌是根据机体需要，受血中 25 - （OH）D_3 的浓度自行调节，即生成的 1，25 - （OH）$_2D_3$ 量达到一定水平时，可以抑制肝脏羟化生成 25 - （OH）D_3 和肾脏羟化生成 1，25 - （OH）$_2D_3$。②血钙、磷浓度和甲状旁腺激素、降钙素调节：肾脏生成 1，25 - （OH）$_2D_3$ 间接受血钙浓度调节。当血钙过低时，甲状旁腺激素分泌增加，刺激肾脏合成 1，25 - （OH）$_2D_3$。血钙过高时，降钙素分泌增加，抑制肾脏生成 1，25 - （OH）$_2D_3$。血磷降低可以直接促进肾脏合成 1，25 - （OH）$_2D_3$。高血磷则抑制其合成。③其他：生长激素、胰岛素和雌激素等均有促进 1，25 - （OH）$_2D_3$ 合成的作用。

（三）维生素 D 的生理功能

血循环中的 25 - （OH）D_3 浓度较稳定，但在生理浓度范围时作用较弱，可以动员骨钙入血，抗佝偻病的生物活性较低。25 - （OH）D_3 有很强的生物活性，是维持钙、磷代谢平衡的主要激素之一，其主要与维生素 D 结合蛋白结合，通过作用于肠、肾、骨等靶器官而发挥抗佝偻病的生理功能：①促进小肠黏膜细胞合成钙结合蛋白，增加肠道对钙的吸收，磷也伴之吸收增加。②增加肾近曲小管对钙、磷的重吸收，特别是磷的重吸收，减少尿磷的排出，提高血磷浓度，有利于骨的矿化作用。③与甲状旁腺协同使破骨细胞成熟，促进骨重吸收，旧骨中钙盐释放入血，且刺激成骨细胞促进骨样组织成熟和钙盐沉积。

（四）病因

1. 维生素 D 先天储备不足　母亲孕期维生素 D 摄入不足，或早产、双胎使小儿体内先天储备不足。

2. 日照过少　小儿户外活动少，或大气污染，或云层过厚，或寒冷季节和地区，接触日光少，使内源性维生素 D 生成较少。此为发生本病最常见的原因。

3. 维生素 D 摄入不足　小儿饮食中维生素 D 含量较少，或出生后未补充足够的维生素 D，而小儿生长发育较快，尤其是早产或双胎、多胎儿，生长速度较足月儿更快，维生素 D 的需要量更大。

4. 疾病因素　肝胆、胃肠道等疾病，如先天性胆道狭窄或闭锁，慢性腹泻等，影响维生素 D 和钙磷的吸收、利用，严重肝、肾疾病使维生素 D 的羟化作用发生障碍，导致钙磷代谢失常。

5. 药物影响　长期服用抗惊厥药物如苯巴比妥、苯妥英钠等，可以激活肝细胞微粒体氧化酶系统的活性，加速维生素 D 和 25 -（OH）D_3 分解成无活性的代谢产物；糖皮质激素能拮抗维生素 D 对钙的转运。

（五）发病机制

维生素 D 缺乏性佝偻病可以看成是机体为维持血钙水平而对骨骼造成的损害。其发病机制见图 12 -3。

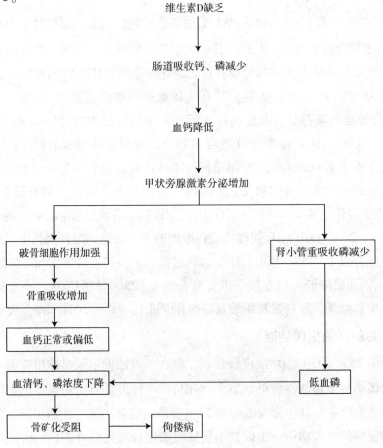

图 12 -3　维生素 D 缺乏性佝偻病的发病机制

二、诊断

（一）病史

多数小儿及其母亲孕期有未补充足够的维生素 D 或缺少充足日光照射或进食含维生素 D 的食物较少的病史，或免疫功能低下，经常罹患各种疾病。

（二）临床表现

本病主要见于婴幼儿，特别是小婴儿。主要表现在生长最快部位的骨骼改变，并可影响肌肉发育及神经兴奋性的改变。年龄不同，临床表现也不同。临床上分为以下四期。

1. 初期　主要表现为神经精神症状（非特异症状），如易激惹、烦躁、易惊、睡眠不安、夜间啼哭、多汗。或有发稀，枕秃等症。这个时期多无骨骼病变，骨骼 X 线摄片正常。血清 25 - 羟维生素 D_3 下降，血钙下降，血磷降低，碱性磷酸酶正常或稍高。

2. 激期　除神经兴奋性增高外，以骨骼改变为主。骨骼改变以轻中度为多。3～6 个月小儿多可见颅骨软化；7～8 个月可见方颅，严重时有鞍状或 "十" 字状颅骨；1 岁左右可见胸廓畸形，如佝偻病肋骨串珠、鸡胸、漏斗胸、肋膈沟或称郝氏沟或手、脚镯；1 岁以后可有膝内翻或膝外翻。另外，可有全身肌肉松弛，X 线摄片显示临时钙化带模糊甚至消失，干骺端增宽，边缘呈毛刷状，骨骺软骨盘增宽 >2mm，骨质稀疏，骨皮质变薄，可有骨干弯曲畸形或青枝骨折。血清钙、磷均降低，碱性磷酸酶增高显著。

3. 恢复期　经足量维生素 D 治疗后症状和体征逐渐减轻、消失，精神活泼，肌张力逐渐恢复正常，X 线摄片骨骼临时钙化带重现，骨骺软骨盘逐渐恢复正常。血钙、磷数日内即可恢复正常，碱性磷酸酶需 1～3 个月降至正常。

4. 后遗症期　多见于 2 岁以后小儿。患儿残留不同程度的骨骼畸形和运动功能的障碍。无其他临床症状。骨骼 X 线摄片干骺端病变消失。此期血生化正常。

（三）辅助检查

1. 血清钙、磷　病程早期血清钙、磷水平变化不大，对佝偻病早期诊断价值不大。随着病情发展，钙磷逐渐降低，恢复期可以恢复正常。

2. 血清骨碱性磷酸酶　佝偻病早期，软骨钙化障碍，成骨细胞代偿性增生，功能活跃，合成血清骨性碱性磷酸酶增多，且随病情进展不断上升，升高程度与佝偻病活动期密切相关。是佝偻病早期敏感的指标，且特异性强。

3. 血清 25 - 羟维生素 D_3　在佝偻病早期明显降低，经维生素 D 治疗后，可恢复到正常水平，可以反映体内内源性和外源性维生素 D 的营养状况，是确诊佝偻病及预后观察的最可靠指标。

4. X 线检查　是诊断佝偻病的重要手段，但佝偻病早期常无 X 线改变，早期诊断意义不大。佝偻病激期可见临时钙化带模糊甚至消失，干骺端增宽，边缘呈毛刷状，骨质疏松，骨皮质变薄，可有骨干弯曲畸形或青枝骨折。恢复期临时钙化带重现，骨骺软骨盘逐渐恢复正常。后遗症期骨骼干骺端病变消失。

（四）诊断标准

主要根据发病年龄，有维生素 D 缺乏的病因，佝偻病的临床症状和体征，结合血生化改变和骨骼 X 线表现作出诊断。血生化和骨骼 X 线为诊断此病的"金标准"。

三、鉴别诊断

见表 12 - 4。

表 12 - 4 维生素 D 缺乏性佝偻病的鉴别诊断

疾病	鉴别
维生素 D 依赖性佝偻病	多在 1 岁以内发病，为常染色体隐性遗传病，多有家族史。可有肌乏力，抽搐，发病缓者可在成人期出现。除佝偻病改变外，血清 25 - 羟维生素 D_3 正常，甲状旁腺素增高，尿磷增高，有氨基酸尿。用大剂量维生素 D 治疗反应好，用药后佝偻病可修复，但要终身维持
家族性低血磷性佝偻病	多在 1~2 岁发病，X 染色体显性遗传病。主要表现为重症佝偻病，骨痛，生长缓慢，低血磷，高尿磷，用一般剂量维生素 D 治疗无效

四、治疗

（一）维生素 D

原则上以口服为主。初期（轻度）：维生素 D 每天口服 1000 ~ 2000IU。激期（中重度）：中度每天口服 3000 ~ 4000IU；重度每天口服 5000 ~ 6000IU。合并自发性骨折或严重骨质疏松等极重病例可适当加大维生素 D 用量，但以不超过每天 10000IU 为好。1 个月后改为预防量（400IU）。当重症佝偻病有并发症或无法口服者，可每月肌肉注射一次维生素 D，连用 1 ~ 3 个月，以后改为口服预防量。或每天口服 1, 25 二羟维生素 D 0.5 ~ 2μg，与每天 2000 ~ 6000IU 维生素 D 疗效相当。恢复期：维生素 D 用法同初期。

（二）钙剂

治疗期间适当补充钙剂，尤其是需要使用维生素 D 针剂时，注意在使用前 3 天可以口服钙剂。碳酸钙的吸收率相对较高，另外，葡萄糖酸钙、牛初乳钙等亦可选择使用。但每天补充钙元素以不低于 200mg 为宜，以利于骨的钙化，但每天不宜超过 600mg，以免影响铁、锌等矿物质的吸收。具体补充钙量应结合患儿膳食中钙量而定。

（三）手术

遗留严重骨骼畸形，可选用手术治疗。

【中医临证通论】

我国早在战国时期的《庄子》中就有类似于佝偻病的记载，隋代《诸病源候论·小儿杂病诸候》明确提出日照对于筋骨发育的重要性，以后历代医籍的夜惊、汗证、鸡胸等病证中均有与本病相关的论述，现代应用中医药治疗本病已积累了较为丰富的经验。

一、病因病机

小儿先天禀赋不足，后天护养失宜，脾肾两虚为本病主要发病原因。若先天肾气不足，则骨髓失养，骨骼发育障碍，出现颅骨软化、前囟晚闭、齿迟，甚至骨骼畸形。如因饮食失调、喂养失宜，脾胃不能运化水谷精微，全身失于濡养。脾病及肺，卫气不足，营卫失调，故可多汗，易感。心气不足，心神不宁，脾虚失抑，肝木亢旺，故夜惊、烦躁。故本病亦常累及心、肝、肺。

胎元失养	孕期少见阳光，或疾病影响，营养不足，导致孕妇体弱，胎元失养，肾气不足
乳食失调	未及时添加辅食，或每日摄入食物的质和量不足，致气血生化乏源
其他因素	日照不足，或体虚多病等，脾肾不足波及心、肺、肝等脏腑，功能失调，罹患本病

二、辨证论治

（一）辨证要点

本病首先辨其轻重。若只有神经精神症状，骨骼病变较轻或无改变者为轻证；若骨骼畸形明显，伴心肺功能障碍，反复外感者，则为重证。其次要辨脏腑。除佝偻病一般表现外，尚有面色欠华、纳呆、便溏、反复呼吸道感染，病位主要在脾；以骨骼改变为主，或有智力和行为障碍者，病位主要在肾。

（二）治疗原则

肺脾气虚，治宜健脾益肺；脾虚肝旺，治宜健脾助运，平肝熄风；肾虚骨弱，治宜健脾补肾，填精补髓。

（三）常见证型治疗

1. 肺脾气虚证

证候	形体虚胖，神疲乏力，面色苍白，多汗，发稀易落，囟门迟闭，肌肉松软，大便不实，纳食减少，反复易感，舌质淡，苔薄白，指纹偏淡
治法	健脾益肺，调和营卫
主方	四君子汤合黄芪桂枝五物汤（人参 白术 茯苓 甘草 黄芪 桂枝 白芍 生姜 大枣）
加减	多汗，加煅龙骨、煅牡蛎、浮小麦；易惊、睡眠不安，加酸枣仁、蝉蜕、煅龙骨；大便不实，加山药、白扁豆
推荐中成药	玉屏风颗粒、龙牡壮骨颗粒、参苓白术冲剂

2. 脾虚肝旺证

证候	头部多汗，面色少华，发稀枕秃，囟门迟闭，纳呆食少，坐立行走无力，夜啼不宁，易惊多惕，舌淡红苔薄白，指纹淡紫
治法	健脾助运，平肝熄风
主方	益脾镇惊散（人参 白术 茯苓 朱砂 灯心草 钩藤 炙甘草）
加减	惊惕、夜啼不安，加蝉蜕、煅龙骨、煅牡蛎；汗多，加生黄芪、五味子、煅牡蛎、煅龙骨
推荐中成药	龙牡壮骨颗粒

3. 肾精亏损证

证候	面白，多汗，神情淡漠，虚烦，健忘，出牙、坐立、行走迟缓，肢软，头颅方大，鸡胸或漏斗胸，龟背，肋骨串珠，外翻，下肢弯曲，舌淡白，苔少，脉细无力
治法	健脾补肾，填精补髓
主方	补肾地黄丸（熟地黄 山萸肉 山药 茯苓 泽泻 牡丹皮 牛膝 鹿茸）
加减	骨骼改变明显，加龟板、鳖甲、紫河车；气虚乏力，加黄芪、党参
推荐中成药	六味地黄丸、龙牡壮骨颗粒、金匮肾气丸

三、预防与调护

（1）充足的日光照射是补充内源性维生素 D 的最主要来源。孕妇和小儿均应多晒太阳，适当的户外活动，每天接受日光照射不少于 2 小时。

（2）补充外源性维生素 D，妊娠中后期即应补充维生素 D（每日 800IU）和钙剂，加强小儿先天维生素 D 的储备。早产儿、低出生体重儿、双胎儿出生后 1 周开始补充维生素 D（每日 800IU），3 个月后改为预防量（每日 400IU）；足月儿出生后 2 周开始补充维生素 D（每日 400IU），均补充至 2 岁。夏季阳光充足，可以暂停或减量服用维生素 D。

【中西医诊治思路与特点】

（1）本病提倡预防，平时监测小儿体格发育，以及血清骨碱性磷酸酶和维生素 D 的水平。一旦明确诊断，即应确立维生素 D 补给方案，以迅速消除症状和阻止并发症的发生。

（2）此病与中医多种病证相关，如汗证、夜啼、夜眠差、疳证、五迟、五软、反复外感、哮喘等。若出现上述表现应警惕此病的可能性，并予以辨证论治。

（3）此病在激期配合推拿疗法，可以减轻骨骼变形的程度。

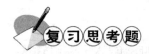

复习思考题

1. 简述佝偻病西医的治疗要点。

2. 如何预防佝偻病？

（孙香娟）

扫码"练一练"

第十三章 感染性疾病

🖐要点导航

　　本章主要讲解小儿常见感染性疾病。要求掌握麻疹、风疹、幼儿急疹、水痘、手足口病、流行性腮腺炎、猩红热、传染性单核细胞增多症的诊断要点与辨证论治，中毒型细菌性痢疾的中西医治疗、结核病的西医治疗及预防；熟悉以上疾病的病因病机及中毒型细菌性痢疾的临床表现及诊断要点、结核病的诊断步骤。传染性单核细胞增多症的病因病理；了解以上疾病的定义及流行病学史。

第一节 麻疹

扫码"学一学"

【西医临床导论】

　　麻疹（measles）是由于感染麻疹病毒引起的小儿时期常见的急性呼吸道传染病。临床以发热、咳嗽、鼻塞流涕、结膜炎、麻疹黏膜斑、全身皮肤斑丘疹，疹退后有脱屑及色素沉着为特征。本病四季可见，好发于冬春季节。发病以6个月~5岁的儿童为主，但近年来大龄儿童及青壮年的发病率在逐渐上升。本病传染性很强，在古代属儿科四大要证之一，自接种麻疹减毒活疫苗以来，该病的大规模流行已得到控制，以散发病例及小范围的流行为主。麻疹患者是唯一的传染源，从接触后7天至出疹后5天均有传染性。经呼吸道直接吸入为主要传播途径，直接接触也可传播本病。大部分患儿经积极治疗、合理调护，预后较好，极少年幼体弱患儿会出现肺炎、脑炎等并发症。患病后可获得持久免疫力，很少再次罹患。

一、病因病理

（一）病因

　　麻疹病毒属于RNA副黏病毒科，为多形性球形颗粒，含6种结构蛋白，仅有一种血清型，抗原性稳定，大多可终身免疫。人类是麻疹病毒的唯一宿主。病毒在体外生存力不强，不耐热，在流通的空气中或日光下20分钟即失去活力，阳光直接照射下15分钟即死亡。该病毒能耐低温，对一般消毒剂均敏感。

（二）病理

　　麻疹是全身性疾病，其病理改变可出现于全身各个系统，其中以网状内皮系统和呼吸系统最为明显。病理改变以皮肤、黏膜及淋巴结组织的病变最显著，表现为皮肤黏膜毛细血管的炎性反应，在其周围有浆液渗出及单核细胞浸润。全身淋巴组织显著增生，表现为全身浅表淋巴结、脾脏及扁桃腺轻度肿大。

（三）发病机制

麻疹病毒通过飞沫侵入呼吸道（鼻咽部、支气管等）上皮细胞后，约第二日进入附近淋巴结，同时少量病毒入血，通过血流播散到网状内皮系统，感染各类白细胞，形成第一次病毒血症。当病毒到达肝、脾及其他单核－巨噬细胞系统的细胞中，大量增殖后，再次进入血液循环，造成第二次病毒血症，同时破坏受侵袭的细胞，出现临床表现（图 13 – 1）。

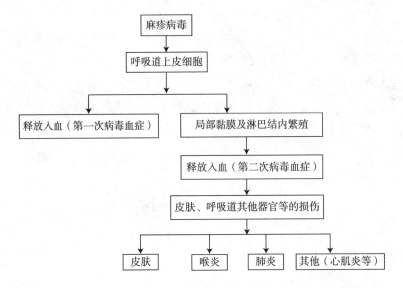

图 13 – 1　麻疹的发病机制

二、诊断

（一）病史

病前 2~3 周有麻疹接触史。

（二）临床表现

1. 典型麻疹　典型麻疹的病程可分为潜伏期、前驱期、出疹期、恢复期四个阶段。

（1）潜伏期　大多为 9~14 天（平均 10 天）。潜伏期患儿无明显临床症状，有的可在潜伏期末表现为低热、乏力等全身症状。

（2）前驱期　又称为疹前期，从发病到出疹 3~4 天。主要表现为：①发热：多表现为中等程度以上的发热，体温可达 40℃以上，热型不一。②上呼吸道卡他症状如流涕、喷嚏、咳嗽、流泪、畏光、眼睑水肿、咽部充血等表现。部分患儿可有呕吐、腹泻等症状。③麻疹黏膜斑（柯氏斑 koplik's spots）：起病第 2~3 天，于双侧颊黏膜近臼齿处出现直径为 0.5~1mm 灰白色小点，周围绕以红晕，称麻疹黏膜斑，是早期诊断麻疹的重要体征。麻疹黏膜斑可逐渐增多、融合，常在 1~2 天内累及整个颊黏膜和口唇内侧黏膜，使黏膜发红，粗糙。一旦皮肤皮疹出现，麻疹黏膜斑就会很快消退，大多于出疹后 1~2 日内消失。

（3）出疹期　多在发热 3~4 天后出现皮疹，此期患儿的全身症状及上呼吸道症状加重，体温可高达 40℃以上，咳嗽加剧、呼吸气促、精神萎靡、嗜睡或烦躁不安，严重者出现谵妄、昏迷等表现。皮疹首见于耳后发际，在 24 小时内迅速发展到面颈部，胸、背、腹及四肢，由上而下逐渐蔓延，最后手心、足底也出现皮疹。皮疹初呈红色斑丘疹，压之褪色，疹间有正常皮肤，无明显瘙痒感。以后皮疹渐渐密集融合成片，颜色加深呈暗红色。此期为麻疹的极期。出疹时全身淋巴结、肝、脾可肿大，若合并肺部感染者，肺部可闻干、湿性啰音，X 线检查可见肺纹理增多、紊乱、点状或斑片状阴影等轻重不等的弥漫性肺部浸润。

（4）恢复期　出疹 3 ~ 4 天后皮疹按出疹顺序依次消退，疹退后皮肤留有浅棕色色素沉着伴糠麸样脱屑。随着皮疹消退全身中毒症状减轻，体温逐渐恢复正常，精神、食欲好转，咳嗽改善。整个病程 10 ~ 14 天。

2. 非典型麻疹

（1）轻型麻疹　多见于具有一定免疫力的患儿，如 8 个月以下有母亲被动抗体的婴儿或近期接受过免疫制剂或输过血或接种过疫苗者。主要临床特点为一过性低热，眼、鼻等卡他症状轻，全身情况较好。皮疹散在，颜色浅，疹退后不留色素或脱屑，甚至可无皮疹，也无麻疹黏膜斑。病程短，无并发症。

（2）重型麻疹　多见于免疫力低下者，营养不良或原患其他疾病，或并发肺炎、心血管功能不全等患儿。中毒症状重，体温可持续 40℃ 以上，出现气促、发绀、嗜睡、昏迷、惊厥等循环及中枢神经系统症状。皮疹密集成片或暴出暴没，颜色紫暗，预后差。

（3）异型麻疹　又称非典型麻疹综合征。多发生在接种灭活麻疹疫苗后再次感染麻疹者，偶见于接种麻疹灭活疫苗后。本症表现为急起高热，伴头痛、肌痛、乏力、呕吐或四肢水肿，皮疹首发于四肢，向心扩散，逐渐蔓延至躯干、面部，呈多形性。临床诊断较困难，依据麻疹病毒血清学检查有助诊断。

3. 并发症

（1）肺炎　是麻疹最常见的并发症，在病程各期均可发生，但以出疹期为多见，占麻疹患儿死因的 90% 以上。5 岁以下小儿多见。麻疹病毒本身可引起间质性肺炎，症状多不严重，随皮疹消退及体温下降后恢复。若为继发性肺炎，病原常为金黄色葡萄球菌、肺炎球菌、腺病毒等。并发肺炎时全身症状加重，体温持续升高，出现气促、鼻翼扇动、发绀、肺部有中、细湿啰音。

（2）喉炎　麻疹患者常伴有轻度喉炎，出现声音嘶哑，刺激性干咳。合并细菌或其他病毒感染时则多为重症喉炎，表现为声嘶加剧、犬吠样咳嗽，吸气性呼吸困难，吸气时三凹征明显，患儿可因喉梗阻而窒息死亡。

（3）心肌炎　多发生于营养不良或并发肺炎的患儿。轻症仅有心率增快、心音低钝、一过性心电图改变，重症临床出现心力衰竭甚至心源性休克表现。

（4）神经系统

①麻疹脑炎：麻疹病程中可并发中枢神经系统病变引起病毒性脑炎，发病率 1% ~ 2%。多发生于出疹后 2 ~ 6 天。常出现高热、肢体瘫痪及呼吸衰竭，脑膜刺激征阳性。脑脊液改变与病毒性脑炎相似。病情大多危重，病死率约为 15%，存活患儿 20% ~ 50% 可留有瘫痪、智力障碍、癫痫等后遗症。

②亚急性硬化性全脑炎：是一种麻疹远期并发症，发病率为 1/100 万 ~ 4/100 万。病理变化主要为脑组织慢性退行性病变。潜伏期 2 ~ 17 年，发病年龄以 5 ~ 15 岁儿童为多，多发于男孩。起病隐匿，病初仅表现为情绪和行为异常或智力减退、睡眠障碍等，病情逐渐加重，出现特征性肌痉挛、智力异常、视听障碍、语言不清、共济失调或局部强直性瘫痪，病情发展直至神志昏迷，呈去大脑强直状态而死亡。脑脊液或血清中麻疹病毒 IgG 抗体持续强阳性。

（5）其他　可并发口腔炎、中耳炎、乳突炎，大多为细菌继发感染。常因持续发热、食欲下降、慢性腹泻、护理不当等引起营养不良及各种维生素缺乏症，常见维生素 A 缺乏引起干眼症。麻疹患儿因免疫抑制，使原有结核病灶者扩散恶化，发生粟粒性肺结核或结核性脑膜炎。

（三）辅助检查

1. 血常规 血白细胞总数减少，分类以淋巴细胞相对增高为主。

2. 血清学检查 可采用酶联免疫吸附实验（ELISA 法）对麻疹病毒特异性 IgM 抗体进行检测，出疹早期即可呈阳性，是麻疹早期的特异性检测。

3. 多核巨细胞检查 主要检查是否有多核巨细胞或包涵体细胞。可于出疹前 2 天到出疹后 1 天，取患儿鼻、咽分泌物或尿沉渣涂片，阳性率较高。

三、鉴别诊断

见表 13 - 1。

表 13 - 1　麻疹的鉴别诊断

疾病	病原	发热与皮疹关系	全身症状及特征	皮疹特点
风疹	风疹病毒	发热 0.5～1 天出疹	轻度发热、咳嗽、流涕，耳后、颈后、枕部淋巴结肿大、触痛	淡红色斑丘疹，先见于面部，1 天内布满全身，疹间皮肤正常，2～3 天疹退
幼儿急疹	人疱疹病毒 6 型	发热 3～4 天出疹，疹出热退	突然高热，一般情况好	玫瑰色斑丘疹，较麻疹细小，1 天内布满全身，躯干、腰臀部较多，头面、四肢远端较少，疹间皮肤正常，1～2 天退疹
猩红热	乙型溶血性链球菌	发热数小时至 1 天出疹，出疹时高热	发热较高，咽喉肿痛或伴腐烂，线状疹、环口苍白圈，杨梅舌	皮肤弥漫潮红，布有密集针尖大小猩红色丘疹，先见于耳后颈部及胸部，继而遍及全身，2～3 天出齐，3 天退疹

四、治疗

对麻疹尚无特异性抗病毒疗法，可试用利巴韦林、干扰素等药。

（一）一般治疗

（1）卧床休息，卧室空气流通，温度、湿度适宜，避免直接吹风受寒和过强阳光刺激，床铺被褥舒适柔软，环境安静。

（2）注意补足水分，饮食应清淡，易消化，发热出疹期忌油腻辛辣之品，恢复期宜营养丰富的食物。

（3）注意保持眼睛、鼻孔、口腔、皮肤的清洁卫生，每天按时清洗，防止破溃感染。

（二）对症处理

（1）高热时以物理降温为主，若患儿高热伴烦躁或有热性惊厥史，可服用退热剂如对乙酰氨基酚混悬液、布洛芬口服液。切忌为快速退热而服用大剂量退热药，导致大汗淋漓引起虚脱，加重病情。

（2）咳嗽剧烈时给止咳祛痰剂。

（3）烦躁不安时可用苯巴比妥类药物。

（三）并发症治疗

1. 肺炎 如为继发细菌感染，应合理选用抗生素治疗。

2. 喉炎 除选用合理抗生素外，应用糖皮质激素以减轻声门下水肿，常用泼尼松每日 1mg/kg 口服，重者用地塞米松每日 0.2mg/kg 静脉滴注。严重呼吸道梗阻者，可行气管切开。

【中医临证通论】

麻疹的中西医病名是一致的。中医根据麻疹疹点如麻粒大，故名"麻疹"。有关麻疹的文献记载非常丰富，其中清代谢玉琼在《麻科活人全书》中将麻疹的病因、病机、辨证论治和用药体会等逐一详细记载，并提出麻疹可并发"肺炎喘嗽"。

一、病因病机

见图 13 - 2。

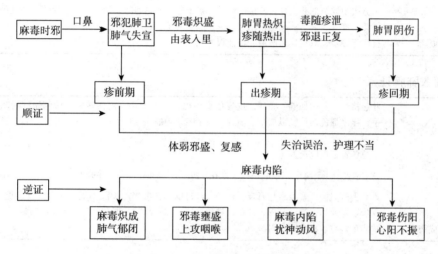

图 13 - 2 麻疹的病因病机

本病为阳毒热证，主要侵犯肺脾累及心肝。古代医家概括为："先起于阳，后归于阴，毒兴于脾，热流于心，脏腑之伤，肺则尤甚"。

二、辨证论治

（一）辨证要点

首辨顺证、逆证。

	顺证	逆证
皮疹出没有序	发热 3～4 天出疹，先见耳后发际出现疹点：面部、颈部、胸背、腹部、四肢、手心、足心、鼻尖，出齐；皮疹消退：先出先没，依次消退	出没无序，或疹出不畅或暴出暴没
皮疹颜色	鲜红转暗红	紫暗
皮疹疏密度	分布均匀	稠稀不均
证候	发热缓和，热势渐高，体温为 38～39℃，精神安宁或轻度烦躁，有咳嗽不喘促，微汗出	多见壮热或热骤然升高或当热不热、当退不退、烦躁不安、嗜睡、神昏、抽搐、咳剧而喘、鼻扇喉鸣、声嘶、发绀、四肢逆冷。灼热无汗或多汗

（二）治疗原则

麻疹顺证的治疗原则为辛凉透表，清热解毒，养阴清热，根据不同阶段分别施治。初热期邪侵肺卫，治宜辛凉透表，清宣肺卫；出疹期，邪入气营治宜清气凉营，泻火解毒；恢复期疹退阴伤，治宜养阴生津，清解余邪。若为逆证则随证施治。

（三）常见证型治疗

1. 邪犯肺卫证

证候	发热、咳嗽、喷嚏、流涕，咽喉肿痛，双目红赤，泪水汪汪，畏光羞明，小便短少，大便不调。发热第2~3天，口腔两颊黏膜近白齿处可见麻疹黏膜斑。舌红，舌苔薄白或薄黄，脉浮数
治法	辛凉透表，清宣肺卫
主方	宣毒发表汤（升麻 葛根 枳壳 荆芥 防风 薄荷 木通 连翘 前胡 牛蒡子 竹叶 桔梗 杏仁 甘草）
加减	本方去木通、荆芥，加板蓝根、僵蚕、射干等。发热恶寒，加紫苏叶、浮萍；咽红肿痛，加金银花、蝉蜕、射干、马勃；尿黄短少，加车前子、通草
推荐中成药	抗病毒颗粒、双黄连口服液、板蓝根冲剂

2. 邪入肺脾证

证候	壮热持续，起伏如潮，微汗，皮疹依次而出，疹点细小，由稀转密，疹色先红后暗，触之碍手，压之褪色，伴咳嗽加剧、烦躁、口干欲饮等症，大便干结，小便短少，舌红，苔黄，脉数有力
治法	清凉解毒，佐以透发
主方	清解透表汤（金银花 连翘 桑叶 菊花 西河柳 葛根 蝉蜕 牛蒡子 升麻 紫草 甘草）
加减	本方去西河柳、紫草，加石膏、栀子、牡丹皮、玄参等。烦躁不安，加生石膏、栀子、黄连；皮疹紫暗成片，加牡丹皮、红花；神昏抽搐，加石菖蒲、郁金、羚羊角粉、钩藤
推荐中成药	抗病毒颗粒、喜炎平注射液

3. 阴津耗伤证

证候	皮疹出齐，发热渐退，精神疲倦，咳嗽减轻，胃纳增加，皮疹依次渐回，皮肤可见糠麸样脱屑，并有色素沉着，舌红少津，舌苔薄净，脉细无力
治法	养阴益气，清解余邪
主方	沙参麦冬汤（沙参 麦冬 天花粉 玉竹 桑叶 扁豆 甘草）
加减	本方常加地骨皮、神曲、火麻仁等。潮热盗汗，加银柴胡、地骨皮；纳差，加谷芽、麦芽，鸡内金；大便干结，加瓜蒌仁
推荐中成药	生脉饮口服液

4. 麻毒闭肺证

证候	高热不退，烦躁不安，咳嗽气促，鼻翼扇动，喉间痰鸣，唇周发绀，口干欲饮，大便秘结，小便短赤，皮疹稠密，疹点紫暗，舌质红赤，舌苔黄腻，脉数有力
治法	宣肺开闭，清热解毒
主方	麻杏石甘汤（麻黄 石膏 杏仁 甘草）
加减	本方常加前胡、黄芩、虎杖、芦根等。咳剧痰多，加川贝母、天竺黄、桑白皮、紫苏子；皮疹稠密紫暗，加紫草、丹参、桃仁；痰稠色黄，加鱼腥草、栀子；大便干结，加黄连、大黄
推荐中成药	抗病毒颗粒、喜炎平注射液

5. 麻毒攻喉证

证候	咽喉肿痛，声音嘶哑，吞咽不利，咳声重浊，状如犬吠，喉间痰鸣，甚则面唇发绀，烦躁不安，吸气困难，胸高胁陷，舌质红，苔黄腻，脉滑数
治法	清热解毒，利咽消肿
主方	清咽下痰汤（玄参　桔梗　牛蒡子　瓜蒌　浙贝母　射干　马兜铃　荆芥　甘草）
加减	本方去马兜铃，加金银花、板蓝根、葶苈子等。咽喉肿痛，加六神丸；大便干结，加大黄、玄明粉
推荐中成药	六神丸、双料喉风散、冰硼散

6. 邪陷心肝证

证候	高热持续，烦躁谵妄，皮疹稠密，融合成片，颜色紫暗，甚至神昏，抽搐，舌质红绛，苔黄起刺，脉数
治法	平肝熄风，清心开窍
主方	羚角钩藤汤（羚羊角粉　钩藤　川贝母　桑叶　菊花　茯神　竹茹　鲜生地黄　白芍　甘草）
加减	本方去白芍，加石菖蒲、大黄等。腹胀便秘者，加芒硝、大黄；壮热持续、神昏、抽搐，可选用紫雪丹、安宫牛黄丸等；痰涎壅盛者，加石菖蒲、鲜竹沥
推荐中成药	紫雪丹、安宫牛黄丸

三、预防与调护

（1）隔离　麻疹患儿应早发现，早隔离、早治疗。故对患儿隔离至出疹后第 5 天。若并发肺炎，隔离应延长至出疹后第 10 天。在儿童集体机构应对密切接触者隔离观察 21 天。

（2）流行期间，患儿尽量不到公共场所。幼托机构要加强晨间检查。

（3）对患儿污染用具暴晒或煮沸消毒，与患儿密切接触的成人应脱换外衣及洗手，或在室外隔离至少 20 分钟后方可接触易感儿。

（4）免疫

①主动免疫：对未患过麻疹的小儿接种麻疹减毒活疫苗。初种年龄以 8~12 个月为宜，易感儿接触麻疹 2 天内接种亦可预防。一般 7 岁以后应复种一次，以加强免疫力。

②被动免疫：对于 2 岁以下体弱而未接种过疫苗的小儿或有慢性病的易感儿于接触麻疹后 5 天以内注射成人全血、胎盘球蛋白或丙种球蛋白可阻止发病；接触后 5~9 天内注射能减轻症状；发病后注射无效。被动免疫的有效期为 3~8 周。

【中西医诊治思路与特点】

（1）由于麻疹减毒活疫苗的广泛应用，麻疹非典型表现或呈亚临床经过的患儿增多，对诊断带来一定困难。应注意对细胞学和病毒抗原检查、血清抗体检测。其中麻疹血清 IgM 抗体在起病后 3 天即可检测出，5~20 天阳性率最高。对于在恢复期 IgM 抗体滴度较病初有 4 倍以上增长，也具有诊断价值，但主要用于回顾性诊断。

（2）注意体温的控制，在出疹期避免将体温控制在正常范围。麻疹病程中因高热、汗出、摄入减少等因素，患儿对维生素、微量元素的需求增加，及早补充，特别是维生素 A。肺炎是麻疹最常见的并发症，多为病毒感染引起的间质性肺炎，一旦患儿出现咳嗽、气促等症时应注意肺部听诊，必要时借助 X 线早期诊断，早期治疗。麻疹病毒及其毒素通过血液循环对多脏器造成损害，其中肝脏、心脏的损害较常见，治疗中应注意检查肝功能、心肌酶谱。

（3）麻疹为病毒感染引起的疾病，西医无特效治疗方法，在治疗过程中顺证强调中医辨证治疗为主。麻疹顺证的治疗常规可归纳为宣透、清解、养阴三个法则，其中宣透一法尤为重要。麻疹以外透为顺，内传为逆，治疗中若能顺从麻毒外出之势，选用宣透之品，让患儿适度发热，微汗出，疹随汗泄，毒邪外达，则预后良好。

（4）麻毒治疗三忌：早期邪毒在表，宜清宣解表，忌攻下，以防麻毒内陷；出疹期麻毒炽盛，宜清热解毒，直损其势，忌大辛大热，以防助邪化火，灼伤其阴；疹回期宜扶正兼清余邪，忌用苦寒，以防伤脾败胃，耗伤正气，滋腻之品也不可过用，以免滞邪碍脾，余邪难除。

（5）麻疹病程中注意观察病情变化，对并发症要及时治疗。其中，麻毒攻喉是危急并发症，多见于2~3岁以下小儿，部分患儿在较短时间内可因急性喉部梗阻，窒息死亡。因此，在麻疹见形期或恢复期，患儿咳嗽加剧，声音嘶哑、状如犬吠，或出现发绀及气促，应警惕该病。

（6）无论用中医或西医治疗麻疹，在出疹期都应注意体温的控制，切忌在出疹期使体温降至正常。一旦体温降至正常，皮疹将无法透达，易出现逆证。

（7）麻疹病程中往往伴有咳嗽、腹泻等症状，切忌见咳止咳、见泻止泻，妄用收涩之品，导致麻毒内陷而发生逆证。治疗时应抓住本病的病因是由于麻毒蕴郁肺脾，一旦邪有出路，毒邪得透则诸证亦随之而减轻。

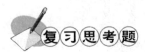 复习思考题

1. 简述麻疹的诊断要点。

2. 麻疹顺证如何辨治？

3. 麻疹治疗过程中应注意哪些问题？

第二节 风疹

【西医临床导论】

扫码"学一学"

风疹（german measles，rubella）是感染风疹病毒引起的急性呼吸道传染病，主要以发热、皮肤出现淡红色细小斑丘疹及耳后、枕后、颈部淋巴结肿大为临床表现。本病四季可见，冬春季节发病率最高，好发于5岁以下小儿，在幼托机构可发生流行。患者是唯一传染源，主要通过呼吸道传播，也可经胎盘直接传播或直接接触传染。本病预后良好，患病后具有持久免疫力。孕妇在妊娠3个月内感染风疹，风疹病毒通过胎盘使胎儿宫内感染，可导致死胎，早产或白内障、心血管畸形、聋哑、小头畸形等，其发生率和致畸率与感染时胎龄密切相关，应重视防止孕期感染。

一、病因病理

（一）病因

由一单股 RNA 基因组及脂质外壳组成。病毒不耐热，在室温中很快灭活，-60℃可相对稳定几个月，出疹前及出疹后 5 天，鼻咽部分泌物中可发现病毒。风疹病毒只有一种抗原型，有利于血清学的诊断。

（二）病理

人类是风疹病毒的唯一自然宿主，感染后呼吸道及淋巴组织出现炎症反应。真皮上层的毛细血管受病毒直接损害引起充血和轻微炎症渗出出现皮疹。并发脑炎时，脑组织水肿、血管周围炎及神经细胞变性。

（三）发病机制

风疹病毒由口、鼻及眼部的分泌物通过呼吸道飞沫或直接接触传播。病毒侵犯呼吸道及淋巴组织，出现呼吸道轻度炎症及淋巴结肿大。病毒损害血管内皮细胞临床表现为皮疹。病毒释放入血，引起病毒血症，通过血液累及全身其他系统，常见为中枢神经系统损伤（图 13 - 3）。

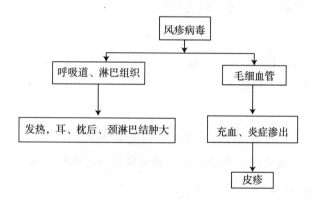

图 13 - 3　风疹的发病机制

二、诊断

（一）病史

有风疹接触史。

（二）临床表现

1. 潜伏期　一般为 2~3 周。

2. 前驱期　多为 1~2 天，症状较轻，表现为低中度发热，咳嗽、喷嚏、咽痛、食欲下降、呕吐、腹泻等。可有耳后、枕后及颈部淋巴结的肿大。

3. 出疹期　发热 1~2 天后出现皮疹。皮疹从面部开始，由颈部、躯干波及四肢，24 小时内全身出现皮疹。皮疹为散在分布的淡红色斑丘疹，疹间皮肤正常。出疹期可伴有轻中度发热，咳嗽、喷嚏等上呼吸道感染症状，淋巴结肿大、压痛，脾脏轻度肿大。皮疹 1~4 天后逐渐隐退，疹退后部分患儿可有细小脱屑，但无色素沉着。肿大的淋巴结、脾脏 1 天至数周内逐渐消退。

4. 并发症　风疹很少出现并发症，偶见中耳炎、支气管炎、肺炎、关节炎、肾炎及血小板减少或不减少性紫癜。极少见到病毒性脑炎。预后均较好。

（三）辅助检查

1. 血常规　白细胞总数正常或减少，淋巴细胞相对增多。

2. 病毒分离　患儿鼻咽分泌物及血清可分离到病毒。孕妇原发感染时可从羊水、胎盘绒毛或胎儿活检组织中进行病毒分离和鉴定。

3. 血清学检查　风疹特异性 IgM 抗体阳性，急性期和恢复期双份血清特异 IgG 抗体滴度 ≥4 倍为阳性，可诊断近期感染。

三、鉴别诊断

本病应与麻疹、猩红热及幼儿急疹鉴别，见本章第一节。

四、治疗

（一）一般治疗

（1）风疹患儿应隔离至出疹后 5 天。

（2）注意休息与保暖，多饮水，饮食清淡。

（二）抗病毒治疗

（1）口服利巴韦林，10～15mg/（kg·d），或使用干扰素 –α。

（2）继发细菌感染可予抗生素治疗。

（三）治疗提示

（1）风疹瘙痒不甚，若患儿搔抓可予炉甘石洗剂外擦止痒。

（2）孕妇在妊娠早期（妊娠 3 个月内）感染风疹病毒致畸率高，应建议终止妊娠。

【中医临证通论】

风疹属中医"风痧"的范畴。风痧病名在中医文献中出现较晚，主要见于"瘾疹"、"风瘾"等病症的论述之中。

一、病因病机

风热时邪从口鼻侵入，郁于肺卫，出现发热、流涕、咳嗽等症；邪毒侵入肌腠与气血相搏，皮疹泛发。少数可有邪毒炽盛出现高热、烦渴、神昏，皮疹密集，疹色深暗等。

邪郁肺卫，卫表失和	外邪袭肺，宣肃失职，见轻度发热、咳嗽、流涕等；肺主皮毛，正气托邪外泄则见疹点稀疏、淡红细小；邪毒与气血搏结于少阳经脉故见瘰核肿大
邪毒炽盛，气营两燔	邪毒炽盛，内传入里，气营两燔，则见高热、烦渴、疹点稠密、颜色鲜赤或紫暗。甚则邪陷心肝，见神昏、抽搐等

二、辨证论治

（一）辨证要点

本病按卫气营血辨证，首先分辨证候的轻重。轻症以轻、中度发热，疹色淡红，分布均匀，病程较短（3～4 天），全身症状轻为特征，病在肺卫；邪犯气营属重证，以壮热烦渴，疹色鲜红或紫暗，分布密集，皮疹持续时间长（5～7 天）为特点，临床较少见。

（二）治疗原则

以疏风清热，解毒透疹为基本法则。轻证治以疏风解表，清热透疹；重证治以清气凉营，解毒透疹。

（三）常见证型治疗

1. 邪郁肺卫证

证候	发热恶风，流涕、咳嗽、精神倦怠，皮疹先见于头面、躯干，24 小时遍及全身，疹点分布均匀，稀疏细小，疹色淡红，一般 2～3 日逐渐消退，耳后及枕部髎核肿大、触痛，舌质偏红，苔薄白，脉浮数
治法	疏风解表，清热透疹
主方	银翘散（金银花　连翘　竹叶　薄荷　牛蒡子　桔梗　芦根　荆芥　淡豆豉　甘草）
加减	本方去芦根、桔梗，加板蓝根、蝉蜕、前胡、僵蚕等。耳后、枕部淋巴结肿大疼痛，加蒲公英、夏枯草；咽喉红肿疼痛，加僵蚕、青果、木蝴蝶；痒甚，加蝉蜕、白鲜皮、白蒺藜
推荐中成药	板蓝根冲剂

2. 邪入气营证

证候	壮热口渴，烦躁不安，疹色鲜红或紫暗，疹点密集，甚至可融合成片。大便秘结，小便短黄，舌质红，苔黄糙，脉洪数
治法	清气凉营，解毒透疹
主方	透疹凉解汤（桑叶　薄荷　牛蒡子　菊花　蝉蜕　连翘　紫花地丁　赤芍　红花　黄连）
加减	本方去红花、黄连，加黄芩、生石膏、芦根、生地黄、牡丹皮等。口渴，加鲜芦根、天花粉；大便秘结，加大黄、玄明粉；皮疹稠密紫暗，加紫草、牡丹皮、生地黄；高热，加生石膏、黄芩
推荐中成药	清开灵颗粒

三、预防与调护

（1）风疹流行期间，避免带易感儿童去公共场所。

（2）主动免疫：接种麻风腮三联疫苗。

（3）保护孕妇，尤其妊娠早期，避免与风疹病人接触。

【中西医诊治思路与特点】

（1）本病多表现为轻症，根据典型症状发热、皮疹、淋巴结肿大等诊断不难，但若皮疹表现不典型，可依据病毒分离、特异性抗体检测确诊。

（2）风疹病毒对胎儿的危害最大，若宫内感染风疹病毒可引起先天性风疹综合征，不仅可发生永久性器官畸形和组织损伤，如白内障、动脉导管未闭、生长发育迟缓等；还会出现慢性或自身免疫引起的晚发疾病，如糖尿病、甲状腺炎等，故在孕妇妊娠早期应积极预防感染风疹病毒，进行主动或被动免疫。

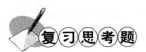

复习思考题

1. 风疹的诊断要点有哪些？

2. 如何辨治风疹？

3. 风疹有哪些危害？

第三节　幼儿急疹

【西医临床导论】

幼儿急疹（exanthema subitum，ES）是感染人疱疹病毒 6、7 型引起的急性传染病。临床以突然发热，3~4 天后体温骤降时全身出现玫瑰红色斑丘疹为特征。本病一年四季均可发生，以春秋季节发病为主。发生于婴幼儿，尤多见于 2 岁以下婴儿。患者是主要传染源，经呼吸道飞沫传播。本病极少发生并发症，预后良好。病后可获持久免疫力，很少有第二次发病。由于婴幼儿活动范围较小，故本病一般不引起流行。

一、病因病理

（一）病因

病原体为人类疱疹病毒 6 型（human herpesvirus six HHV-6），HHV-6 有两个亚型 HHV-6A 及 HHV-6B，幼儿急疹主要是由 HHV-6B 引起。HHV-6 在人类引起原发感染病。

（二）病理

HHV 对淋巴细胞具有亲嗜性，HHV-6 的核酸主要潜伏在外周血单核细胞、唾液腺、肾及支气管的腺体内，此病毒有若干糖蛋白，其中 gH 糖蛋白可能在该病毒进入细胞引起感染以及使受感染细胞融合中起主要作用。

（三）发病机制

HHV-6 在人类引起原发感染，并在感染消退之后，该病毒的基因组可在宿主细胞内长期潜伏存在。在一定条件下，HHV-6 可被激活，引起再感染。HHV-6 激活机制尚不清楚，研究显示体内存在 HIV、EB 病毒、麻疹病毒、巨细胞病毒感染时，可激活 HHV-6。

二、诊断

（一）临床表现

1. 症状　起病急，发热持续 3~5 天，体温多高达 39℃以上，在发热期间有轻微流涕，咳嗽、食欲较差、恶心、呕吐、泄泻等症状，体温上升时可伴有惊厥。热退时出现大小不一的淡红色斑丘疹，压之褪色，初起于躯干，很快波及全身，腰部和臀部较多，面部及肘、膝关节等处较少。皮疹在 1~2 天消退，无色素沉着或脱屑。

2. 体征　热退时全身皮肤出现淡红色斑丘疹，咽部轻度充血，部分患儿枕部、颈部及耳后淋巴结肿大。

（二）辅助检查

1. 血常规检查　白细胞总数偏低，分类以淋巴细胞为主。

2. 病毒分离　病毒分离是确诊 HHV–6、7 感染的重要方法。

3. 病毒抗体的测定　用间接免疫荧光法和 ELISA 方法测定 HHV–6、7 型的 IgM、IgG 抗体是临床诊断幼儿急疹常用和简便的方法。

三、鉴别诊断

本病应与麻疹、猩红热及风疹鉴别，见本章第一节。

四、治疗

（一）一般治疗

（1）保持皮肤的清洁卫生，防止继发感染。

（2）患儿应休息、多饮水，予清淡易消化饮食。

（二）对症处理

发热以物理降温为主，必要时可服用退热剂，以防高热惊厥。

【中医临证通论】

幼儿急疹中医称之为"奶麻"，幼儿急疹时邪属于风热时邪，如《麻痘定论·分别各麻各样调治论》中指出："奶麻、隐疹之类，皆风热客于脾肺二经所致。"因其皮疹形似麻疹，故又有"假麻"之称。

一、病因病机

风热时邪由口鼻而入，侵袭肺卫，郁于肌表，与气血相搏，正邪相争，故出现发热、皮疹。

邪郁肺卫	风热时邪由口鼻而入，侵袭肺卫，肺卫郁遏，骤发高热
邪达肌表	热蕴肺胃，正气抗邪，时邪出于肺卫，疹透于肌肤，邪毒外泄，全身皮疹

二、辨证论治

（一）辨证要点

本病辨证以卫气营血为纲，因邪轻病浅，病在卫分为主，可涉及气分。病初为邪郁肺卫证，证见急起高热，持续 3~4 天，热退疹出。除发热外，全身症状轻微。出疹后病情迅速好转，皮疹消退，部分患儿见呕吐、腹泻、纳差等症。

（二）治疗原则

本病治疗，以解表清热为主。初起邪郁肺卫，治以疏风清热，辛凉透邪；热退疹出，邪达肌表后，治以清热解毒透疹。

（三）常见证型治疗

1. 邪郁肺卫证

证候	突然高热，持续 3~4 天，精神如常或稍有烦躁，饮食减少，偶见神昏、抽搐，咽红，舌红，苔薄黄，指纹浮紫
治法	疏风清热，辛凉透邪
主方	银翘散（金银花　连翘　竹叶　薄荷　牛蒡子　桔梗　芦根　荆芥　淡豆豉　甘草）
加减	本方常去牛蒡子，加栀子、僵蚕、钩藤、板蓝根等。烦躁不安，加黄芩、栀子、蝉蜕；恶心欲呕，加竹茹、半夏；纳呆便溏，加苍术、焦山楂
推荐中成药	抗病毒颗粒

2. 邪达肌肤证

证候	热退，皮肤出现玫瑰红色丘疹，皮疹先见于躯干部，很快蔓延至全身，经 2~3 天皮疹消退，或有呕吐、泄泻、纳差，舌红，苔薄黄，指纹淡紫
治法	清热解毒透疹
主方	化斑解毒汤（石膏　玄参　知母　连翘　牛蒡子　黄连　升麻　人中黄　竹叶　甘草）
加减	本方去石膏、黄连，加芦根、白茅根等。食欲不振，加扁豆、麦芽；大便干结，加郁李仁、瓜蒌仁；皮肤瘙痒，加白鲜皮、地肤子
推荐中成药	抗病毒颗粒

三、预防与调护

（1）隔离患儿至出疹后 5 天左右。

（2）幼托机构可疑患儿需隔离观察 7~10 天。

（3）高发季节勿带患儿到公共场所。

【中西医诊治思路与特点】

（1）本病起病急，发展快，在疾病早期很多患儿往往诊断为上呼吸道感染，在出现皮疹后才回顾性诊断为幼儿急疹。本病为自愈性疾病，一般不需特殊处理。

（2）为避免误诊，应抓住幼儿急疹的临床特征：发病年龄以婴幼儿为主，突发高热，发热时体温高而全身一般症状较轻，热退后全身出现皮疹为诊断要点。

（3）病毒分离是确诊 HHV - 6、7 感染的重要方法，但由于病毒培养需要的时间长，不适于早期诊断。

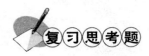

复习思考题

1. 幼儿急疹的临床特点是什么？

2. 幼儿急疹如何进行辨证论治？

第四节 水痘

扫码"学一学"

【西医临床导论】

水痘（chickenpox，varicella）是感染水痘－带状疱疹病毒引起的小儿时期常见的传染病，临床以发热、皮肤黏膜出现瘙痒性斑疹，丘疹、疱疹、结痂，且皮疹常以四期分批出现而又同时存在为特征。四季均可发病，以冬春季多见。发病年龄以 2~6 岁的儿童多见，水痘患者是主要传染源，通过飞沫经呼吸道吸入或直接接触患者疱浆传播本病。感染后可获得持久免疫力，但以后可以发生带状疱疹。现多为散发病例，少有暴发流行。

一、病因病理

（一）病因

病原体是水痘－带状疱疹病毒（varicella－zoster virus，VZV），为双链的脱氧核糖核酸（DNA）病毒。此病毒只有带囊膜者才有传染性，该囊膜对乙醚、去垢剂、干燥的空气敏感。病毒在感染的细胞核内增殖，人是其唯一宿主，感染后存在于患者疱疹的疱浆、血液和口腔分泌物中，但在痂皮中不能存活。

（二）病理

病变主要在皮肤的棘状细胞层，呈退行性变性及细胞内水肿，形成囊状细胞。囊状细胞或多核巨细胞裂解及组织液渗入后，即形成疱疹。水疱内含大量病毒，开始透明，后因上皮细胞脱落及白细胞纤维蛋白侵入而变浊，继发感染后可变为脓疱。皮肤损害表浅，脱痂后不留瘢痕。黏膜病变与皮疹类似，但疱疹常破裂形成小溃疡。水痘脑炎与麻疹脑炎和其他感染后脑炎相似，表现为血管周围的脱髓鞘改变。

（三）发病机制

病毒由呼吸道侵入，在鼻咽部黏膜上生长繁殖后进入血及淋巴液，侵入血液形成病毒血症。病毒在网状内皮细胞系统再次增殖，侵入血液引起第二次病毒血症和全身病变，主要损害部位在皮肤。皮疹分批出现与间歇性病毒血症有关。病毒血症是全身症状和皮肤黏膜发疹的基础（图 13－4）。

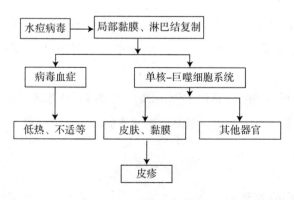

图 13－4 水痘的发病机制

二、诊断

（一）病史

发病前 2~3 周有水痘接触史。

（二）临床表现

1. 典型水痘　潜伏期 10~24 日，一般为 13~17 天。临床可分为前驱期、出疹期。前驱期症状轻微或无症状，可出现发热、头痛、食欲减退，偶有恶心、呕吐、腹痛等症状，1~2 天后迅速进入出疹期。出疹期皮疹特点如下：①先见于头面部、躯干，最后达四肢。皮疹分布以躯干为多，面部及四肢较少，呈向心性分布。②开始为红色瘙痒性斑疹、丘疹，数小时内变为清澈、饱满疱疹，基部有一圈红晕，24 小时后疱疹内液体开始变浑浊，中央凹陷，2~3 天逐渐结痂。③皮疹分批出现，同一时期常可见到斑疹、丘疹、疱疹、结痂共存。④疱疹从中心开始干枯结痂，经数日痂皮脱落，一般不会留下瘢痕，若继发感染后可能会留下瘢痕。⑤在口腔、眼结膜、生殖器等处可发生黏膜疹，易破溃形成溃疡。轻型水痘多为自限性疾病，10 天左右痊愈。

2. 重型水痘　免疫功能低下或原有恶性疾病患儿易形成播散性水痘，表现为持续高热，全身中毒症状明显，皮疹密集，离心性分布，易融合成大疱型或呈出血性。重症水痘可出现多脏器受累，如水痘脑炎、水痘肝炎等，病死率极高。

3. 先天性水痘　孕妇在妊娠早期感染水痘可导致胎儿出现多发性先天畸形，如肢体萎缩、视神经萎缩、白内障、智力低下等。若在发生水痘后数天分娩可导致新生儿水痘，易形成播散性水痘，病死率高。

（三）体征

前驱期患儿可有咽红、扁桃体肿大。出疹期从头面开始出现红色斑丘疹，向心性分布，躯干多，四肢少，经数小时变为清澈、饱满疱疹，基部有一圈红晕，24 小时后疱疹内液体开始变浑浊，2~3 天逐渐结痂，一般不会留下瘢痕。皮疹分批、陆续出现，同一时期常可见到斑疹、丘疹、疱疹、结痂共存现象。在口腔、眼结膜、生殖器等处可发生黏膜疹，易破溃形成溃疡。

（四）辅助检查

（1）血常规　血白细胞总数减少，分类以淋巴细胞相对增高为主。

（2）刮取新鲜疱疹基底物涂片进行细胞学染色，若查见多核巨细胞，则提示 VZV 感染。

（3）PCR 方法检测鼻咽部分泌物 VZV–DNA 为敏感和快速的早期诊断手段。

（4）病毒分离　取疱疹内液体、咽部分泌物或血清作病毒分离。

三、鉴别诊断

（一）水痘与脓疱疮的鉴别

见表 13-2。

表 13 - 2 水痘与脓疱疮的鉴别

	水痘	脓疱疮
发病季节	冬春季	夏秋季
病因	水痘 - 带状疱疹病毒	葡萄球菌或链球菌
传染性	有	无
好发部位	躯干多，四肢较少	头面及四肢暴露部位向心性分布
皮疹特点	斑丘疹、疱疹、结痂分批出现，同时存在，疱疹内含透明液体	疱疹为主，疱疹较大，壁薄含有脓液
病程	6~7天	长短不一，易反复发作

（二）水痘与丘疹样荨麻疹的鉴别

见表 13 - 3。

表 13 - 3 水痘与丘疹样荨麻疹的鉴别

	水痘	丘疹样荨麻疹
发病季节	冬春季	春夏季
病因	疱疹病毒	过敏等
传染性	有	无
好发部位	躯干多，四肢较少	四肢多见，不累及头部或口腔
皮疹特点	斑丘疹、疱疹、结痂分批出现，同时存在，疱疹内含透明液体	中心有针尖或粟粒大小的丘疹，顶端水疱，扪之较硬，不结痂
免疫因素	无	有
过敏史	无	有
反复发作	无	有

四、治疗

本病是自限性疾病，无并发症时以抗病毒治疗和对症治疗为主。

（一）一般治疗

（1）隔离患儿，直至皮疹全部结痂。

（2）发热期应卧床休息，注意修剪患儿指甲以免挠抓皮肤。

（3）病室应通风、消毒，患儿的衣物、用具等要暴晒或煮沸消毒。

（4）勤换衣服，保持皮肤清洁卫生。

（二）抗病毒治疗

（1）口服利巴韦林，10~15mg/（kg·d），或阿昔洛韦每次20mg/kg，外搽阿昔洛韦软膏。

（2）有并发症或病情严重时要及早静脉给予阿昔洛韦，一般应在皮疹出现后的48小时内开始，10~20mg/（kg·次），每8小时1次，疗程7~10天。

（3）早期使用干扰素-α能较快抑制皮疹的发展。继发细菌感染可予抗生素治疗。

（三）对症治疗

（1）瘙痒较重者可口服异丙嗪镇静，或炉甘石洗剂外擦止痒。

（2）高热患者可用对乙酰氨基酚退热治疗。

【中医临证通论】

水痘又称水花、水疱，是感受时行疫毒引起的急性出疹性疾病。因初起疱疹内含有清澈水液，性状椭圆，状如豆粒，故称水痘。历代医家对本病的论述很多，南宋张季明在《医说》中第一个描述了本病的特征，并首先提出了水痘的病名，他说："其疮皮薄如水泡，破即易干者，无渐次，白色或淡红，冷冷如水浆，谓之水痘。"

一、病因病机

水痘时邪由口鼻而入，首犯肺卫，肺卫失宣出现外感症状，若邪毒入里，蕴于肺脾，肺失通调，脾失健运，水湿内停，邪毒炽盛，水湿透发肌肤而发为皮疹。

时邪犯肺，肺卫失宣	时邪袭肺，郁阻卫表，肺失宣降，肺主皮毛，脾主肌肉，正气抗邪外出，时邪夹湿透于肌表，则致水痘稀疏，疹色红润，疱浆清亮
邪侵肺脾，毒炽气营	邪毒炽盛，则内传气营。气分热盛，心营受扰，致壮热，烦躁，致水痘密集，疹色暗紫疱浆浑浊

二、辨证论治

（一）辨证要点

首辨邪在卫分、气分、营分。根据全身及局部症状，凡痘疹小而稀疏，色红润，疱浆清亮，或伴有微热、流涕、咳嗽等证，为病在卫分；若水痘邪毒较重，痘疹大而密集，色赤紫，疱浆浑浊，伴有高热、烦躁等证，为病在气分、营分。病重者易出现邪陷心肝、邪毒闭肺之变证。

（二）治疗原则

本病治疗以疏风清热，解毒化湿为基本原则。轻症治以疏风清热、利湿解毒；重症毒炽气营，则以清气凉营、解毒渗湿为法。若出现邪陷心肝，邪毒闭肺之变证，应清热解毒为主，佐以熄风开窍，开肺化痰之法。

（三）常见证型治疗

1. 邪郁肺卫证

证候	低热或不发热，鼻塞、流涕、喷嚏、痘疹稀疏、细小，疹色红润、疱质清亮、根盘红晕不显，多见于躯干、头面。舌淡红，苔薄白，脉浮数
治法	疏风清热，利湿解毒
主方	银翘散（金银花　连翘　竹叶　薄荷　牛蒡子　桔梗　芦根　荆芥　淡豆豉　甘草）
加减	本方去荆芥、桔梗，加紫草、赤芍、板蓝根等。咳嗽痰鸣，加桑叶、浙贝母、杏仁；咽喉疼痛，加青果、板蓝根、僵蚕；皮肤瘙痒，加白鲜皮、蝉蜕、地肤子
推荐中成药	抗病毒颗粒、板蓝根冲剂

2. 气营两燔证

证候	壮热烦渴，面红目赤，口渴欲饮，皮疹分布密集，根盘红晕明显，疹色紫暗，口舌生疮，牙龈肿痛。大便干结，小便黄少，舌红绛，苔黄糙，脉洪数
治法	清气凉营，化湿解毒

续表

主方	清胃解毒汤（天花粉 当归 黄连 生地黄 连翘 升麻 牡丹皮 赤芍）
加减	本方去黄连、升麻，加黄芩、石膏、紫草、栀子等。发热烦躁，加石膏、黄芩、知母；大便干结，加芒硝、生大黄、全瓜蒌；口唇干燥，加石斛、麦冬
推荐中成药	牛黄解毒片

三、预防与调护

（1）锻炼身体，增强体质。

（2）发病季节、流行期间，尽量少去公共场所。

（3）控制传染源，患儿隔离治疗，应隔离至疱疹全部结痂。

（4）易感儿接触水痘患儿后，应检疫观察 3 周，并及早接种水痘减毒活疫苗，能有效预防水痘的发生。

（5）对正在使用糖皮质激素、免疫功能受损、恶性肿瘤的患儿，在接触水痘 72 小时内肌肉注射水痘 - 带状疱疹蛋白 125 ~ 625U/kg，可起预防作用。

【中西医诊治思路与特点】

（1）水痘诊断中，依据水痘接触史，典型水痘三期皮疹分批出现而又共存的特点，易于诊断，可不必做相应的实验室检查。

（2）水痘和带状疱疹是感染同一种病毒，即水痘 - 带状疱疹病毒引起的两种不同临床表现的疾病。带状疱疹是 VZV 潜伏感染再激活造成的疾病。

（3）水痘病程中使用水杨酸制剂易致瑞氏综合征，尽量避免使用。糖皮质激素对水痘病程有不利影响，可导致病毒扩散，加重病情，应禁用。

（4）水痘中医治疗注意清热与利湿的灵活应用。邪毒在表宜疏风宣散，清除肺卫之邪。邪毒在表不解，由表入里，则分别治以清气凉营，清热凉血等法；祛湿也应根据湿邪在表、在里的不同分别采用芳香化湿、淡渗利湿等法。疱疹明显时慎用宣发之品，以免耗伤正气，致邪毒内陷，发生变证。

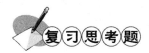

复习思考题

1. 水痘皮疹的特点是什么？

2. 水痘治疗过程中应注意哪些问题？

第五节 手足口病

【西医临床导论】

手足口病（hand, food and mouth disease）是由肠道病毒引起的急性传染病，临床表现为手、足、口腔等部位的斑丘疹、疱疹，可伴发热、口痛、呕吐、腹泻等症。一年四季均可发生，多见于夏秋季节。好发于学龄前儿童，尤以 3 岁以下儿童发病率最高。本病传染

扫码"学一学"

性强，患者和隐性感染者均为传染源，主要通过消化道、呼吸道和密切接触等途径传播。幼托机构容易发生流行。一般预后较好，感染后对同型病毒具有较持久免疫力。部分重症患儿可出现脑膜炎、脑炎、脑脊髓炎、肺水肿、循环障碍等并发症。少数病例死亡，致死原因主要为脑干脑炎及神经源性肺水肿。

一、病因病理

（一）病因

病原体为肠道病毒，属小 RNA 病毒科。多由柯萨奇 A 组 16（CoxA16）、4、5、9、10 型，B 组的 2、5、13 型，以及埃可病毒和肠道病毒 71 型（EV71）引起，其中 CoxA16、EV71 较为常见。柯萨奇病毒在自然环境中的生活力也较强，但不耐热，对紫外线及干燥敏感。高锰酸钾、过氧化氢、漂白粉、过氧乙酸和甲醛、碘酒等都能有效灭活该病毒。

（二）病理

主要病理变化为黏膜上皮内和皮肤表皮内形成水疱，疱疹底部细胞可见到气球状变性和网状变性，周围组织呈非特异性炎性浸润。

（三）发病机制

病毒侵入机体后主要在咽部上皮细胞和肠黏膜细胞内增殖，侵入血液后形成病毒血症，并扩散到易感的靶器官，在体表受压迫或摩擦部位的增殖造成皮疹（图 13 - 5）。

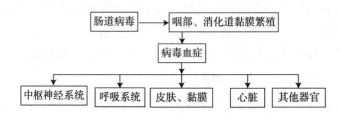

图 13 - 5 手足口病的发病机制

二、诊断

（一）病史

多数病例在发病前有手足口病接触史。

（二）临床表现

潜伏期：多为 2 ~ 10 天，平均 3 ~ 5 天。

1. 普通病例表现 急性起病，发热，口腔黏膜出现散在疱疹，手、足和臀部出现斑丘疹、疱疹，疱疹周围可有炎性红晕，疱内液体较少。可伴有咳嗽、流涕、食欲不振等症状。多在 1 周内痊愈，预后良好。部分病例皮疹表现不典型，如仅表现为斑丘疹或仅在口腔中出现疱疹。

2. 重症病例表现 少数病例（尤其是小于 3 岁者）病情进展迅速，在发病 1 ~ 5 天左右出现脑膜炎、脑炎、脑脊髓炎、肺水肿、循环障碍等，极少数病例病情危重，可致死亡，存活病例可留有后遗症。

（1）神经系统表现 神萎、嗜睡、头痛、呕吐、谵妄甚至昏迷；肢体抖动，肌阵挛、眼球震颤、共济失调、眼球运动障碍；无力或急性弛缓性麻痹。查体可见腱反射减弱或消失，脑膜刺激征，巴氏征等病理征阳性。

（2）呼吸系统表现 咳嗽，咳白色、粉红色或血性泡沫样痰液，发绀，呼吸浅促、节律改变或呼吸困难；肺部可闻及湿啰音或痰鸣音。

（3）循环系统表现 面色苍灰、皮肤花纹、冷汗淋漓、四肢发凉，指（趾）端发绀；毛细血管再充盈时间延长。心率增快或减慢，脉搏浅速或减弱甚至消失；血压升高或下降。

（三）辅助检查

1. 血常规 白细胞计数正常或降低，病情危重者白细胞计数可明显升高。

2. 病原学检查 CoxA16、EV71 等肠道病毒特异性核酸阳性。

3. 病毒分离 从咽、气道分泌物、疱疹液、粪便等中分离到肠道病毒。

4. 血清学检查 急性期与恢复期血清 CoxA16、EV71 等肠道病毒中和抗体有 4 倍以上的升高。

三、鉴别诊断

见表 13 - 4、13 - 5。

表 13 - 4 手足口病与水痘的鉴别

	手足口病	水痘
发病季节	夏秋季	冬春季
病原体	CoxA16、EV71 等肠道病毒	水痘 - 带状疱疹病毒
潜伏期	平均 3~5 天	平均 13~17 天
传染性	有	有
好发部位	手、足、口、臀部，多离心性分布	躯干多，四肢较少，向心性分布
皮疹特点	口腔黏膜出现散在疱疹，手、足和臀部出现斑丘疹、疱疹，疱内液体较少	丘疹、疱疹、结痂分批出现而又共存，疱疹内含透明液体

表 13 - 5 手足口病与脊髓灰质炎和其他病毒所致脑炎或脑膜炎的鉴别

疾病	鉴别要点
脊髓灰质炎	主要表现为双峰热，病程第 2 周退热前或退热过程中出现弛缓性瘫痪，病情多在热退后到达顶点，无皮疹
其他病毒所致脑炎或脑膜炎	由其他病毒引起的脑炎或脑膜炎如单纯疱疹病毒、巨细胞病毒（CMV）、EB 病毒、呼吸道病毒等，临床表现与手足口病合并中枢神经系统损害的重症病例表现相似，对皮疹不典型者，应根据流行病学史尽快留取标本进行肠道病毒，尤其是 EV71 的病毒学检查，结合病原学或血清学检查做出诊断

四、治疗

（一）一般治疗

（1）注意隔离，避免交叉感染。

（2）室内保持空气流通。

（3）适当休息，清淡饮食，做好口腔和皮肤护理。

（4）对皮肤疱疹切勿挠抓，以防破溃感染。

（二）抗病毒治疗

（1）口服利巴韦林，每日 10 ~ 15mg/kg。

（2）有并发症或病情严重的新生儿、免疫力低下患儿可采用血清免疫球蛋白治疗，总量 2g/kg，分 2~5 天给予，也可用干扰素等治疗。

（三）对症治疗

（1）瘙痒较重者可口服异丙嗪镇静，或炉甘石洗剂外擦止痒。

（2）高热患者可用对乙酰氨基酚退热治疗。

（四）并发症的治疗

1. 神经系统受累治疗

（1）控制颅内高压　限制入量，积极给予甘露醇降颅压治疗，每次 0.5 ~ 1.0g/kg，每 4 ~ 8 小时 1 次，20 ~ 30 分钟快速静脉注射。根据病情调整给药间隔时间及剂量。必要时加用呋塞米。

（2）酌情应用糖皮质激素治疗　甲泼尼龙每日 1 ~ 2mg/kg；氢化可的松每日 3 ~ 5mg/kg；地塞米松每日 0.2 ~ 0.5mg/kg，病情稳定后，尽早减量或停用。个别病例进展快、病情凶险可考虑加大剂量，可在 2 ~ 3 天内给予甲泼尼龙每日 10 ~ 20mg/kg（单次最大剂量不超过 1g）或地塞米松每日 0.5 ~ 1.0mg/kg。

（3）酌情应用静脉注射免疫球蛋白。

2. 呼吸、循环衰竭治疗　参照相关章节。

【中医临证通论】

手足口病为西医病名，根据本病临床特征，可归属中医"温病"、"湿温"等范畴。对病程中出现的疱疹，古代医家有相关论述，如在《小儿药证直诀》中载有："其疮出有五名，肝为水疱，以泪出如水，其色青小，肺为脓疱，以涕稠浊，色白而大……"基本概括疱疹发生的病机及症候特点。

一、病因病机

引起本病的病因为感受手足口病时邪，其病变部位在肺脾二经。邪毒初犯，肺气失宣，卫阳被遏，脾失健运，胃失和降；邪毒蕴郁，气化失司，水湿内停，与毒相搏，外透肌表，则发疱疹。

时邪内侵，肺脾湿热	邪毒初犯，卫阳被遏，肺失宣降，脾失健运，胃失和降，则见发热、咳嗽、流涕、口痛、纳差、恶心、呕吐、泄泻等症
邪毒蕴郁，毒热内盛	邪毒蕴郁，气化失司，水湿内停，与毒相搏，外透肌表，则发疱疹。感邪轻者，疱疹仅限于手足肌肤及口咽部，分布稀疏，全身症状轻浅；若感邪较重，毒热内盛，则疱疹波及四肢、臀部，且分布稠密，根盘红晕显著，全身症状深重，甚或邪毒内陷心肝而出现神昏、抽搐等

二、辨证论治

（一）辨证要点

以脏腑辨证为纲，根据皮疹、病程及临床伴随症状不同分轻证、重证。病程短，疱疹仅限于手足掌心及口腔，疹色红活，分布稀疏，根盘红晕不显，疱浆清亮，发热等全身症状轻微，属轻证；若病程长，疱疹除手足掌心及口腔部外，累及四肢、臀部等其他部位，疹色紫暗，分布稠密，或融合成片，根盘红晕明显，疱浆浑浊，全身症状较重，常伴高热、烦躁、头痛、口痛流涎、拒食等，甚至出现邪毒内陷、邪毒犯心等证者，则为重症。

（二）治疗原则

以清热化湿解毒为原则。轻证治以宣肺解表，化湿透邪；重证宜清气凉营、解毒化湿。注意分清偏湿重或热重，偏湿盛者，以化湿利湿为主，佐以清热解毒；偏热重者，清热解毒为先，佐以利湿。若出现邪毒内陷或邪毒犯心者，又当配伍镇惊开窍、活血祛瘀等法。

（三）常见证型治疗

1. 肺脾湿热证

证候	发热轻或无，流涕、咳嗽、恶心、呕吐、泄泻，手、足和臀部出现斑丘疹、疱疹，口腔黏膜出现散在疱疹，皮疹分布稀疏，疹色红润，根盘红晕不著，疱液清亮。舌质红，苔黄腻，脉浮数，指纹红紫
治法	宣肺解表，化湿透邪
主方	甘露消毒丹（滑石 茵陈 藿香 黄芩 连翘 石菖蒲 薄荷 白蔻仁 木通 射干 川贝母）
加减	本方去藿香、木通，加板蓝根、金银花、泽泻等。咽喉肿痛，加玄参、板蓝根；泄泻，加泽泻、薏苡仁；恶心呕吐，加竹茹、半夏；高热，加生石膏、柴胡；肌肤痒甚，加地肤子、白鲜皮、蝉蜕
推荐中成药	抗病毒冲剂、板蓝根冲剂、金莲花泡腾片

2. 湿热郁蒸证

证候	持续发热，烦躁口渴，手、足、口部及四肢、臀部疱疹，痛痒剧烈，疱疹色泽紫暗，分布稠密，或成簇出现，根盘红晕显著，疱液浑浊。小便短赤，大便秘结，舌质红绛，苔黄厚腻或黄燥，脉滑数，指纹紫暗
治法	清气凉营、解毒化湿
主方	清瘟败毒饮（黄连 黄芩 生石膏 知母 生地黄 栀子 连翘 赤芍 牡丹皮 桔梗 玄参 竹叶 犀角（水牛角代） 甘草）
加减	本方去黄连、犀角（水牛角代）、桔梗，加滑石、板蓝根、大青叶、紫草等。大便秘结，加玄明粉、生大黄、芒硝；口渴欲饮，加麦冬、天花粉、芦根；大便稀溏，加滑石、茵陈、车前草
推荐中成药	喜炎平注射液

三、预防与调护

（1）本病流行期间，不带孩子到公共场所，发现疑似患者，应及时进行隔离，对密切接触者应隔离观察 7~10 天。

（2）注意个人卫生，养成饭前便后洗手的习惯。

（3）合理供给营养，保证充足睡眠，防止过度疲劳降低机体抵抗力。

【中西医诊治思路与特点】

（1）手足口病临床表现复杂，起病初常表现为发热、流涕、喷嚏、咳嗽等，难以和感冒相鉴别，往往在手、足出现皮疹后才会考虑本病。因此，病程中应注意观察患儿皮肤是否有皮疹，诊断时往往要依据流行病学及病原学的检查。

（2）本病治疗过程中要注意对重症病例危重型的识别，若持续高热，体温（腋温）大于39℃，常规退热效果不佳；出现精神萎靡、易惊、肢体抖动、无力、站立或坐立不稳；呼吸异常：呼吸增快、减慢或节律不整；出冷汗、血压升高、毛细血管再充盈时间延长（>2秒）；血糖升高：大于8.3mmol/L，均提示病情危重。糖皮质激素不作为手足口病的常规治疗药物，只有在出现并发症、重症时慎重应用。

（3）应灵活运用解表、清热、利湿之法，偏湿盛者，虽以利湿为主，利湿太过会耗伤阴液，化燥生风；偏热重者，以清热解毒为主，但要注意清热解毒之品往往寒凉，应中病即止，以免损脾伤胃，导致邪毒内陷；解表时宣发之品不可过用，以免耗散正气。热平、疹退后，部分患儿会出现肺脾两虚的症状，如：神疲乏力，少气懒言，食欲不振、大便不调等，应益气健脾以善其后。

【病案】

患儿，男，4岁。发热3天，伴皮疹1天。3天前患儿无明显诱因出现发热，最高体温39℃，伴流涕、恶心欲呕、口痛拒食。家属予板蓝根冲剂口服2天后，诸症减轻，体温降至38℃左右。一天前家属发现患儿手足出现红色疹点未予重视，今见手足有疱疹遂来就诊。查体：体温38℃，精神可，手、足掌跖皮肤、臀部可见散在椭圆形疱疹，内有少许清稀液体，其余皮肤未见皮疹。口腔颊黏膜见溃疡，咽充血，扁桃体Ⅱ°肿大，心、肺、腹（-），神经系统检查无异常。舌质红，苔黄腻，脉浮数。

诊断：手足口病（肺脾湿热）。

治法：宣肺解表，化湿透邪。

方药：甘露消毒丹加减。

组成：金银花10g，连翘6g，黄芩10g，薄荷6g，茯苓10g，滑石10g，半夏6g，板蓝根10g，射干6g，浙贝母10g，牛蒡子6g，甘草3g。

4剂，水煎200ml，分4次口服，日1剂。

二诊：药后热退，皮疹消退，无新出皮疹，纳差，眠可，大便2日未行，小便调。查体：精神稍差，全身皮肤未见皮疹，口腔颊黏膜光滑无溃疡，咽微红，扁桃体Ⅰ°肿大，心、肺、腹（-），神经系统检查无异常。舌质红，苔薄黄，脉细。

诊断：手足口病（余邪未尽）。

治法：健脾和胃，兼清余邪。

方药：运脾汤加减。

组成：苍术6g，白术9g，茯苓10g，南沙参6g，地骨皮6g，射干6g，藏青果6g，瓜蒌仁9g，扁豆6g，甘草6g。

3剂，水煎200ml，分4次口服，日1剂。

三诊：药后诸症状消失，嘱合理调整饮食，避风寒、保暖。

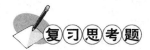

复习思考题

1. 简述手足口病的诊断要点。
2. 如何识别手足口病重症病例危重型。

第六节　流行性腮腺炎

扫码"学一学"

【西医临床导论】

流行性腮腺炎（mumps，epidemic parotitis）是由腮腺炎病毒引起的急性传染性疾病，临床以腮部肿胀、疼痛为特征。一年四季均可发生，但以冬春季节发病率最高。本病多见于 5～15 岁的儿童，2 岁以下很少发病。传染源为流行性腮腺炎患者及隐性感染者。该病毒主要通过呼吸道飞沫传播，也可通过直接接触而感染。本病一般以散发为主，但托幼机构和小学也可引起流行。轻者一般预后良好。年长男孩可并发睾丸炎，女孩可并发卵巢炎，病情严重者可并发脑膜脑炎。一次感染后，可获得终身免疫，很少再次发病。

一、病因病理

（一）病因

腮腺炎病毒属于副黏病毒系核糖核酸（RNA）型，对物理化学因素的作用均敏感，1%来苏、乙醇、0.2%甲醛溶液（福尔马林）等可于数分钟内将其灭活，若暴露于紫外线下迅速死亡。−65℃可存活数月至数年。

（二）病理

腮腺的非化脓性炎症为本病的主要病理改变。腺体增大，周围组织充血、肿胀，腺体细胞发生浑浊、肿胀或坏死。导管周围及腺体间质中有浆液纤维素性渗出及淋巴细胞、单核细胞及少许中性粒细胞浸润。由于腮腺导管部分阻塞使腺体分泌排出受阻，唾液中淀粉酶经淋巴系统而进入血液循环，使血、尿淀粉酶增高。

（三）发病机制

病毒经口鼻进入人体，在上呼吸道黏膜上皮组织中大量增殖后进入血循环，播散至腮腺及全身器官。病毒主要侵犯腮腺，但各种腺体及器官均可受累，如舌下腺、颌下腺、生殖腺、胰腺、甲状腺等。病毒对神经组织具有高度亲和性，若侵犯神经系统，可导致脑膜脑炎等严重病变（图 13−6）。

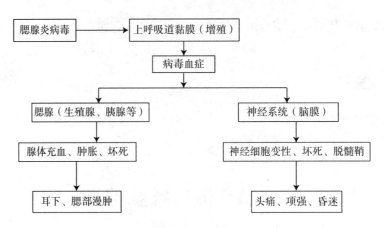

图 13 - 6　流行性腮腺炎的发病机制

二、诊断

（一）病史

冬春季发病，有腮腺炎接触史。

（二）临床表现

1. 潜伏期　14~21 天，平均 18 天。

2. 前驱期　起病较急，前驱期短暂，多为数小时至 1~2 天。有发热、乏力、咽痛、食欲不振、恶心、呕吐等症状。

3. 腮腺肿胀期　腮腺肿胀一般以耳垂为中心，向前、后、下发展，边缘不清，表面皮肤不发红，触之有弹性，轻触痛。常先见于一侧，然后另一侧也相继肿大，也仅有一侧肿大者。重症者腮腺周围组织高度水肿，面部肿大、变形，并可出现吞咽困难。腮腺管口可有红肿，挤压腮腺无脓性分泌物溢出。张口、咀嚼时疼痛加剧；腮腺肿胀大多于 3~5 天到达高峰，持续 1 周左右逐渐消退。颌下腺和舌下腺也可同时受累。颌下腺肿大时颈前下颌肿胀并可触及肿大椭圆形的腺体。舌下腺肿大可见舌及颈前下颌肿胀。

4. 并发症

（1）脑膜脑炎　为常见的并发症，脑膜脑炎可在腮腺肿前、后 2 周内出现，一般多在肿胀高峰期出现，临床表现为发热、头痛、呕吐、颈项强直，少数病例可有昏迷、抽搐等。脑脊液的改变与其他病毒性脑炎相似。脑电图可有改变但不似其他病毒性脑炎明显，以脑膜受累为主。预后多良好。

（2）生殖器官并发症　腮腺炎病毒可侵犯生殖腺，引起睾丸炎或卵巢炎。睾丸炎是男孩最常见的并发症。常发生在腮腺炎起病后 4~5 天或肿大腮腺开始消退时，多为一侧。临床表现为高热、头痛、睾丸胀痛伴剧烈触痛，症状轻重不一。一般约 10 天左右消退。1/3~1/2 的病例发生不同程度的睾丸萎缩。可并发附睾炎。很少导致不育症。5%~7%青春期女孩可并发卵巢炎，症状较轻，可出现腰部酸痛，下腹部轻压痛，月经周期失调等，不影响受孕。

（3）胰腺炎　约见于 5%成人患者，儿童中少见。常发生于腮腺肿胀后 3~4 天至 1 周，表现为发热、频繁呕吐、中上腹剧痛、腹胀、腹泻或便秘。

（4）其他并发症　耳聋、心肌炎、肾炎、乳腺炎、血小板减少等均可在腮腺炎病程中发生。

（三）辅助检查

1. 血常规　白细胞计数正常或稍低，后期淋巴细胞相对增多。有并发症时白细胞计数可增高。

2. 血清和尿淀粉酶测定　90% 患儿发病早期就有血清淀粉酶和尿淀粉酶轻度至中度增高。

3. 血清学检查　采用酶联免疫吸附法及间接荧光免疫检测 IgM 抗体，可作早期诊断。早期及恢复期双份血清特异性 IgG 抗体滴度 ≥4 倍为阳性。

4. 病毒分离　早期患者可在唾液、尿、血、脑脊液中分离到病毒。

三、鉴别诊断

见表 13 - 6。

表 13 - 6　流行性腮腺炎的鉴别诊断

	流行性腮腺炎	化脓性腮腺炎	颌下淋巴结炎
发病季节	冬春季	夏秋季	四季
病因	流行性腮腺炎病毒	葡萄球菌或链球菌	各种病原体
传染性	有	无	无
部位	以耳垂为中心腮部漫肿	单侧腮部肿胀	颌下肿胀
肿胀特点	单侧或双侧多，肿胀边缘不清	肿胀边缘清楚	肿胀边缘清楚
患处皮肤	肤色不变	肤色红，皮温较高	肤色红
压痛	压痛，有弹性	触痛明显，波动感	触痛明显
腮腺管口	挤压无脓液溢出	挤压有脓液溢出	挤压无脓液溢出
免疫力	持久免疫	无免疫，可复发	无免疫，可复发

四、治疗

本病目前尚无特异性方法治疗，以对症处理，防止并发症为主。

（一）一般治疗

（1）隔离治疗，患儿需隔离至腮腺肿胀完全消退。

（2）患儿卧床休息，饮食以流质、半流质为主，禁食酸性、肥腻及不消化食物，防止并发症的发生。

（3）病室通风，阳光照射，污染物具煮沸消毒。

（二）抗病毒治疗

（1）疾病早期可口服利巴韦林，每日 10 ~ 15mg/（kg·d）。

（2）有并发症或病情严重时要及早静脉滴注利巴韦林，每日 15mg/（kg·d），并发脑膜脑炎可短期使用肾上腺皮质激素，疗程 3 ~ 5 天。

（3）使用干扰素可达到较快消肿，缩短病程的目的。

（三）对症治疗

（1）高热可予对乙酰氨基酚退热治疗。

（2）肿胀处用红外线治疗有一定疗效。

（四）并发症的治疗

（1）睾丸肿痛可用丁字绷带托起。

（2）并发脑膜脑炎、胰腺炎等的治疗参见相关章节。

五、预防与调护

（1）腮腺炎流行期间，避免带易感儿童去公共场所。

（2）主动免疫　接种麻风腮三联疫苗，接种后抗体阳性率可达96%以上，有效抗体效价可维持7年以上。

（3）被动免疫　对年幼体弱的易感儿可予免疫球蛋白进行被动免疫。

【中医临证通论】

流行性腮腺炎，中医称"痄腮"，是由感受风温邪毒引起的急性时行疾病。本病在历代文献均有记载，如《诸病源候论》、《证治准绳》中，根据本病的发病部位、证候特征，将本病命名为"耳卒肿"、"鸬鹚瘟"。

一、病因病机

风温时邪由口鼻侵入少阳，壅阻少阳经脉，郁而不散，结于腮部而成"痄腮"。

邪入少阳	风温邪毒壅阻少阳经脉，使表里经脉开合失司，从而出现畏寒发热、头痛；胆火上逆则呕吐；邪毒壅滞，气血流行不畅，络脉受阻，故耳下腮部漫肿疼痛
热毒蕴结	邪毒炽盛在表不解，入里化火，伤津耗液，见高热持续、烦躁、头痛；热毒充斥与气血搏结，少阳经脉凝结不通，结于耳下，故腮部肿胀、疼痛剧烈、咀嚼困难

二、辨证论治

（一）辨证要点

本病以经络辨证为主，同时辨常证、变证。常证邪犯少阳者属轻证，热毒蕴结者属重证。如有并发症者则属变证，可出现神志障碍、抽搐、睾丸肿痛或少腹疼痛，病在少阳、厥阴经为主。

（二）治疗原则

以清热解毒，软坚散结为基本法则。轻证疏风清热、祛邪外出，重证应清热解毒、软坚消肿；发生变证时，则佐以熄风开窍、清肝泻火等法。此外，还应结合外治法治疗，有助于局部消肿止痛。

（三）常见证型治疗

1. 邪犯少阳证

证候	轻微发热恶寒，一侧或两侧耳下腮部漫肿疼痛，咀嚼不便，或有头痛咽红、纳少、舌质红，苔薄白或薄黄，脉浮数

续表

治法	疏风清热，散结消肿
主方	柴胡葛根汤（柴胡 葛根 天花粉 黄芩 桔梗 连翘 牛蒡子 石膏 升麻 甘草）
加减	本方去石膏、天花粉、升麻，加板蓝根、夏枯草、僵蚕、射干等。咽喉肿痛，加僵蚕、玄参、藏青果；食少呕吐，加陈皮、半夏、竹茹、苍术
推荐中成药	板蓝根冲剂、抗病毒颗粒

2. 热毒壅盛证

证候	高热，一侧或两侧耳下腮部肿胀疼痛，拒按，张口咀嚼困难，或有烦躁不安，口渴欲饮，头痛，咽红肿痛，颌下肿块胀痛，纳少，大便秘结，尿少而黄，舌质红，舌苔黄，脉滑数
治法	清热解毒，软坚散结
主方	普济消毒饮（黄芩 黄连 玄参 连翘 板蓝根 马勃 牛蒡子 僵蚕 升麻 柴胡 陈皮桔梗 薄荷 甘草）
加减	本方去薄荷，加生石膏、生地黄、水牛角、栀子、知母、赤芍、牡丹皮、竹叶等。肿胀不消，加龙胆草、昆布、海藻；大便秘结，加大黄、芒硝；呕吐，加竹茹、半夏
推荐中成药	喜炎平注射液

【中西医诊治思路与特点】

（1）流行性腮腺炎病程中可并发急性胰腺炎，但因腮腺炎病程中血、尿淀粉酶即可升高，故淀粉酶升高不宜作为并发胰腺炎的诊断依据，须作血清脂肪酶检查，协助诊断。

（2）中医治疗本病疗效显著。因腮肿是由于邪侵少阳，经脉阻滞，故在治疗过程中都应重视疏利少阳，运用软坚散结之品。

（3）除中药内服外，还应积极采用冰硼散、金黄散、仙人掌、六神丸等外敷治疗，可明显减轻肿胀、缩短病程。

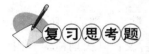

复习思考题

1. 如何诊断流行性腮腺炎？
2. 如何鉴别流行性腮腺炎与化脓性腮腺炎？

（陈　竹）

第七节　猩红热

扫码"学一学"

【西医临床导论】

猩红热（scarlet fever）是由产红疹毒素的A组乙型（β）溶血性链球菌感染引起的急性出疹性呼吸道传染病。临床以发热、咽峡炎、全身弥漫性猩红色皮疹和疹退后皮肤脱屑为特征。少数患儿病后2~3周可发生风湿热或急性肾小球肾炎。

本病通过呼吸道飞沫传播，传染源为患者和带菌者。被污染的日常用品间接传播偶可发生，皮肤脱屑本身没有传染性。好发于冬春季，3~7岁儿童是主要的易感人群。

扫码"看一看"

一、病因病理

（一）病因

病原菌为 A 组乙型（β）溶血性链球菌。它能产生 A、B、C 三种抗原性不同的致热性外毒素，其抗体无交叉保护力，均能致发热和皮疹。细菌的致热性外毒素可引起发热、头痛等全身中毒症状。

（二）病理及发病机制

溶血性链球菌从呼吸道侵入咽、扁桃体，引起局部炎症，表现为咽及扁桃体急性充血、水肿，有中性粒细胞浸润，纤维素渗出，可为卡他性、脓性或膜性，并可向邻近组织器官扩散，亦可通过血源播散，炎症病灶处溶血性链球菌产生红疹毒素，经吸收后使机体表皮毛细血管扩张，真皮层广泛充血，在毛囊口周围有淋巴细胞及单核细胞浸润，形成猩红热样皮疹。恢复期表皮细胞角化过度，并逐渐脱落形成临床上的脱皮。舌乳头红肿突起，形成草莓舌。重型可有全身淋巴结、肝、脾等网状内皮组织增生，心肌发生中毒退行性变。部分于 2~3 周后出现变态反应，主要表现为肾小球肾炎或风湿热。

二、诊断

（一）病史

有猩红热接触史。

（二）临床表现

潜伏期一般 1~7 天，外科型 1~2 天。根据临床表现轻重，可有以下几种不同类型。

1. 普通型 典型病例分为 3 期。

（1）前驱期 起病急骤，全身症状明显，有畏寒，高热伴头痛、咽痛、恶心、呕吐等。咽及扁桃体明显充血，重者咽及软腭有脓性渗出物和出血性红疹。舌及舌乳头均覆盖有白苔。颈及颌下淋巴结肿大及压痛。

（2）出疹期 发热后 1~2 天出疹，皮疹最初见于腋下、颈部与腹股沟，24 小时内迅速波及全身。皮疹特点是全身皮肤弥漫性发红，有针尖大小、均匀密集的猩红色小丘疹，高出皮面，呈鸡皮样，触之似粗砂纸样，疹间皮肤潮红，压之可褪色，暂时苍白，数秒后恢复原状，称为贫血性皮肤划痕，为猩红热特征之一。在皮肤皱褶处，如腋窝、肘弯和腹股沟等处，皮疹密集成线压之不退，称帕氏线，为猩红热特征之二。起病 4~5 天，舌白苔脱落，舌面光滑鲜红，呈牛肉样深红色，舌乳头红肿突起，形成草莓舌，为猩红热特征之三。颜面充血，无皮疹，口周苍白，称口周苍白圈，为猩红热特征之四。出疹期体温仍高，待皮疹出齐后，体温逐渐下降。

（3）恢复期 一般情况好转，体温降至正常，皮疹按出疹顺序消退，疹退 1 周后开始脱皮，皮疹愈多，脱屑愈明显。一般 2~4 周脱尽，不留色素沉着。

2. 轻型 病程中缺乏特征性症状，有低热 1~2 天或不发热，皮疹极不典型，可仅限于腋下、腹股沟，疹稀少且色淡，1~2 天即褪，无草莓舌。发病 1 周后，在面额部、耳郭、手足指趾端出现轻微脱屑或脱皮，可进行回顾性诊断。由于容易漏诊，未能及时治疗，继发肾炎的可能性反而较大。

3. 重型 又称中毒型，临床现已罕见。除上述典型症状外，全身中毒症状明显，并可有不同程度的嗜睡、烦躁和意识障碍；如合并脓毒症状，可并发败血症、肺炎、化脓性脑膜炎等，甚至可发生中毒性休克，危险性高。

4. 外科型 链球菌经皮肤或黏膜伤口感染时，可有局部急性化脓性病变，皮疹从创口开始，发展到其他部位皮肤，局部淋巴结肿大、压痛，无咽炎和草莓舌。

（三）辅助检查

1. 血常规 白细胞总数及中性粒细胞增多，有核左移，胞质中可见中毒颗粒。

2. 血清学检查 多数患儿血清抗链球菌溶血素"O"滴度升高。

3. 细菌培养 咽拭子培养可检查出 A 组乙型溶血性链球菌。

三、鉴别诊断

见表 13 – 7。

表 13 – 7 猩红热的鉴别诊断

疾病	病原	全身症状及其他特征	皮疹特点	发热与皮疹关系
麻疹	麻疹病毒	呼吸道卡他性炎症，咳嗽，结膜炎，发热第2~3天口腔黏膜斑	红色斑丘疹，自头面部→颈部→躯干→四肢，退疹后有色素沉着及细小脱屑	发热3~4天，出疹期热更高
风疹	风疹病毒	全身症状轻，常有发热，耳后、枕部淋巴结肿大并触痛	面部→躯干→四肢，斑丘疹，疹间有正常皮肤，退疹后无色素沉着及脱屑	发热后半天至1天出疹
幼儿急疹	人疱疹病毒6型	一般情况好，高热时可有惊厥，耳后枕部淋巴结亦可肿大	红色斑丘疹，颈及躯干部多见，一天出齐，次日消退	高热3~5天，热退疹出
药物疹		原发病症状	皮疹痒感，摩擦及受压部位多，与用药有关，斑丘疹、疱疹、猩红热样皮疹、荨麻疹	发热、用药史

四、治疗

本病的治疗主要是控制感染，消除症状，预防并发症及减少带菌。

（一）一般治疗

（1）供给充分的营养、热量。

（2）发热、咽痛期间可给予流质或半流质饮食，保持口腔清洁，较大儿童可用温盐水漱口。

（3）高热者应物理降温或用退热剂。

（二）抗生素治疗

青霉素是治疗本病的首选药。青霉素剂量每日 5 万 U/kg，分 2 次肌肉注射。严重感染者，剂量可加大到 10 万 ~20 万 U/kg 静脉滴注。对青霉素过敏者可选用大环类酯类或头孢菌素类抗生素口服或静脉滴注，疗程 7~10 天。

【中医临证通论】

猩红热属于中医学温病范畴，中医称"丹痧""疫痧""喉痧""烂喉丹痧"。丹痧的病名最早见于清代顾玉峰《痧喉经验阐解》一书，中医文献中最早明确记载本病的是叶天士《临证指南医案·疫》中，其中对丹痧的症状描述非常详细，指出其"舌如朱"，并称其为"烂喉痧"。丹痧的病名，以皮疹"红晕如尘沙""成片如云头突起"为特征而命名。其他名称如"烂喉丹痧""喉痧""疫痧"则是结合咽喉肿烂的症状特点，或具强烈传染性而命名的。

一、病因病机

发病原因为感受痧毒疫疠之邪，邪从口鼻侵入，蕴于肺胃二经，郁而化热、化火。火热之毒发散，犯卫、入营、伤阴，从而形成邪侵肺卫，毒在气营，疹后伤阴三个病理阶段。

邪侵肺卫	病之初起，邪束于表，正邪纷争而壮热骤起，痧毒内侵，咽喉首当其冲，邪毒熏灼咽喉，致咽部红肿糜烂。痧毒内蕴肺胃，外泄肌表，布散于三焦，全身透发密集皮疹
毒在气营	邪毒内灼，心火独盛，加之热耗阴津，故舌生红刺，舌光无苔，状如杨梅。邪毒进一步化火入里，传入气营，或内逼营血，痧疹色泽转红紫或见瘀点，还可见壮热烦渴，神昏谵语，舌紫绛等。若邪毒炽盛，内陷心肝，则可出现抽搐，昏迷等重症
疹后伤阴	邪从火化，最易伤阴耗液，故病之后期可见肺胃阴伤之证

二、辨证论治

（一）辨证要点

1. 辨轻重　发热有汗，痧色红润，外透顺利为轻证；壮热无汗，痧隐神昏，痧色深紫夹有瘀点、瘀斑，烂喉气秽为重证。

2. 辨病程　病之初期，邪在肺卫，以发热、恶寒、咽喉痛为主症。痧点透出，热毒已盛，则壮热、烦渴、舌光红起刺。病之后期，邪衰正虚，阴津已损，则口渴、唇燥、皮肤脱屑，舌红少津。

（二）治疗原则

以清凉宣透，清热解毒为主。初期治宜清热解毒，宣透达邪；中期治宜清气凉营，泻火解毒；后期治宜养阴清热，生津增液。

（三）常见证型治疗

1. 邪侵肺卫证

证候	发热骤起，头痛畏寒，肌肤无汗，咽喉红肿疼痛，常影响吞咽，皮肤潮红，可见丹痧隐隐，舌质红、苔薄白或薄黄，脉浮数有力
治法	辛凉宣透，清热利咽
主方	解肌透痧汤（荆芥　牛蒡子　蝉蜕　浮萍　僵蚕　射干　淡豆豉　马勃　葛根　甘草　桔梗　前胡　连翘　竹茹）
加减	乳蛾红肿，加土牛膝根、板蓝根；颈部淋巴结肿痛，加夏枯草、紫花地丁；汗出不畅，加防风、薄荷
推荐中成药	透表回春丸

2. 毒炽气营证

证候	壮热不解,烦躁不宁,面赤口渴,咽喉肿痛,伴有糜烂白腐,皮疹密布,色红如丹,甚则色紫如瘀点。疹由颈、胸开始,继而弥漫全身,压之褪色,见疹后的 1~2 天舌苔黄糙、舌质红刺,3~4 天后舌苔剥脱,舌面光红起刺,状如杨梅,脉数有力
治法	清气凉营,泻火解毒
主方	凉营清气汤(水牛角 石斛 栀子 牡丹皮 生地黄 薄荷 黄连 赤芍 玄参 石膏 甘草 连翘 竹叶 白茅根 芦根 金汁)
加减	丹痧布而不透,加淡豆豉、浮萍;苔糙便秘,加生大黄、芒硝(冲服);若邪毒内陷心肝,出现神昏、抽搐等,可选紫雪丹(调服)、安宫牛黄丸
推荐中成药	紫草丸

3. 疹后阴伤证

证候	丹痧布齐后 1~2 天,身热渐退,咽部糜烂疼痛减轻,或见低热,唇干口燥,或伴有干咳,食欲不振,舌红少津,苔剥脱,脉细数。约一周后可见皮肤脱屑、脱皮
治法	养阴生津,清热润喉
主方	沙参麦冬汤(沙参 麦冬 玉竹 桑叶 甘草 天花粉 白扁豆)
加减	口干、舌红少津明显,加玄参、桔梗、芦根;大便秘结,加知母、火麻仁;低热不清,加地骨皮、银柴胡、鲜生地黄

三、预防与调护

(1)控制传染源,对已感染患儿隔离治疗 7 日,至症状消失,咽拭子培养阴性方可解除隔离。对密切接触的易感人员应隔离 7~12 天。

(2)切断传播途径,对患儿的分泌物和污染物及时消毒处理,接触患儿应戴口罩。流行期间,小儿勿去公共场所。

(3)保护易感儿童,对密切接触患儿的易感儿童,可服用板蓝根等清热解毒,必要时静脉用药。

【中西医诊治思路与特点】

(1)典型的皮疹、帕氏线、草莓舌等是诊断本病的主要依据。诊断困难者多系极轻和极重的或就诊时恰在出疹期与脱屑期之间,缺乏典型表现的患儿,应仔细询问病史,重视发热与皮疹的关系。为及早发现并及时治疗并发症,病后 3 周内应经常检查尿常规、心电图等。

(2)本病由链球菌感染引起,西医治疗以抗生素为主,首选青霉素,以迅速消灭病原菌。对重型猩红热,主要是控制原发病,可选择两种以上抗生素以控制感染。对出现惊厥、昏迷、休克等危重症状,应积极采用西医抢救措施。

(3)中医一般多采用清热、透疹、解毒等方法。现代药理研究证明,许多清热解毒类中药均具有抑菌效果,与抗生素有较好的协同作用。恢复期多采用养阴清热之法,以进一步清除余邪。对平素体弱或病后体虚的患儿,应注意扶正,以促进机体康复。

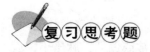
复习思考题

1. 典型猩红热的临床表现是什么?

2. 猩红热与麻疹、幼儿急疹、风疹、药物疹如何鉴别？

3. 如何辨治猩红热？

第八节　中毒型细菌性痢疾

【西医临床导论】

中毒型细菌性痢疾（bacillary dysentery，toxic type）是细菌性痢疾的严重类型，以起病急骤，突然高热，迅速恶化并出现惊厥、昏迷和休克为主要表现。常发于夏秋季，多见于2~7岁儿童，病死率高，必须积极抢救。

一、病因病理

（一）病因

各型痢疾杆菌均可引起中毒型痢疾，痢疾杆菌属于肠杆菌的志贺菌属，为革兰阴性杆菌，分A、B、C、D四群（志贺菌、福氏菌、鲍氏菌、宋内菌），我国以福氏、志贺菌多见。

（二）病理

中毒型菌痢肠道病变轻微，常见充血水肿，个别病例结肠有浅表溃疡，但全身病变重，多脏器的微血管痉挛及通透性增加，突出的病理改变为大脑及脑干水肿，神经细胞变性及点状出血，肾小管上皮细胞变性坏死，部分病例肾上腺充血、皮质出血和萎缩。

（三）发病机制

志贺菌属经口进入胃肠道，侵入结肠上皮细胞，并生长繁殖，细菌裂解后产生大量内毒素与少量外毒素，引起发热、毒血症及急性微循环障碍。内毒素作用于肾上腺髓质及兴奋交感神经系统释放肾上腺素，去甲肾上腺素等，使小动脉和小静脉发生痉挛性收缩，内毒素直接作用或通过刺激网状内皮系统，使组氨酸脱羧酶活性增加，或通过溶酶体释放，导致大量血管扩张、加重微循环障碍。中毒型菌痢的上述病变在脑组织中最为显著。可发生脑水肿甚至脑疝，出现昏迷、抽搐及呼吸衰竭是中毒型菌痢死亡的主要原因。

二、诊断

（一）病史

本病好发于夏秋季，起病急，可无明显接触史。

（二）临床表现

潜伏期多数为1~2天，短者数小时，起病急、发展快，常表现高热及超高热，迅速发生呼吸衰竭、休克或昏迷，肠道症状多不明显，甚至无腹痛及腹泻，也有在发热、脓血便后2~3天开始发展为中毒型。根据其主要表现又可分为以下四型。

1. 休克型（皮肤内脏微循环障碍型）　主要表现为感染性休克，早期为微循环障碍，可见精神萎靡，面色灰白，四肢厥冷，脉细速、呼吸急促，血压正常或偏低，脉压小，后期微循环淤血、缺氧、口唇及甲床发绀、皮肤花斑、血压下降或测不出，可伴心、肺、肾脏等多系统功能障碍。

2. 脑型（脑微循环障碍型）　因脑缺氧、水肿而发生反复惊厥、昏迷和呼吸衰竭。早期有嗜睡、头痛、呕吐、血压偏高、心率相对缓慢。随病情加重很快进入昏迷、频繁或持续惊厥。瞳孔不等大，对光反射消失，呼吸深浅不匀、节律不整，甚至呼吸停止。此型较严重，病死率高。

3. 肺型（肺微循环障碍型）　又称呼吸窘迫综合征，以肺微循环障碍为主，常在中毒性痢疾休克型或脑型基础上发展而来，病情危重，病死率高。

4. 混合型　上述三型可同时或先后出现，病情最凶险，病死率很高。

（三）辅助检查

1. 大便常规　病初可正常，以后出现脓血黏液便，镜检有成堆脓细胞、红细胞和吞噬细胞。

2. 大便培养　可分离出志贺菌属痢疾杆菌。

3. 外周血常规　白细胞总数增高至（10~20）×10^9/L 以上，以中性粒细胞为主，并可见核左移，当有 DIC 时，血小板明显减少。

4. 免疫学检测　可用荧光物质标记的痢疾杆菌特异性多价抗体来检测大便标本中的致病菌，但特异性有待进一步提高。

5. 特异性核酸检测　采用核酸杂交或 PCR 可直接检查粪便中的痢疾杆菌核酸，具有灵敏度高、特异性强、快速简便，对于标本要求较低等优点。

三、鉴别诊断

见表 13-8。

表 13-8　中毒性细菌性痢疾的鉴别诊断

疾病	鉴别
高热惊厥	多见于 6 个月~3 岁小儿，常常在上呼吸道感染初体温突然升高时出现惊厥，抽搐时间短、止惊后一般情况好，且一次病程多发生 1 次惊厥，粪便常规正常
流行性乙型脑炎	发病季节、高热、惊厥与本病相似，但昏迷多在 2~3 天后发生，脑脊液检查可异常而粪便检查正常

四、治疗

及时采取综合性抢救治疗。除针对病因抗感染外，休克型应扩容纠酸，改善微循环；脑型应控制高热，脱水止惊，防治呼吸衰竭。

（一）降温止惊

可综合使用物理、药物降温或亚冬眠疗法。惊厥者，可用地西泮 0.3mg/kg，静脉注射（最大剂量≤10mg/次）或肌肉注射苯巴比妥钠每次 5~8mg/kg，或用水合氯醛40~60mg/kg 保留灌肠。

（二）治疗循环衰竭

（1）扩充血容量，纠正酸中毒，维持水与电解质平衡。

（2）改善微循环　在充分扩容的基础上应用东莨菪碱、酚妥拉明、多巴胺或间羟胺等血管活性药物改善微循环。

（3）其他　早期应用糖皮质激素抗休克，常用地塞米松每次 0.2~0.5mg/kg 静脉滴注，每天 1~2 次，疗程 3~5 天。

（三）防治脑水肿和呼吸衰竭

保持呼吸道通畅，给氧。首选 20% 甘露醇降颅压，剂量每次 0.5~1g/kg 静脉注射，每 6~8 小时 1 次，疗程 3~5 天。或与利尿剂交替使用，可短期静脉注射地塞米松，剂量同上。若出现呼吸衰竭应及早使用呼吸机。

（四）抗生素治疗

为迅速控制感染，通常选用两种痢疾杆菌敏感的抗生素静脉滴注，因近年来痢疾杆菌对氨苄西林、庆大霉素等耐药菌株日益增多，故可选用阿米卡星、头孢噻肟或头孢曲松钠等药物。

【中医临证通论】

中毒型细菌性痢疾中医称为"疫毒痢"或"疫痢"、"时疫痢"。《寿世保元》认为小儿痢疾"多由脾胃不和，饮食过度，停积于脾胃，不能克化，又为风寒暑湿干之"所致。疫毒痢的临床特点则有"痢下作惊搐"及"积毒内郁……遂而神昏扰扰"等记载。疫痢起病急，发展快，病势凶，易"内闭外脱"而导致死亡，故应及时抢救。

一、病因病机

小儿脾胃薄弱，夏秋时节，湿热内盛，脾胃受困，时邪疫毒，污染饮食，经口入腹，蕴伏胃肠。邪毒内炽，外发肌表，故见壮热；气机壅阻，故有腹痛；毒聚肠腑，肠络被伤，则大便脓血；脾胃受损，胃失和降，则见恶心、呕吐。正邪相争，湿从热化，热盛化火，火盛风动，内迫心肝，故见烦躁谵妄，甚则抽风、惊厥，神志昏迷。若正不敌邪，阳气暴脱，则见面色苍白，肢厥汗冷，呼吸不匀，脉微欲绝。湿热秽毒内蕴，舌苔多见黄厚，热灼津伤，则舌苔灰糙，质红而干。

二、辨证论治

（一）辨证要点

疫毒痢来势急暴，辨证时需注意毒邪内闭、内闭外脱的不同特点。

（二）治疗原则

总的治则为闭者宜开、宜宣、宜清；出现脱证者，急当固脱救逆。

（三）常见证型治疗

1. 毒邪内闭证

证候	突发高热，烦躁谵妄，神志昏迷，反复惊厥或见呼吸困难，节律不整。可有痢下脓血；或虽未见下痢症状，但用棉签在肛门内检到黏液粪便。舌质红，苔黄厚或灰糙，脉数有力
治法	清肠解毒，泄热开窍

续表

主方	黄连解毒汤（黄连 黄柏 黄芩 栀子）
加减	本证在原方基础上常加枳实、厚朴、槟榔。抽搐频繁，加钩藤、全蝎、僵蚕；皮肤有出血点，加犀角（水牛角代）、牡丹皮、紫草；昏迷，加天竺黄、鲜石菖蒲；舌苔黄腻而厚，加胆南星、郁金
推荐中成药	安宫牛黄丸、至宝丹、香连丸

2. 内闭外脱证

证候	面色苍白，或见青灰，四肢厥冷，汗出不温，皮肤花纹，口唇发绀，呼吸浅粗，节律不匀，目光无神，神志不清；脉搏细数无力
治法	回阳救逆，益气固脱
主方	参附龙牡救逆汤（人参 附子 龙骨 牡蛎 白芍 炙甘草）
加减	呼吸浅粗不匀，重用五味子、山萸肉；口唇青紫，加用桃红四物汤
推荐中成药	参附注射液、参麦注射液

（三）针灸疗法

1. 针刺 主穴取天枢、上巨虚、足三里、合谷。配穴取气海、中脘、大肠俞、脾俞。随证选2~3穴。发热加曲池、大椎；里急后重加阴陵泉；腹痛加气海、中脘；呕吐加内关。

2. 耳针 大肠、小肠、直肠下端、神门、交感。

3. 穴位注射 取足三里、天枢。

三、预防与调护

（1）做好环境卫生，加强厕所及粪便管理，消灭苍蝇。

（2）饭前便后洗手，不饮用生水，不吃变质腐烂及被苍蝇沾过的食物。

【中西医诊治思路与特点】

（1）中毒型细菌性痢疾属儿科临床中急危重症，需分秒必争、积极抢救，尽快明确诊断，2~7岁儿童，夏秋季节突起高热，伴反复惊厥，脑病和（或）休克表现者，均应考虑中毒型菌痢，应进行肛拭子或灌肠取粪便镜检初步确诊。

（2）本病以西医对症急救和选用敏感抗生素治疗为主。同时结合中医辨证论治，可以提高疗效。对于昏迷患儿可经胃管给予中药汤剂或行保留灌肠给药途径。

（3）本病中医辨治以清热解毒为主要原则，根据不同临床表现，闭证加泄热凉血，熄风开窍；内闭外脱者应急则回阳救逆。神昏、抽搐患儿可配合服用安宫牛黄丸、至宝丹。

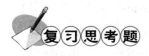
复习思考题

1. 中毒型细菌性痢疾的临床表现有哪些？

2. 中毒型细菌性痢疾需与哪些疾病进行鉴别诊断？

3. 中毒型细菌性痢疾的中医辨证要点是什么？

（史正刚 吴丽萍）

第九节　结核总论

【西医临床导论】

结核病是由结核分枝杆菌引起的慢性全身性传染病。全身各个器官都可受累，但以肺结核最为多见。近年来，结核病呈上升趋势，发展中国家尤为显著。

一、病因病理

（一）病因

本病病原体为结核分枝杆菌，该菌为无芽孢，不运动，多形性，生长缓慢，对外界抵抗力较强，可长期存活并保持致病力，在室内阴暗潮湿处能存活半年，在阳光直射下 2 小时、紫外线照射 10 ~ 20 分钟死亡。对酸、碱等有较强的抵抗力。结核分枝杆菌分 4 型：人型、牛型、非洲型和鼠型，对人有致病力者主要为人型，其次是牛型，感染非洲型甚少，鼠型对人不致病。传染源主要是排菌患者，通过飞沫和经空气传播，也可因饮用未消毒的牛奶或食入污染结核分枝杆菌的食物而传染。

（二）病理改变

本病包括渗出、增生、变性三种基本病理变化。

1. 渗出性改变　见于疾病早期，表现为小血管充血、浆液纤维蛋白渗出、炎性细胞浸润。渗出性病灶可吸收消散，或转为增生性改变，或出现干酪样坏死。

2. 增生性改变　以形成结核结节为主。当菌量较少、毒力较低或机体抵抗力较强时多发生此改变。

3. 变质性改变　当菌量大、毒力强、机体变态反应增高或抵抗力较弱时，以上两种改变都可发生坏死。主要为干酪样坏死，坏死组织液化，形成空洞，同时有大量结核分枝杆菌繁殖。

结核病变的良性结局是吸收、纤维化、钙化和骨化。

（三）发病机制

结核病的发生与机体的免疫力、细菌的毒力和数量有关。机体在同结核分枝杆菌抗争过程中，产生了对结核菌的免疫和变态反应。

1. 结核病的保护性免疫反应　保护性免疫反应由细胞免疫介导，表现在 T 淋巴细胞的致敏和巨噬细胞的灭菌作用。只有在 T 淋巴细胞和巨噬细胞功能正常的情况下，结核分枝杆菌才能被清除，二者功能的任何异常都能减低机体抵抗力而易使结核感染扩散。当受大量毒力强的结核分枝杆菌侵袭而又遇人体免疫力低落时，感染后即可发病。尤其是居住拥挤、饥饿、贫血、营养不良和急性传染病时，易引起结核感染和发病。

2. 结核病的迟发型变态反应　迟发型变态反应为初次感染结核分枝杆菌 4 ~ 8 周后，通过致敏淋巴细胞的作用，人体组织对结核分枝杆菌及其代谢产物所发生的高敏反应。表现为局部组织渗出性炎症，甚至坏死，并有全身中毒症状。

人体在初次感染结核分枝杆菌后产生一定免疫力，也可发生变态反应，两种现象既可同时发生也可相互分离，均属于 T 淋巴细胞介导的免疫反应，是细胞免疫的两种不同表现。

二、诊断

（一）病史

仔细询问病史对早期诊断具有重要意义。包括结核病接触史、既往史、现病史、急性传染病史和卡介苗接种史。

（二）临床表现

1. 症状 主要为低热、乏力、盗汗、食欲不振、消瘦等，而呼吸系统症状多不明显。

2. 体征 肺部体征多不明显，全身浅表淋巴结常轻度或中度肿大，肝脾可轻度肿大。部分患儿可有结节性红斑等结核过敏表现。

3. 结核菌素试验 儿童感染结核分枝杆菌 4 ~ 8 周后，可呈阳性反应。

（三）辅助检查

1. 病原学检查 从胃液、痰、脑脊液、胸腹腔渗出液寻找结核菌。

2. 血液学检查 在活动性结核期，红细胞沉降率可增快，C - 反应蛋白增高，蛋白电泳及球蛋白常可增高。

3. 影像学检查 X 线检查对诊断有很大帮助。肺部 CT 检查具有更高的分辨度和灵敏性，能较准确地反映结核病变的变化。

4. 纤维支气管检查 可观察支气管内膜有无病变，也可吸取分泌物或取活检进行病理检查及结核分枝杆菌培养。

5. 活体组织检查 包括周围淋巴结穿刺或活检、肺和胸膜活检。活检发现结核结节、干酪样坏死组织，有助于确定诊断。

三、治疗

本病治疗原则是早期、联合、适量、规律、分段及全程治疗。

（一）治疗方案

1. 标准疗法 即长效疗法，疗程 18 ~ 24 个月。因时间长，患儿不易坚持，已逐渐被短程化疗取代。

2. 短程疗法 疗程 6 ~ 9 个月，最长 12 个月，分强化和巩固两个阶段。

（二）常用抗结核药物

1. 异烟肼 为治疗结核病的首选药物。对细胞内、外的结核菌均有杀灭作用，通透性强，易通过血 - 脑屏障。均用 1 日量顿服，剂量为每日 10 ~ 20mg/kg，最大剂量 300mg/d。

2. 利福平 为耐药菌感染和短程化疗的主要药物。对新鲜病变内分裂菌、干酪病灶内和细胞内的细菌均有强大的杀灭作用。口服吸收分布良好，剂量为每日 10 ~ 15mg/kg，最大剂量 450mg/d。清晨空腹顿服，宜与异烟肼配合使用，合用时对肝损害增加，故合用时两者均以不超过每日剂量 10mg/kg 为安全。

3. 链霉素 对浸润和空洞型肺结核、血行播散性肺结核最适宜。不易通过血 - 脑屏障，剂量为每日 20 ~ 30mg/kg，最大剂量 750mg/d，一次肌肉注射。

4. 吡嗪酰胺　对巨噬细胞内持存菌有特殊杀灭作用，易通过血－脑屏障，故治疗结核性脑膜炎有效。剂量为每日 20～30mg/kg，分 3～4 次口服。

5. 乙胺丁醇　为抑菌药，联合化疗时可延缓异烟肼耐药性的产生，剂量为每日15～25mg/kg，分次口服。

6. 卡那霉素　对链霉素耐药的结核菌有抑制作用，但作用弱于链霉素。不易渗透到脑脊液，而在胸腔积液中有较高的药物浓度。剂量为每日 15～20mg/kg，1 次肌肉注射，疗程 1～2 个月。

7. 氨硫脲　为抑菌药，与链霉素、异烟肼合用以延缓耐药性产生。剂量为每日1～2mg/kg，最大剂量 75mg/d，分 2 次口服。

【中医临证通论】

小儿结核病类似中医"虚损""虚劳""肺痨""痨瘵"等病证。晋代《肘后备急方》进一步认识到本病具有传染性。《医学入门·痨瘵》指出"潮汗，咳，嗽，见血，遗精、便浊，或泄泻，轻者六症间作，重者六症兼作"，概要地提示了本病的 6 个主症。

一、病因病机

本病一为感染痨虫，二为正气虚弱，二者相互为因，痨虫传染是发病不可缺少的外因，正气虚弱是发病基础，是痨虫入侵和引起发病的主要内因。

痨虫入侵	痨虫传染是导致本病的唯一因素，因直接接触本病患者，痨虫侵入而发病
正气虚弱	先天禀赋不足、后天失调、病后失养、营养不良等致体虚，痨虫乘虚而入。肺体受损，肺阴亏耗，阴虚火旺，故见盗汗等症。阴伤及气，甚则阴损及阳，则见气阴两伤或阴阳两伤之候

二、辨证论治

（一）辨证要点

首辨阴虚、阴虚火旺或气阴两伤。临床以肺阴亏损为多见，进一步可表现为阴虚火旺、气阴两伤甚至阴阳两虚。二则根据主症的主次轻重，辨其脏腑所属，即与肺、脾、肾的关系。

（二）治疗原则

补虚培元、抗结核杀虫为治疗本病的基本原则。在药物治疗的同时，还应注意饮食、摄生等综合治疗。

（三）常见证型治疗

1. 肺阴亏损证

证候	干咳，低热或午后手足心热，口干咽燥，轻微盗汗。舌红，苔薄，脉细或细数
治法	滋阴润肺
主方	月华丸（天冬　麦冬　生地黄　熟地黄　山药　百部　沙参　川贝母　茯苓　阿胶　三七　獭肝　白菊花　桑叶）
加减	咳频痰黏，加杏仁；痰中带血丝，加白茅根、仙鹤草。低热不退，加银柴胡、地骨皮、青蒿

2. 阴虚火旺证

证候	午后潮热，骨蒸，五心烦热，颧红，盗汗量多，口渴，心烦失眠，性情急躁，日渐消瘦。舌红而干，苔薄黄，脉细数
治法	滋阴降火
主方	百合固金汤（生地黄 熟地黄 麦冬 贝母 百合 当归 炒芍药 玄参 桔梗 甘草）
加减	热势明显升高，加胡黄连、黄芩、黄柏；咳嗽痰黄黏稠，加桑白皮、知母、鱼腥草；咯血较重，加栀子、大黄炭、地榆炭；盗汗甚，加乌梅、牡蛎、麻黄根、浮小麦

3. 气阴两伤证

证候	午后潮热，畏风、怕冷，自汗与盗汗并见，气短声低，纳少神疲，便溏，颧红。舌质光淡，苔薄，脉细弱而数
治法	益气养阴
主方	保真汤（人参 黄芪 白术 赤茯苓 五味子 生地黄 熟地黄 天冬 麦冬 当归 赤芍 白芍 柴胡 厚朴 地骨皮 黄柏 知母 陈皮 生姜 大枣 甘草）
加减	纳少便溏，加扁豆、薏苡仁、莲子肉、山药，减地黄、麦冬

三、预防与调护

（1）及早接种卡介苗，有效预防结核病的发生。

（2）锻炼身体，增强体质。

（3）控制传染源，患儿隔离治疗。

（4）合理饮食，及早纠正贫血及营养不良等。

【中西医诊治思路与特点】

（1）小儿结核病，早期诊断最为重要。要全面掌握临床表现、结核菌素试验、实验室检查和X线检查等资料，并进行具体分析，尽早明确诊断。

（2）小儿结核病包括原发性肺结核、继发性肺结核、急性粟粒性肺结核、结核性脑膜炎等多种病，临床诊断为结核病后需进一步明确诊断。

（3）结核病疗程较长，需患儿及家属认真配合。抗结核药物不良反应较大，要注意药物的选择与联合应用，尽量减少耐药性及不良反应。

（4）中医认为本病以正气虚弱为本，主要为阴虚，在抗结核药物运用的同时，合理运用中医药固护正气，滋阴补虚，能取得较好的疗效。

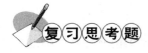复习思考题

1. 如何诊断小儿结核病？

2. 小儿结核病在治疗过程中应注意哪些问题？

（冯振娥）

扫码"学一学"

第十节 传染性单核细胞增多症

传染性单核细胞增多症（infectious mononucleosis，IM）是一种单核-巨噬细胞系统急

性增生性传染病。主要由 EB 病毒引起，特征为不规则发热、咽峡炎、淋巴结及肝脾肿大，血液中出现大量异常淋巴细胞，血清中可出现嗜异性凝集素及 EB 抗体。本病一般为自限性。在幼儿中表现为轻症，甚至隐性感染；但年长儿症状较重，有时发生严重并发症。发病以春秋季节为多见。

本病分布广泛，多散发，亦可呈小流行，经密切接触患者口腔唾液而传染。输血及粪便亦为传染源之一。多见年长儿及少年，6 岁以下可呈不显性传染。卫生状况较差的地区幼儿期感染较多见，条件较佳的地区则青少年期多见。成年期血清抗体大多已阳性。

一、病因病理

（一）病因

病因为 EB 病毒，EB 病毒属疱疹病毒群，是一种普遍感染人类的病毒，具有潜伏及转化的特性。

（二）病理

病毒进入口腔中后，在咽部淋巴结组织内繁殖复制，继而进入血流产生病毒血症，主要累及全身淋巴组织及具有淋巴细胞的组织与内脏。主要病理改变为全身淋巴组织的良性增生，淋巴结肿大，但不化脓。淋巴细胞及单核 - 吞噬细胞高度增生，胸腺依赖副皮质区的 T 细胞增生最为显著。肝、脾、肾、骨髓、中枢神经系统均可受累，主要为异常淋巴细胞浸润。

（三）发病机制

本病的发病机制尚未完全清楚。EB 病毒从口咽部侵入，主要感染带有 EB 病毒受体的 B 淋巴细胞，使受感染的细胞变形和增殖。这些细胞呈浆细胞样，同时合成很多免疫球蛋白，如嗜异性抗体和冷凝集素等。在几天之内，激起 T 细胞发生反应，能直接破坏携带 EB 病毒基因组的 B 细胞。

二、诊断

（一）病史

在小儿潜伏期较短，约 4 ~ 15 天，大多为 10 天。

（二）临床表现

1. 症状　发病或急或缓，半数有不适、头痛、恶心、疲乏、腹痛等前驱症状，继之出现典型症状。症状轻重不一，少年期常比幼年期重；年龄越小症状越不典型。

（1）发热　体温常在 38 ~ 39℃之间，重者可达 40℃以上，热型不定，一般持续 1 ~ 3 周，然后逐渐下降。发热虽高，中毒征象不明显。

（2）皮疹　幼小儿童较为多见，以风疹样红色斑丘疹最常见，亦可呈猩红热样皮疹、荨麻疹、多形性红斑或瘀点等，以躯干和前臂伸侧为主，为暂时性，约 1 周消退，不留痕，不脱屑。

2. 体征

（1）淋巴结肿大　最多见于两侧颈部淋巴结肿大，颌下、腋下、腹股沟淋巴结也可肿大。有时可见全身浅表淋巴结普遍肿大、大小不等，硬度中等、分散不粘连、不化脓。纵隔淋巴结肿大明显者有时可引起咳嗽及气促。肠系膜淋巴结肿大可引起腹痛。肿大的淋巴结于病程 2 周后逐渐消退，少数病例可持续数月甚至数年之久。

（2）咽峡炎　咽痛是主要症状之一。咽峡部充血，扁桃体肿大、充血。部分患者咽峡、扁桃体上覆有灰白色膜状分泌物。有的还可在悬雍垂或软、硬腭交界处见到小出血点和溃疡。

（3）肝脾肿大　半数患者出现脾肿大，多数在肋下 1～3cm，质地软。约 1/3 患儿有肝大，肝功能异常。部分患儿可有黄疸，个别会发生肝衰竭，因大块肝坏死而死亡。

3. 并发症　本病有多样的并发症，其发生率不高，但对预后影响很大，具体如下。

（1）血液系统　可有 Coomb's 试验阳性的自身溶血性贫血，出现于病程的 1～2 周，且大多可在一个月内停止发展。另可发生粒细胞减少、嗜酸性粒细胞增多、全血细胞减少或免疫性血小板减少性紫癜，甚至可以引起 DIC。

（2）神经系统　部分患儿可出现脑炎、无菌性脑膜炎、吉兰-巴雷综合征、视神经炎以及中枢神经系统淋巴瘤等，其中以横贯性脊髓病为最严重，可突然出现双下肢瘫痪及尿潴留。

（3）消化系统　可有黄疸，主要是由于溶血或肝炎所致。

（4）呼吸系统　因扁桃体明显肿大及咽部淋巴组织增生引起呼吸和吞咽困难。也可并发胸膜炎或胸腔积液、肺炎等。

（5）心脏　1%～6% 患儿心电图可见特异性 T 波改变或轻度传导不正常。

（6）眼部　可并发结合膜炎、视神经炎、视网膜炎、巩膜炎、葡萄膜炎、复视、斜视、眼睑下垂等。

（7）泌尿系统　血尿、蛋白尿、肾炎、肾病综合征以及溶血性尿毒综合征等。

（三）辅助检查

1. 血常规　血常规改变是本病的重要特征。典型改变是淋巴细胞总数增高，淋巴细胞可占 60% 以上，异常淋巴细胞增多 10% 以上或绝对值超过 1.0×10^9/L 具有诊断意义。

2. 血清嗜异凝集试验　血清中出现嗜异性 IgM 抗体，测定此抗体滴度可以协助诊断。一般起病 5 天后即可呈阳性反应。学龄前儿童很少阳性，且此抗体也非本病特有，正常人血清中亦可存在，故嗜异凝集试验阳性时，应做牛红细胞或豚鼠肾细胞吸附试验。

3. 特异性 EB 病毒性抗体试验测定　可通过测定抗 VCA IgM 抗体诊断急性感染。如抗 VCA IgM 抗体和抗 EA 抗体长期存在，而抗 EB 病毒核抗原抗体从不出现，提示慢性感染。

4. 病毒分离　急性期患者口咽部分泌物中大多能分离出 EB 病毒，即使病愈后的很长时间内，也有一些病例能继续检出病毒。

5. EB 病毒 DNA 检测　采用聚合酶链反应进行检测，可发现患儿血清中含有高浓度 EB 病毒 DNA，提示存在病毒血症。

三、鉴别诊断

见表 13-9。

表 13 - 9　传染性单核细胞增多症的鉴别诊断

疾病	鉴别
传染性单核细胞增多症	其特征为不规则发热、咽峡炎、淋巴结及肝脾肿大，血液中出现大量异常淋巴细胞，血清中可出现嗜异性凝集素及 EB 抗体
巨细胞病毒感染、弓形虫病	其症状颇似传染性单核细胞增多症，根据血清嗜异凝集试验阴性、特异性抗体及病毒分离可资鉴别
细菌性咽峡炎、扁桃体炎	其外周血中可见中性粒细胞增多，咽拭子细菌培养可得阳性结果，且青霉素治疗有效

四、治疗

本病无特效治疗，以对症及支持治疗为主。

（一）一般治疗

急性期应卧床休息，加强护理，避免发生严重并发症。脾脏显著增大时尤其应注意避免剧烈运动，以防破裂。盐水漱口常可改善咽炎引起的疼痛及不适。

（二）抗病毒治疗

目前使用阿昔洛韦有一定疗效。干扰素，每日 100 万 U，及肌肉注射，连用 5 天。

（三）对症治疗

可使用退热止痛、镇静、止咳及保肝治疗等措施。对严重病例如持续高热、伴有咽喉部梗阻或脾脏肿痛症状者宜短期应用肾上腺皮质激素，3～7 天，可减轻症状。

（四）并发症的治疗

并发心肌炎、严重肝炎、溶血性贫血或因血小板减少性紫癜并有出血时，激素应用可延至 2 周。

【中医临证通论】

本病属中医"温病"、"瘟疫"的范畴。

一、病因病机

本病病因为感受温热时邪。温热时邪由口鼻而入，侵于肺卫，结于咽喉，并内传脏腑，瘀滞经络，伤及营血，发生本病。

温热时邪由口、鼻而入，内犯肺胃，致肺卫失宣，胃失和降，故病初有发热恶寒、头痛、咳嗽咽痛、呕吐、脘腹痞满、面黄肢重等。若时邪不解，化火入里，燔灼气营，炼液成痰，痰热互结，上壅咽喉，瘀滞肝胆、经络，阻塞肺窍，则发热持续、斑疹显露、咽喉红肿糜烂、淋巴结肿大、腹中痞块、口眼歪斜、失语瘫痪、咳喘气促。感邪重者，也可内陷厥阴，扰神动风，出现高热、抽搐、昏迷等。本病后期，余邪未清，气阴耗伤，痰瘀留恋，故表现持续低热、盗汗神萎、淋巴结肿大消退缓慢等症。

总之，本病为疫邪致病，发病按卫气营血规律传变，病涉脏腑经络，热痰瘀互结为其主要病机特点。

二、辨证论治

（一）辨证要点

1. 辨病位分轻重 本病辨证的关键是分清卫、气、营、血的不同阶段，抓住热、痰、瘀的病机本质。邪在卫分、气分阶段为轻；邪在气营（血）阶段多属重证。

2. 辨病程知虚实 根据起病急缓、病程长短，辨别病之虚实。一般初期、中期多为实证；恢复期多为虚证，或虚实夹杂证。凡起病急、病程短者，以实证为多；起病缓、病程长，或反复不愈者，多为虚实夹杂证。

（二）治疗原则

本病治疗以清热解毒、化痰祛瘀为基本治则。根据卫气营血不同阶段，热痰瘀的偏重不同治疗有所偏重，在卫宜辛凉解表，在气宜清气泄热，在营宜清营凉血。夹湿者配合清热化湿。后期宜益气养阴，清解余邪。

（三）常见症型治疗

1. 邪犯肺卫证

证候	发热不退，恶寒头痛，鼻塞咳嗽，咽痛咽红，全身不适，口渴，或恶心呕吐，不思饮食，颈部淋巴结轻度肿大，或见皮肤斑丘疹，舌质红，苔薄白或薄黄，脉浮数有力
治法	疏风清热，清肺利咽
主方	银翘散（金银花 连翘 竹叶 荆芥 牛蒡子 薄荷 淡豆豉 甘草 桔梗 芦根）
加减	咽痛明显，加蝉蜕、僵蚕、射干；淋巴结肿大，加蒲公英、夏枯草、浙贝母；烦渴，加生石膏、黄芩、知母

2. 气营两燔证

证候	壮热不退，烦躁口渴，咽喉红肿疼痛，甚则溃烂，唇干红赤，口臭便秘，皮疹色红，尿少短赤，严重者咳喘痰鸣，或谵妄抽搐，或皮肤黄染，或尿血，淋巴结或肝脾肿大，舌质红，舌苔黄糙，脉洪数
治法	清气凉营，解毒利咽
主方	普济消毒饮（黄芩 黄连 陈皮 玄参 生甘草 连翘 牛蒡子 板蓝根 马勃 白僵蚕 升麻 柴胡 桔梗）
加减	全身浅表淋巴结或肝脾肿大，可配合清肝化痰丸；咳喘痰鸣、气急鼻扇，配合麻杏石甘汤；神昏、抽搐，配合犀地清络饮；肝大、身目黄染，配合茵陈蒿汤

3. 正虚邪恋证

证候	病程日久，发热减退，或见低热盗汗，精神软弱，疲乏气短，口渴少饮，小便短少，大便干结或稀，咽部稍红肿，淋巴结或肝脾肿大较前缩小变软，舌质淡或红，舌苔少或花剥，脉细弱
治法	益气养阴，兼清余热
主方	竹叶石膏汤（竹叶 石膏 半夏 麦冬 人参 甘草 粳米）或沙参麦冬汤（沙参 麦冬 玉竹 桑叶 甘草 天花粉 白扁豆）
加减	阴虚发热，用青蒿鳖甲汤（青蒿 鳖甲 知母 生地黄 牡丹皮）；大便干结，加火麻仁、瓜蒌仁；纳差，加焦山楂、炒麦芽；淋巴结消退缓慢，加牡蛎、浙贝母、夏枯草，或合用消瘰丸；肝脾肿大，加丹参、赤芍、郁金；血尿加白茅根、大蓟、小蓟

三、预防与调护

（1）对急性期患儿应予以隔离，口腔分泌物及其污染物要严格消毒。集体机构发生本病流行，可就地隔离检疫。

（2）急性期患儿应卧床休息2~3周，减少体力消耗。

（3）高热期间多饮水，进清淡易消化的食物，保证营养及足够热量。

（4）注意口腔清洁卫生，防止口腔、咽部并发感染。

【中西医诊治思路与特点】

（1）患儿同时出现发热、咽峡炎、淋巴结及肝脾肿大时，即可考虑本病。以下情况下，诊断会发生困难：①发病早期；②轻症及幼儿；③主要症状及体征过多或过少时；④早期出现严重并发症；⑤缺乏血液学或血清学的检查。在诊断有困难时根据不同的症状辨证论治，可减轻病情。

（2）约5%传染性单核细胞增多症病例咽部培养为A组乙型溶血性链球菌。如按链球菌咽峡炎治疗48~72小时后，症状仍无改善，即应考虑本病可能。

（3）激素治疗后有不同程度的不良反应，积极使用中医辨证治疗可减轻症状。

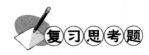

复习思考题

1. 传染性单核细胞增多症实验室检查中有诊断意义的项目有哪些？

2. 传染性单核细胞增多症发生淋巴结、肝脾肿大的病机是什么？

3. 传染性单核细胞增多症在气营两燔证的辨证中要注意什么？

（史正刚　吴丽萍）

第十四章 小儿危重症的处理

要点导航

本章主要讲解小儿常见危重症的处理。要求掌握惊厥的诊断要点及中西医抢救方法、心搏呼吸骤停的诊断与心肺复苏术、感染性休克的抢救；熟悉惊厥的病因病理和急、慢惊风的区别、心搏呼吸骤停的原因、感染性休克的临床表现；了解惊厥定义、惊风的临床分类。

第一节 惊厥

【西医临床导论】

惊厥（convulsion）俗称惊风，是痫性发作的常见形式。是由于脑大量神经元一过性同步化放电导致的所涉及随意肌的不可控制的抽搐或者肌张力改变，可以是部分身体（局灶性），也可以是全身性的（全面性），常伴有意识障碍。临床表现抽搐可为全身痉挛性、强直性或局限性，严重病例反复发作或呈持续状态，常因缺氧导致不可逆的脑损伤。故小儿惊厥是儿科危急重症，应予重视加强防治。严格说来，小儿惊厥不是一个独立的疾病。大多为颅内或全身疾病的一个表现。小儿惊厥的发病率较高，据统计4%～6%的小儿至少有一次惊厥，6岁以下小儿惊厥的发病率为成人的10～15倍，年龄越小发病率越高。

一、病因病理

（一）病因

1. 颅内疾病

（1）感染性因素 病毒、细菌、结核、寄生虫、真菌等感染引起的脑炎、脑膜炎、脑膜脑炎。

（2）非感染性因素 各种原发性癫痫；颅脑外伤；颅内占位性病变如肿瘤、血肿、囊肿、脑脓肿；脑先天发育异常如脑回畸形、各种染色体畸变等；脑血管畸形。

2. 颅外疾病

（1）感染性因素

①热性惊厥：是儿科最常见的急性惊厥。多见于呼吸道感染，不包括颅内感染和各种颅脑病变引起的急性惊厥。

②中毒性脑病：在急性感染过程中出现类似脑炎的表现，但并非病原体直接侵入脑组织，而可能与感染中毒、人体对毒素的过敏反应、缺氧、脑充血水肿、小血管内皮细胞肿

扫码"学一学"

扫码"看一看"

胀造成局部缺血性坏死等因素有关。常见于中毒性菌痢、败血症、伤寒、重症肺炎以及破伤风等。

（2）非感染性因素

①代谢性疾病

水电解质紊乱：低血钙、低血镁、低血钠及高血钠、酸中毒、碱中毒等。

遗传代谢性疾病：如苯丙酮尿症、半乳糖血症、肝豆状核变性、低血糖等。

②中毒

药物性：如中枢兴奋剂、氨茶碱、异烟肼、马钱子等。

植物性：毒菌、发芽马铃薯、马桑子、白果、苦杏仁等。

农药：有机磷、有机氯等。

杀鼠药：磷化锌、有机氟类等。

其他：一氧化碳、煤油、汽油等。

③其他：严重心律失常致急性心源性脑缺氧综合征、高血压脑病（急性肾炎、肾动脉狭窄等）、尿毒症、瑞氏综合征等。

（二）发病机制

惊厥发生机制未完全明了。认为可能是多种原因使脑神经功能紊乱而导致脑内兴奋或抑制过程失衡，大脑运动神经元的异常放电所致。惊厥的产生机制可能有以下几方面：病灶处神经细胞减少，神经胶质细胞增加，树突分支减少和变形使传入减少而致神经性过敏，产生重复放电；神经外离子浓度的改变，使神经细胞的兴奋性发生变化；轴突末梢放电使神经细胞的活动增加。

二、诊断

主要在于寻找病因，因此在进行急救的同时，必须详细询问病史及查体，结合有关的辅助检查，进行综合分析，尽早明确病因，以便针对病因进行特殊治疗和判断预后。

（一）病史

1. 惊厥发作史 了解观察惊厥发作类型、频率、持续时间、是否伴有意识障碍，有无明确诱因、是否伴有发热，惊厥发作后有无嗜睡、瘫痪。严重且顽固惊厥发作常提示存在颅内病变。

2. 既往史 有无相同发作史，了解既往病史如心脏病、高血压、肾脏疾病、头颅外伤史、毒物及药物接触史以及服药史。

3. 家族史 对怀疑先天性、遗传性疾病者应询问家族健康及疾病情况、母亲妊娠期状况及用药史。

（二）年龄

惊厥病因与年龄密切相关。新生儿期惊厥多为产伤、窒息、先天性颅脑畸形、颅内出血、低钙血症、低血糖症、破伤风、败血症、核黄疸、脓毒症和化脓性脑膜炎。婴儿（1个月~1岁）以围生期损伤后遗症、低血钙、热性惊厥、化脓性脑膜炎、颅脑畸形、婴儿痉挛症、中毒、颅脑损伤后遗症多见；幼儿（1~3岁）：热性惊厥、各种脑膜炎和脑炎、中毒性脑病、低血糖多见。学龄前期及学龄期：以癫痫、颅内感染、中毒性脑病、颅内肿瘤、头部外伤、各种中毒、肾炎、心肌炎、严重心律失常为多见。

（三）季节

传染病有明显流行季节性，夏秋季应考虑中毒性细菌性痢疾、乙型脑炎、其他肠道传染病；冬春季应注意流行性脑膜炎、重症肺炎及其他呼吸道传染病。低钙血症及一氧化碳中毒亦多见于冬末春初。

（四）临床表现

惊厥为突然发生的全身或局限性肌群强直性或阵挛性抽动，常伴不同程度的意识障碍。

1. 典型临床表现 惊厥发作前可有先兆，如惊跳、烦躁不安、精神恍惚等。多数起病急骤，突然发作，典型者突然意识丧失，头向后仰或偏向一侧，两眼凝视，牙关紧闭，口吐白沫，全身骨骼肌非自主性、持续性、强直性收缩，呼吸暂停，面色苍白或青紫，继之阵挛性收缩，不同肌群交替收缩，肢体及躯干有节律地抖动，持续几秒至数分钟，后深呼吸、肌肉松弛，抽搐缓解，发作后入睡或哭泣。严重者抽搐持续数十分钟或反复发作，抽搐停止后转入嗜睡或昏迷。

2. 非典型表现

（1）婴幼儿惊厥常无开始的强直性发作，只有肢体阵挛性惊厥，但破伤风以强直性惊厥为主。

（2）新生儿惊厥常表现为呼吸暂停或不规则、阵发性苍白或发绀、两眼凝视或上翻、斜视，眼球转动、震颤，吸吮或咀嚼动作。

3. 惊厥持续状态 惊厥发作30分钟以上或间断反复发作，在间歇期意识不能完全恢复者。约5%的高热惊厥病例发生持续状态。因时间过长，引起缺氧性脑损伤、脑水肿，甚至脑疝，病死率高。

4. 热性惊厥 发热初期或体温快速上升期出现的惊厥，排除了中枢系统感染以及引发惊厥的任何其他急性病，既往无热惊厥史。患病率为2%～5%。是婴幼儿时期最常见的惊厥性疾病，多数发生于6个月～3岁，高峰期为18个月，仅6%～15%发生于4岁以后。热性惊厥的病因及发病机制复杂，遗传因素可能在该病发生中起关键因素，临床上可见其明显的家族遗传倾向，常为多基因遗传或常染色体显性遗传伴不完全外显。环境因素，如病毒和细菌感染是热性惊厥的重要促发因素，70%以上与上呼吸道感染有关，其他见于下呼吸道疾病、出疹性疾病。根据临床特点，分为单纯型（典型）热性惊厥与复杂性（非典型）热性惊厥，鉴别要点见表14－1。

表14－1 单纯性热性惊厥与复杂性热性惊厥的鉴别要点

	单纯性热性惊厥	复杂性热性惊厥
初发年龄	多见于6月～5岁小儿	初发年龄＜6个月或＞6岁
惊厥发作形式	全身性发作	局限性或不对称
惊厥持续时间	短暂发作，发作时间在5～10分钟内	时间长，常超过15分钟
惊厥发作次数	一次热程中只发生1～2次	24小时内反复多次发作
神经系统异常体征	发作后无神经系统异常体征	发作后有暂时神经系统异常
热性惊厥复发总次数	≤4次	≥5次
预后	良好	存在发生癫痫的危险性

（五）体格检查

发作时注意系全身性或局限性、强直性或阵挛性，意识、瞳孔、呼吸节律、囟门、心脏（节律、心率）。待惊厥停止后，需作全面而详细体格检查，神经系统尤应注意。

（六）辅助检查

（1）血生化检查　血钙、钠、镁、血糖、肌酐、尿素氮等测定。

（2）脑脊液检查　是诊断、鉴别中枢神经系统疾病的重要手段，对颅内感染、出血的诊断十分重要。包括脑脊液常规、生化检查、涂片染色、培养。

（3）脑电图　对癫痫的诊断及观察治疗效果有重要价值。

（4）头颅 CT、磁共振成像　对颅脑畸形、颅内占位性病变、颅内出血诊断率高。

（5）血、尿、大便常规。

三、鉴别诊断

见表 14 - 2。

表 14 - 2　惊厥的鉴别诊断

疾病	鉴别
屏气发作	在情绪急剧变化如哭喊时屏气，脑血管扩张，脑缺氧时可有晕厥、口唇发绀或阵挛，持续约 0.5 ~ 2 分钟恢复呼吸，症状缓解。1 天可多次发作。发作期间脑电图正常。这种婴儿性格暴躁、任性
多发性抽动症	多种原因引起的身体某部位的一种固定或不固定的单处或多处肌肉群的收缩动作，具有突发、快速、多变、不随意和重复刻板发作的特点。不伴意识障碍，有的伴发声抽动
癔症	女孩多见。精神刺激、情绪紧张时发生，症状多样易变、暗示性强。发作形式常为强直性，不发生跌倒或摔伤，面色无改变，无尿失禁或舌咬伤。暗示治疗可终止发作

四、治疗

（一）急救目的

防止脑损伤，减少后遗症，减少以后的严重癫痫发作和偏瘫，解除长时间惊厥引起的颅内高压、代谢性和生理性紊乱。

（二）治疗原则

维持生命功能；用药控制发作，防治脑损伤；寻找并治疗病因；预防惊厥复发。

1. 一般处理　严密观察意识、瞳孔及生命体征变化，及时发现并处理病情变化；维持呼吸道通畅，避免窒息及误吸；必要时给氧。

2. 控制惊厥

（1）首选苯二氮䓬类药物　如有静脉通道，应静脉推注地西泮，每次 0.3 ~ 0.5mg/kg（单剂最大剂量不超过 10mg，每分钟 1 ~ 2mg、新生儿 0.2mg），必要时 5 ~ 10 分钟后可重复一次。如不能或者难以马上建立静脉通道的情况下，可选择咪达唑仑肌肉注射。首剂 0.2 ~ 0.3mg/kg，最大不超过 10mg；静脉注射剂量为 0.15 ~ 0.3mg/kg，如发作持续，可继续静脉泵入，0.02 ~ 0.4mg/（kg·h）。

（2）苯巴比妥钠　肌肉注射吸收较慢，不宜用于急救。可选用静脉制剂。负荷量 15 ~

20mg/kg，注射速度＜25mg/min。惊厥控制后维持量为 3～5mg/（kg·d）。不良反应有呼吸抑制、血压下降。

（3）10% 水合氯醛　用于上述治疗无效时，剂量为 0.5ml/kg（50mg/kg），稀释至 3% 灌肠。

（4）苯妥英钠　用于惊厥持续状态。负荷量为 15～30mg/kg（总量小于 1g），用生理盐水稀释，注射速度控制在 1mg/（kg·min）。24 小时后按 3～9mg/（kg·d）维持，分两次使用。本药可致心律失常、低血压等，应注意监测。

（5）其他　丙泊酚是新近用于惊厥持续状态的药物，首剂 1～2mg/kg 加入 10% 葡萄糖 10～20ml 缓慢静注，后以 2～10mg/（kg·h）静滴维持。应在气管插管下进行，同时监测生命体征。

3. 病因治疗　不同年龄导致惊厥的病因存在明显差异，应及时、准确地了解惊厥的病因，并进行针对性治疗。因此在进行止惊治疗的同时应尽快明确惊厥的病因。感染是小儿惊厥的常见原因，如存在感染，应及早抗感染治疗。代谢原因所致惊厥如低血糖、低血钙及时予以纠正可使惊厥迅速好转。如中毒时及时尽快去除毒物，以减少毒物继续损害。

4. 对症治疗

（1）降温　包括药物及物理降温。

（2）维持水电解质、酸碱平衡，保证营养。输液量应量出为入，入量稍低于出量。

（3）治疗脑水肿、颅内高压　20% 甘露醇 0.5～1mg/kg 快速静脉滴入，4～8 小时一次。呋塞米 0.5～2mg/kg 一次；地塞米松 0.2～0.5mg/kg 一次，每 6 小时一次。

（4）必要时予以循环与呼吸支持。如纠正低血压、心律失常，适时机械通气等。

（三）治疗提示

（1）惊厥是急诊状态，必须紧急处理，应选用作用迅速、止惊力强、安全的抗惊厥药物。对新生儿不明原因的惊厥，可先注射 25% 葡萄糖 10～15ml 以纠正可能存在的低血糖，无效时静脉注射 10% 葡萄糖酸钙 2～4ml/kg，仍无效时静脉注射维生素 B_6 50～100mg。

（2）强调病因治疗的重要性。

（3）应严密监测患儿体温、呼吸、心率、血压、意识等，及时根据病情变化采取相应处理措施。

【中医临证通论】

惊厥归属祖国医学"惊风"范畴。古代医家归纳为"搐、搦、颤、掣、反、引、窜、视"八候。根据其发病缓急及证候虚实，惊风可分为急惊风和慢惊风两大类。急惊风起病急骤，病性属阳属实；慢惊风起病缓慢，病性属阴属虚。慢惊风若出现纯阴无阳，阳气虚衰危象，则称为慢脾风。钱乙《小儿药证直诀》指出急惊风的病位在心肝，慢惊风的病位在脾肾肝，提出"急惊合凉泻，慢惊合温补"的治疗原则，对临床诊疗有一定的指导作用。

急惊风

急惊风起病急骤，以高热、抽搐、神昏为主要临床表现。其病因以感受风邪、温热疫邪为主，痰热内蕴及暴受惊恐亦较常见。本病以热、痰、惊、风四证为特征，其病位主要在心肝二经。

一、病因病机

感受风邪	小儿肌肤薄弱，卫外不固，加之寒温不能自调，冬春之季，气候骤变，则易外感风邪。风寒或风热之邪从肌表或口鼻而入，风为阳邪，易于化热，热极生风，故症见一过性高热惊厥
温热疫邪	感受春温伏邪或暑热疫邪，邪毒化火，灼伤心营，内陷厥阴，肝风内动，故见高热神昏，反复抽搐；若患儿饮食不洁，或误食污秽毒物，感受湿热疫毒，蕴结肠腑，内陷心肝，引动肝风而致高热神昏，反复抽搐，下痢赤白脓血便，重者见肢冷脉伏，皮肤花斑等危象
暴受惊恐	小儿神气怯弱，元气未充，若乍见异物或闻异声，或不慎跌仆，暴受惊恐，惊则气乱，恐则气下，气机逆乱，心神失守，轻者神志不宁，惊惕不安；重者心神失主，痰蒙清窍，引动肝风而致惊搐不安

二、辨证论治

（一）辨证要点

1. 辨热、痰、惊、风　①热有表热与里热之分。若神昏抽搐为一过性，热退抽止为表热；持续高热，神昏抽搐反复不止为里热。②痰有痰热、痰火与痰浊之别。若高热神昏，喉间痰鸣，则为痰热蒙窍；谵语狂躁则为痰火扰心；嗜睡，昏迷不醒则为痰浊闭窍。③惊风有外风与内风不同。若高热惊厥为一过性证候，热退惊止则为外风；高热神昏，反复抽搐，喉间痰鸣则为内风。急惊风发作时，往往热、痰、惊、风四证并见。

2. 辨病情轻重　发作次数少，持续时间短，抽后即醒者，病情较轻；若抽搐频繁，反复不已，抽后神志不清者为重证。

（二）治疗原则

急惊风以热、痰、惊、风四证为主，故以清热、豁痰、镇惊、熄风为基本治则。热甚者以清热解毒为先，痰壅者以豁痰为重，惊重者以镇惊为要，风盛者以熄风止惊为急。

（三）常见证型治疗

1. 感受风邪证

症候	骤发高热，流涕，咳嗽，咽红，头痛，烦躁，随即神昏，抽搐，抽后即醒，舌红苔薄黄，脉浮数，指纹色紫显于风关
治法	疏风清热，熄风止惊
主方	银翘散（金银花　连翘　荆芥　薄荷　牛蒡子　淡竹叶　桔梗　芦根　淡豆豉　甘草）
加减	抽搐发作，加石决明、钩藤、僵蚕；壮热甚，加生石膏、知母；神昏痰鸣，加石菖蒲、天竺黄；高热便秘，加生大黄

2. 气营两燔证

证候	起病较急，持续高热，头痛项强，呕吐，烦躁嗜睡，反复抽搐，昏迷，皮肤可见斑疹，舌红绛苔黄燥，脉数
治法	清气凉营，熄风止惊
主方	清瘟败毒饮（石膏　知母　黄芩　黄连　栀子　水牛角　牡丹皮　生地黄　赤芍　连翘　玄参　鲜竹叶　桔梗）
加减	神昏，加石菖蒲、郁金或用至宝丹、紫雪丹、安宫牛黄丸；大便秘结，加生大黄、芒硝；呕吐不止，加半夏、玉枢丹；喉间痰多，加鲜竹沥、天竺黄、猴枣散

3. 邪陷心肝证

证候	高热不退，烦躁口渴，神昏谵语，反复抽搐，面色发青，舌红苔黄腻，脉数
治法	清心开窍，平肝熄风
主方	羚角钩藤汤（羚羊角粉、钩藤、菊花、桑叶、白芍、生地黄、竹茹、川贝母、茯神）
加减	头痛烦躁，加龙胆草、夏枯草；大便秘结，加生大黄；神昏抽搐重，加石决明、全蝎
推荐中成药	安宫牛黄丸

4. 湿热疫毒证

证候	高热持续，神昏谵妄，反复抽搐，或呕吐腹痛，大便黏腻或夹脓血，舌红苔黄腻，脉滑数
治法	化湿解毒，熄风止痉
主方	黄连解毒汤合白头翁汤（黄连　黄芩　黄柏　栀子　白头翁　秦皮）
加减	神昏，加用紫雪丹、至宝丹、苏合香丸；呕吐腹痛，加姜半夏、厚朴、玉枢丹；大便脓血重，加用生大黄煎水灌肠
推荐中成药	紫雪丹、至宝丹、苏合香丸

5. 暴受惊恐证

证候	卒受惊吓后突然惊惕不安，夜间惊啼，甚则惊厥神昏，面色时青时白，舌淡红苔薄白，脉数不齐
治法	镇惊安神，平肝熄风
主方	琥珀抱龙丸（琥珀　胆南星　朱砂　檀香　茯苓　天竺黄　山药　枳实　人参）
加减	形寒气短，加当归、黄芪、白芍、炒枣仁；夜啼不安，加磁石、朱砂、龙骨

慢惊风

慢惊风多有素体脾胃虚弱或脾肾阳虚，气血化生不足，而致脾虚肝亢或虚极生风。也有因热病伤阴，阴虚风动者。以病势徐缓，抽搐无力，时抽时止，反复难愈，常伴昏迷、瘫痪为临床特征。多由大病久病，暴吐暴泻，久吐久泻等而致。

其病位主要在肝、脾、肾，病性以虚为主，或虚中夹实。

一、病因病机

脾胃虚弱	由于暴吐暴泻，或久吐久泻，或过用峻利之品，汗下过度，致脾胃受损，运纳失职，气血生化不足，肝失所养，脾虚肝旺，肝亢生风，故成慢惊风之证
脾肾阳虚	久吐久泻，损伤脾阳，日久损及肾阳，导致脾肾阳衰，阴寒内盛，不能温煦筋脉，虚极生风而成慢脾风
阴虚风动	外感热病迁延日久，或急惊风后，热邪久羁，消灼真阴，或温病后期，耗伤阴液，致肾阴亏损，水不涵木，虚风内动而致慢惊风
肾精亏损	先天禀赋不足或后天失养，致肾精亏损，不能滋养肝木，而致虚风内动

二、辨证论治

（一）辨证要点

1. 辨病位　若形神疲惫，面色萎黄，时抽时止，大便稀溏，四肢不温，为病在肝脾；若意识模糊，囟门低陷，四肢厥冷，手足蠕动，大便清稀，舌淡，脉细无力，为病在肝脾肾。

2. 辨病性　若面色萎黄或苍白，大便稀溏，四肢不温，形神疲惫，舌质淡，舌体有齿痕，为阳虚；若低热，五心烦热，虚烦疲惫，舌红少津、苔少或无苔，为阴虚。

（二）治疗原则

以补虚治本为基本治则。脾胃虚弱者，治以温运脾阳；脾肾阳虚者，治以温补脾肾；阴虚风动者，治以育阴潜阳，柔肝熄风；肾精亏耗者，治以固本培元。

（三）常见证型治疗

1. 脾虚肝亢证

证候	形神疲惫，面色萎黄，嗜睡露睛，四肢欠温，时抽时止，大便清稀或带绿色，时有肠鸣，舌淡苔白腻，脉沉弱
治法	温运脾阳，柔肝熄风
主方	缓肝理脾汤（人参　白术　茯苓　白芍　陈皮　山药　扁豆　桂枝　煨姜　大枣）
加减	纳呆食少，加山楂、神曲、麦芽；久泻不止，加山楂炭、乌梅炭、肉豆蔻；呕吐频繁，加姜半夏、吴茱萸；若脾虚及肾者，改用附子理中汤；若抽搐频繁，可加钩藤、菊花、白芍、天麻

2. 脾肾阳虚证

证候	精神萎靡，面白无华，额汗不温，四肢厥冷，嗜睡昏沉，手足蠕动，大便清稀，舌淡，或有齿痕，苔白滑，脉沉细微
治法	温补脾肾，回阳救逆
主方	固真汤合逐寒荡惊汤（黄芪　人参　甘草　陈皮　白术　木香　白芍　茯苓　诃子　肉豆蔻　胡椒　炮姜　肉桂）
加减	足蠕动，加僵蚕、钩藤、白芍；汗多脉微，加龙骨、牡蛎、五味子

3. 阴虚风动证

证候	低热留恋，神萎消瘦，手足心热，虚烦汗出，肢体拘挛或强直，时有抽搐，大便干结，舌绛少津，苔少或光剥，脉弦细数
治法	育阴潜阳，滋水涵木
主方	大定风珠（白芍　生地黄　胡麻仁　五味子　鸡子黄　阿胶　龟板　鳖甲　生牡蛎　麦冬）
加减	阴虚潮热者，加青蒿、银柴胡、地骨皮；抽搐不止者，加全蝎、乌梢蛇、僵蚕、地龙

4. 肾精亏损证

证候	肢体抽搐，斜视凝视，一时性失言失聪或局部颤动，抽搐过后，恢复常态，舌淡嫩，脉沉弱
治法	固本培元，滋阴潜阳
主方	地黄饮子（干地黄　巴戟天　山茱萸　肉苁蓉　石斛　炮附子　五味子　肉桂　白茯苓　麦冬　石菖蒲　远志　生姜　大枣　薄荷）
加减	抽搐频繁，去附子，加全蝎、地龙、天麻、龙齿、钩藤；肢体强直瘫痪者，加红花、当归、鸡血藤

三、预防与调护

（1）有高热惊厥史的患儿出现发热时，要及时降温以防惊厥。

（2）小儿要按时接种疫苗，防止传染病。

（3）加强体质锻炼，注意饮食卫生，避免遭受惊吓。

【中西医诊治思路与特点】

（1）惊厥发生时，无论是典型发作还是非典型发作，均需及时抗惊厥处理，防治缺氧性脑损伤，减少后遗症。应用抗惊厥药物强调及时快速，足量用药。为防止抗惊厥药物对中枢神经系统的抑制作用，应同时做好气管插管的准备。

（2）在对惊厥进行处理同时和止惊处理后，必须详细询问病史及查体，结合有关的辅助检查，进行综合分析，尽早明确病因和控制原发疾病，这对防止惊厥复发具有十分重要意义。

（3）国际抗癫痫联盟新近不主张把热性惊厥诊断为癫痫。该病不需要长期正规抗癫痫治疗，主要针对原发病处理，包括退热药物和其他物理降温措施。对有复发倾向者，可于发热开始即使用地西泮，每日 1mg/kg，分 3 次口服，连服 2~3 天。若仍不能阻止新的发作，可考虑长期口服托吡酯、丙戊酸钠或苯巴比妥钠，疗程 1~2 年。

（4）对急惊风以西医救急为主，可配合中医治疗，如用安宫牛黄丸、至宝丹、紫雪丹鼻饲清热解毒、止惊开窍。慢惊风因病程较长，中药不求速达，以补虚治本为基本治则。脾胃虚弱者，治以温运脾阳；脾肾阳衰者，治以温补脾肾；阴虚风动者，治以育阴潜阳，柔肝熄风；肾精亏耗者，治以固本培元。

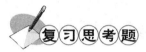

复习思考题

1. 如何鉴别单纯性热性惊厥与复杂性热性惊厥？

2. 急惊风与慢惊风的中医治疗原则有哪些？

3. 小儿惊厥的治疗原则有哪些？

第二节　心搏呼吸骤停与心肺复苏术

心搏呼吸骤停（cardiopulmonary arrest，CPA）是指患儿突然呼吸及循环功能停止，是最危急和最严重的临床疾病状态。心肺复苏术（cardiopulmonary resuscitation，CPR）是指采用急救手段恢复并有效维持已中断的呼吸及循环功能的方法。心搏与呼吸骤停往往互为因果，伴随发生。因此救治工作需两者兼顾，同时进行，否则复苏难以成功。鉴于 CPR 最终目的不仅是重建呼吸和循环，而且需维持脑细胞功能，避免后遗症，因此又将其称为心肺脑复苏术（cardiopulmonary cerebral resuscitation，CPCR）。

一、病因病理

（一）病因

1. 呼吸骤停的病因

（1）急性上、下气道梗阻　如气管异物、喉头水肿、喉痉挛、哮喘持续状态、气道灼伤、呼吸衰竭患儿痰堵、胃食管反流等。

（2）严重肺组织疾患　如重症肺炎，呼吸窘迫综合征等。

（3）意外及中毒　如溺水、严重创伤、药物中毒（如催眠药、有机磷、箭毒中毒等）、一氧化碳中毒、药物过敏等。

（4）中枢神经系统疾病　颅脑损伤、脑肿瘤、脑血管意外、颅内炎症、脑疝等。

扫码"学一学"

扫码"看一看"

（5）神经肌肉疾患　如急性感染性多发性神经根炎、肌无力、进行性脊髓性肌萎缩等。

（6）胸廓损伤或双侧张力性气胸。

（7）代谢性疾病　低钙性喉痉挛、低血糖、甲状腺功能低下等。

（8）继发于惊厥或心搏骤停后。

（9）婴儿猝死综合征　是发达国家新生儿期后婴儿死亡的常见原因。

2. 心搏骤停的病因

（1）心脏疾病　心肌炎、心肌病、先天性心脏病、严重心律失常如阿－斯综合征等。

（2）外伤及意外　颅脑或胸部外伤、烧伤、电击、药物过敏、心导管检查、血清反应等。

（3）严重低血压　感染性休克、失血性休克、严重脱水等。

（4）电解质、酸碱平衡紊乱　严重酸中毒、高血钾、低血钙等。

（5）继发于呼吸骤停或呼吸衰竭　窒息、气管异物、溺水等。

（6）药物中毒　洋地黄、氯化钾、奎尼丁等药物中毒等。

（7）婴儿猝死综合征。

（8）迷走神经张力过高　不是小儿心搏骤停的主要原因。如果患儿因咽喉部炎症处于严重缺氧状态时，用压舌板检查咽部，可致心搏、呼吸骤停。

3. 临床难以预料的易触发心跳呼吸骤停的高危因素　如持续大量静脉滴注、不适当胸部物理治疗（吸痰、拍背等）、气管插管、呼吸机撤离等。

（二）病理生理

1. 缺氧与代谢性酸中毒　缺氧是呼吸心搏骤停时最突出的问题。心搏一旦停止，氧合血的有效循环中断致组织缺氧，引起代谢性酸中毒。严重缺氧使心肌传导抑制，引起心律失常及心动过缓；缺氧导致神经细胞代谢紊乱，引起脑损伤。酸中毒可抑制心肌收缩，降低心房纤颤阈值，易发生心室纤颤和停搏。

2. 二氧化碳潴留与呼吸性酸中毒　呼吸心搏骤停后，体内二氧化碳（CO_2）迅速增长、潴留，造成呼吸性酸中毒。CO_2浓度增高可抑制窦房结和房室结的兴奋与传导，引起心动过缓和心律失常，还可直接抑制心肌收缩力。CO_2增加可致脑血管扩张和通透性增强促使脑水肿形成。

3. 脑损伤

（1）缺氧性脑损伤　心脏停搏2分钟内脑循环自动调节功能因酸中毒影响而丧失，脑细胞膜泵功能丧失导致脑细胞水肿，星形胶质细胞压迫神经元细胞及脑血管床，使脑血流量减少，加重脑细胞缺血缺氧。在常温下心跳呼吸停止4~6分钟，即存在大脑不可逆性损害。

（2）脑血流再灌注损伤　缺氧与酸中毒可使脑血管扩张，心跳恢复早期脑过度灌注，造成脑充血水肿、颅内压增高。由于ATP不足，钙泵功能无法维持，钙离子内流损害脑细胞，并致脑血管强烈收缩，脑灌注降低致脑缺血；再灌注后，自由基爆发性增多而清除减少，影响细胞膜的结构、功能与抗原特异性，致脑细胞进一步损伤。

二、诊断

（一）临床表现

（1）突然昏迷，可有一过性抽搐。

（2）大动脉搏动消失：颈动脉、股动脉、肱动脉搏动消失，血压测不出。

（3）瞳孔扩大，对光反射消失，瞳孔大小可反映脑细胞功能受损程度。

（4）心音消失或心跳过缓：心音消失或心音微弱，心率缓慢，年长儿心率低于 30 次/分，新生儿低于 60 次/分均需施行心脏按压。

（5）呼吸停止或严重呼吸困难：胸腹式呼吸运动消失，听诊无呼吸音，面色灰暗或发绀，需注意因呼吸过于浅弱、缓慢或呈倒吸气样时不能进行有效气体交换所造成的病理生理改变与呼吸停止相同，亦需进行人工呼吸。

（6）心电图表现　常见等电位线、心电机械分离或心室颤动。等电位线是儿童心搏骤停最常见的心电图表现，占 70% 以上，室颤占 10% ~ 15%。

（7）眼底变化　眼底血管血流缓慢或停滞，血细胞聚集呈点彩样改变。提示脑血流已中断，脑细胞即将死亡。

（二）诊断

前两项即可诊断心搏呼吸骤停，不必反复触摸脉搏或听心音，以免贻误抢救时机。

三、心肺复苏方法

立即现场实施 CPR 至关重要。总的原则是尽快恢复心跳呼吸，以迅速建立有效的血液循环和呼吸，以保证全身尤其是心、脑、肾等重要器官的血流灌注及氧供应。《2010 心肺复苏与心血管急救指南》推荐，从胸外按压开始心肺复苏，即按 C – A – B 程序进行。即：循环（Circulation，C），气道（Airway，A），呼吸（Breathing，B）。

（一）循环支持（Circulation，C）

1. 胸外心脏按压　是简单易行的复苏措施。强调快速有力的按压才能产生效果。具体方法包括：将患儿仰卧置于硬板床上，对 8 岁以上年长儿可用双掌法，即以双掌重叠置于患儿胸骨中下 1/3 处，或双乳头连线下方 1cm，按压时双手肘关节伸直，有节奏地向脊柱方向挤压。对于 1 ~ 8 岁小儿，可用单掌按压法，用一手固定患儿头部，以便通气，另一手手掌根部置于胸骨下半段（避开剑突），手掌根的长轴与胸骨的长轴一致。对于婴儿和新生儿，采用双手环抱按压法，即用双手围绕患儿胸部，双拇指或重叠的双拇指置于乳头线下一指处按压。按压频率在婴儿、儿童至少 100 次/分。按压幅度至少为胸部前后径的 1/3，对于大多数婴儿相当于大约 4cm，对于大多数儿童相当于大约 5cm。并保证每次按压后充分胸部回弹。心脏按压频率与人工通气频率之比为新生儿 3∶1，婴儿、儿童 15∶2（双人操作），30∶2（单人操作）。

2. 胸内心脏按压　儿科临床实践中极少采用，目前主要用于手术过程中发生心搏骤停的患儿。

3. 心脏按压有效的指征　① 可触及颈动脉或股动脉搏动，动脉血压 > 8kPa（60mmHg）；② 扩大的瞳孔缩小，光反射恢复；③ 口唇及甲床颜色转红；④ 肌张力增强或有不自主运动；⑤ 出现自主呼吸。

（二）开放气道（Airway，A）

建立和维持气道开放并保持足够通气是基本生命支持的重要内容。首先快速清除口咽部分泌物、呕吐物或异物，保持头轻度后仰位，使气道平直，并防止舌后坠堵塞气道。一般采用压额抬颏法。怀疑有颈椎损伤，采用托颌手法开放气道。也可放置口腔通气管，使口咽部处于开放状态。

（三）建立呼吸（Breathing，B）

借助人工方法进行气体交换，改善缺氧状态。需与心脏按压同时进行。

1. 口对口人工呼吸 适用于现场急救。操作时患儿平卧，头稍后仰，术者一手托住患儿下颌，另一手拇指与食指捏住患儿鼻孔。操作者将口覆盖患儿之口，将气吹入，每次送气时间 1 秒钟以上，停止吹气后，放松鼻孔，让患儿肺内气体自动排出。对 1 岁以内的小婴儿，可采用口对口鼻吹气。当气管插管人工通道建立后，呼吸频率为 8～10 次/分。有效通气的判定标准为能否引起胸部扩张。数次吹气后应缓慢挤压患儿上腹部一次，以排除胃内气体。口对口人工呼吸时，吸氧浓度较低（＜18%），难以保证通气量，故应尽快用复苏器或呼吸机代替。

2. 球囊 - 面罩通气 选择适合的面罩，覆盖患儿口鼻，并托举患儿下颌打开气道。可使用 E - C 钳方式进行球囊 - 面罩通气：左手拇指与示指呈"C"字形将面罩紧扣于患儿面部，中指、无名指、小指呈"E"向面罩方向托颌，另一手有节律的挤压、放松气囊。在面罩吸氧时，一定程度的头部伸展能保持气道畅通，婴儿和幼儿最好保持在中间的吸气位置，不要过度伸展头部，以免产生气道压迫梗阻。在操作过程中注意观察胸廓起伏以了解辅助通气的效果。

3. 气管内插管人工呼吸 是通气效果最佳的人工呼吸方法。当需要持久通气，或面罩吸氧不能提供足够通气时，可用气管内插管代替面罩吸氧。插管时应选用与年龄相适应的不同内径的导管，如为不带套囊导管，导管内径：1 岁内 3.5mm，1～2 岁 4mm，大于 2 岁可按公式：内径（mm）＝4＋年龄/4 计算。如为带囊导管，相同年龄的患儿所选导管内径比不带囊套者减少 0.5mm。气管导管插入后立即验证位置是否恰当，确认恰当后固定插管，并开始经气管插管正压通气。

（四）药物治疗（Drugs，D）

在心肺复苏过程中，恰当使用药物有助于促进自主呼吸与心跳的恢复。其目的是增加心、脑血流量；提高室颤阈值，为除颤创造条件；减少脑再灌注损伤；减轻酸血症，以利血管活性药物发挥作用，维持脏器功能。给药途径包括静脉通道（IV）、骨髓（IO）、气管内（ET）给药。强调不能用药物治疗取代人工呼吸和人工循环。常用药物如下。

1. 氧 复苏的关键是保证组织器官恢复氧合血灌注，因此将氧视为一种药物。在复苏时短时需要吸入 100% 氧无须顾及氧中毒。一旦缺氧缓解，只需给予使血氧饱和度稳定在 94% 以上的最低吸氧浓度。

2. 肾上腺素 为首选药物，适应于各种原因所致的心跳骤停。有正性肌力和正性频率作用。首次静脉或骨髓内 0.01mg/kg（0.1ml/kg，1∶10000 溶液），气管内 0.1mg/kg，间隔 3～5 分钟可重复 1 次。3 次用药无效或心复跳后心率又逐渐变慢，可用肾上腺素0.1～1μg/

（kg·min）持续静脉给药。

3. 碳酸氢钠 复苏最初不宜使用，用药指征为：确立有效的通气且通气量足够，pH < 7.20，严重肺动脉高压、高血钾、肾上腺素给药后效果不理想时考虑使用。予5%碳酸氢钠5ml/kg，稀释成等张液后滴入，此后根据血气分析与生化检查结果决定补充量，以维持机体 pH > 7.25 为宜。如果患儿有足够通气量，第一次肾上腺素给药后效果不佳即可考虑使用。

4. 阿托品 不建议常规使用。用于心脏复跳后心动过缓、二度房室传导阻滞、预防气管插管引起的迷走神经性心动过缓。剂量每次 0.01 ~ 0.02 mg/kg，最大剂量 0.1mg/kg，间隔5分钟可重复使用。最大剂量儿童不超过 1mg，青少年不超过 2mg，可通过静脉、骨髓腔、气管内给药。

5. 葡萄糖 高血糖与低血糖均可导致脑损伤，在心脏复苏时，应快速进行床旁的血糖检测，在低血糖时应立即给葡萄糖，剂量 0.5 ~ 1.0g/kg，宜 25% 葡萄糖静脉注射。CPR 后常可见应激性、一过性血糖升高，故在 CPR 期间宜用无糖液，血糖超过 10mmol/L 要干预控制。

6. 钙剂 仅在疑有低钙血症、高钾血症（非洋地黄中毒）、高镁血症、钙通道阻滞剂过量时，可考虑使用。对心脏已停搏者不宜使用。剂量：10% 葡萄糖酸钙 100 ~ 200mg/kg（10% 葡萄糖酸钙 1 ~ 2ml/kg），每次最大剂量 2.0g。

7. 利多卡因 具有抑制自律性和室性异位起搏点，提高室颤阈值。用于心室颤动。剂量：首剂为 1mg/kg，负荷量给后即静脉维持，剂量为每分钟 20 ~ 50μg/kg。

8. 胺碘酮 室上速、室速、室颤、无脉型室性心动过速，若经 CPR、2 ~ 3 次除颤及给予肾上腺素均无效，可考虑使用。剂量和用法：5mg/kg，最大 300mg 静脉或骨髓内注射。无效可重复，每日最大剂量 15mg/kg（或总量 2.2g）。用药时应监测心电图和血压。

9. 腺苷 抑制窦房结和房室结活性，为终止室上性心动过速的有效药物。首剂 0.1mg/kg（最大剂量 6mg）快速推注，重复剂量 0.2mg/kg（最大剂量 12mg）。禁用于预激综合征和非规则宽 QRS 波群心动过速，因可致心律变为室颤。

10. 纳洛酮 用于阿片类药物过量。IV 或 IO 给药剂量 0.1mg/kg，必要时 2 分钟重复一次，最大剂量 2mg。气管插管内给药剂量为静脉的 2 ~ 3 倍。

11. 其他 根据病情酌情选用血管活性药物、脱水剂、镇静剂、肾上腺皮质激素等。

（五）电击除颤复律（Electricity，E）

当患儿出现心室颤动、室性心动过速和室上性心动过速时，可用电击除颤复律。对 1 岁以内婴儿，选用手动除颤仪，1 ~ 8 岁儿童选用自动体外除颤仪（AED），最好为儿童衰减型 AED。首次给予双相 2J/kg，之后的能量至少为 4J/kg，最大不超过 10 J/kg 或成人最大能量。

四、复苏后的处理

经心脏按压、人工呼吸及药物急救治疗心跳恢复并能维持者，视为一期复苏成功。一期心肺复苏成功后，还需注意维持有效循环血容量，纠正低血压、心律失常等；积极实施脑复苏；维持肾功能及水、电解质平衡；加强呼吸道的管理；治疗原发病及防治感染。

五、脑复苏

心肺复苏的最终目标，不仅是重建呼吸、循环，而且要维持脑细胞功能，不留神经系统后遗症，保证生存质量。脑功能是否恢复是衡量复苏成败的关键。由于脑损伤是多因素的，因此脑复苏应采取综合措施。

（1）减轻或消除继发的脑低灌注状态，保证脑组织有充分的氧和能量供应，促进脑细胞功能及早恢复。心复跳后以谨慎维持正常或稍高的脑灌注压为宜。

（2）低温疗法　低温治疗的作用可能与降低大脑氧代谢率，减轻再灌注损伤，降低颅内压，减轻脑水肿，延缓 ATP 耗竭有关。复苏后昏迷、血流动力学稳定的患儿可行低温疗法。温度不宜过低，32～34℃维持 12～24 小时。一般采取外部降温法，如冰帽、降温毯、在腹股沟、腋下和颈部放置冰袋等。

（3）提供充分的氧和能量供应　脑复苏时维持动脉血氧分压在正常高值，可增加神经细胞的氧供应，同时要纠正贫血和提高心排出量。

（4）减轻脑水肿、减低颅内压。

（5）镇静止惊降低脑细胞代谢以终止病理过程　常用药物如地西泮、苯巴比妥等。

（6）消除可能损害脑细胞的生化代谢因素　如颅内葡萄糖过多，使颅内乳酸酸中毒，加重脑水肿、脑细胞死亡。故高危患儿主张不用葡萄糖，血糖 > 10mmol/L 可加用胰岛素。

六、停止复苏的指针

经 30 分钟积极抢救，心电监护仍显示等电位线，可考虑停止复苏术。部分患儿可较长时间存在心电机械分离，临床表现深昏迷、瞳孔散大固定，无自主呼吸，往往提示脑细胞不可逆性损伤，继续复苏机会甚少。在复苏期间不做脑死亡判断，必须待心血管功能重新恢复后再做判断。只要心脏对各种刺激（包括药物）尚有反应，心脏按压至少应持续 1 小时。

七、治疗提示

（1）监测生命体征，注意心率、心律、呼吸、血压、血氧饱和度、血气及电解质等的变化。注意神志、精神、瞳孔及周围循环的变化并记录。

（2）《2010 心肺复苏与心血管急救指南》将基础生命支持心肺复苏程序 A – B – C 更改为 C – A – B（新生儿除外），强调胸部按压的重要性，同时强调快速压、用力压的高质量胸部按压，并且在整个复苏过程中应避免影响或中断按压。其理由是胸部按压可以为心脏及大脑提供重要血供，提高存活率。

（3）虽然儿童较成人相比原发性心脏骤停的因素相对少，而以窒息性心脏骤停为多，为避免施救者因无法判断而不采取任何措施致影响抢救成功率，故对所有年龄段的患儿（新生儿除外）应用 C – A – B 程序，以提高实施心肺复苏的概率（因为胸外按压几乎可以立即开始，而摆好头部位置并尽可能密封行人工呼吸的过程需要一定时间），理论上讲，新程序只会导致人工呼吸延误大约 18 秒（进行 30 次按压所需时间）或更短（如有 2 名施救者）。

（4）人工呼吸时避免过度通气，吹气前不用深吸气，吹气力度和潮气量以看见患儿胸廓抬起为度，每次吹气大约 1 秒钟。过度通气导致胸膜腔内压增高，回心血量减少，影响冠状动脉和脑的灌注，造成神经损伤，同时增加了反流和误吸的危险。对于小气道阻塞的患儿还可以造成气道栓塞和气压伤。

（5）在心肺复苏过程中，恰当使用药物有助于促进自主呼吸与心搏的恢复。但强调不能用药物治疗取代人工循环与人工呼吸。

（6）心肺复苏的最终目标，不仅是重建呼吸、循环，而且要维持脑细胞功能，不留神经系统后遗症，保证生存质量。脑功能是否恢复是衡量复苏成败的关键。

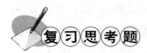

复习思考题

1. 心跳呼吸骤停有哪些临床表现？
2. 简述心肺复苏（CPR）步骤。
3. 一期心肺复苏成功后还需作哪些处理？

第三节 感染性休克

【西医临床导论】

感染性休克，亦称脓毒性休克（septic shock），是在严重感染的基础上发生的休克，是由致病菌及其产物所引起的急性微循环障碍、有效血容量减少、组织血液灌注不足而致的复杂综合征。是儿科常见危重症之一。

扫码"学一学"

一、病因病机

（一）病因

细菌是引起感染性休克最主要的病原微生物，病毒性疾病也可引起，但较少见，真菌、螺旋体、立克次体等很少见。致病菌以革兰阴性菌（G⁻）感染居首位，占70%～80%，如痢疾杆菌、大肠埃希菌、脑膜炎双球菌、大肠埃希菌、铜绿假单胞菌、克雷伯菌属、沙门菌属及变形杆菌等；革兰阳性菌（G⁺）常见的有肺炎链球菌、金黄色葡萄球菌、表皮葡萄球菌等。近年来，由于广谱抗生素的大量应用，耐药致病微生物所致的感染性休克发生率上升。

扫码"看一看"

（二）发病机制

感染性休克的发生发展受多种因素影响。各种因素互相作用、影响形成错综复杂的病理生理过程。

1. 免疫炎性介质的作用 病原微生物作用于血管内皮细胞、单核－巨噬细胞、T淋巴细胞、中性粒细胞等，释放多种促炎和抗炎介质，由于促炎和抗炎平衡失调，产生全身炎症反应综合征（SIRS），或代偿抗炎反应综合征（CARS），这是产生感染性休克的始动机制。

2. 微循环障碍 病原微生物及其有害毒素侵袭后首先使微血管代偿性收缩，组织缺血缺氧，引起机体强烈应激反应，血液中血管紧张素、儿茶酚胺、血栓素 A_2（TXA_2）、白三烯（LT）等物质增多，进一步加剧血管收缩，微循环灌流减少。病情进一步进展，缺血缺氧加重，组织无氧代谢，血中乳酸生成过多而致酸中毒，此时静脉端处于收缩状态，形成"灌大于流"，出现微循环淤血，血管内流体静脉压上升，毛细血管通透性增高，血浆外渗，有效循环量锐减。进入休克晚期，血液浓缩，血液黏滞度增加，促使红细胞聚集和血管内皮细胞损伤，释放促凝物质，启动内外凝血系统诱发DIC，使肺、肝、脑、肠、肾等重要器官微血管血流阻塞而发生多器官功能衰竭。

3. 神经－内分泌和其他体液因子作用 感染时交感－肾上腺系统和肾素－血管紧张素－醛固酮系统兴奋，儿茶酚胺，肾上腺皮质激素等应激激素分泌增加。同时多种活性体液因子高浓度存在，如前列腺素（PGE_2），前列环素（PGI_2）、一氧化氮（NO）、肿瘤坏死因子（TNF）、组胺、内啡肽等使血管舒缩功能障碍、内皮细胞炎症反应、心肌抑制、凝血纤溶调节紊乱。

二、诊断

（一）临床表现

1. 休克的临床表现 中华急诊医学分会儿科组和中华儿科分会急诊组于2006年制定了儿科感染性休克诊疗推荐方案。

（1）感染性休克代偿期 临床表现须符合6项中的3项。

①意识改变：烦躁不安，表情淡漠，意识模糊，甚至昏迷惊厥。

②皮肤改变：面色苍白，唇、指（趾）端发绀，皮肤花纹，四肢凉。

③毛细血管再充盈时间＞3秒；（需除外环境因素影响）。

④尿量＜1ml/（kg·h）。

⑤心率脉搏：外周动脉搏动细弱，心率脉搏增快。

⑥代谢性酸中毒（除外其他缺血缺氧及代谢因素）。

（2）感染性休克失代偿期 代偿期临床表现加重伴血压下降，收缩压＜该年龄组第5百分位，或＜该年龄组平均值减2个标准差。即1~12个月＜9.33kPa（70 mmHg），1~10岁＜9.33kPa（70 mmHg）+〔2×年龄（岁）〕，≥10岁＜12.0kPa（90 mmHg）。

2. 全身炎症反应综合征 至少出现以下四项标准中的两项，其中一项为体温变化或白细胞计数异常。①体温＞38.5℃，或＜36℃。②心动过速，平均心率大于同年龄组正常值2个标准差以上，或不可解释的持续性增快超过0.5~4小时；或＜1岁出现心动过缓，平均心率小于同龄组正常值第10百分位以下，或不可解释的持续性减慢超过0.5小时。③平均呼吸频率大于各年龄组正常值2个标准差以上。白细胞计数增高或下降，或未成熟中性粒细胞＞10%。

（二）辅助检查

1. 外周血常规 血白细胞计数大多增高，中性粒细胞增多伴核左移现象。血细胞压积和血红蛋白增高为血液浓缩的标志。

2. 病原学检查 在抗菌药物治疗前常规进行血或其他体液、渗出液、脓液的培养，并行药敏试验。

3. 动脉血乳酸检测 可作为评价疾病严重程度及预后的指标之一。通常大于2mmol/L。

4. 血气分析及血液生化　通过血气分析了解低氧血症、酸碱紊乱等，可以明确休克程度和纠正情况，以指导治疗。尿素氮、肌酐及转氨酶等检查，可了解肝肾功能。

5. 有关 DIC 的检查　血小板进行性下降，凝血酶原时间及凝血活酶时间延长，纤维蛋白原减少，纤维蛋白降解产物（FDP）增多，凝血酶时间延长，血浆鱼精蛋白副凝试验阳性。

6. 其他　心电图、X 线及 B 超检查等可按需进行。

应综合临床表现、实验室检查作出。在严重感染的基础上，有发热或体温不升，面色苍白、四肢厥冷、皮肤花纹、嗜睡或烦躁不安，或对周围无反应。呼吸不均匀，心率快，脉搏细速，毛细血管再充盈时间延长 >3 秒，尿量明显减少，中心或周围温差 >3℃，应考虑为休克。如有血压下降则为更可靠的诊断依据。可根据条件做有关检查。

三、鉴别诊断

见表 14 – 3。

表 14 – 3　感染性休克的鉴别诊断

疾病	鉴别
低血容量性休克	见于大出血、频繁呕吐、腹泻、大面积烧伤时。由于血容量减少，心输出量减少，血压下降，中心静脉压明显降低。可于扩容后很快纠正
过敏性休克	因外界抗原性物质进入体内，与体内抗体相互作用发生全身性过敏反应。见于青霉素或其他药物、食物、血制品过敏。患儿多有过敏原接触史，症状发生极为迅速，有时伴发荨麻疹或血管神经性水肿。当喉与支气管水肿时，可发生呼吸困难，甚至窒息死亡
心源性休克	因急性心脏排血功能障碍，引起组织器官血液灌注不足，导致休克。常见于心肌炎、心律失常、先天性心脏病等

四、治疗

早期识别，及时目标指导性、个体化治疗。采取在综合治疗基础上，针对主要矛盾予以救治的治疗原则。休克早期以治疗原发病和纠正脏器低灌注并重，休克晚期以减轻细胞损害、纠正代谢紊乱、维护重要器官功能为重点。

（一）液体复苏

补充血容量以维持有效循环血量，改善组织灌注，是逆转病情，降低死亡率的关键措施。

1. 第一小时快速补液　常用 0.9% 氯化钠，首剂 20ml/kg，10～20 分钟静脉推注。然后根据循环和组织灌注情况（心率、血压、脉搏、毛细血管在充盈时间等）评估，如循环无明显改善，可重复给予，每次为 10～20ml/kg。总量最多可达 40～60ml/kg。既要重视液量不足，又要关注心肺功能（如肺部啰音、肝大、奔马律、呼吸做功增加等）。一般第 1 个小时内液体不用含糖液，控制血糖在正常范围。重症可用低分子右旋糖酐，既可提高血浆胶体渗透压，扩容作用强，又可降低血液黏稠度，改善微循环，防止 DIC。

2. 继续输液和维持输液　由于血液重新分配及毛细血管渗漏等，感染性休克的液体丢失和低血容量可以持续几日，因此快速补液后需继续补液和维持补液。继续补液可选用1/2张～2/3张液体。可根据血电解质测定结果进行调整。6～8 小时内输液速度为每小时 5～

10ml/kg，至休克基本纠正。维持输液选用 1/3 张液体，24 小时内输液速度为每小时 2 ~ 4ml/kg，24 小时后根据病情进行调整。可适当补充胶体液，如血浆；血细胞比容 < 30%，应酌情输入红细胞悬液，使 Hb > 100g/L。

（二）给氧与呼吸支持

保证氧供及通气，充分发挥呼吸代偿作用。早期休克患儿应立即给予鼻导管或面罩给氧，新生儿、小婴儿可应用 NCPAP，必要时小婴儿需积极气管插管及机械通气，以防呼吸肌疲劳。年长儿可选用面罩 CPAP，严重呼吸困难或呼吸衰竭时应经口气管插管行机械通气。

（三）纠正酸中毒

主要是积极畅通气道，恢复组织的氧合血液灌注而非积极使用碳酸氢钠纠正酸中毒。在保证通气的前提下，根据血气分析结果，给予碳酸氢钠，使血 pH 达 7.25 即可。碳酸氢钠仅能起到缓解酸血症的作用，而不能解除产生酸血症的原因，同时碳酸氢钠在使用过程中，可加重细胞内酸中毒，因此临床一般不主张大剂量、快速静脉滴注高渗性碳酸氢钠，以免引起高渗血症及碱中毒。

（四）血管活性药物

用以调整微血管的舒缩功能，改善微血管的灌流。在液体复苏基础上休克未纠正，血压仍低，或有明显灌注不良表现时可考虑选用。

1. 多巴胺　具有兴奋多巴胺受体、α 受体和 β 受体作用。一般剂量每分钟5 ~ 10μg/kg 持续静脉泵入，根据血压调整滴速。最大量不超过 20μg/kg。

2. 肾上腺素　剂量为每分钟 0.05 ~ 0.2μg/kg 静脉泵入。作为冷休克有多巴胺抵抗时首选。

3. 去甲肾上腺素　开始滴速为每分钟 0.05μg/kg，可每 3 ~ 5 分钟增加每分钟0.05 ~ 0.1μg/kg，最高不超过每分钟 1 ~ 2μg/kg。作为暖休克有多巴胺抵抗时首选。

4. 多巴酚丁胺　为人工合成儿茶酚胺。$β_1$ 效应较多巴胺强，可加强心肌收缩力增加心排出量。通常情况下，多巴酚丁胺不会升高血压，对心率影响小。对合并心脏功能不全患儿有较好效果。常用剂量每分钟为 5 ~ 20μg/kg 持续静脉泵注。

5. 磷酸二酯酶抑制剂（氨力农、米力农）　对感染性休克并心功能不全时，若存在儿茶酚胺抵抗，可选用。氨力农负荷量 0.75mg/kg，维持量每分钟 5 ~ 15μg/kg。米力农负荷量为每分钟 0.05mg/kg，10 ~ 15 分钟静脉滴入，维持量每分钟 0.25 ~ 1μg/kg。

6. 莨菪类药物　可调节微循环舒缩紊乱，既能解除儿茶酚胺所致血管痉挛，又可对抗乙酰胆碱的扩血管作用。首选山莨菪碱（654 - 2），每次 0.5 ~ 1mg/kg，10 ~ 15 分钟 1 次，至面色转为红润，肢暖，血压回升，尿量增多。此后，减小剂量及延长用药间隔时间。如使用 8 ~ 10 次无好转，应分析原因，换用其他血管活性药物。

7. 硝普钠　心功能严重损害且同时存在外周高阻力者，在扩容及应用正性肌力药物基础上可选用。每分钟 0.5 ~ 8μg/kg，应从小剂量开始，避光使用。

（五）纳洛酮

为内啡肽拮抗剂，多用于感染性休克的血流动力学极不稳定，用其他血管活性药物疗效差时。剂量为 0.1～0.2mg/kg，静脉注射，15～30 分钟见效，亦可在首剂量后以每小时 0.1mg/kg 连续滴注。

（六）肾上腺皮质激素

肾上腺皮质激素能稳定细胞与溶酶体膜，减少酶释放与组织破坏，有非特异性抗炎、抗内毒素、抗过敏作用，可减轻炎症反应和渗出，还可增加心肌收缩力，增加心搏出量，增加血管壁对血管活性药物的反应，抑制前列腺素合成等，但可降低抵抗力，引起高血糖、消化道溃疡等，现大多主张重症休克时使用，小剂量、中疗程。常用剂量为：甲泼尼龙，每日 1～3mg/kg；氢化可的松，每日 3～5mg/kg；地塞米松，每日 0.5mg/kg。

（七）纠正凝血障碍

早期可给予小剂量肝素 5～10μg/kg 皮下或静脉输注，每 6 小时 1 次。若已明确有 DIC，则应按 DIC 常规治疗。

（八）控制感染和清除病灶

是防治感染性休克最基本的措施之一。如病原菌明确，选择敏感有效的抗生素，若未明确者，在进行及时正确的微生物培养后，选用广谱抗生素，其抗生素应用原则是：早期、足量、联合、静脉给药、疗程足够，以迅速彻底控制感染。同时注意保护肾功能，并及时清除病灶。

（九）其他治疗

（1）应激性溃疡　控制原发病及感染；避免服用对胃有刺激的药物，如阿司匹林、激素等；运用 H_2 受体拮抗剂、质子泵抑制剂抑制胃酸分泌，维持胃内 pH 在 4.0 以上；服用消化道黏膜保护剂。对呕血者予禁食。

（2）肾替代治疗　对于急性肾衰竭、血流动力学极不稳定、顽固性代酸、去除各种炎性介质等有害物质，可采用连续肾替代（CRRT）治疗。包括持续静脉血液滤过（CVVH）、持续静脉血液滤过透析（CVVHD）、血液灌留（HP）和血浆置换（PE）等血液净化技术。可根据患者具体情况选择。

（3）体外膜氧合（ECMO）　适用于对血管活性药物治疗无效、重症急性呼吸衰竭或同时存在严重心功能不全时。起到部分心肺替代作用，维持人体脏器组织氧合血供。

（4）保护脏器功能，维持内环境稳定；维持营养，保障能量供应；注意血糖、电解质监测。

五、治疗提示

（1）做好监护可为指导临床、判断预后提供依据，必要的监护项目包括神志、心率、脉搏、血压、呼吸、血气分析、尿量、血乳酸含量、中心静脉压、血红蛋白浓度等。

（2）在补液纠正酸中毒的过程中，患儿病情不同、机体条件各异，应加强监测，根据机体反应、病情变化及时调整液体种类、剂量、速度，达到既能够恢复血容量的目的，又不至于过多。

（3）在液体复苏基础上，选择 1～2 种血管活性药物，维持血压在理想状态。

（4）积极控制感染是防治感染性休克最基本的措施之一。

【中医临证通论】

感染性休克属中医"厥证""脱证"等范畴。《伤寒论·厥阴病》说："凡厥者，阴阳气不相顺接，便为厥。厥者，手足逆冷者是也。"凡阳气不能通达四肢，温运四末，冷不过腕踝者称为厥，冷过肘膝者称为逆。《灵枢·生气通天论》"阴阳皆脱者，暴死不知人也。"本病主要是阴阳失调到阴阳互不维系的变化。

一、病因病机

病因多为外感时邪，而以温热邪毒为主。时邪入侵化热化火内陷，致使热毒内郁，阳气伏遏，难达肢末，乃致热深厥深。热毒内陷心肝，发为神昏抽搐；热毒之邪，炼液为痰，结于气道，出现喉中痰鸣。热炽营血，血液凝滞，造成血瘀之症。热毒痰瘀耗气伤阴，导致气阴大伤。病情进一步发展，阴液耗竭，阴竭阳无所附，造成阴竭阳脱之证。总之，本病早期表现为热毒内闭；若正不胜邪，五脏六腑衰败，则由内闭而致外脱，最后阴阳离绝，导致死亡。

二、辨证论治

（一）辨证要点

分轻重以辨预后：症以发热、喉间痰鸣、胸腹灼热、手足不温但神识清楚，脉象有根为轻，预后尚可；如面色青灰、神志不清、呼吸不整、四肢冰凉过肘膝，脉微为重，预后不良。

（二）治疗原则

本病治疗应"急则治其标，缓则治其本"，急救以益气回阳救阴固脱为主，佐以活血化瘀。

（三）常见证型治疗

1. 热毒内闭证

证候	高热烦躁，或精神萎靡，甚则昏迷，抽搐，面色苍白，手足厥冷，喉中痰鸣，胸腹灼热，口渴喜饮，小便短赤，大便秘结，舌红，苔黄燥，脉细数
治法	清热解毒，通腑开窍
主方	清瘟败毒饮合小承气汤（生地黄　水牛角　生石膏　黄芩　桔梗　栀子　知母　牡丹皮　赤芍　玄参　连翘　竹叶　甘草　枳实　大黄　厚朴）
加减	神昏抽搐，加钩藤、白僵蚕、石菖蒲、郁金；喉中痰鸣，加鲜竹沥、天竺黄、胆南星
推荐中成药	安宫牛黄丸、紫雪丹

2. 气阴两亏证

证候	面色苍白，意识不清，呼吸促而弱，皮肤干燥，尿少口干，四肢厥冷，唇舌干燥，苔少而干，脉细数而无力
治法	益气养阴，救逆固脱
主方	生脉散（人参　麦冬　五味子）
加减	大片瘀斑扩大融合，加丹参、赤芍、川芎，并重用人参
推荐中成药	生脉注射液

3. 阴竭阳脱证

证候	神志不清，面色青灰，汗出如油，呼吸不整，体温不升，唇紫发青，皮肤花纹或大片瘀斑，皮肤湿冷，四肢冰凉过肘膝，苔白滑，脉微欲绝
治法	益气回阳，救逆固脱
主方	生脉散合参附龙牡救逆汤（人参　麦冬　五味子　附子　龙骨　牡蛎　白芍　炙甘草）
加减	神志不清，加石菖蒲、郁金、远志；大片瘀斑，加丹参、红花、赤芍
推荐中成药	参附注射液　生脉注射液

【中西医诊治思路与特点】

（1）根据临床表现及实验室检查，及时作出诊断并行积极救治处理，防止 MOF 发生。

（2）本病病情危笃，以西医救治为主，在液体复苏、血管活性药物、抗感染基础上，配合中医治疗可以提高治疗率。

（3）积极控制感染是防治感染性休克最基本的措施之一。初始经验性抗感染治疗应覆盖所有可能的病原菌并且对感染部位有良好的组织穿透力。抗感染方案应每日评估以保证疗效，防止耐药，减少毒性。经验性联合治疗建议不要超过 3～5 天，应尽快根据药敏选择单药治疗。

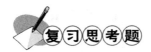

复习思考题

1. 感染性休克的诊断依据有哪些？

2. 液体复苏要点是什么？

3. 抗感染治疗过程中应注意哪些问题？

（冉志玲）

扫码"练一练"

附　录

附录1 7岁以下儿童体重、身高、胸围、头围正常值

附表1　中国九市城郊7岁以下正常男童体格发育的衡量数字（2005年，均值）

年龄组	体重（kg）		身高（cm）		头围（cm）		胸围（cm）	
	城区	郊区	城区	郊区	城区	郊区	城区	郊区
初生~3天	3.33	3.32	50.4	50.4	34.5	34.3	32.9	32.8
1个月~	5.11	5.12	56.8	56.6	38.0	38.0	37.5	37.4
2个月~	6.27	6.29	60.5	60.5	39.7	39.8	39.9	39.8
3个月~	7.17	7.08	63.3	63.0	41.2	41.1	41.5	41.3
4个月~	7.76	7.63	65.7	65.0	42.2	42.2	42.4	42.2
5个月~	8.32	8.15	67.8	67.0	43.3	43.2	43.3	42.9
6个月~	8.75	8.57	69.8	69.2	44.2	44.2	43.9	43.7
8个月~	9.35	9.18	72.6	72.1	45.3	45.2	44.9	44.5
10个月~	9.92	9.65	75.5	74.7	46.1	46.0	45.7	45.3
12个月~	10.49	10.11	78.3	77.5	46.8	46.4	46.6	46.2
15个月~	11.04	10.59	81.4	80.2	47.3	46.9	47.3	46.9
18个月~	11.65	11.21	84	82.8	47.8	47.5	48.1	47.8
21个月~	12.39	11.82	87.3	85.8	48.3	47.9	48.9	48.3
2.0岁~	13.19	12.65	91.2	89.5	48.7	48.4	49.6	49.2
2.5岁~	14.28	13.81	95.4	93.7	49.3	49.0	50.7	50.3
3.0岁~	15.31	14.65	98.9	97.2	49.8	49.3	51.5	50.9
3.5岁~	16.33	15.51	102.4	100.5	50.2	49.7	52.5	51.7
4.0岁~	17.37	16.49	106.0	104.0	50.5	50.1	53.4	52.5
4.5岁~	18.55	17.46	109.5	107.4	50.8	50.3	54.4	53.4
5.0岁~	19.90	18.46	113.1	110.7	51.1	50.6	55.5	54.2
5.5岁~	21.16	19.58	116.4	113.6	51.4	50.9	56.6	55.0
6~7岁	22.51	20.79	120.0	117.4	51.7	51.1	57.6	56.0

附表2　中国九市城郊7岁以下正常女童体格发育的衡量数字（2005年，均值）

年龄组	体重（kg）		身高（cm）		头围（cm）		胸围（cm）	
	城区	郊区	城区	郊区	城区	郊区	城区	郊区
初生~3天	3.24	3.19	49.7	49.8	34.0	33.7	32.6	32.4
1个月~	4.73	4.79	55.6	55.6	37.2	37.2	36.6	36.6
2个月~	5.75	5.75	59.1	59.0	38.8	38.8	38.8	38.7
3个月~	6.56	6.51	62.0	61.7	40.2	40.1	40.3	40.2
4个月~	7.16	7.08	64.2	63.6	41.2	41.2	41.4	41.1

续表

年龄组	体重（kg）		身高（cm）		头围（cm）		胸围（cm）	
	城区	郊区	城区	郊区	城区	郊区	城区	郊区
5 个月 ~	7.65	7.54	66.2	65.5	42.1	42.1	42.1	41.8
6 个月 ~	8.13	7.98	68.1	67.6	43.1	43.1	42.9	42.6
8 个月 ~	8.74	8.54	71.1	70.5	44.1	44.0	43.9	43.5
10 个月 ~	9.28	9.00	73.8	73.2	44.9	44.7	44.6	44.2
12 个月 ~	9.80	9.44	76.8	75.8	45.5	45.2	45.4	44.9
15 个月 ~	10.43	9.97	80.2	78.9	46.2	45.8	46.2	45.8
18 个月 ~	11.01	10.63	82.9	81.7	46.7	46.4	47.0	46.7
21 个月 ~	11.77	11.21	86.0	84.4	47.2	46.8	47.8	47.3
2.0 岁 ~	12.60	12.04	89.9	88.2	47.6	47.3	48.5	48.1
2.5 岁 ~	13.73	13.18	94.3	92.5	48.3	47.9	49.6	49.1
3.0 岁 ~	14.80	14.22	97.6	96.2	48.8	48.3	50.5	50.0
3.5 岁 ~	15.84	15.09	101.3	99.5	49.2	48.8	51.3	50.7
4.0 岁 ~	16.84	15.99	104.9	103.1	49.5	49.0	52.1	51.4
4.5 岁 ~	18.01	16.84	108.7	106.2	49.9	49.4	53.0	52.1
5.0 岁 ~	18.93	17.85	111.7	109.7	50.1	49.6	53.7	52.8
5.5 岁 ~	20.27	18.83	115.4	112.7	50.4	49.9	54.8	53.6
6 ~ 7 岁	21.55	20.11	118.9	116.5	50.7	50.1	55.7	54.5

注：摘自《中华儿科杂志》2007 年 45 卷第 8 期 609 页。

附录 2　常用实验室检查参考值

附表 3　血液细胞一般检查

项目	标本	参考值
红细胞（RBC）	全血	
新生儿		$(5.2 \sim 6.4) \times 10^{12}/L$
婴儿		$(4.0 \sim 4.3) \times 10^{12}/L$
儿童		$(4.0 \sim 4.5) \times 10^{12}/L$
血红蛋白（Hb）		
新生儿		$180 \sim 190 g/L$
婴儿		$110 \sim 120 g/L$
儿童		$120 \sim 140 g/L$
白细胞（WBC）		
新生儿		$20 \times 10^9/L$
婴儿		$(11 \sim 12) \times 10^9/L$
儿童		$(8 \sim 10) \times 10^9/L$
白细胞分类		
中性粒细胞（P）		$0.50 \sim 0.70$（新生儿至婴儿期 $0.31 \sim 0.40$）
嗜酸性粒细胞（EO）		$0.005 \sim 0.05$
嗜碱性粒细胞（Bas）		$0.0 \sim 0.0075$

续表

项目	标本	参考值
淋巴细胞（L）		0.20 ~ 0.40（新生儿至婴儿期 0.40 ~ 0.60）
单核细胞（M）		0.01 ~ 0.08（生后 2 ~ 7 天 0.12）
未成熟细胞		0.0（生后 1 ~ 7 天 0.03 ~ 0.10）
网织红细胞（百分比）		
新生儿		0.03 ~ 0.06
儿童		0.005 ~ 0.015
网织红细胞		（24 ~ 84）×10^9/L
血小板（Plt）		（100 ~ 300）×10^9/L

附表 4　血液生化检验

项目	标本	参考值
钠（Na）	血清	135 ~ 145mmol/L
钾（K）		3.5 ~ 5.5mmol/L
氯化物（Cl）		98 ~ 108mmol/L
钙（Ca）		2.25 ~ 2.75mmol/L（新生儿 3 日内 2 mmol/L）
离子钙		1.12 ~ 1.27mmol/L
无机磷（P）		1.45 ~ 1.78 mmol/L
铁（Fe）		8.95 ~ 21.48 μmol/L
新生儿		17.90 ~ 44.75 μmol/L
婴儿		7.16 ~ 17.90μmol/L
儿童		8.95 ~ 28.64μmol/L
铁总结合力（TIBC）		250 ~ 400μg/L
铁饱和度（IS）		0.20 ~ 0.55
镁（Mg）		0.8 ~ 1.2mmol/L
锌（Zn）		7.65 ~ 22.95μmol/L（新生儿偏低）
铜（Cu）		12.56 ~ 20.40μmol/L
总蛋白（TP）		60 ~ 80g/L
白蛋白（A）		34 ~ 54g/L
球蛋白（G）		20 ~ 30g/L
葡萄糖（空腹）	全血	3.9 ~ 6.1mmol/L（新生儿偏低）
甘油三酯（TG）	血清	0.39 ~ 1.10mmol/L
胆固醇（CHO）		3.12 ~ 5.20mmol/L（新生儿、婴儿偏低）
高密度脂蛋白胆固醇（HDL – C）		1 ~ 1.55mmol/L
低密度脂蛋白胆固醇（LDL – C）		0 ~ 3.36mmol/L
极低密度脂蛋白胆固醇（VLDL – C）		0 ~ 0.77mmol/L
血清总胆汁酸（TBA）		0 ~ 10μmol/L
胆红素总量（TL）		2 ~ 19μmol/L
新生儿一周内		早产儿 < 205μmol/L，足月儿 < 274μmol/L
结合胆红素（OBIL）		0 ~ 6.8μmol/L
丙氨酸氨基转移酶（ALT）		5 ~ 40IU/L
天门冬氨酸氨基转移酶（AST）		5 ~ 40IU/L

续表

项目	标本	参考值
肌酸激酶（CK）		25～200IU/L
肌酸激酶同工酶（CK－MB）		0～25IU/L
乳酸脱氢酶（LDH）		50～240IU/L
α－羟丁酸脱氢酶（HBD）		80～220IU/L
葡萄糖－6－磷酸脱氢酶（G－6－PD）		＞0.75
淀粉酶（AMY）		25～125IU/L
碱性磷酸酶（ALP）		20～220IU/L
尿素氮（BUN）		1.78～8.92mmol/L
肌酸		15～61μmol/L
肌酐（CREA）		27～132μmol/L
尿酸（URIC）		119～416μmol/L
尿素		3.2～7.0mmol/L
氨（AMM）	全血	＜54μmol/L

附表5　免疫学检查

项目	标本	参考值
IgA	血清	
新生儿		0～22mg/L
半月～6个月		30～820mg/L
6个月～2岁		140～1080mg/L
2～6岁		230～1900mg/L
6～12岁		290～2700mg/L
12～16岁		810～2320mg/L
IgD		
新生儿		阴性
成人		3～4mg/L
IgG		
新生儿		0.1～0.9mg/L
半个月～6个月		7～14.8g/L
6个月～2岁		3～10g/L
2～6岁		5～12g/L
6～12岁		5～13g/L
12～16岁		7～16.5g/L
IgM		
新生儿		50～300mg/L
半月～6个月		150～1090mg/L
6个月～2岁		430～2390mg/L
2～6岁		500～1990mg/L
6～12岁		500～2600mg/L
12～16岁		450～2400mg/L

续表

项目	标本	参考值
抗链球菌素"O"（ASO）		<200IU/L
类风湿因子（RHF）		<30IU/L
嗜异性凝集反应（HAT）		1:48
肥达反应（WR）		H1:80（副伤寒甲1:80）
		O1:160（副伤寒乙1:160）
甲型肝炎抗体（HAV－IgM）		阴性
乙型肝炎表面抗原（HBsAg）		阴性
乙型肝炎表面抗体（HBsAb）		阴性
乙型肝炎e抗原（HBeAg）		阴性
乙型肝炎e抗体（HBeAb）		阴性
乙型肝炎核心抗体（HBcAb）		阴性
丙型肝炎抗体IgM（HCV－Ab）		阴性
巨细胞病毒抗体（CMV－IgM）		阴性
EB病毒抗体（EB－IgM）		阴性
肺炎支原体抗体（MP）		1:80以下
抗核抗体（ANA）		阴性
抗双链DNA抗体（ds－DNA）		阴性
抗血小板抗体		阴性

附表6　脑脊液检查

项目	参考值
总量	
新生儿	5ml
儿童	100～150ml
压力	
新生儿	0.29～0.78kPa
儿童	0.69～196kPa
比重	1.005～1.009
细胞数（多为淋巴细胞）	
婴儿	（0～20）×10^6/L
儿童	（0～10）×10^6/L
蛋白总量	
新生儿	0.2～1.2g/L
儿童	0.2～0.4g/L
糖	
婴儿	3.9～5.0mmol/L
儿童	2.8～4.5mmol/L
氯化物	
婴儿	110～122mmol/L
儿童	117～127mmol/L
细菌	阴性

附表 7　尿液一般检查

项目	参考值
蛋白	
定性	阴性
定量	<40mg/24h
糖	阴性
比重	1.015~1.025
酸度（pH）	5~7
酮体	阴性
亚硝酸盐	阴性
管型	阴性
尿胆素	阴性
尿胆原	阴性
潜血	阴性
沉渣检查	
白细胞	<5 个/HP
红细胞	<3 个/HP
管型	无或偶见
一小时尿沉渣计数	RBC　男 <3 万/h
（留取晨尿 5:30~8:30）	女 <4 万/h
	WBC　男 <7 万/h
	女 <14 万/h
	管型　<3400/h

附表8 计划免疫程序（卫生部规定计划免疫程序）

免疫制剂名称	接种对象	免疫程序 基础免疫	加强免疫	接种方法及剂量	禁忌证
卡介苗	初生婴儿及结核菌素试验阴性儿童	初种：出生24～48小时	复种：3～4岁、7～8岁，11～12岁（结核菌素试验阴性者）	皮内注射0.1ml	早产儿、低出生体重儿（出生体重小于2500g）、难产儿。患结核病、急性传染病、心脏病、肾脏病、湿疹、免疫缺陷或其他皮肤病者。患发热。而吐泻患儿应缓种
乙肝疫苗	初生婴儿及乙肝表面抗体阴性儿童	初种：出生24～48小时接种第1剂，在1足月接种第2剂，6足月接种第3剂	复种：12岁时或乙肝表面抗体阴性儿童	皮内注射10μg	患发热、急性或慢性严重疾病者，对酵母成分过敏者
脊髓灰质减毒活疫苗	2足月龄～7足岁	初服：2足月龄婴儿服第1次，3足月口服第2次，4足月口服第3次	加强：在1岁半～2岁加强1次，4岁加强1次	每次口服1粒	发热、患急性传染病、免疫缺陷者，接受免疫抑制剂治疗者及孕妇。对牛乳过敏者禁服糖丸剂型疫苗
百日咳菌苗白喉类毒素破伤风类毒素三联疫苗	3足月龄～4足岁	初种：3足月龄婴儿接种第1剂，在4足月龄接种第2剂，5足月接种第3剂	加强：在1岁半～2岁加强1次。复种：6岁	皮下注射0.5ml	有癫痫、神经系统疾病及惊厥患者禁用；急性传染病缓种
麻疹减毒活疫苗或麻风疫苗	8足月龄以上的儿童	初种：8足月龄婴儿	加强：4岁时加强1次。复种：7岁	皮下注射0.5ml	患严重疾病、急性或慢性感染、发热、对鸡蛋过敏者禁种
麻腮疫苗或麻风腮疫苗	12月龄以上的儿童		1岁半～2岁接种1次		
A群流脑疫苗	6月龄以上的儿童	初种：6足月龄婴儿接种第1剂，8～18月龄接种第2剂		皮下注射0.5ml	有癫痫、惊厥及过敏史；患脑部疾患、肾脏病、心脏病活动性结核；患急性传染病及发热
A＋C群流脑疫苗	3岁以上的儿童	初种：3岁接种第1剂，6岁接种第2剂			
流行性乙型脑炎减毒活疫苗	8月龄以上儿童	初种：8足月龄接种第1剂，2岁接种第2剂		皮下注射0.5ml	发热、患严重慢性病及急性疾病、中耳炎、活动性结核或心脏、肾脏及肝脏等疾病，体质衰弱，有过敏史或癫痫史；先天性免疫缺陷，近期或正在免疫抑制剂治疗；妊娠期禁种
流行性乙型脑炎灭活疫苗	8月龄以上儿童	初种：8足月龄接种2剂，间隔10天	加强：2岁～2岁半加强1次	皮下注射0.5ml	

续表

免疫制剂名称	接种对象	免疫程序		接种方法及剂量	禁忌证
		基础免疫	加强免疫		
甲型肝炎灭活疫苗	18月龄以上儿童	初种：18月月龄接种1剂	加强：2岁加强1次	皮下注射0.5ml	身体不适，发热；患急性传染病或其他严重疾病；免疫缺陷或接受免疫抑制剂治疗；过敏体质
甲型肝炎减毒活疫苗	18月龄以上儿童	初种：18月月龄接种1剂			

附表 9 非计划免疫程序

免疫制剂名称	接种对象	免疫程序		接种方法及剂量
		基础免疫	加强免疫	
伤寒 Vi 多糖疫苗	≥5岁儿童	初种：5岁以上儿童接种1针	加强：2～3年加强一针	每次0.5ml
流感灭活疫苗	≥6岁儿童	初种：每年10～11月份接种	1～3周岁每年注射2针，间隔1个月。3周岁以上每年接种1次即可	每次0.5ml
水痘减毒活疫苗	≥1岁儿童	初种：1～12岁接种1针/次		每次0.5ml
B 型流感嗜血杆菌苗	2足月龄	初种：2、4、6月龄各注射一次，	加强：12月龄前完成基础免疫者，间隔1年后加强一针	每次0.5ml
23 价肺炎球菌多糖疫苗	≥2岁儿童	初种：接种1针/次		每次0.5ml

方剂索引

一　画

一贯煎（《柳州医话》）沙参　麦冬　当归　生地黄　枸杞子　川楝子

二　画

*二陈汤（《太平惠民和剂局方》）半夏　橘红　白茯苓　炙甘草

*人参乌梅汤（《温病条辨》）人参　乌梅　木瓜　山药　莲子肉　炙甘草

*人参五味子汤（《幼幼集成》）人参　白术　五味子　茯苓　麦冬　炙甘草

二至丸（《医方集解》）　女贞子　旱莲草

七味白术散（《小儿药证直诀》）人参　白术　茯苓　甘草　葛根　木香　藿香

八正散（《太平惠民和剂局方》）　木通　车前子　萹蓄　瞿麦　滑石　甘草梢　大黄　山栀　灯心草

八珍汤（《正体类要》）　人参　白术　茯苓　甘草　当归　白芍　川芎　熟地黄　生姜　大枣

十味温胆汤（《世医得效方》）　半夏　枳实　陈皮　甘草　茯苓　远志　五味子　熟地黄　人参　酸枣仁

十全大补丸（《太平惠民和剂局方》）熟地黄　白芍药　当归　川芎　人参　白术　茯苓　炙甘草　黄芪　肉桂　生姜　大枣

丁萸理中汤（《医宗金鉴》）　丁香　吴茱萸　党参　白术　炙甘草　干姜

三　画

*三子养亲汤（《韩氏医通》）　紫苏子　白芥子　莱菔子

*大青龙汤（《伤寒论》）　麻黄　桂枝　炙甘草　杏仁　石膏　生姜　大枣

*大补阴丸（《丹溪心法》）　知母　黄柏　熟地黄　龟板　猪脊髓

*大定风珠（《温病条辨》）　白芍　阿胶　龟板　地黄　麻仁　五味子　牡蛎　麦冬　炙甘草　鸡子黄　生鳖甲

*大承气汤（《伤寒论》）　大黄　芒硝　枳实　厚朴

大秦艽汤（《黄帝内经》）秦艽　防风　当归　白芍　白芷　羌活　独活　川芎　茯苓　熟地黄　细辛　石膏　黄芩　白术　生地黄　甘草

*小青龙汤（《伤寒论》）　麻黄　桂枝　芍药　甘草　干姜　细辛　半夏　五味子

*小柴胡汤（《伤寒论》）　柴胡　黄芩　半夏　人参　甘草　生姜　大枣

*小蓟饮子（《济生方》）　生地黄　小蓟　滑石　通草　炒蒲黄　淡竹叶　藕节

当归　山栀　甘草

＊己椒苈黄丸（《金匮要略》）　防己　椒目　葶苈子　大黄

三拗汤（《太平惠民和剂局方》）　麻黄　杏仁　甘草

三妙丸（《医学正传》）　苍术　黄柏　牛膝

三仁汤（《温病条辨》）　杏仁　薏苡仁　白蔻仁　滑石　通草　竹叶　厚朴　半夏

小建中汤（《金匮要略》）　桂枝　白芍　饴糖　生姜　大枣　甘草

小承气汤（《伤寒论》）　大黄　厚朴　枳实

小青龙汤加石膏汤（《金匮要略》）　麻黄　桂枝　芍药　甘草　干姜　细辛　半夏　五味子　石膏

小陷胸汤（《伤寒论》）　黄连　半夏　瓜蒌

川芎茶调散（《太平惠民和剂局方》）　川芎　荆芥　薄荷　羌活　细辛（或香附）白芷　甘草　防风

四　画

＊乌药散（《小儿药证直诀》）　乌药　白芍　香附　高良姜

＊五皮饮（《中藏经》）　桑白皮　橘皮　生姜皮　大腹皮　茯苓皮

＊五味消毒饮（《医宗金鉴》）　银花　野菊花　蒲公英　紫花地丁　紫背天葵子

＊五苓散（《伤寒论》）　桂枝　白术　茯苓　猪苓　泽泻

＊六君子汤（《世医得效方》）　人参　白术　茯苓　甘草　陈皮　制半夏

＊六味地黄丸（《小儿药证直诀》）　熟地黄　山茱萸　山药　茯苓　牡丹皮　泽泻

＊止嗽散（《医学心悟》）　荆芥　陈皮　桔梗　甘草　紫菀　白前　百部

不换金正气散（《太平惠民和剂局方》）　藿香　苍术　厚朴　陈皮　半夏　甘草

丹栀逍遥散　（《太平惠民和剂局方》）　当归　白芍药　白术　柴胡　茯苓　甘草　煨姜　薄荷　牡丹皮　山栀

乌梅丸（《伤寒论》）　乌梅　黄连　黄柏　人参　当归　附子　桂枝　蜀椒　干姜　细辛

五积散（《太平惠民和剂局方》）　白芷　橘皮　厚朴　当归　川芎　白芍药　茯苓　桔梗　苍术　枳壳　半夏　麻黄　干姜　肉桂　甘草　姜

六一散（《伤寒标本》）　滑石　生甘草

化斑汤（《温病条辨》）　石膏　知母　生甘草　元参　犀角　白粳米

双合汤（《杂病源流犀烛》）　桃仁　红花　当归　川芎　熟地黄　白芍　陈皮　半夏　白芥子　茯苓　竹沥　甘草　姜汁

天麻钩藤饮（《杂病证治新义》）　天麻　钩藤　生石决明　川牛膝　桑寄生　杜仲　山栀　黄芩　益母草　朱茯神　夜交藤

少腹逐瘀汤（《医林改错》）　小茴香　干姜　延胡索　没药　当归　川芎　肉桂　赤芍　蒲黄　五灵脂

无比山药丸（《太平惠民和剂局方》）　赤石脂　茯神　巴戟天　熟地黄　山茱萸　牛膝　泽泻　山药　五味子　肉苁蓉　杜仲　菟丝子

木香槟榔丸（《医方集解》） 木香 槟榔 青皮 陈皮 莪术 黄柏 黄连 香附
枳壳 三棱 大黄 芒硝 黑丑

牛黄清心丸（《痘疹世医心法》） 牛黄 黄芩 黄连 栀子 郁金 朱砂

牛黄夺命散（《幼幼集成》） 白牵牛 黑牵牛 大黄 槟榔

五　画

*半夏泻心汤**（《伤寒论》）半夏 黄芩 干姜 人参 甘草 黄连 大枣

*平胃散**（《太平惠民和剂局方》）苍术 厚朴 陈皮 甘草 生姜 大枣

*四君子汤**（《太平惠民和剂局方》） 人参 白术 茯苓 甘草

*四物汤**（《仙授理伤续断秘方》） 熟地黄 当归 白芍药 酒川芎

*四神丸**（《内科摘要》） 补骨脂 五味子 肉豆蔻 吴茱萸 生姜 大枣

*归脾汤**（《正体类要》） 白术 当归 白茯苓 黄芪 龙眼肉 远志 木通 酸枣
仁 木香 甘草 人参

*玉屏风散**（《医方类聚》） 防风 黄芪 白术

*生脉散**（《医学启源》）人参 麦冬 五味子

*白虎汤**（《伤寒论》）石膏 知母 粳米 甘草

*甘麦大枣汤**（《金匮要略》）甘草 小麦 大枣

*龙胆泻肝汤**（《医方集解》）龙胆草 黄芩 栀子 泽泻 木通 车前子 当归
柴胡 生地黄 甘草

半夏厚朴汤（《金匮要略》） 半夏 厚朴 茯苓 紫苏 生姜

右归丸（《景岳全书》） 熟地黄 山药 山茱萸 枸杞子 杜仲 菟丝子 附子
肉桂 当归 鹿角胶

左归丸（《景岳全书》） 熟地黄 山药 山茱萸 菟丝子 枸杞子 牛膝 鹿角胶
龟板胶

左金丸（《丹溪心法》） 黄连 吴茱萸

四妙丸（《成方便读》） 苍术 黄柏 牛膝 苡仁

四逆汤（《伤寒论》） 附子 干姜 甘草

失笑散（《太平惠民和剂局方》） 五灵脂 蒲黄

玉女煎（《景岳全书》） 生石膏 熟地黄 麦冬 知母 牛膝

玉枢丹（《百一选方》） 山慈菇 续随子 大戟 麝香 腰黄 朱砂 五倍子

玉真散（《外科正宗》） 天南星 防风 白芷 天麻 羌活 白附子

瓜蒌薤白半夏汤（《金匮要略》） 瓜蒌实 薤白 半夏 白酒

甘露消毒丹（《温热经纬》） 滑石 茵陈 黄芩 石菖蒲 木通 川贝母 射干
连翘 薄荷 藿香 白蔻仁

白头翁汤（《伤寒论》） 白头翁 秦皮 黄柏 黄连

加味六味地黄丸（《医宗金鉴》） 熟地黄 山茱萸 山药 茯苓 牡丹皮 泽泻
鹿茸 五加皮 麝香

石斛夜光丸（《原机启微》） 天门冬 麦冬 人参 茯苓 熟地黄 生地黄 牛膝

杏仁　枸杞子　草决明　川芎　犀角　白蒺藜　羚羊角　枳壳　石斛　五味子　青葙子
甘草　防风　肉苁蓉　黄连　菊花　山药　菟丝子

桂枝加龙骨牡蛎汤（《金匮要略》）　桂枝　芍药　生姜　炙甘草　大枣　龙骨　牡蛎

六　画

***异功散**（《小儿药证直诀》）　人参　白术　茯苓　陈皮　甘草

***导赤散**（《小儿药证直诀》）　生地黄　木通　竹叶　甘草

***百合固金汤**（《慎斋遗书》）生地黄　熟地黄　麦冬　贝母　百合　当归　炒芍药
甘草　玄参　桔梗

***芍药汤**（《素问病机气宜保命集》）白芍药　当归　黄连　槟榔　木香　甘草　大黄
黄芩　官桂

***血府逐瘀汤**（《医林改错》）　当归　生地黄　桃仁　红花　枳壳　赤芍　柴胡
甘草　桔梗　川芎　牛膝

***防己黄芪汤**（《金匮要略》）　防己　黄芪　白术　甘草　生姜　大枣

***防风通圣散**（《宣明论方》）防风　荆芥　连翘　麻黄　薄荷　川芎　当归　白芍
白术　栀子　大黄　芒硝　石膏　黄芩　桔梗　甘草　滑石

交泰丸（《韩氏医通》）　黄连　肉桂

华盖散（《太平惠民和剂局方》）　麻黄　桑白皮　紫苏子　杏仁　赤茯苓　陈皮
甘草

如意解毒散（《景岳全书》）　桔梗　甘草　黄芩　黄柏　山栀

安宫牛黄丸（《温热条辨》）　牛黄　郁金　犀角　黄连　朱砂　冰片　珍珠　山栀
雄黄　黄芩　麝香　金箔衣

安神定志丸（《医学心悟》）　人参　茯苓　茯神　远志　石菖蒲　龙齿

导痰汤（《济生方》）　半夏　枳实　甘草　生姜　制南星　茯苓　陈皮

当归四逆汤（《伤寒论》）　当归　桂枝　芍药　细辛　甘草　通草　大枣

竹叶石膏汤（《伤寒论》）　人参　麦冬　石膏　竹叶　甘草　半夏　粳米

竹沥化痰丸（《杂病源流犀烛》）　竹沥水　黄芩　陈皮半夏　金礞石　沉香　熟大黄
白术　甘草

朱砂葱豉汤（《肘后方》）　葱白　豆豉

羊肝丸（《证治准绳》）　羊肝　砂仁　豆蔻

芍药甘草汤（《伤寒论》）　白芍药　炙甘草

行军散（《霍乱论》）　牛黄　麝香　珍珠　冰片　硼砂　雄黄　火硝　金箔

防己茯苓汤（《金匮要略》）　防风　黄芪　桂枝　茯苓　甘草

七　画

***杞菊地黄丸**（《医级》）　枸杞子　菊花　熟地黄　山萸肉　山药　牡丹皮　泽泻
茯苓

*麦味地黄丸（《寿世保元》）生地黄　山茱萸　山药　茯苓　牡丹皮　泽泻　麦冬　五味子

*麦门冬汤（《金匮要略》）　麦冬　半夏　人参　甘草　粳米　大枣

*沙参麦冬汤（《温病条辨》）　沙参　麦冬　玉竹　桑叶　甘草　天花粉　白扁豆

*牡蛎散（《太平惠民和剂局方》）　煅牡蛎　黄芪　麻黄根　浮小麦

良附丸（《良方集腋》）　高良姜　香附

*苏子降气汤（《太平惠民和剂局方》）　紫苏子　陈皮　半夏　当归　前胡　厚朴　甘草　肉桂　生姜

*补中益气汤（《脾胃论》）　人参　黄芪　白术　甘草　当归　陈皮　升麻　柴胡　生姜　大枣

*补肺阿胶汤（《小儿药证直诀》）阿胶　牛蒡子　甘草　马兜铃　杏仁　糯米

*连翘败毒散（《医方集解》）　黑荆芥　炒防风　银花　连翘　生甘草　前胡　柴胡　川芎　枳壳　桔梗　茯苓　薄荷　生姜　羌活　独活

杏苏散（《温病条辨》）　紫苏叶　杏仁　橘皮　半夏　桔梗　枳壳　前胡　茯苓　甘草　生姜　大枣

苏合香丸（《外台秘要》）白术　青木香　水牛角　香附子　朱砂　诃黎勒　白檀香　安息香　沉香　麝香　丁香　荜拨　龙脑　苏合香油　熏陆香

补肾地黄丸（《医宗金鉴》）熟地黄　泽泻　牡丹皮　山萸肉　牛膝　山药　鹿茸　茯苓

补阳还五汤（《医林改错》）　黄芪　当归尾　赤芍　地龙　川芎　桃仁　红花

附子理中汤（《三因极一病证方论》）　附子　人参　干姜　炙甘草　白术

附子泻心汤（《伤寒论》）附子　大黄　黄芩　黄连

八　画

*参苓白术散（《太平惠民和剂局方》）　人参　茯苓　白术　桔梗　山药　甘草　白扁豆　莲子肉　砂仁　薏苡仁　大枣

*定喘汤（《摄生众妙方》）　白果　麻黄　桑白皮　款冬花　法半夏　杏仁　紫苏子　黄芩　甘草

*定痫丸（《医学心悟》）天麻　川贝母　胆南星　姜半夏　陈皮　茯苓　茯神　丹参　麦冬　石菖蒲　远志　全蝎　僵蚕　琥珀　辰砂　竹沥　姜汁　甘草

*实脾饮（《济生方》）　附子　干姜　白术　甘草　厚朴　木香　草果　大腹皮　木瓜　生姜　大枣　茯苓

*固真汤（《证治准绳》）　人参　白术　茯苓　炙甘草　黄芪　附子　肉桂　山药

*泻白散（《小儿药证直诀》）　桑白皮　地骨皮　生甘草　粳米

*泻黄散（《小儿药证直诀》）　藿香叶　山栀　石膏　甘草　防风

*炙甘草汤（《伤寒论》）　炙甘草　生姜　人参　桂枝　阿胶　生地黄　麦冬　火麻仁　大枣

*知柏地黄丸（《医宗金鉴》）　知母　黄柏　熟地黄　山茱萸　山药　茯苓　牡丹皮

泽泻

*苓桂术甘汤（《金匮要略》）茯苓　桂枝　白术　甘草

*金匮肾气丸（《金匮要略》）　桂枝　附子　熟地黄　山茱萸　山药　茯苓　牡丹皮
泽泻

*青蒿鳖甲汤　（《温病条辨》）　青蒿　鳖甲　生地黄　知母　牡丹皮

参苏饮（《太平惠民和剂局方》）　人参　紫苏叶　葛根　前胡　法半夏　茯苓　枳壳
橘红　桔梗　甘草　木香　陈皮　生姜　大枣

参附龙牡救逆汤（《验方》）　人参　附子　龙骨　牡蛎　白芍　炙甘草

参附汤（《校注妇人良方》）　人参　附子　生姜　大枣

参蛤散（《济生方》）　人参　蛤蚧

河车大造丸（《景岳全书》）　紫河车　龟板　黄柏　杜仲　牛膝　麦冬　天冬　茯苓
山药　黄柏　砂仁　熟地黄

河车八味丸（《幼幼集成》）　紫河车　地黄　牡丹皮　大枣　茯苓　泽泻　山药
麦冬　五味子　肉桂　熟附片　鹿茸

泻心汤（《金匮要略》）　大黄　黄芩　黄连

泻心导赤散（《医宗金鉴》）　生地黄　木通　黄连　甘草梢

金沸草散（《南阳活人书》）　金沸草　前胡　荆芥　细辛　茯苓　半夏　炙甘草
生姜　大枣

肥儿丸（《医宗金鉴》）人参　茯苓　白术　黄连　胡黄连　使君子　神曲　麦芽
芦荟　炒山楂　甘草

使君子散（《证治准绳》）炒使君子　芜荑　苦楝子

九　画

*保和丸（《丹溪心法》）　六神曲　山楂　茯苓　半夏　陈皮　连翘　莱菔子

*保元汤（《博爱心鉴》）　人参　黄芪　甘草　肉桂

*枳实导滞丸（《内外伤辨惑论》）　大黄　枳实　黄芩　黄连　神曲　白术　茯苓
泽泻

*茵陈蒿汤（《伤寒论》）　茵陈　栀子　大黄

*荆防败毒散（《摄生众妙方》）　荆芥　防风　羌活　独活　柴胡　前胡　川芎
枳壳　桔梗　茯苓　甘草

追虫丸（《普济方》）雷丸　白芜荑　槟榔　使君子　白术　黑牵牛　大黄　当归

复元活血汤（《医学发明》）　柴胡　瓜蒌根　穿山甲　当归　大黄　红花　甘草
桃仁

独参汤　（《十药神书》）　人参　大枣

独活寄生汤（《备急千金要方》）独活　桑寄生　杜仲　牛膝　细辛　秦艽　茯苓
肉桂　防风　川芎　人参　甘草　当归　芍药　干地黄

胃苓汤（《丹溪心法》）　苍术　厚朴　陈皮　桂枝　茯苓　白术　泽泻　猪苓　甘草
生姜　大枣

茜根散（《景岳全书》）　茜根　黄芩　阿胶　侧柏叶　生地黄　甘草

茵陈五苓散（《金匮要略》）　茵陈　桂枝　茯苓　白术　泽泻　猪苓

茵陈理中汤（《张氏医痛》）　茵陈　干姜　党参　白术　甘草

香苏散（《太平惠民和剂局方》）　香附　紫苏叶　陈皮　甘草

香砂六君子丸（《太平惠民和剂局方》）　人参　白术　茯苓　甘草　半夏　陈皮　木香　砂仁

香砂平胃丸（《医宗金鉴》）　砂仁　香附　苍术　陈皮　厚朴　山楂肉　神曲　麦芽　枳壳　白芍　甘草

养胃增液汤（验方）石斛　乌梅　沙参　玉竹　白芍　甘草

宣毒发表汤（《医宗金鉴》）升麻　葛根　枳壳　防风　荆芥　薄荷　木通　连翘　牛蒡子　竹叶　生甘草　前胡　桔梗　杏仁

宣痹汤（《温病条辨》）防己　薏苡仁　滑石　连翘　晚蚕砂　栀子　赤小豆　杏仁　半夏

栀子豉汤（《伤寒论》）栀子　豆豉

真武汤（《伤寒论》）茯苓　白芍　白术　附子　生姜

十　画

*　**射干麻黄汤**（《金匮要略》）　射干　麻黄　半夏　款冬花　紫菀　五味子　细辛　生姜　大枣

*　**都气丸**（《医宗己任编》）　熟地黄　山药　山茱萸　茯苓　泽泻　牡丹皮　五味子

*　**桂枝汤**（《伤寒论》）　桂枝　芍药　生姜　炙甘草　大枣

*　**桑白皮汤**（《景岳全书》）　桑白皮　半夏　紫苏子　杏仁　贝母　黄芩　黄连　山栀

*　**桑菊饮**（《温病条辨》）　桑叶　菊花　杏仁　连翘　薄荷　桔梗　甘草　苇根

*　**桑螵蛸散**（《本草衍义》）　桑螵蛸　龟板　龙骨　人参　茯神　石菖蒲　远志　当归

*　**涤痰汤**（《严氏易简归一方》）　半夏　陈皮　甘草　竹茹　枳实　生姜　胆南星　人参　石菖蒲

*　**凉膈散**（《太平惠民和剂局方》）大黄　芒硝　甘草　栀子　黄芩　薄荷　连翘　竹叶　白蜜

*　**消乳丸**（《证治准绳》）　香附　神曲　麦芽　陈皮　砂仁　炙甘草

*　**真武汤**（《伤寒论》）　附子　白术　茯苓　芍药　生姜

*　**健脾丸**（《医方集解》）人参　白术　陈皮　麦芽　山楂　枳实

*　**资生健脾丸**（《先醒斋医学广笔记》）　人参　白术　茯苓　扁豆　陈皮　山药　甘草　莲子肉　苡仁　砂仁　桔梗　藿香　橘红　黄连　泽泻　芡实　山楂　麦芽　白蔻仁

*　**通窍活血汤**（《医林改错》）　赤芍　川芎　桃仁　红花　大葱　生姜　红枣　麝香

柴胡疏肝散（《景岳全书》）　柴胡　陈皮　枳壳　芍药　炙甘草　香附　川芎

柴胡葛根汤（《外科正宗》）柴胡　天花粉　葛根　黄芩　桔梗　连翘　牛蒡子　石膏　升麻　甘草

桂枝甘草龙骨牡蛎汤（《伤寒论》）　桂枝　甘草　龙骨　牡蛎

桃红四物汤（《医宗金鉴》）　桃仁　红花　地黄　芍药　当归　川芎

桃仁承气汤（《伤寒论》）　桃仁　大黄　甘草　桂枝　芒硝

桑杏汤（《温病条辨》）　桑叶　杏仁　南沙参　浙贝母　豆豉　栀子皮　梨皮

珠黄散　（《降囊撮要》）　珍珠　犀牛角　煅石膏　冰片

益气聪明汤（《证治准绳》）　人参　黄芪　升麻　葛根　蔓荆子　黄柏　白芍　炙甘草

益脾镇惊散（《医宗金鉴》）人参　白术　茯苓　朱砂　钩藤　炙甘草　灯心草

真人养脏汤（《太平惠民和剂局方》）　诃子　罂粟壳　肉豆蔻　白术　人参　木香　肉桂　炙甘草　生姜　大枣

消乳丸（《证治准绳》）香附　神曲　麦芽　陈皮　砂仁　炙甘草

消积丸（《小儿药证直决》）丁香　砂仁　乌梅肉　巴豆

透疹凉解汤（验方）桑叶　菊花　薄荷　连翘　牛蒡子　赤芍　蝉蜕　紫花地丁　黄连　藏红花

凉膈散（《太平惠民和剂局方》）大黄　芒硝　甘草　山栀　黄芩　薄荷　连翘　竹叶　白蜜

凉营清气汤（《喉痧证治概要》）犀角尖　鲜石斛　生石膏　鲜生地黄　薄荷叶　生甘草　黄连　山栀　牡丹皮　赤芍　玄参　连翘　竹叶　白茅根　芦根　金汁

十一画

*清金化痰汤（《统旨方》）　黄芩　山栀　桔梗　甘草　贝母　知母　麦冬　桑白皮　瓜蒌仁　橘红　茯苓

*清营汤（《温病条辨》）　犀角　生地黄　玄参　竹叶心　麦冬　丹参　黄连　金银花　连翘

*清热泻脾散（《医宗金鉴》）　栀子　石膏　黄连　生地黄　黄芩　茯苓　灯心草

*清瘟败毒饮（《疫疹一得》）　生石膏　生地黄　犀角　黄连　栀子　桔梗　黄芩　知母　赤芍　玄参　连翘　甘草　牡丹皮　鲜竹叶

*清暑益气汤（《温热经纬》）西洋参　麦冬　知母　甘草　淡竹叶　黄连　石斛　荷梗　鲜西瓜翠衣　粳米

*理中汤（《伤寒论》）　人参　白术　干姜　炙甘草

*羚角钩藤汤（《重订通俗伤寒论》）　羚羊角片　霜桑叶　川贝母　鲜生地黄　钩藤　滁菊花　茯神　白芍　甘草

*菟丝子散（《医宗必读》）　菟丝子　鸡内金　肉苁蓉　牡蛎　附子　五味子

*银翘散（《温病条辨》）　金银花　连翘　桔梗　薄荷　牛蒡子　竹叶　荆芥穗　豆豉　甘草　鲜芦根

*麻杏石甘汤（《伤寒论》）　麻黄　杏仁　石膏　甘草

*麻黄汤（《伤寒论》）　麻黄　杏仁　桂枝　甘草

*麻黄连翘赤小豆汤（《伤寒论》）　麻黄　杏仁　生梓白皮　连翘　赤小豆　甘草　生姜　大枣

*黄芪桂枝五物汤（《金匮要略》）　黄芪　桂枝　芍药　当归　炙甘草　大枣

*黄连温胆汤（《六因条辨》）黄连　半夏　陈皮　茯苓　炙甘草　竹茹　枳实　大枣

*黄连解毒汤（《肘后方》）　黄连　黄柏　黄芩　栀子

旋覆代赭汤（《伤寒论》）　旋覆花　代赭石　半夏　生姜　人参　炙甘草　大枣

清胃解毒汤（《痘疹传心录》）当归　黄连　生地黄　天花粉　连翘　升麻　牡丹皮　赤芍药

清解透表汤（验方）西河柳　蝉蜕　葛根　升麻　紫草根　桑叶　菊花　甘草　牛蒡子　银花　连翘

清燥救肺汤（《医门法律》）　桑叶　石膏　杏仁　甘草　麦冬　人参　阿胶　炒胡麻仁　炙枇杷叶

猪苓汤（《伤寒论》）　猪苓　茯苓　泽泻　阿胶　滑石

麻黄附子细辛汤（《伤寒论》）　麻黄　附子　细辛

疏凿饮子（《济生》）商陆　泽泻　赤小豆　椒目　木通　茯苓皮　槟榔　大腹皮　生姜　羌活　秦艽

十二画

*温胆汤（《世医得效方》）　半夏　竹茹　枳实　陈皮　炙甘草　茯苓　人参

*犀角地黄汤（《备急千金要方》）　犀角　生地黄　牡丹皮　赤芍药

*葶苈大枣泻肺汤（《金匮要略》）　葶苈子　大枣

*葛根黄芩黄连汤（《伤寒论》）　葛根　黄芩　黄连　炙甘草

*普济消毒饮（《景岳全书》）黄芩　黄连　橘红　玄参　连翘　牛蒡子　板蓝根　马勃　白僵蚕　升麻　柴胡　葛根　生甘草

猴枣散（《全国中药成药处方集》）　猴枣　羚羊角粉　煅青礞石　沉香　硼砂　天竺黄　川贝　麝香

琥珀抱龙丸（《活幼新书》）　琥珀　胆南星　茯苓　檀香　朱砂　天竺黄　枳实　人参　金箔　甘草　山药

痛泻要方（《景岳全书》）　陈皮　白术　白芍　防风

紫雪丹（《太平惠民和剂局方》）寒水石　磁石　滑石　石膏　金箔　犀角　羚羊角　青木香　沉香　玄参　升麻　甘草　丁香　朴硝　硝石　麝香

越婢加术汤（《金匮要略》）　麻黄　石膏　甘草　大枣　白术　生姜

越鞠丸（《丹溪心法》）　香附　苍术　川芎　栀子　神曲

黑锡丹（《太平惠民和剂局方》）　黑锡　硫黄　川楝子　胡芦巴　木香　炮附子　肉豆蔻　阳起石　沉香　茴香　肉桂　补骨脂

缓肝理脾汤（《医宗金鉴》）桂枝　人参　茯苓　白术　白芍　陈皮　山药　扁豆　煨姜　大枣

十三画

*新加香薷饮（《温病条辨》）　香薷　金银花　鲜扁豆花　厚朴　连翘

搐鼻散（《医学心悟》）　细辛　皂角　半夏

解肝煎（《景岳全书》）　陈皮　半夏　厚朴　茯苓　紫苏叶　白芍药　砂仁

解肌透痧汤（《喉痧证治概要》）荆芥　牛蒡子　蝉蜕　浮萍　僵蚕　射干　豆豉　马勃　葛根　桔梗　前胡　连翘　竹茹　甘草

十四画

*缩泉丸（《校注妇人良方》）　乌药　山药　益智仁

酸枣仁汤（《金匮要略》）　酸枣仁　知母　茯苓　川芎　甘草

磁朱丸（《千金方》）磁石　朱砂　神曲

十五画以上

*增液汤（《温病条辨》）　玄参　生地黄　麦冬

*藿香正气散（《大平惠民和剂局方》）　藿香　厚朴　紫苏叶　陈皮　大腹皮　白芷　茯苓　白术　桔梗　半夏曲　甘草　生姜　大枣

黛蛤散（验方）　青黛　海蛤壳

礞石滚痰丸（《养生主论》）青礞石　沉香　黄芩　大黄　朴硝

蠲痹汤（《医学心悟》）　羌活　独活　桂枝　秦艽　海风藤　桑枝　当归　川芎　乳香　木香　甘草

镇惊丸（《医宗金鉴》）茯神　麦冬　朱砂　远志　石菖蒲　枣仁　牛黄　黄连　钩藤　珍珠　胆南星　天竺黄　犀角　甘草

备注＊为中医医院儿科常用方剂